中国高等教育学会医学教育专业委员会规划教材
全国高等医学院校教材

供基础、临床、预防、口腔医学类等专业用

卫 生 学
Hygiene

主　　编　邹　飞

副 主 编　朱惠莲　周晓蓉

编　　者　（按姓名汉语拼音排序）

陈　华（福建医科大学）
戴　红（内蒙古医科大学）
黄奕祥（中山大学公共卫生学院）
练雪梅（重庆医科大学）
刘云岗（南方医科大学）
孟晓静（南方医科大学）
庞淑兰（河北联合大学公共卫生学院）
孙昕霙（北京大学医学部）
孙增荣（天津医科大学）
唐玄乐（哈尔滨医科大学）
王文军（济宁医学院）
周晓蓉（哈尔滨医科大学）
朱惠莲（中山大学公共卫生学院）
邹　飞（南方医科大学）

主编助理　覃　旻（南方医科大学）

北京大学医学出版社

WEISHENGXUE

图书在版编目（CIP）数据

卫生学 / 邹飞主编 . —北京：北京大学医学出版社，
2013.12（2020.7 重印）
ISBN 978-7-5659-0759-3

Ⅰ . ①卫 ... Ⅱ . ①邹 ... Ⅲ . 卫生学 - 高等学校 - 教材
Ⅳ . ① R1

中国版本图书馆 CIP 数据核字（2013）第 316965 号

卫生学

主　　编：邹　飞
出版发行：北京大学医学出版社
地　　址：（100191）北京市海淀区学院路 38 号　北京大学医学部院内
电　　话：发行部 010-82802230；图书邮购 010-82802495
网　　址：http://www.pumpress.com.cn
E - m a i l：booksale@bjmu.edu.cn
印　　刷：北京溢漾印刷有限公司
经　　销：新华书店
责任编辑：李　娜　　责任校对：金彤文　　责任印制：李　啸
开　　本：850mm×1168mm　1/16　印张：27.25　字数：776 千字
版　　次：2013 年 12 月第 1 版　2020 年 7 月第 2 次印刷
书　　号：ISBN 978-7-5659-0759-3
定　　价：49.00 元

版权所有，违者必究
（凡属质量问题请与本社发行部联系退换）

全国高等医学院校临床专业本科教材评审委员会

主任委员　王德炳　柯　杨

副主任委员　吕兆丰　程伯基

秘　书　长　陆银道　王凤廷

委　　员　（按姓名汉语拼音排序）

白咸勇　曹德品　陈育民　崔慧先　董　志

郭志坤　韩　松　黄爱民　井西学　黎孟枫

刘传勇　刘志跃　宋焱峰　宋印利　宋远航

孙　莉　唐世英　王　宪　王维民　温小军

文民刚　线福华　袁聚祥　曾晓荣　张　宁

张建中　张金钟　张培功　张向阳　张晓杰

周增桓

序

北京大学医学出版社组织编写的全国高等医学院校临床医学专业本科教材（第 2
套）于 2008 年出版，共 32 种，获得了广大医学院校师生的欢迎，并被评为教育部
"十二五"普通高等教育本科国家级规划教材。这是在教育部教育改革、提倡教材多
元化的精神指导下，我国高等医学教材建设的一个重要成果。为配合《国家中长期教
育改革和发展纲要（2010—2020 年)》，培养符合时代要求的医学专业人才，并配合
教育部"十二五"普通高等教育本科国家级规划教材建设，北京大学医学出版社于
2013 年正式启动全国高等医学院校临床医学专业（本科）第 3 套教材的修订及编写
工作。本套教材近六十种，其中新启动教材二十余种。

本套教材的编写以"符合人才培养需求，体现教育改革成果，确保教材质量，形
式新颖创新"为指导思想，配合教育部、国家卫生和计划生育委员会在医药卫生体制
改革意见中指出的，要逐步建立"5 + 3"（五年医学院校本科教育加三年住院医师规
范化培训）为主体的临床医学人才培养体系。我们广泛收集了对上版教材的反馈意
见。同时，在教材编写过程中，我们将与更多的院校合作，尤其是新启动的二十余
种教材，吸收了更多富有一线教学经验的老师参加编写，为本套教材注入了新鲜的
活力。

新版教材在继承和发扬原教材结构优点的基础上，修改不足之处，从而更加层次
分明、逻辑性强、结构严谨、文字简洁流畅。除了内容新颖、严谨以外，在版式、印
刷和装帧方面，我们做了一些新的尝试，力求做到既有启发性又引起学生的兴趣，使
本套教材的内容和形式再次跃上一个新的台阶。为此，我们还建立了数字化平台，在
这个平台上，为适应我国数字化教学、为教材立体化建设作出尝试。

在编写第 3 套教材时，一些曾担任第 2 套教材的主编由于年事已高，此次不再担
任主编，但他们对改版工作提出了很多宝贵的意见。前两套教材的作者为本套教材的
日臻完善打下了坚实的基础。对他们所作出的贡献，我们表示衷心的感谢。

尽管本套教材的编者都是多年工作在教学第一线的教师，但基于现有的水平，书
中难免存在不当之处，欢迎广大师生和读者批评指正。

王德炳　柯杨

2013 年 11 月

前　言

为适应我国医学教育培养模式与培养目标的转变，本教材力求符合临床医学专业的培养目标，适应社会进步和卫生事业发展的要求，服务于卫生技术人员在思想道德素质、科学文化素质、身心素质、职业素质等方面的要求。

本教材的编写贯彻"三基、五性"的原则。"三基"指基本理论、基本知识和基本技能；"五性"指思想性、科学性、先进性、启发性、适用性。同时强调"三结合"，即与临床医学专业本科人才培养目标紧密结合；与执业医师资格考试大纲紧密结合；与硕士研究生入学考试紧密结合。该教材的主要对象是五年制临床医学专业学生。在编写过程中，注重体现教改成果，明确教材定位；在取材上，力求立足国情，充分运用本国资料，又注意吸收国外先进经验，博采众长；在编写内容上，注重结合临床医学专业特点，围绕群体、环境和预防等基本观念，使学生在学习基础医学和临床医学的同时，树立预防为主的思想，获得和强化卫生学的基本理论、基本知识和基本技能，自觉地在临床服务中强化综合预防意识。

目前国务院学位委员会颁布的"公共卫生与预防医学"学科目录涵盖：流行病与卫生统计学、劳动卫生与环境卫生学、营养与食品卫生学、儿少卫生与妇幼保健学、卫生毒理学和军事预防医学。为适应临床医学专业本科的公共卫生与预防医学教育，目前有《预防医学》和《卫生学》两类教材，而《卫生学》教材在内容取舍上也有较大的差异。《预防医学》教材基本涵盖了公共卫生与预防医学的全部内容，而多数的《卫生学》教材则是除了《流行病学》以外，包含了其余的二级学科知识体系。理论上讲，公共卫生与预防医学知识体系是一个整体，随着临床医学专业本科培养目标的改革，各教育机构在课程体系上，加大了公共卫生与预防医学的比重。《流行病学》和《卫生统计学》已单独开设课程，因此需要新编《卫生学》教材，其内容上不含《流行病学》和《卫生统计学》，新增了与临床医学专业关系密切的卫生毒理学、健康促进、卫生服务体系与卫生管理等知识体系。本教材就是依据这种教育需求而编写的。

全书内容除绪论外，正文分为三篇十七章。绪论主要讲述卫生学的概念与特点、健康危险因素、公共卫生措施与三级预防策略、卫生学的主要内容以及临床医师学习卫生学的意义。第一篇环境与健康，包括环境卫生、卫生毒理、职业卫生与职业医学、营养与食品卫生、社会与心理因素对健康的影响。第二篇健康促进，包括社区卫生与预防保健、传染病预防控制、慢性非传染性疾病防治、职业病防治、临床预防服务、食品安全与食物中毒、医疗场所健康安全管理、公共卫生监测和突发公共卫生事件及其应急策略。第三篇卫生服务体系与卫生管理，包括卫生系统及其功能、医疗保险以及卫生政策与卫生资源配置。卫生学实习八项，供各教育机构依据实际需要选用。

　　本教材在编写过程中，不仅得到了北京大学、南方医科大学、中山大学、哈尔滨医科大学、天津医科大学、内蒙古医科大学、重庆医科大学、福建医科大学、济宁医学院等院校领导的高度重视，还得到多个学科专家的通力合作和精心编审，谨此致以衷心的感谢。限于编者的水平和时间的紧迫，缺点和错误在所难免，恳请广大读者批评指正。

邹　飞

目　录

第三篇　卫生服务体系与卫生管理

实习指导

绪　论

健康是人的基本权利，是人生最宝贵的财富，是生活质量的基础。世界卫生组织（WHO）对健康的定义为："健康是人的躯体、精神、社会适应能力的良好状态，而不仅仅是没有疾病和虚弱。"它强调健康是由三个"维度"组成，包括躯体、心理和社会适应三方面；强调健康是一种状态，是躯体、精神和社会适应能力的良好状态；表明健康状态是动态的，可以通过个人和集体的努力、社会的适当干预，使个人或者人群的健康得到提升。它终结了"无病就是健康"的传统观念。随着健康观念和医学模式的转变，医学的目标已经从减轻患者痛苦与恢复健康，扩展到维护健康，进而发展到促进健康。

现代医学主要由基础医学（basic medicine）、临床医学（clinical medicine）和预防医学（preventive medicine）等学科组成。每个学科在整个医学科学的发展中，既有分工又有联系，相互渗透，都是医学科学中不可分割的部分。预防医学的目标是预防疾病和促进健康。卫生学是预防医学的重要组成部分。

一、卫生学的概念与特点

（一）卫生学的概念

卫生学（hygiene）是以人群及其周围的环境为研究对象，探讨外界环境因素与人群健康的关系，阐明环境因素对人群健康影响的规律，提出利用有益环境因素和控制有害环境因素的卫生要求及预防对策的理论依据和实施原则，以达到预防疾病（包括各种传统的和新发的病种）、改善环境（包括生产和生活环境）和促进健康的目的。

（二）预防医学与临床医学的区别

临床医学是医学科学中研究疾病的诊断、治疗和预后的各专业学科的总称。它根据患者的临床表现，从整体出发结合研究疾病的病因、发病机制和病理过程，进而确定诊断，通过治疗和预防达到消除疾病、减轻患者痛苦、恢复患者健康和保护劳动力的目的。临床医学是以个人尤其是患者为主要研究对象的科学。

预防医学与临床医学的不同之处在于：前者是以环境－人群－健康为模式，以人群为主要研究对象，分析研究不同环境因素对人群健康的影响乃至疾病的发生、发展和流行的规律，探讨改善和利用环境因素，改变不良行为生活方式，减少危险因素，合理利用卫生资源的策略与措施，以达到预防疾病、促进健康的一门综合性应用医学学科。预防医学各学科是伴随着应用医学的发展应运而生的，一般分为流行病学、卫生统计学、职业卫生与职业医学、环境卫生学、营养与食品卫生学、儿童少年卫生与妇幼保健学、卫生毒理学、军事预防医学。然而随着社会科学、自然科学的发展进步，诸多新的交叉学科（如卫生化学、卫生微生物学、社会医学、卫生事业管理学、健康教育学、卫生法规与监督学、卫生经济学、卫生信息管理学、社会医疗保险学等）与传统预防医学的紧密联系和配合，预防医学的范畴不断扩展，形成新的更能适应当代社会发展与健康需求的预防医学学科体系。

（三）卫生学的特点

卫生学与预防医学有着共同的特点：①有别于临床医学，其研究对象既包括个体，又包括群体；既关注健康人群，又关注亚健康者。②从整体论出发，研究自然和社会因素对人类身心健康的影响，探讨人类与环境的相互依存关系。③采用人群健康的研究方法，更注重微观和宏观相结合，客观定量地描述和分析各种生物和社会环境因素对健康的影响及其内在联系与规律，力求获得对健康与疾病本质的认识。④从群体的角度进行疾病的预防和控制，制定卫生政策，实现社区预防保健，将临床医疗与预防保健相结合，提供社区预防和干预的卫生服务。

二、健康危险因素

健康危险因素是指能使疾病发生、发展及死亡可能性增加的因素，或者是能使健康不良后果发生概率增加的因素。危险因素具有潜伏期长、特异性弱、联合作用强、多因多果和广泛存在的特点。健康危险因素与健康的定义密不可分。随着医学模式的转变，目前危险因素的概念已经大大超出了纯生物学的范畴。健康危险因素的种类很多，从卫生学角度来看，可分为环境因素、行为和生活方式、生物学因素和卫生医疗服务。不同健康危险因素对健康的影响程度不同，对不同疾病所起的作用也有所不同。

（一）环境因素

环境是指围绕人类周围的空间，包括这个空间中可以直接或间接地影响人类生存的各种客观因素。环境通常狭义地限定为自然环境和社会环境。

1. 自然环境　指环绕人们周围的各种自然因素的总和，如大气、水、植物、动物、土壤、岩石矿物、太阳辐射等。这些是人类赖以生存的物质基础。卫生学以关注自然环境为主，人为地将自然环境划分为生活环境（空气、水、食物等）和职业环境。按环境因素的属性，可将环境因素分为化学因素、物理因素和生物因素。

2. 社会环境　指人类所处的社会政治环境、经济环境、法制环境、科技环境、文化环境等，包括社会制度、法律、经济、文化、教育、人口、民族、职业等。

（二）行为和生活方式因素

行为和生活方式因素是指因自身不良行为和生活方式，直接或间接对健康带来不利影响的因素。不良行为和生活方式与糖尿病、高血压病、冠心病、恶性肿瘤（如结肠癌、前列腺癌、乳腺癌等）、肥胖症、性传播疾病、获得性免疫缺陷综合征（AIDS）、精神性疾病和自杀等密切相关。

1. 行为因素（behavior factor）　行为是影响健康的重要因素，大多数健康影响因素的作用都与特定的行为相关。例如吸烟与肺癌、慢性阻塞性肺疾病、缺血性心脏病及其他心血管疾病密切相关。酗酒、吸毒、婚外性行为等不良行为也可严重危害人类的健康。

2. 生活方式（life style）　指人们长期受一定的社会文化、经济、风俗、家庭影响而形成的一系列的生活习惯、生活制度和生活意识。人类在漫长的发展过程中，虽然很早就认识到生活方式与健康有关，但由于危害人类生命的各种传染病一直是人类死亡的主因，从而忽视了生活方式因素对健康的影响。近年来，恶性肿瘤、脑血管病和心血管病占全部死因的比例逐年升高。有科学证据表明，只要有效地控制行为危险因素，如不合理饮食、缺乏体育锻炼、吸烟、酗酒和滥用药物等，就能显著减少慢性非传染性疾病的发生。可见，建立良好的生活方式对于预防疾病、增进健康、延长寿命和提高生活质量具有十分重要的作用。

（三）生物学因素

生物学因素指不同人种或不同个体之间的健康差异，它既包括遗传、生长发育、衰老及个人生物学特征（如年龄、性别、体格形态、心理和躯体健康状况等），也包括引起各种传染病和感染性疾病的病原微生物。然而，影响人类健康最重要的生物学因素是遗传因素和心理因素。现代医学发现，遗传病不仅有 3000 种之多，而且发病率高达 20%。因此，重视遗传对健康的影响具有特殊意义。心理因素对疾病的产生、防治有密切关系，消极心理因素能引起许多疾病，积极的心理状态则是保持和增进健康的必要条件。有证据表明，消极情绪可使人体各系统功能失调，导致多种疾病。在特定社区人群中，人群的特征如年龄、民族、婚姻、对某些疾病的易感性、遗传危险性等，均是影响该社区人群健康水平的生物因素。

（四）卫生医疗服务

卫生医疗服务指社会卫生医疗设施和制度的完善状况。卫生服务的范围、内容与质量直接关系到人的生、老、病、死及由此产生的一系列健康问题。WHO非常重视初级卫生保健服务，认为是实现社会公平正义、最大限度保护人群和个体健康、减少社会医疗成本、延长寿命和减少因病伤残的最有力途径，因此"人人享有卫生保健"是当代世界各国的共同目标。

影响健康的四个因素中，环境因素起重要作用，其次为生活方式、卫生医疗服务，遗传因素虽影响较小，但一旦出现遗传病，则不可逆转。这四个因素彼此又有相互依存关系。

有学者认为，随着现代生活方式的改变，影响健康的因素也出现了一些新变化。第一是环境；第二是老龄化，在未来每3个人中就有一位老人，一些新的"老龄病"将产生；第三是城市化，流动人口增加，传染病再现或新发疾病上升；最后是生活习惯，近1/3的人发病可归结于不良生活方式。

三、公共卫生措施与三级预防策略

（一）公共卫生措施

公共卫生是关系到一国或一个地区人民大众健康的公共事业。公共卫生服务是一种成本低、效果好的服务，但又是一种社会效益回报周期相对较长的服务。各国政府在公共卫生服务中起着举足轻重的作用，并且政府的干预作用在公共卫生工作中是不可替代的。许多国家对各级政府在公共卫生中的责任都有明确的规定和限制，以利于更好地发挥各级政府的作用，并有利于监督和评估。

公共卫生措施一般分为四大类：①预防性卫生服务：包括计划生育、妇幼卫生、免疫接种、老年卫生等；②疾病的预防与控制：包括传染性疾病和地方病的防制和监测、环境中有害因素的控制、职业卫生与安全、意外伤害的预防与服务等；③健康促进：包括改变个人不良卫生习惯和行为、促进合理营养、体育锻炼和社会适应、减少精神紧张和社会压力等；④卫生服务研究：包括合理使用卫生资源、改进医疗卫生服务、卫生统计资料的收集和分析、制定卫生法规、卫生机构管理研究、医学教育改革和继续教育等。

目前我国基本公共卫生服务项目有10类：城乡居民健康档案管理服务、健康教育服务、预防接种服务、0～6岁儿童健康管理服务、孕产妇健康管理服务、老年人健康管理服务、高血压患者和2型糖尿病患者健康管理服务、重型精神疾病患者管理服务、传染病及突发公共卫生事件报告和处理服务、卫生监督服务。

（二）三级预防策略

预防疾病不仅是卫生学的目标，也是临床医学的目标。预防疾病既包括防止疾病发生，也包括防止疾病的发展和阻止伤残。三级预防是健康促进的首要和有效手段，是现代医学为人们提供的健康保障。根据疾病发生与发展过程及采取的相应预防或干预措施，将预防策略分为三个不同等级，称为三级预防，又称三水平预防。

1. 一级预防（primary prevention）　亦称病因预防，是在疾病尚未发生时针对致病因素（或危险因素）采取措施，目标是防止或减少疾病发生。WHO提出的人类健康四大基石"合理膳食、适量运动、戒烟限酒、心理平衡"是一级预防的基本原则。一级预防是最积极、最有效的预防措施，措施主要包括：

（1）针对机体的预防措施。包括增强机体抵抗力、戒除不良嗜好、进行系统的预防接种以及做好婚前检查等。

（2）针对环境的预防措施。防止不利的生物因素、物理因素、化学因素作用于人体并导致疾病，包括对人群遗传致病因素的筛检、优生优育和围生期保健工作，以及防止近亲或不恰当的婚配。

（3）对社会致病因素的预防。防止心理致病因素影响人体健康和导致各种疾病。许多疾病（如高血压、冠心病、癌症、哮喘、溃疡病等）与不良心理因素的作用有关。

2．二级预防（secondary prevention）　亦称临床前期预防或"三早预防"。三早即早发现、早诊断、早治疗，是为防止或减缓疾病发展而采取的措施。慢性病大多病因不完全清楚，因此要完全做到一级预防是不可能的。但由于慢性病的发生大多是致病因素长期作用的结果，因此做到早发现、早诊断并给予早治疗是可行的。可采用普查、筛检、定期健康检查来实现。对于慢性病而言，"三早"预防的基本办法是做好宣传和提高医务人员的诊断、治疗水平。通过普查、筛检和定期健康检查以及群众的自我监护，可以尽早发现处于疾病初期（亚临床型）的患者，并使之得到及时合理的治疗。对于传染病而言，"三早"预防就是加强管理，严格疫情报告，除了及时发现传染病患者外，还要密切注意病原携带者。

3．三级预防（tertiary prevention）　亦称临床预防。三级预防可以防止伤残和促进功能恢复，提高生存质量，延长寿命，降低病死率。主要采取对症治疗和康复治疗措施。对症治疗可以改善症状、减少疾病的不良反应、防止肿瘤复发转移、预防并发症和伤残等。对已丧失劳动力或伤残者，提高康复治疗，促进其身心方面早日康复，使其恢复劳动力，争取病而不残或残而不废，保存其创造经济价值和社会价值的能力。康复治疗包括功能康复、心理康复、社会康复和职业康复。

对不同类型疾病，三级预防的重点有所不同。对病因明确的疾病以第一级预防为主。对特定病因尚不清楚，但危险因素已经明确的疾病，如慢性非传染性疾病，则应第一级预防与第二级预防相结合，争取做好第一级预防。对病因或危险因素均不清楚的疾病，应争取做好第二级预防，同时强化第三级预防。

四、我国公共卫生问题

疾病模式转变（epidemiological transitions）理论通常指认识、分析人群疾病流行模式及其转变过程与原因的研究。有学者将人类疾病模式转变过程划分为三个阶段：第一阶段为"瘟疫与饥荒阶段"，以饥荒和瘟疫流行以及战争为主要死亡原因；第二阶段为疾病大流行消退阶段，主要特点是无论是疾病流行的强度还是范围都在持续下降；第三阶段为退行性疾病与人为疾病阶段，慢性非传染性疾病在死因顺位中占主导地位。

新中国成立以来，我国公共卫生与预防医学事业取得了巨大进步，疾病预防和控制成效显著，人群健康水平明显改善，人群期望寿命也明显增加。数十年间，在中国出现了很多西方国家历经一百多年才完成的疾病模式转变。随着多项公共卫生干预措施的实施，包括计划免疫的实施、卫生设施和饮水质量的改善、医疗服务可及性及人们生活水平的提高（受教育人群的比例、营养和住房条件的改善），影响人群健康的主要疾病已经从传染性疾病和围生期疾病转变为慢性非传染性疾病。然而，随着社会发展进程的加快，越来越多的与慢性病相关的危险因素快速出现，如膳食结构的变化、身体活动减少、烟草消费的增加、环境污染加剧等，我国正面临许多公共卫生问题和挑战（引自《"健康中国2020"战略研究报告》）。

1．传染病威胁持续存在　目前传染病的总发病率得到一定程度的控制，但是病毒性肝炎、结核病、AIDS、麻疹发病率仍呈上升趋势，血吸虫、鼠疫、流感、手足口病、性传播疾病等传染病防控形势依然严峻。进入21世纪以来，全球40余种新发传染病中有一半以上已在我国发生以至于流行。

2．慢性非传染性疾病和伤害成为主要死因　我国慢性病发病率和死亡率不断上升，如心脑血管疾病中的高血压、脑卒中、心脏病，恶性肿瘤中的肺癌、肝癌，慢性阻塞性肺疾病，精神疾患以及伤害，对这些疾病如果不采取积极有效的控制措施，在未来的 20 ～ 30 年内患者人数会出现井喷，并带来沉重的疾病负担。

3．重大地方病与医源性疾病尚未得到根本控制　寄生虫病类的血吸虫病、疟疾和包虫病还在某些省市流行。麻风病主要分布在经济落后地区和欠发达地区，近年在大城市的流动人口中也有病例报道。地方病类的碘缺乏病、水源型高碘甲状腺肿、地方性氟中毒、砷中毒、大骨节病和克山病，流行地区较广，受威胁人口仍维持高位。医源性疾病正上升为一个需关注的公共卫生问题，医院感染形势严峻，估计实际发病率约在 11%。近年来高抗药性的"超级细菌"的出现也呈增高趋势。

4．重大健康安全问题日益突出

（1）食品安全：据报告，我国每年发生的食源性疾病患者数达到 4 亿以上。究其原因，一是由于自然环境或客观条件的影响，非人为因素造成的食品污染或变质，如种养殖源头污染、食品加工工艺和卫生条件落后、流通储运手段达不到保鲜要求等。二是因食品供应链上的利益相关者出于私利，人为影响食品质量。三是因食品检测监督技术不完善、对食源性病原菌缺乏认识，造成劣质食品未被发现继而进入流通环节。四是因食品安全和追踪惩罚的法令制度不健全，导致食品安全事故的危害持续扩大。

（2）职业安全与职业病：我国接触职业危害的人群超过 2 亿，传统的职业危害尚未得到有效控制，新的职业危害又不断产生，新旧职业病危害叠加，对劳动者健康构成严重威胁。

（3）药品安全：一是滥用抗生素。二是滥用解热镇痛药所形成的药物依赖性，因此伤及肾功能和造血系统。三是激素及其他药物使用不合理。四是药品不良反应增多。据 2006 年国家食品药品监督管理局的通报显示，每百万人口平均药品不良反应病例报告多达 284 份。

（4）饮用水安全：我国城市水源水质受到生活污染和化学污染的双重影响，20% 以上的城市居民和近 3 亿的农民难以获得符合国家标准饮用水。饮用高氟水、高砷水、高碘水、苦咸水、污染水（如受血吸虫或微生物污染的水源）的问题仍然存在。

5．母婴疾病与营养不良不容忽视　妊娠、产后并发症仍是造成孕产妇死亡的主要原因。早产和低出生体重、窒息、肺炎和出生缺陷占新生儿死亡的构成比高达 89%。贫血等营养不良疾病仍困扰着儿童健康。

五、卫生学的主要内容

作为预防医学的重要组成部分，本卫生学教材的主要内容包括：

（一）环境与健康

本教材遵循完整的公共卫生与预防医学的学科知识体系。知识面涵盖了环境卫生、卫生毒理、职业卫生与职业医学、营养与食品卫生、社会与心理因素对健康的影响等主要内容。重点在于阐明环境与健康的关系。在论述环境因素对人体健康影响的一般规律的基础上，着重描述了生活环境、食物、职业环境以及社会心理因素对健康的影响，以及针对有害环境因素的卫生要求和预防措施的理论根据及实施原则。

（二）健康促进

由于卫生学涉及的面非常广泛，除了上述环境与健康的关系为重点内容外，还包括社区卫生与预防保健、传染病与慢性非传染性疾病的防治、临床预防服务、医疗场所健康安全管理、公共卫生监测、突发公共卫生事件应对等。掌握这部分内容，有助于熟悉预防、治疗和康复相结合的社区医疗服务模式，了解疾病预防和卫生监测的方法和技能，掌握临床环境下宏观与微观相结合的不同层次的预防保健服务内容，了解突发公共卫生事件应对的基本流程和职责，从而提高服务对象的生活质量。

（三）卫生服务体系与卫生管理

临床医学仅仅是"公共卫生体系"中的一环，公共卫生体系应该界定为"由政府主导并全力支持的，集疾病监测、预防、控制和治疗于一体的公共卫生工作系统"，主要包括：各级卫生行政部门、疾病预防控制机构、卫生监督管理机构、医疗救治机构和公共卫生研究机构等。卫生管理则是用管理学的理论和方法研究卫生事业的规律、政策、体制和机制的问题。学习这部分内容有助于掌握与中国国情相适应的卫生政策，分析与正确的政策相适应的组织管理和工作方法，并且了解中国及世界各国卫生事业管理的经验。

六、临床医学生学习卫生学的意义

我国卫生工作的战略目标是"人人享有基本医疗卫生服务"，它既包括公共卫生服务，也包括疾病的诊断、治疗与康复等医疗服务。临床医师不仅要治疗患者，同时也要做好预防保健工作。在认真完成第二、三级预防工作的基础上，还需积极参加第一级预防的活动，以促进人群健康水平的提高。临床医师在整个三级预防中所起的关键作用不可或缺。

（一）树立预防为主的思想

临床医师多数"重治疗、轻预防"和"重个体、轻群体"，长期形成了"治疗第一"的观念。学习预防疾病、促进健康的理论与技能，有助于从单纯为个体治疗疾病的概念中解脱出来。在日常医疗工作中要贯彻三级预防措施，就必须在"以医院为中心，扩大预防"的医疗岗位上把预防工作做好。尤其是在社区医疗卫生服务的过程中，应同时展开公共卫生服务，将医疗与预防工作、个体与群体的预防相结合。

（二）提高医疗服务质量

临床医师需用新的医学模式理论指导自己的临床实践。与临床疾病的诊断与治疗知识相配合，学习卫生学及预防医学的知识，学会运用预防工作的思维方法，有助于树立整体的、动态的观念，分析疾病的发生、发展过程，判定有效的治疗方法，并从临床实践中研究健康相关因素在"致病和治病"中的作用，以提高诊疗水平。

人们在有病时需要及时地治疗，同时还渴望获得预防知识，例如，环境有害因素的危害及如何避免暴露，合理营养的卫生要求及平衡膳食原则，职业性有害因素的危害及如何进行防护，慢性病的可改变的危险因素及怎样进行临床个体化预防。临床医师在预防与医疗结合上所发挥的作用是不可替代的。

（三）医疗与预防工作密不可分

医疗工作与预防工作分离的状态，不能适应当今的医疗卫生服务的需求。预防疾病不仅是预防医学的目标，也是临床医学的目标。预防疾病既包括防止疾病的发展和阻止伤残，也包括防止疾病的发生。临床医师只有在对疾病发生、发展的规律及其临床表现有深刻的理解，并掌握了先进的诊疗技术的前提下，才能做到对疾病的早期发现、早期诊断、早期治疗，真正做好二级预防工作。同时还要做好预防残疾、减少死亡的第三级预防工作。临床医师还有责任在临床服务和社会活动中利用自身优势进行健康教育，宣传疾病通过第一级预防可得到避免的道理，以及针对具体疾病的第一级预防策略。

（四）参与突发事件的应对

随着突发性的公共卫生事件不断增加，其所涉及的范围也在扩大，除传染病疫情的暴发、重大食物中毒、化学中毒等直接与公共卫生相关的突发事件外，还有由恐怖袭击、自然灾害等突发灾难所造成的各类人身伤害、心理创伤等。在应对突发事件的过程中，疫情分析、疾病诊断、医疗救治、预防控制等一系列工作，需要疾病预防控制机构和专业人员与临床医疗机构和医护人员的密切沟通与合作。

（邹　飞）

第一篇

环境与健康

第一章 环境卫生

环境与人类健康的关系是预防医学的核心内容。环境是多种环境介质和环境因素构成的统一体，不仅为人类提供空气、食物、水，还提供了人类在智力、道德、社会和精神等方面获得发展的基础和机会。在人类漫长的生存、进化和发展中，人与自然息息相通、密不可分。人类依赖自然环境获取生命活动必需的物质和场所，环境因素的变化也随时作用于人体。在此长期作用中，人类与环境形成了既相互依存又相互对立、既相互制约又相互转化、既相互适应又相互矛盾的辩证统一关系。在经济发展推动下，随着人类利用和改造自然能力的提高和需求的膨胀，人类过度开发和获取资源，给环境带来了巨大影响，造成环境污染、资源匮乏、物种减灭、生态破坏等环境问题，对人类进一步生存发展产生危害，人类和环境之间的关系越来越复杂。目前，人类健康与环境变化的关系日益引起广泛的注意。从预防疾病、促进健康的目的出发，深入开展环境与健康关系的研究以及环境因素对健康有益作用和不良影响的探讨，控制和消除不利于健康的各种因素，促进人类与环境的和谐相处，才能增进人类健康，保障环境和社会经济的可持续发展。

第一节 人类环境与生态平衡

一、人类的环境

环境（environment）是人类赖以生存和繁衍的外界空间及其所包含的各种影响因素的总和，是由与人群健康密切相关的多种环境介质和物质与非物质的环境因素构成的复杂而庞大的系统。WHO 公共卫生专家委员会认为：环境是在特定时刻，由物理、化学、生物及社会各种因素构成的整体状态，这些因素可能对生命机体或人类活动直接或间接地产生现时或远期的作用。

（一）人类环境的分类

人类环境是人类生存的空间，造就了健康的生命。按其基本因素属性可分为自然环境和社会环境。

1. 自然环境（natural environment） 指环绕人群周围空间中各种自然条件的总和。自然环境是地球固有的客观存在，可以直接或间接地影响人类的生产与生活，是人类和生物赖以生存和繁衍的物质及能量基础。它包括大气、水、土壤岩石，以及生物群落。根据自然环境受人类活动影响的关联程度又可分为原生环境（primitive environment）和次生环境（secondary environment）。以下为两者的概念与异同比较（表 1-1）。

表1-1 原生环境与次生环境

	原生环境	次生环境
定义	天然形成的，未受到或很少受到人为活动影响的自然环境	受人为活动的影响而形成的自然环境
有益健康的作用	存在多种对健康有利的因素，如清洁并含有正常化学组分的空气、水、土壤，适宜的阳光和微小气候	人类活动使自然环境中物质的交换与迁移、能量的转化、信息的传递都发生了重大变化。如果在改造自然环境、开发利用资源的过程中重视生态平衡，能够为人类自身生存和发展提供良好的物质条件

续表

	原生环境	次生环境
不利健康的影响	地壳表面化学元素的不均衡分布，使某些区域水和土壤中某些元素过多或过少，居民摄入这些元素过多或过少时，导致体内相应元素蓄积或不足，引起特异性疾病：生物地球化学性疾病（biogeochemical disease）（化学性地方病）	由于人为活动不断对资源的索取利用，以及环境改造过程对原生环境施加的影响，加速了燃料消耗，致使各种资源枯竭和大量废弃物流入环境。尤其是持久性污染物的排放，造成环境污染、生态平衡破坏、环境质量下降等难以克服的问题，直接威胁人类健康

2. 社会环境（social environment） 指人类经过长期有意识的生产和生活活动，在利用和改造自然环境的同时，催化和创造的社会关系、生产关系和阶级关系等人为的环境。社会环境包括物质生产体系和非物质文化两方面的积累。由于社会环境直接影响人们的价值观、心理承受和卫生服务质量，因此它决定了人类社会对自然环境利用的过程中对环境进行保护和改造的政策与措施，直接或间接地影响人类生活与健康。而自然环境又为社会环境的发展和完善提供了不可或缺的物质基础。

因此，人类生存的环境必然是自然环境和社会环境两者密切关联、相互制约和相互作用形成的统一体，而非单纯的自然环境或独立的社会环境。

（二）人类环境的基本要素

环境是由不同因素构成的整体，各种因素综合作用于人体而对健康产生不同的影响。只有充分认识各环境的要素，才能发挥其有益作用，减少不利影响。人类环境的基本要素包括环境介质和环境因素。

1. 环境介质（environmental media） 是不依赖于人的主观感觉而客观存在的物质环境，一般以气态、液态和固态三种常见物质形态存在。指大气、水体、土壤（岩石）以及包括人体在内的一切生物体。环境介质具有能维持自身稳定状态的特性，对外来干扰具有一定的缓冲能力，但是当外来干扰的强度与频率超过了环境介质的承受能力时，环境介质的结构、组成乃至功能就会发生难以恢复的改变。

2. 环境因素（environmental factor） 是被环境介质容纳和转运的各种无机和有机物质以及非物质成分。环境因素通过环境介质实现能量或物质的转运，或参与前者的组成，直接或间接作用于人体。环境因素按其属性可分为化学因素、物理因素、生物因素。广义的环境因素还包括社会心理因素（表1-2）。

表1-2 人类环境的主要因素

	环境因素	基本构成
自然环境	物理因素	气象因素、电离辐射、非电离辐射、射频电磁辐射、振动、声音等
	化学因素	人工的有机化合物、自然的有机化合物、非故意生成的有机化合物、无机元素等
	生物因素	微生物、植物、动物、昆虫和寄生虫等
社会环境	社会因素	政治经济、文化教育、宗教信仰、思想意识、道德观念、风俗传统、人口家庭、卫生服务等
	心理因素	宗教意识、情感体验、个性特征、道德修养、生活方式、行为习惯等

（1）化学因素（chemical factor）：环境中的化学因素成分复杂、种类繁多，包括自然环境中各种天然组分所含有的各种元素及其化合物，以及工业和家用化学品、农药、食品添加剂等多种人工合成的、性质各异的化学物质。通常条件下，人类自然环境的化学组成是相对恒定

的，并以此维系人类生存和机体健康。但如果人类生产活动使局部空气、水、土壤等环境的化学组分发生明显的改变，就会造成环境污染。例如燃料燃烧使大量含二氧化硫、碳氧化物、多环芳烃、颗粒物质等的废气向大气排放；石油化工的开发和利用使大量苯系列物质进入空气，使空气中有害物质含量不断增高。若含有汞、镉、砷、铅的工业废水未经无害化处理即排放并用于灌溉，可造成稻米中镉富积、水源和饮用水重金属含量增高等后果。除此之外，山洪、飓风、地震、海啸、火山喷发、山林火灾等自然灾害也可改变区域空气、水、土壤环境的化学组分。近代以来，科学技术的高速发展和每年千余种化学新品与副产品的不断问世和投入市场，在便利生活和造福人类的同时，也给人类环境带来不可忽视的挑战和威胁。这些化学物质数量多，可经不同途径和不同作用方式危害人类健康，其中某些化学物质在环境中难以降解和消除，积累到一定浓度或人体长期暴露时可引起急、慢性健康损伤，甚至引发致癌、致畸和致突变作用。

（2）物理因素（physical factor）：人类环境的物理因素由天然物理因素和人为物理因素构成。正常情况下，天然物理因素的存在本身对人类基本无害，而且是正常生理活动和功能的必需条件，比如适量的红外线、可视线、紫外线等太阳辐射可促进机体生长发育和新陈代谢，调节人们正常的生活节律；适宜的气温、气湿、气流、气压、热辐射、小气候等气象因素有利于体温、神经和免疫机制的调节。但是伴随工业生产现代化的进程，日益增加的电离辐射（X射线、γ射线）、非电离辐射（红外线、可视线、紫外线、激光、微波、超短波、短波、中波、长波）、射频电磁辐射（雷达、手机、电磁灶、电视、电脑）、热辐射、振动和噪声等人为物理因素污染环境，并且对人类健康造成不容忽视的危害。

（3）生物因素（biological factor）：是指存在于自然环境中具有生命的动物、植物、微生物、昆虫和寄生虫，是人类赖以生存的物质条件。这些生物体以人类为主体连接有机界和无机界，实现化学元素从有机到无机，再从无机到有机的生物地球化学循环。各种生物体相互依存、相互制约、互为环境，通过食物链进行能量转换和物质交换。多样存在的生物与人类健康密切关联，既充实丰富了环境，又提供了人类生存必需的物质和能量。常态下存在于大气、水、土壤中的大量微生物是环境的净化工，对维持生态系统平衡具有重要作用。但是当生物种群发生异常变化，或者遭受工业废水、生活和医院污水、粪便垃圾等生物性污染时，这些生物因素则成为人类疾病的病原或传播媒介，对人体健康造成直接、间接或潜在的危害，甚至造成消化道或呼吸道传染病的流行。历史上霍乱等传染病的肆虐，大肠埃希菌 $O_{157}:H_7$、$O_{104}:H_4:H_8$ 引起的食物中毒，以及近年的 H7N9 禽流感的威胁，都在提醒人们生物因素目前仍然是人类致病的三大要素之一，切不可忽视生物因素尤其是细菌、真菌、病毒、寄生虫和变应原等可能的健康危害。

（4）社会心理因素（social-psychological factor）：是人类环境的非物质因素。社会因素包括社会制度、经济水平、文化教育、法律治安、就业保障、人口特征、卫生服务、家庭等；心理因素则由情感体验、个性特征、道德修养、生活方式、行为习惯等组成。社会心理因素不仅与人类生存和健康密切相关，各因素间还相互影响。例如社会制度、经济水平、教育水平等因素，通过影响人们的生活方式和行为习惯，作用于社会环境并通过制约环境政策与措施影响自然环境的变迁，或者因情绪变化作用于机体神经、内分泌和免疫系统，进而影响人类健康。社会环境的异变（战乱、失意、事业失败）和情感刺激可引起心理紧张等应激状态，需人类自身进行平衡和缓解。在快节奏的现代生活中，长期处于过强或过久精神压力下的机体容易引发过度紧张或适应不良，从而引起各种身心疾病。不良嗜好等行为因素也可导致相应疾病的发生。其实，现代医学意义上真正的健康正是躯体健康、心理健康和良好的社会适应力的结合。

二、生态系统与生态平衡

（一）生态环境的基本构成

生态环境（ecological environment）是与人类生存和发展密切相关的生态系统所构成的自然环境。人类生存的自然环境是地球表层，可划分为大气圈（atmospheric sphere）、水圈（hydrosphere）、土壤岩石圈（lithosphere），及其衍生的生物圈（biosphere）。生物圈容纳了种类繁多、数量庞大的生物种群，它们包括分布于海平面以上10km至地表以下12km范围之内300万～400万种动植物和3万余种微生物，其中绝大多数生物存在于地表上下100m的环境中。

（二）生态系统与生态平衡

生态系统（ecosystem）是在一定空间范围内，由生物群落与非生物环境（abiotic environment）所构成的借助于各种功能流（能量流、物质流、信息流）所联结的稳态系统。生态系统是生物与非生物环境之间、生物与生物之间按照一定规律组成的相互依存的、完整而复杂的统一整体，是具有独立物质、能量和信息交换与流动等生物功能的生物环境系统。

1. 生态系统的构成 生态系统是一个开放的综合体，其中生物群落指地球上有生命的生物，由人类、动物、植物、昆虫与微生物构成。各生物群落依据在生态系统的物质循环中的功效又分为生产者、消费者和分解者，与非生物环境共同组成生态系统四要素（图1-1）。①生产者（producers）是由绿色植物和化能合成菌类组成，它们吸收太阳能，利用无机元素合成有机物；②消费者（consumers）以动物为主体，直接或间接利用生产者制造的有机物为食物和能源，包括一级消费者（草食动物）和二级消费者（肉食动物）；③分解者（decomposers）指能把动物尸骸和排泄物等有机物分解成为无机物的生物，包括细菌、部分真菌及放线菌等微生物；④非生物环境是自然界的无生命成分，包含空气、水、土壤、无机盐类、氨基酸等，也称为无机界（the inorganic world）。

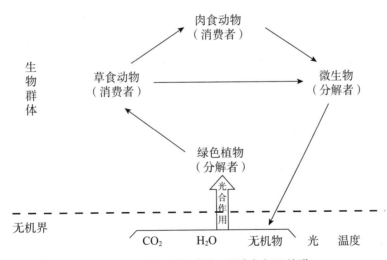

图1-1 生态系统构成的四要素与相互关联

2. 生态系统的特征 生态系统是非生物环境和生物群落共同构成的一个开放的综合体。表现为：①系统是各要素按照一定规律组合的整体；②系统形成后，各要素不能分解成独立存在的要素；③各个要素的性质和功能活动影响系统的整体性；④系统是开放的，而非孤立的、封闭的。生态系统通过各种途径与外界环境进行物质交换和长久的交流，它具有高度的自我调控能力和可持续发展性。生态系统在所有要素的共同作用和调控下，维持系统的信息传递、物质循环和能量交换，调整生物与环境间的相互适应，调控着同种群生物密度及与异种群之间的数量比。系统内经生产者、消费者、分解者的逐次作用，完成了由简单无机物至高能有机化合物，最终又还原为简单无机物的良性循环过程，维持着可持续发展。

生态系统被誉为生命之舟。生态系统给人类社会、经济和文化生活提供了不可替代的资源和条件，既有良好的生活环境，又有丰富的生存物质，是人力无法替代的全方位服务。

3. 生态平衡（ecological balance）　在一定的时间内，生态系统中的生物群落与非生物环境之间、各要素生物种群之间在能量流动、物质循环和信息传递以及各生物学种群的数量及相互比例上，保持一种高度适应、协调统一的动态平衡关系，称之为生态平衡。在长期进化过程中，生态系统的各组分逐渐地建立了相互协调和互补的自动调节功能，系统内小生物类型众多、物种丰富，有利于维持生态系统的平衡。但由于生态系统一直处于不断变化和运动之中，加之自我调控能力有限，在各种影响生态平衡因素的作用下，生态平衡失调和破坏可带给以人类为代表的生物界一系列的危害。影响生态平衡的因素很多，例如与当代经济有关的大量生产、大量消费、大量废弃有关的森林滥伐、植被破坏、水资源过度开发利用、对其他生物种群的滥捕滥杀、废弃物排放和化学物质滥用，以及大规模无序的城市化建设。

食物链（food chain）是指在生态系统中一种生物被另一种生物吞食，后者再被第三种生物所吞食，这种不同营养级的生物间彼此以食物连接起来为满足生存需要进行物质转移的链锁关系。以人类为终点时叫"人类食物链"。各种食物链彼此相互联系、交错构成食物网。食物链和食物网是维系生物种群间物质能量的循环与流动的纽带和桥梁，为维系生态平衡发挥了重要作用。

食物链对于环境中物质的转移和累积具有重要作用。进入环境的污染物经食物链被生物摄取，在生物转化酶的催化下可分解成另一种低毒或无害的物质，但某些有毒金属和难降解的有机污染物质被生物体摄入、吸收并在体内逐渐蓄积，致使生物体内该物质的浓度远远超过环境中的浓度，这种现象称为生物富集作用（bioconcentration），例如有机氯化合物在太平洋海域的富集（表1-3）。

表1-3　西太平洋海域有机氯化合物的生物富集

浓度·富集率倍数	PCB	DDT	BHC
表层水（ppb）	0.00028	0.00014	0.0021
浮游生物（ppb）	1.8	1.7	0.26
富集率（倍数）	6400	12 000	120
灯笼鱼（ppb）	48	43	2.2
富集率（倍数）	170 000	310 000	1000
鱿鱼（ppb）	68	22	1.1
富集率（倍数）	240 000	160 000	520
条纹原海豚（ppb）	3700	5200	77
富集率（倍数）	13 000 000	37 000 000	37 000

PCB：多氯联苯；DDT：二氯二苯基三氯乙烷；BHC：六氯苯。

自然环境中重金属（heavy metal）元素和某些难降解的有机污染物质，可通过食物链在生物间逐级转移到高位营养级生物体内并蓄积，致使高位营养级生物体内浓度高于低位营养级生物体内的浓度。这种使污染物浓度逐级在生物体内放大的现象称为生物放大作用（biomagnification）。环境化学物质只有具备如下必备条件，才能实现生物放大作用：①环境化学物易为各种生物体吸收；②进入生物体内的环境化学物较难分解和排泄；③环境化学物在生物放大过程中多通过食物链传递；④环境化学物在生物体内蓄积时，尚不会对该生物体造成致死性伤害。

生物放大作用缩短了环境和人类之间的距离，环境污染物通过食物链可使其有害作用放大千倍、万倍而危害人类的健康。世界上已经确认的水俣病（minamata disease）、痛痛病（itai-itai disease）等环境公害病，都与食物链的生物放大作用有关，是食物链带给人类健康的负面效应（图1-2）。

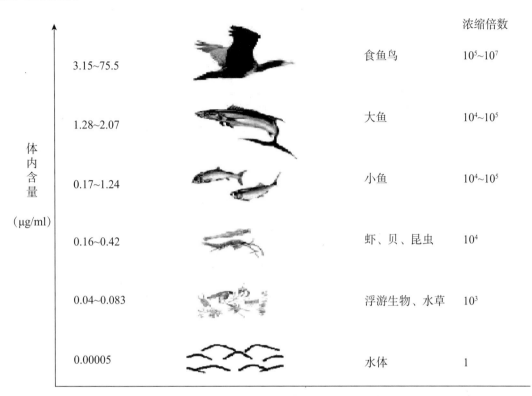

图1-2 有机氯农药 DDT 在沿海食物链中的生物放大作用

三、人类与环境的关系

自然是生命的源泉，人类是自然的产物，人与自然息息相通、密不可分。人类在漫长的生存、进化和发展中，依赖自然环境以获取生命活动必需的物质和场所。环境的变化必然可以直接或间接地作用于人体。同时人类特有的主观能动性使得人类在不断地适应环境的同时从未停止改造和利用环境。人类和环境之间进行的物质和能量交换，以及环境中各种因素对人体的作用始终保持着相对的平衡，是人类机体和环境之间的生态平衡。这种动态平衡使人类与环境在长期作用中形成了既相互依存又相互对立、既相互制约又相互转化、既相互适应又相互矛盾的辩证统一关系。在此对立统一的法则下，生命得以不断发展。

（一）人与环境的辩证统一性

人类和各种其他生物都是地球环境演化到一定阶段的产物，人与环境的本质联系就是物质交换、能量转移和信息传递，其基本的表现形式就是新陈代谢。人类从环境摄取并与之交换生存所需的各种营养素和热能，且通过食物链与环境间保持物质、能量和信息的动态平衡。英国地球化学家汉密尔顿（Hamilton）对 220 名英国人血液与地壳中的化学元素组分及其含量进行了全面的分析测定，发现除去两者构成各自的基本元素外，地壳环境和人体血液 60 多种元素的含量和分布的丰度呈现明显相关性（图1-3），这充分反映了人体与环境物质间不可分割的高度统一，并且显示了地球上人类 300 万年发展历程中环境与人体直接与间接的物质交换的结果在世代交替中的传递。

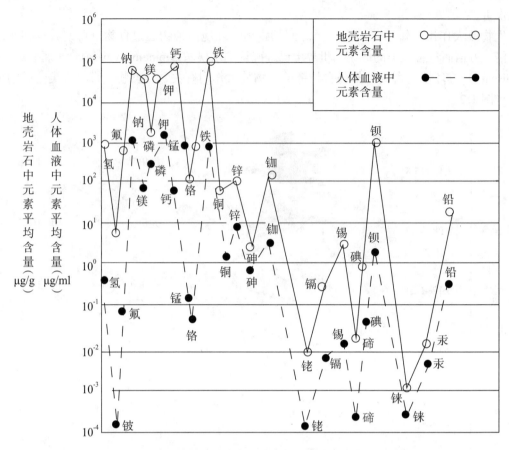

图 1-3   地壳和人体血液中化学元素组分及分布丰度的一致性

（二）人对环境的适应能力

适应性（adaptability）是生物长期竞争生存并与环境相互作用而形成的遗传特征，是其由低级到高级的发展过程中自然选择的结果。适应（adaptation）是生物与环境相互制约与影响的过程。适应能力则是生物生存的必备条件和对环境因素的耐受和抗击能力，与环境因素的作用强度和性质有关，而且在一定时空环境条件下具有相对性和有限性。

人类在漫长的、经常变化的环境条件下逐渐形成一定的调节功能以适应变化的环境状态，这种适应功能遗传并保留了不同区域各种有利于人类繁衍和生存的能力和特性，巩固了人类的生存竞争力。现今人类的行为特征与生理特点、形态结构都是适应自身特定环境的结果。人体的热适应、光适应、气候适应以及冷刺激和高原环境等引起的某些生理变化都是机体对外界环境适应的例证。

1. 长期适应   长期生存在不同区域的人群对各种异常的环境变化形成了不同的适应性和反应，这称为长期适应。例如不同纬度生存的人类，肤色差异很大，是抵抗和适应太阳辐射的结果。而人类因长期从事精细工作而保持了两节大拇指的结构，猩猩以三节拇指便于握持和攀援，这些都是在长期适应环境的过程中发生的进化。

2. 短期适应   人类在特定的环境中经历一段时间，通过生理、生化调节，机体的生理功能与新陈代谢发生适应性改变，与不利的环境因素保持相互平衡，称之为短期适应。如进入黑暗的空间后，瞳孔扩大以适应暗视觉的需要；又如逐渐进入高原环境的人，机体可以通过神经和体液调节方式，使其发生红细胞数量和血红蛋白含量增加等变化以提高携氧能力，从而维持在高原环境的生存。但是这些适应和调节是有限的，若环境因素的异常变化超越正常生理调节范围，或作用强度过大，超过了机体的适应能力，会使人体某些结构和功能发生异常改变，其至导致永久的健康损伤。人类从远古时代进化到如今的高智慧群体这一事实，充分验证了适者生存（survival of the fittest）是生物进化的大自然定律（图1-4）。

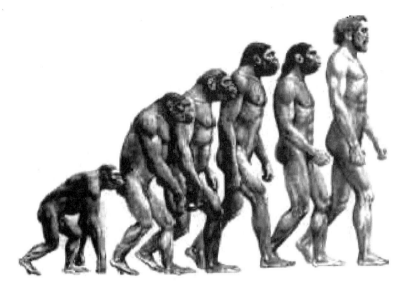

图1-4　适者生存是生物进化的大自然定律

（三）人与环境的相互作用

环境因素对人类、人类对环境都可发生作用。当环境因素不利于机体健康时，人类能发挥改造客观环境的主观能动性来改变自然环境使其适合人类生存。对于那些无法改变的、不利的环境因素，机体可以通过调节生理和生化功能、动员防御机制等应变，以维持人体与环境的动态平衡。

1. 人类活动对环境的影响　在生产力落后的古代，人类活动对环境的影响很小，生态系统往往未引起人们的重视。人们的生产、生活活动只是一味向大自然索取所需，不考虑对自然环境会产生何种影响。但是，随着人类利用和改造自然能力的空前提高，以及资源消耗的急速增加，人们的活动对环境的影响越来越广泛和深远。过度开发资源干扰了生态环境的循环机制，带来物种的减灭；化工产品的使用和废弃物的排放加重了环境的负荷而导致污染；广域的空气、地面水系和土壤的污染使环境恶化加剧，对人类的进一步生存发展产生危害。同时，人类不断自觉发现和认识环境规律，逐步合理利用环境，尽可能使环境向利于人类生存的方向发展，例如2000年来都江堰的修造既顺应了自然规律，又治理了水患而造福一方百姓。

2. 环境对人类活动的影响　自然界是不断变化的，环境的构成及状态的任何改变，都会不同程度地影响到机体正常生理功能的发挥。各种生物的自然属性和遗传特征就是在环境因素长久作用下形成。人类的健康、疾病、寿命都是环境因素与机体内因（遗传因素）相互作用的结果。1997年美国国立环境卫生科学研究院（NIEHS）率先提出，于1998年正式启动环境基因组计划（environmental genome project, EGP）。环境基因组计划是在人类基因组计划（human genome project, HGP）基础上发展的后基因组时代功能基因组研究的重要内容。随着环境相关基因研究的逐步开展，目前国际上已逐步形成环境基因组学，在对疾病病因的认识基础上，通过对环境因素的作用具有特定反应的某些基因即环境应答基因（environmental response gene）的多态性研究，探讨基因与环境的相互作用。研究揭示：人类许多疾病的发生都和机体的基因多态性有关。一般认为肿瘤发生是环境因素与遗传因素相互作用的结果。

环境基因组计划的主要目标是研究环境胁迫引起机体遗传变异的过程和机制，包括确定环境应答基因引起环境暴露对人群致病危险性差异的遗传因素，探索这些多态性基因的功能及其与患病风险的关系。其目标是为不远的将来疾病尤其是肿瘤的防治研究提供新的理论和方法，最终目的则是揭示环境危险因素 – 基因、基因 – 基因间交互作用影响疾病发生的分子机制和相应的人群流行病学特征。例如，过去多年研究发现吸烟是食管癌发生的重要环境因素，香烟中的主要致癌物——多环芳烃类化合物（PAHs）在体内主要经细胞色素 P4501A1（CYP1A1）激活，由于 CYP1A1 第 7 外显子 4889 位碱基的差异，导致 462 位氨基酸的不同，成为异亮氨酸（lle）或缬氨酸（Val）。人群中呈现 3 种不同基因型的 CYP1A1：A 型（lle /lle）、B 型（lle/ Val）、C 型（Val/ Val）。其中 C 型活化 PAHs 的能力最强，B 型次之，A 型最弱。在此基础上，有人采用病例对照研究和聚合酶链式反应 PCR 分析的分子流行病学方法，比较 CYP1A1 的 A、B、C 3 个基因型在食管癌患者和对照人群的分布频率，以及吸烟的影响；探讨这 3 个基因型与食管癌易感程度的关系，及其与吸烟的联合作用。结果显示 CYP1A1 的 3 种基因型在食管癌病例组与对照组的分布差异有显著性；食管癌病例组 CYP1A1 C 型所占比例为 35.1%，明显高于对照组（13.1%）。表明携带 C 型基因的人对食管癌的易感性较高，而病例组的吸烟率明显高于对照组，提示携带 CYP1A1 的 A 型基因者可能需要较高水平的吸烟暴露。吸烟与 CYP1A1 的 4889 位点突变的联合作用和剂量反应关系表明吸烟加重了患食管癌的风险，从而提示 C 型 CYP1A1 激活香烟中致癌物的能力最强。CYP1A1 在人群中的遗传多态性导致不同个体患食管癌易感程度的差异，在一定程度上解释了吸烟者中仅有少数发生食管癌的原因，证实了食管癌确为遗传与环境因素共同作用的多因素疾病。

目前环境基因组计划研究的疾病类型包括：癌症、呼吸系统疾病、神经系统退行性疾病、发育紊乱、先天缺陷、生殖功能缺陷、自身免疫疾病。环境基因组计划研究的基因类型主要有 DNA 修复基因、外源化合物代谢及解毒基因、代谢基因、信号传导基因、受体基因、介导免疫和炎症反应的介质基因、参与氧化过程的基因、介导营养因素的基因、细胞循环控制基因和细胞内药物敏感基因等十类 200 多个基因。

环境基因组计划研究有如下主要内容：① DNA 序列分析和测定是发现和认识多态性的前提；②多态性功能分析；③流行病学研究和人群研究；④环境基因组计划的研究技术；⑤其他领域的研究。环境基因组计划常用的研究方法有 DNA（cDNA）微阵列（基因芯片）、mRNA 差别显示反转录 PCR（DDRT-PCR）、基因表达系列分析（SAGE）以及其他研究方法。

3. 人类改造和利用环境的主观能动性（subjective initiative）　人类不同于生态系统的其他生物，具有认识环境和能动地改造环境的能力。从初始被动地适应环境到有目的地适应、改造和利用环境，加之客观环境的多样性和复杂性，致使人类和环境之间的关系更为复杂。人类为了种群的生存和发展，必然不断向环境索取资源，补充物质和能量，但是为了人类的可持续生存、发展，人类又必须主动地依赖和适应环境，发挥改造客观环境的主观能动性，积极地改造环境，实现人类和环境的互惠作用。人类基因组计划为 6000 多种人类单基因遗传病和一些严重危害人类健康的多基因病的预防、诊断和治疗带来了希望。近年来，人类积极探寻多种重大疾病的环境应答基因和易感基因的行动，都是人类改造和利用环境的主观能动性的实例。

（戴　红）

第二节　自然环境与人类健康

自然环境存在诸多对人类生存和机体健康有益的物理、化学和生物因素，如清洁且组分正常的空气、水、土壤，充足而适量的阳光、适宜的气候，丰美的植被、秀丽的风光，舒适的居所，天然生物活性物质和微量元素等，不断为人类生存提供生命必需物质，是调控人体生物节律和生理功能、促进人类生长发育和健康的根本保障。自然环境中也存在许多对健康不利和有害的因素，有些甚至是非人力所能制约的。在人类利用和改造环境的发展进程中，只有不断认识自然的规律，才能减少不利和有害因素对健康的影响。

一、自然环境物理因素对健康的影响

环境物理因素的改变局限于适当范围时，机体能够通过自身的调节功能来适应其变化。一旦环境物理因素的急剧异常变化超越了人类正常生理功能调节的范畴，可能引起机体生理功能和结构的改变，甚至导致病理改变和健康损伤。如人类在气温和气湿的一定变化中利用体温调节适应环境，但若温度的降低和升高超过了人体适应能力，可能引发一系列病理变化，出现冻伤和中暑，甚至死亡。

（一）地质灾害对人类健康的影响

自然物质急剧运动导致环境的变迁、破坏和毁损若超越区域的承受程度，可造成人员伤亡、财产损失、生态破坏等后果，称之为自然灾害（natural disaster），包括地震、火山爆发、海啸、泥石流、滑坡、地面下沉、冻融、酷暑、水土流失、土壤盐碱化、沙化等。自然因素造成的自然灾害，往往具有明显的地域性，发生频率相对较低，如地质运动、异常气候和异常水文等。生态环境的人为破坏可以加重相应自然灾害的频率和强度，如人类长期掠夺性开发和利用自然资源、滥捕滥杀野生动物、过量制造和使用农药和化肥、向自然环境排放大量废弃物等，直接或间接造成植被减少、水土流失、生物种群锐减、资源枯竭、异常气象等，严重危害人类健康和生存。

自然灾害对人类健康的影响主要通过两个途径，一是直接危害人类生命安全和健康，以及毁灭性地破坏生活财产；二是通过灾害所致生态环境破坏和环境质量恶化，以及灾害源性疾病发生，间接危害人类健康。

1. 地震　是短时间内超强的异常地质活动骤然引发的最常见的地质灾害。地震难以预防、预报，往往造成区域自然环境毁损和变迁，以及严重人员伤亡和财产损失。根据美国地质勘探局的权威数据，1900 年以来，全球里氏震级在 8.6 级以上的大地震先后发生十余次，造成了严重的人类伤亡。2004 年 12 月 26 日印度洋发生 8.9 级地震并引发海啸，造成 20 余万人遇难和失踪，是 20 世纪迄今为止丧生人次最多的地震灾害；2008 年 5 月 12 日我国汶川发生 8.0 级地震致 8 万多位同胞遇难和失踪。同时人类还承受地震引发的不同程度的次生灾害的威胁，如震后的大火、堰塞湖的决堤、核设施损毁致核泄漏等。

2. 火山爆发　是异常地质活动引起的另一种多发地质灾害。火山喷发时瞬间将大量含有氟化氢、二氧化硫等有毒烟雾和火山灰射向空中，大量溢出的熔岩形成炙热的熔岩流涌向大地，造成空气污染、生态破坏和极端天气，直接和间接地危及人类和其他生物的生命与健康。1783 年冰岛南部拉基火山大爆发持续了 4 个月，虽然地处偏僻，没有直接的人员伤亡，但是800 余万吨氟化氢使近万冰岛人（20% ~ 25%）因饥荒和氟中毒而死，绵羊等牲畜死亡不计其数。继而大量二氧化硫很快飘散到整个欧洲上空；在英国，八九月间有 2.3 万人死于二氧化硫中毒。受火山喷发影响，数月来积聚在平流层的二氧化硫吸收了相当多热量，欧洲随后几年都遭遇了 300 年未见的酷暑和创 250 年纪录的寒冬等极端天气。

（二）气象灾害和极端天气对人类健康的影响

气象因素（meteorological factor）由气温、气湿、气压、气流、热辐射等要素组成。通常把一定地区在瞬间至十余天内多种气象要素的综合状态称为天气（weather），而把某地区长期天气变化情况的总和称为气候（climate）。

1. 气象灾害（meteorological disaster）　人类生活无时无刻不受天气变化的影响，气象因素能够直接影响人体生理和代谢功能，并通过对机体的物理作用而影响人类健康，或者可以通过影响生物病原体和生物媒介昆虫的繁衍、干扰环境污染物的稀释和扩散等方式间接影响人类健康。气象灾害是大气特异气象因素活动或气候的激烈变化引发的自然灾害中的原生灾害。一般包括天气和气候灾害、气象次生和衍生灾害，如台风、暴雨、洪涝、干旱、干热风、高温、

寒潮、雷电、冰雹、沙尘暴等。全球每年都有因气象灾害而丧生或致病、致残的事件，以及对人类生产和经济建设造成直接或间接损害的事件发生。据统计，2001—2011 年我国平均每年因气象灾害造成的直接经济损失超过 2000 亿元，并呈现逐年增加的趋势，给人民生命财产和经济社会可持续发展带来严重影响。

气象灾害的特点是：①种类多；②范围广，在全球各地、一年四季都可出现；③发生频率高；④持续时间长，灾害常常连季、连年出现；⑤群发性突出，往往在同一时段内发生在许多地区；⑥气象灾害往往能产生显著连锁反应，可以形成、引发或加重洪水、泥石流和植物病虫害等自然灾害；⑦灾情重。气象次生、衍生灾害是指因气象因素引起的山体滑坡、泥石流、风暴潮、森林火灾、酸雨、空气污染等灾害。

2. 极端天气（extreme weather） 极端天气是指特定地区在一定时间内出现的历史上罕见的天气（气候）严重偏离均态的气象状态，发生概率小于 5% 或 10%。极端天气包括极端高温、极端低温、极端潮湿和极端干燥等情况。通常年间一般人群死亡人数在盛夏和严冬出现两个高峰。当极端高温出现时，心脑血管疾病患者热负荷增加，死亡的危险性增大，加之中暑（热射病、热痉挛、热衰竭）所致损伤也可导致死亡。例如法国 2003 年 8 月初的热浪中有一万多人死亡；2013 年 7 月 25 以来中国连续 20 余天发布橙色预警，黄淮西南部、江淮大部、江汉大部、江南大部、重庆中东部、贵州东部、华南西部和中北部、甘肃西部、内蒙古西部、新疆吐鲁番盆地持续高温达 35 ~ 39℃，浙江、安徽、江苏、江西、湖北、湖南、重庆等 43 个市县出现 40℃以上高温，最高的浙江奉节 43.5℃刷新了中国气象记录，多地出现中暑死亡和超高非特异死亡现象。极端低温出现时，冠心病、高血压、呼吸循环系统疾病发作频繁，使临床病死率上升。有研究提示，冷空气直袭后的降温和升温的剧烈变化可能是引起严重急性呼吸综合征（SARS）高发的气象原因之一。上海的调查显示，炎热盛夏午后温度每升高 1℃，死亡增加 10 人。

（三）高原特殊地理环境对人类健康的影响

自然环境中，随着海拔高度的上升，宇宙和太阳辐射逐渐增强，大气压力和氧分压逐渐下降，昼夜温差加大、气温和气湿下降、气候变化频繁。由于人类多数生活在低海拔的地表，不必过多担心宇宙射线问题，因为大气层的臭氧层过滤了绝大部分的太阳辐射和宇宙射线。但是这种保护作用随着海拔高度的上升而递减，即海拔高度越高，辐射就越强，两者间呈指数上升关系。处于海拔不同高度的人类和生物群所接受的辐射剂量也不相同，假定在等同珠穆朗玛峰的高处生活 1 年，可受到的辐射剂量为 20mSv，已达到我国职业环境个人辐射剂量的限值。太阳辐射和宇宙射线具有能量高、穿透力强、不便屏蔽防护等特点。长期高剂量的辐射对人类健康的影响主要有中枢神经系统和自主神经系统功能紊乱、外周血白细胞总数下降、眼晶状体浑浊、男性性功能减退和女性月经紊乱。

另外，海拔地势越高，空气中氧分压越低。海拔 3000m 以上区域均为低气压环境，海拔 3000m 时大气压力为 70.66kPa，氧分压为 14.67kPa；到达 8000m 的高海拔区域，大气压力则仅剩 35.99kPa，氧分压为 7.47kPa。人类在高海拔、低气压环境生活，因机体长期缺氧可能出现急性高山病（acute mountain sickness，AMS）、慢性高山病（chronic mountain sickness，CMS）、高原肺水肿（high-altitude pulmonary edema，HAPE）、高原脑水肿（high-altitude cerebral edema，HACE）、视网膜出血和白内障。资料显示，突然暴露在高于 3000m 和 4500m 海拔的人群急性高山病患病率分别达 30% 和 75%。

二、自然环境生物因素对健康的影响

自然环境中许多生物因素对接触的人类和其他动物具有健康损害作用。这些生物性有害物质多数来源于生物自我保护性分泌物，这些分泌物经皮肤、呼吸道、消化道吸收作用于人体，产生急性或慢性、局部或全身的损害。

（一）生物性有毒有害物质与健康

目前已知的天然生物性有害物质主要包含动物毒素、植物毒素和变应原。

1．动物毒素（animal toxins） 陆生和水生有毒动物产生的有毒物质称为动物毒素。世界10种动物属毒王有澳洲方水母、澳洲艾基特林海蛇、澳洲蓝环章鱼、澳大利亚毒鱼疣、巴勒斯坦毒蝎、澳大利亚漏斗形蜘蛛、澳洲泰斑蛇、澳洲褐色网状蛇、眼镜王蛇、非洲黑色莽巴蛇；人们熟知的河豚等也产生毒素。人类一旦接触并吸收这些毒素，必然通过不同机制（神经毒素、心脏毒素、细胞毒素、凝血毒素、抗凝血毒素等）危害机体健康。

2．植物毒素（plant toxins） 天然存在于植物中对人或动物有毒的化学物质称为植物毒素。能够引起过敏反应的植物称为植物变应原（allergen），多见于植物花粉。植物毒素主要有生物碱、糖苷、毒蛋白、多肽、胺类、草酸盐和真菌毒素等，此外还有具备神经毒性的软骨藻酸。有研究揭示微囊藻和节球藻毒素具有肝毒性和致癌性。

（二）环境生物因素与自然疫源性疾病

自然疫源性疾病（natural epidemic disease）是指某些地区由于某些病原微生物在自然条件下通过媒介生物传给特定的健康动物宿主，使疾病在动物间长期流行或使病原体在动物体内孳生、携带、延续病原种群，并可以感染人类或在人间流行的一类传染病，也称之为生物源性地方病（biological endemic disease）。自然疫源性疾病在人间感染或携带并非是病原体保存所必需。严格讲自然疫源性疾病本是野生动物间的畜患传染病。目前已知的200余种可感染动物的病原微生物中有大约半数又可感染人类，引起人畜共患性疾病。常见病原体有细菌、病毒、立克次体、螺旋体、真菌、原虫等。

自然疫源性疾病的宿主是病原体与宿主动物之间在长期进化中选择形成。由于自然疫源性疾病是在特定的生物群中循环而呈现地理区域性分布，宿主动物和媒介生物特有的消长习性又使疾病发生季节性与周期性变化，而人类活动不断破坏和侵占野生动物群赖以生存的领地，导致自然疫源性增强或减弱，以及滥捕、滥杀、滥吃野生动物都使人类的感染机会增加而危害人类健康。因此，减少接触、预防感染是控制人类自然疫源性疾病的有效措施。

三、自然环境化学因素对健康的影响

地球在漫长的地质发展过程中，地表岩石经风化和生物作用形成土壤，而各地区地貌、地形和气候不同致使地表土壤环境中某些化学元素的分布不均衡，使有些区域土壤、水体和植物出现化学元素种类和含量过多、过少或比例不当。这种差异一定程度上制约着各地区生物的发展和生态区域的划分，而且当这些差异超过人类和其他生物所能适应的范围时，必将影响该地区人类和其他动物、植物的生理功能并引发某种特异性疾病。

（一）地球环境化学因素与健康

地球表面的化学元素不仅是构成人类机体基本组分的物质基础，而且参与生理功能活动，这些元素在机体不同的组织器官中适量分布，维持人体正常成长、发育和健康，在生物种群与自然环境的动态平衡中发挥着重要作用。

1．地表化学元素在人体内的分布 现今，在地球表面已经发现92种天然化学元素，并且在人类组织中检测到其中的81种。根据环境中的化学元素在人体内含量多少，把元素分为宏量元素（macroelement）和微量元素（trace element）。宏量元素包括碳、氢、氧、氮、硫、钾、钠、磷、钙、镁、氯等11种元素，占人体内化学元素总量的99.95%。微量元素是在人体内正常含量小于人体体重的0.01%，且每日需要量小于100 mg的化学元素，包括锌、铁、铜、钼、铬、锰、钴、镍、锡、钒、碘、硒、氟、硅、铂、铝、铅、镉、砷、汞、铊、钡、硼、镍、锶、锂、锗以及多种稀土元素等。

2. 微量元素对健康的影响和生物学效应 人们依据对机体的不同作用和健康影响将微量元素分为必需微量元素和非必需微量元素。必需微量元素（essential trace element）指在生物体内有明显营养作用，参与机体的代谢和生理功能，维持生物生长发育、生命活动及繁衍所不可缺少的元素。非必需微量元素是指没有或尚未发现有明显有益的生理功能的微量元素。目前认为锌、铁、铜、钼、铬、锰、钴、碘、硒、氟为必需微量元素，镍、钒、硅、硼为可能必需微量元素，而铝、铅、镉、砷、汞、锡、锂为具有潜在毒性，但低剂量可能有功能的微量元素。

必需微量元素的生物学效应主要包括：①参与酶的构成和酶的激活，影响酶的活性；②参与某些蛋白质的合成，发挥特殊功能；③参与激素及其辅助因子的合成，与内分泌活动密切相关；④维持正常的生殖功能；⑤增强机体的免疫功能。

人类机体自身不能合成必需微量元素，必须从外界摄取。人体内必需微量元素不足或缺乏，不仅与摄入量多少有关，还与机体的先天性代谢功能异常有关。虽然机体对于必需微量元素的需要量很小，但它们对维持人体正常功能和健康的作用极大。必需微量元素具有双重生物学效应，尤其是安全范围较小的微量元素，摄入量过低或过高都会产生机体危害，机体缺少必需微量元素可能诱发相应的生理功能失调，但无论必需微量元素（A）或非必需微量元素（B）摄入量过多时，均可能造成机体功能障碍等有害作用，只有在适宜的剂量范围内才能保证生物健康生存。图 1-5 所示为微量元素的剂量 – 反应关系。

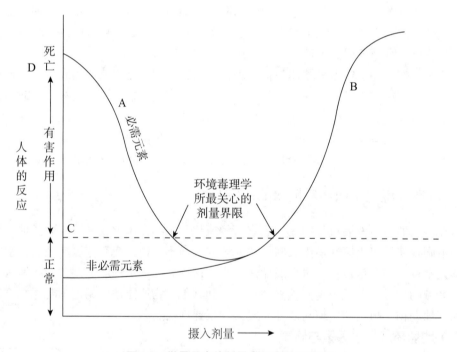

图 1-5 微量元素的剂量 – 反应关系曲线

（二）生物地球化学性疾病

1. 生物地球化学性疾病（biogeochemical disease） 是指由于地质表面环境中某些化学元素不均匀分布，使某些区域的土壤、水和植物中某些元素过高、过低或比例失常，导致长期生活在该地区的居民和其他动物从外界环境获取该元素过多或过少，从而引起的某些特异性疾病，亦称化学元素性地方病（chemical endemic disease），与自然疫源性疾病同属于地方病（endemic disease）范畴。常见有元素缺乏性和元素中毒性两种类型。碘缺乏病和地方性硒缺乏病为元素缺乏性疾病；地方性氟中毒、地方性砷中毒、地方性硒中毒为元素中毒性疾病；克山病和大骨节病与当地地理环境条件和化学元素失衡有关，限于病因尚未定论，暂称为病因未明地方病。生物地球化学性疾病在我国分布广、患者多，以广大农、牧区和偏远山区尤其西北地区多发，甚至可有两种以上疾病并存，加之这些地区经济欠发达、生活水平偏低，使该类疾病的健康威胁更为严重。

2．生物地球化学性疾病的流行特征　表现为：①疾病发生呈明显的地区性，病区该病的发病率和患病率都显著高于非病区；②病区的自然环境中存在该病的发生条件（微量元素过多或缺乏、比例不宜等），居民发病与病区环境中某必需元素的总摄入量过剩、缺乏或失调密切相关；③健康人迁入病区同样具有患病可能，且属于高危人群；迁出病区的患者病情不会加重，有的可逐渐减轻甚至痊愈；④病区患者具有相同病理改变和临床症状，易感动物也可罹患同种地方病；⑤消除病区的特异致病因子后，可使该病区转换为非病区。

3．生物地球化学性疾病的判定条件　临床对于生物地球化学性疾病的判定，需要结合环境流行病学方法开展疾病危险性与某些化学因素关联的研究，符合如下条件才可作出结论。①病例发生和分布呈明显的地区性；②疾病的发生与该地区地质中某种化学元素之间密切相关；③疾病的发生与当地人群某种化学元素的总摄入量之间存在明确的剂量－反应关系；④现代医学理论能够解释上述相关性。

（三）生物地球化学性疾病的预防与控制

1．组织措施　①建立健全专业队伍和防治网络。生物地球化学性疾病的预防与控制归国家卫生计生委（原卫生部）疾病控制司主管，在完善国家、省（自治区）和市三级地方病防治中心的管理功能基础上，应建立健全县、乡、村三级防治队伍，建立地方病监测系统。②开展经常性、综合性、连续性的地方病监测。了解流行规律和影响因素。及时预报、预测发病动态，评价防治效果。

2．技术措施　对于元素中毒性生物地球化学性疾病，从改水、改灶等措施限制元素摄入剂量。对于元素缺乏性生物地球化学性疾病，采取适当补充元素摄入剂量，改善营养并预防相关疾病。

四、我国较常见的生物地球化学性疾病

（一）碘缺乏病（iodine deficiency disorders，IDD）

碘缺乏病是指机体在生长发育的不同阶段，因碘摄入量不足所导致的以智力障碍为主要危害的一系列疾病。主要包括地方性甲状腺肿、地方性克汀病、亚临床型克汀病、流产、早产、死产等。疾病的表现形式取决于不同程度碘缺乏在人类不同发育期造成的损害。

1．碘在自然界的分布　碘是具有金属光泽的灰色晶体样稀有元素，以碘化物形式广泛分布于自然界水体、土壤、岩石、空气、动植物体内。碘化物溶于水并随水迁移，因而在山区、半山区和丘陵地带地表因冲刷而缺碘，形成山区水碘低于平原，平原低于沿海的地质构成。海洋是碘的总储存库，海洋生物（如海带）含有丰富的碘。

2．碘在人体内的分布及代谢　碘是人体必需微量元素，是合成甲状腺激素的重要原料。成人体内正常含碘量为 $20 \sim 50mg$，其中 20% 分布在甲状腺中。体内碘来源于两个途径，主要是每日从食物中摄取和少量经水、空气获取，其次是体内甲状腺素代谢中脱下的碘在肠道重吸收再利用。食物中的碘化物在消化道内吸收还原成碘离子，经肝门静脉进入血循环，血液中的碘离子能进入红细胞，血浆碘和红细胞携带碘一同分布于全身组织器官，甲状腺对碘富集能力最强。碘离子被甲状腺组织摄取，在甲状腺腺泡上皮细胞内在促甲状腺激素（TSH）作用下由过氧化物酶（POD）氧化形成活性碘，再与甲状腺球蛋白上的酪氨酸结合，形成一碘酪氨酸（MIT）和二碘酪氨酸（DIT），这些碘化酪氨酸进一步偶合生成甲状腺激素，即三碘甲腺原氨酸（T_3）和甲状腺素（T_4）储存于腺泡，并释放入血发挥激素的生理功能。T_3 和 T_4 完成激素

作用后，碘被脱下成为碘离子，重新被甲状腺摄取进入新的循环。碘通过甲状腺激素发挥其生理功能：①促进生长发育；②维持新陈代谢；③调节水盐代谢、蛋白质代谢和糖脂代谢；④促进肠蠕动、增强消化系统功能及造血和内分泌功能；⑤促进中枢神经系统的发育，维持神经系统正常功能等作用。

机体内的碘80%通过肾滤过经尿液排泄，经肠道由粪便排出约10%，其余极少量经乳汁、毛发、皮肤汗腺和肺呼气排出体外。通常因人体碘的摄入与排出相等，可根据尿碘排出量估计碘摄入量。有研究提示：成人碘最低生理需要量为75μg/d，中国营养学会推荐成人碘摄入量为150μg/d；4岁以下儿童碘生理需要量为50μg/d，建议碘摄入量为100μg/d；婴儿碘生理需要量为20μg/d，建议碘摄入量为40μg/d；孕妇和乳母碘生理需要量为100μg/d，建议碘摄入量为200μg/d。

3. 碘缺乏病的流行特征和影响因素　碘缺乏病是世界分布最广、危害人数最多的一种生物地球化学性疾病。据不完全统计，全球有15.72亿人口生活在缺碘地区，其中6.55亿患有地方性甲状腺肿，1120万人患有地方性克汀病，受碘缺乏威胁的人口占全世界总人口的28.9%。病区主要分布在亚洲、非洲、南美洲和大洋洲广大区域内的110个国家。我国是碘缺乏病流行最严重的国家之一，全面实行碘盐防治措施前，除上海市外，全国各省、自治区、直辖市均有不同程度的碘缺乏病。截止到1993年，我国有地方性甲状腺肿患者800多万、克汀病患者20多万、亚临床型克汀患者800多万；7～14岁孩子甲状腺肿大患病率已达14%。

自20世纪90年代全国范围内普遍实行食盐加碘以来，我国儿童（8～10岁）甲状腺肿大率由过去的20.4%下降至5.0%，病区碘缺乏病患病率由过去的11%下降到2%左右，呈现明显的下降趋势。过去的研究表明：岩石、土壤、水质、气象条件等自然因素是碘缺乏病流行的重要影响因素。由于地形倾斜，洪水冲刷严重，水碘流失，碘缺乏病在山区、丘陵、平原都有流行，病区一般仍呈现山区患病率高于平原，内陆高于沿海，农村高于城市的分布规律。碘缺乏病可以发生于任何年龄。发病一般在青春期，女性因青春发育期早使发病率急剧增高，而显示女性发病率高于男性，尤其在15～20岁年龄组性别差异最大；但在重病区发病率无明显性别差异。目前，我国尚有近1亿人口和每年约200万新生儿受到碘缺乏的危害，主要分布于东北的大小兴安岭和长白山、华北的燕山、太行和吕梁山、西北的秦岭至天山南北，还有云贵高原、中南和华南的山区等。

经济状况的制约造成海洋产品的流通和食用在城乡间的差异也是影响碘缺乏病的流行因素。另外，地质水碘含量与碘缺乏病的流行有着密切关系（表1-4）：当水碘低于5μg/L时，伴随水碘含量继续降低，发病率逐步升高；水碘含量在5～40μg/L的范围时，伴随水碘含量增加，碘缺乏病发病率缓慢降低；水碘含量为40μg/L时，发病率降至最低；若水碘含量高达90μg/L，则可能出现高碘性甲状腺肿。如果环境中还有其他能够导致甲状腺肿的物质存在，以及饮食中缺乏蛋白质、热量和维生素等都将加重碘缺乏病的流行强度。

表1-4　陕西省7个地区饮水含碘量与甲状腺肿发病的关系

地区	饮水平均含碘量（μg/L）	甲状腺肿发病率（%）
蒲城	14.83（0.1～40）	0.13
西安	16.51（4.6～46）	0.25
宝鸡	3.98（2.0～5.8）	3.35
蓝田	3.24（1.25～8.7）	22.97
石泉	1.18（0.1～2.0）	19.42

地区	饮水平均含碘量（μg/L）	甲状腺肿发病率（%）
维南	0.83（0.45~1.2）	重病区
商县	0.48（0.2~0.75）	重病区

4．碘缺乏病的病因　环境碘缺乏是碘缺乏病发生的根本原因。根据碘摄入的不足程度、发生时期和持续时间长短，可发生不同程度的碘缺乏病。对于早期生命，缺碘影响甲状腺素的合成，从而直接影响胎儿和新生儿的发育，尤其是影响小儿脑组织和骨骼的发育。在一些水碘含量正常的区域，一些能抑制碘化物在甲状腺富集并可促进甲状腺中碘释放或干扰机体碘吸收、干扰碘酪氨酸合成的致甲状腺肿大物质的联合作用是地方性甲状腺肿流行的辅助原因，如硫氰酸盐及其前身物质硫葡萄糖苷等。而碘摄入过量对健康也有一定危害，长期食用高碘海产品或者无差别的高剂量人工补碘，多余的碘占据体内氧化酶活性基团并减少了酪氨酸的氧化，使甲状腺素合成受阻也能引起高碘甲状腺肿。

5．地方性甲状腺肿（endemic goiter）　地方性甲状腺肿是碘缺乏病的一种主要表现形式，主要症状是甲状腺肿大。

（1）发病机制：环境缺碘致使碘摄入长期不足，引起 T_3、T_4 合成与分泌下降，反馈性刺激腺垂体 TSH 分泌的增加，TSH 作用于甲状腺使其功能增强，腺体组织发生代偿性增生、肿大；持续缺碘使酪氨酸碘化不足或错位，产生无甲状腺素功能的、不易水解的异样甲状腺球蛋白，上皮组织受压致局部纤维化和供血不足、细胞坏死等退行性改变；最终形成部分腺体萎缩、部分腺体异样甲状腺球蛋白堆积和胶质样改变。这样，甲状腺肿大成为不逆的器质性病变。

（2）临床表现：患者早期发生单纯性甲状腺肿大，一般无自觉症状，后期严重肿大可压迫气管和食管，引起呼吸困难和吞咽困难，以及供血不全的局部坏死症状。个别甲状腺肿大可转化为甲状腺肿瘤。在甲状腺肿流行地区，甲状腺癌明显高于其他区域。

地方性甲状腺肿临床可分为如下三种类型：弥漫型，甲状腺均匀增大，扪诊无结节。结节型，可触及一个或数个结节。混合型，在弥漫肿大的甲状腺上可触及一个或几个结节。

（3）我国现行地方性甲状腺肿诊断标准：①长期居住在缺碘地区；②经触诊或 B 超检查甲状腺肿大超过本人拇指末节或小于拇指末节而有结节；③排除甲状腺功能亢进、甲状腺炎、甲状腺癌等其他甲状腺疾病；④尿碘低于 50μg/g 肌酐，甲状腺吸 ^{131}I 率所呈"饥饿曲线"可作为参考指标。

1994 年起我国正式采用 1992 年 WHO、联合国儿童基金会和国际控制碘缺乏病理事会在日内瓦会议上制订的简化甲状腺肿分度标准：0 度：正常甲状腺摸不着、看不见；Ⅰ度：颈部端正时，甲状腺摸得着、看不见或甲状腺不大但能摸到结节；Ⅱ度：颈部端正时，甲状腺既摸得着也看得见。

6．地方性克汀病（endemic cretinism）　指由于先天缺碘致甲状腺激素不足，患者生后即有不同程度的智力低下、体格矮小、听力障碍、神经性运动障碍、甲状腺功能低下及甲状腺肿等症状的碘缺乏疾病。是儿童碘缺乏病最严重的表现形式，概括表现就是呆、小、聋、哑、瘫。

（1）发病机制：以缺碘发生的具体阶段分为胚胎期缺碘和出生后至两岁缺碘。

胚胎期（胎儿 3 个月~生前 3 个月）：因外环境缺碘引起母体缺碘，导致胎儿甲状腺激素供应不足，抑制了胎儿生长发育。这是中枢神经系统发育和分化的障碍，导致大脑发育分化不良，引起耳聋、语言、上运动神经元和智力等障碍。

出生后至两岁：出生后碘摄取不足，使甲状腺激素合成不足，致甲状腺激素缺乏，明显影响身体和骨骼的生长，使体格发育受阻，出现体格矮小、性发育落后、黏液性水肿及其他甲状腺功能低下等症状。

（2）临床类型：地方性克汀病根据临床表现分为神经型、黏液水肿型和混合型。

神经型：缺碘主要发生在胚胎期。患者主要有精神缺陷、聋哑、神经性运动障碍，很少有甲状腺功能低下的症状。

黏液水肿型：在出生前缺碘的基础上，出生后成长期仍然缺碘，有严重的甲状腺功能低下症状、生长迟滞、侏儒。

混合型：兼有上述两型的特点，有的以神经型为主，有的以黏液水肿型为主。

（3）临床表现：地方性克汀病最主要的临床症状是智力低下，多数患者智商（IQ）< 69。其次是聋哑，临床多出现感觉神经性听力障碍，同时伴有语言障碍，以神经型地方性克汀病较多见。病患的神经功能障碍主要表现为下肢痉挛性瘫痪、肌张力增强和（或）腱反射亢进，以神经型病例为多。生长发育落后是黏液水肿型病患的另一常见症状，表现为身材和下肢短矮，维持婴幼儿阶段的头身比例。患者还常伴有性发育落后，神经型病患虽外生殖器发育较晚，但能结婚生育；而黏液水肿型病患第二性征发育较差，甚至终生幼稚型不能生育。三种临床类型都常伴有头大、额短、眼裂呈水平状、眼距宽、塌鼻梁、厚鼻翼、厚唇、舌厚而大常伸出口外、流涎等克汀病面容；若伴甲状腺功能低下，还可有黏液水肿及甲状腺肿大。

（4）主要影像学特征：①颅骨骨化延迟，可见囟门与颅缝久不闭合、颅底缩短、头颅宽度增大、蝶鞍变小、鼻旁窦发育障碍。②四肢骨化中心出现甚迟，愈合很晚，骨龄较真实年龄明显幼小。骨化中心开始可出现多个，后渐融合，因此可显示密度不匀、边缘毛糙影。干骺端先期钙化带也可不规则，并增宽致密。四肢长骨短小。③较大儿童中，股骨颈部可变宽，大粗隆上移高过颈部，而股骨头部下垂，颈干角变小呈髋内翻和髋关节半脱位，股骨头部骨骺扁平、密度不匀，可由许多斑点状骨组成。

（5）诊断和鉴别诊断：根据我国《地方性克汀病和地方性亚临床克汀病诊断标准》（WS104-1999），必须具有必备条件，再具备至少一项辅助条件，并排除非缺碘因素的相关疾病方可作出地方性克汀病诊断。

地方性克汀病诊断的必备条件：患者必须出生、居住在碘缺乏地区；并有不同程度的智力障碍（IQ ≤ 54）。

地方性克汀病诊断的辅助条件：

①神经系统症状：主要表现为听力下降、言语障碍、运动神经障碍性步态和姿态异常；

②甲状腺功能障碍：体格和精神发育障碍，如反应迟钝、嗜睡、对周围事情不感兴趣。甲状腺功能低下症状，如黏液水肿、皮肤毛发干燥、皮脂腺分泌减少、X 线骨龄落后和骨骺愈合延迟、血浆蛋白质结合碘（PBI）降低、血清 T_4 和 TSH 升高等。克汀病面容，如头大、额短、眼裂呈水平状、眼距宽、鼻梁塌、鼻翼厚、唇厚、舌厚而大常伸出口外、流涎等。

鉴别诊断：临床上还需与如下疾病鉴别：散发性克汀病、唐氏综合征、脑性瘫痪、苯丙酮尿症、垂体性侏儒、维生素 D 缺乏性佝偻病、家族性甲状腺肿。

7．预防与治疗

（1）预防措施：预防碘缺乏病关键是有针对性地合理补充碘元素。

补碘的原则：全民、长期、每日微量的补碘原则。

补碘的方法：首选碘盐。缺碘地区全民每人摄入碘 100 ~ 200μg/d，可有效预防地方性甲状腺肿和地方性克汀病。第二是在偏远病区适量使用碘油（含碘量约 475mg/ml），肌内注射剂量为 < 1 岁婴儿 0.5ml，1 ~ 45 岁 1.0ml，每三年注射 1 次，注射后 0.5 ~ 1 年随访 1 次。口服碘油剂量是注射剂量的 1.4 ~ 1.6 倍，每两年给药 1 次。优点是长效、快效、副作用小，但使用较复杂。第三是口服碘化钾，或者碘化面包、碘化饮水，多食富含碘的海带、海鱼等。

补碘的重点人群：儿童、新婚妇女、孕妇和哺乳期妇女。

（2）治疗原则与方法

地方性甲状腺肿：口服碘化钾；甲状腺功能低下时适当使用甲状腺制剂；对药物治疗无效并伴压迫症状者，特别是结节性甲状腺肿出现严重病理组织学改变甚至恶变者应采取手术疗法。

地方性克汀病：及早治疗，适时适量补充甲状腺激素；加强辅助治疗，补充维生素、微量元素、动物脑组织制剂等；补充营养，加强智力和生活训练，尽量提高患者的体能、智能及生存能力。

（二）地方性氟中毒（endemic fluorosis）

是因一定区域环境中氟元素含量过高，致使生活在该地区的居民经饮水、食物和空气等途径长期摄入过量氟而引起的以氟骨症（skeletal fluorosis）和氟斑牙（dental fluorosis）为主要特征的一种慢性全身性疾病，又称地方性氟病。

1．氟在自然界的分布　氟在自然界的岩石、矿物、土壤、大气、天然水体、植物和动物体内几乎广泛分布。氟化学性质活泼，常温下一般不存在游离状态，而以化合物形式存在于自然界且含氟量差异很大。土壤岩石中含氟量平均为550mg/kg。地下水中含氟量较地面高，江河水氟含量较低，北方河水氟一般高于南方；湖水氟含量多比河水高；降水中含氟量较低，平均0.1mg/L。植物中含氟量较低，平均0.1mg/kg（干重），瓜果鲜品多< 0.5 mg/kg，谷类3.0mg/kg，海生植物4.5mg/kg，蔬菜叶片7.0mg/kg，砖茶含氟量多 >100mg/kg。动物性食物较植物含氟量高，海产动物高于陆生动物，在动物性食物中骨组织和筋腱等含氟较高。

2．氟在人体内的分布及代谢　人体内的氟大多来源于饮水和食物，少数来自空气。氟主要经消化道（80%左右），其次是呼吸道和皮肤吸收。氟吸收入血后25%与血细胞结合，75%在血浆中。血浆中的25%为游离氟离子，75%与血浆蛋白质结合并被运送到各组织器官，其中牙齿和骨骼等硬组织蓄积最多。氟还可通过胎盘屏障进入胎儿体内。氟主要通过尿液（50% ~ 80%）、粪便和汗液排出体外，还有微量由毛发、指甲、乳汁排出。

3．氟的生理功能　氟是具有双重生物学效应的必需微量元素，适量时是人体必需微量元素、有利于健康，长期超量摄入将引起氟中毒。适量的氟与羟基磷灰石结合形成氟磷灰石，可提高骨骼和牙齿机械强度；与钙离子共同作用，使釉质表面再矿化，可提高抗酸能力，减少龋齿；抑制胆碱酯酶活性，减慢乙酰胆碱的分解，提高神经传导效果；氟抑制腺苷三磷酸酶，提高肌肉对乙酰胆碱的敏感性及肌肉本身的供能效果；促进生长发育和造血功能。

4．地方性氟中毒的流行特征和影响因素　自从1916年Black发现氟斑牙流行与饮水有关以来，1931年Churchill证实氟斑牙是由于饮水中含氟量高所致。1937年Shortt和Roholm分别对氟病作了较全面的报道，此后国内外相继报道地方性氟中毒流行。

（1）地方性氟中毒在世界的分布：地方性氟中毒的分布区域遍布于世界各地，资料显示在五大洲50多个国家都有氟中毒发生。我国除上海市外，30个省、市、自治区都存在饮水型病区；燃煤污染型病区分布于14省、市；其中6个省、市尤其少数民族地区有饮茶型氟中毒。氟中毒分布以广大农村地区为主。2005年的调查显示，全国有病区县1308个，氟斑牙患者3950万，氟骨症患者287万，病区影响人口1.1亿。

（2）地方性氟中毒在我国的分布：我国地方性氟中毒病区主要分为饮水型病区和燃煤污染型病区，以及少量饮茶型病区。①饮水型病区：由于饮用高氟水而引起氟中毒的病区分布最广泛，是主要的病区类型。一般以地下水氟含量高为主要特征，分布在淮河－秦岭－昆仑山一线以北广大北方地区的平原、山前倾斜平原和盆地。②燃煤污染型病区：由于居民使用落后的燃煤方法和高氟煤炭，产生大量含氟较高的废气而严重污染室内空气和食品，致使居民吸入和摄入过量氟引起的地方性氟中毒病区。是20世纪70年代后在我国确认的病区，主要分布在陕南、四川、湖北、贵州、云南等地区。③饮茶型病区：由于长期饮用含氟过高的砖茶而引起氟中毒的病区。主要分布在西藏、内蒙古、四川、青海、甘肃和新疆等习惯饮砖茶的藏族、哈萨克族、蒙古族少数民族地区。是近年发现的又一类型病区。

（3）地方性氟中毒的病区和程度划分：根据地方性氟中毒病区划分标准（GB-17018-1999）确定病区和程度划分。

病区确定：①当地出生成长的 8～12 周岁儿童氟斑牙患病率大于 30%。②饮水型地方性氟中毒病区，饮水含氟量大于 1.0mg/L；燃煤污染型地方性氟中毒病区，由于燃煤污染，总摄氟量大于 3.5mg/d 的地区可确定为地方性氟中毒病区。

病区流行强度划分：

①轻病区：饮水含氟量 1.1～2.0mg/L 或总摄氟量 >3.5mg；当地出生的 8～12 岁人群中氟斑牙检出率 >30%；经 X 线检查证实无氟骨症或出现轻度氟骨症患者。人群尿氟几何均数为 1.6～3.0mg/L。

②中等病区：饮水含氟量 2.1～4.0mg/L 或总摄氟量 >5.0mg；缺损型氟斑牙患病率 >20%；X 线检查证实出现中度氟骨症患者，重度氟骨症患者 <2%。人群尿氟几何均数为 3.1～5.0mg/L。

③重病区：饮水含氟量 >4.0mg/L 或总摄氟量 >7.0mg；缺损型氟斑牙患病率 >40%；X 线检查证实重度氟骨症患者 ≥2%。人群尿氟几何均数为 5.1～7.0mg/L。

（4）地方性氟中毒疾病的人群分布：①年龄分布：氟斑牙发生于恒牙形成期生活在高氟区的儿童，并终生携带。氟骨症则多见于成年人，好发年龄为青壮年，20 岁以后明显增加，随年龄增长病患增多。②性别分布：性别差异不明显，但女性由于生育原因氟骨症发生常多于男性。妊娠和哺乳妇女更易发病或病情加重。在临床，女性以疏松和软化型为主，男性以硬化型为主。③居住年限：氟斑牙与居住年限无关，氟骨症随居住年限增加而增高。自非病区迁入病区的家庭易患病，而且病情较重；有"欺辱外来人"现象。

（5）影响地方性氟中毒流行的因素：地方性氟病的流行与人群氟的摄入量、营养状况、饮用水水质、地理气候条件、个体敏感性等有关。蛋白质、钙、维生素等有抗氟、保护机体作用，水的硬度、钙离子浓度与氟的危害之间呈明显负相关，经济条件差的家庭患病率高、病情重。

5. 发病原因与机制　长期摄入过量氟是发生本病的病因。人体摄入总氟量 >4mg/L 时，即可引起慢性氟中毒。目前就发病机制仍有不同的认识，尚未完全阐明。

（1）氟对钙、磷代谢的干扰：过量氟进入机体与钙结合成氟化钙沉积在骨组织中，使骨质硬化；钙的消耗致使血钙降低，使甲状旁腺激素（parathyroid hormoner，PTH）分泌增加，抑制肾小管对磷的重吸收，使磷大量排出。PTH 分泌和血钙降低加速骨钙的释放入血和溶骨，致使骨质脱钙或溶骨而疏松或软化，多见于产妇及哺乳期的妇女。

（2）氟对骨骼的影响：氟化钙的大量沉积致骨质硬化。血钙的减少引发的一系列改变加速了骨钙的释放和溶骨钙的吸收，致骨质脱钙疏松、软化。所以常见硬化型、疏松型和混合型同时出现。

过量氟取代骨组织中羟基磷灰石的羟基而形成氟磷灰石，正常骨质晶体结构被破坏；氟化钙的大量沉积致骨质硬化。血钙的减少引发的一系列改变加速了骨钙的释放脱钙和溶骨作用，加之成骨细胞和破骨细胞的活动使骨皮质增厚、表面粗糙、外生骨疣和髓腔变窄。氟化物对某些酶的抑制，进一步阻碍骨骼对钙的利用。最终骨质硬化、疏松、软化、变形、易折共同存在。硬化型、疏松型和混合型同时出现。

（3）氟对牙齿的影响：适量氟可以在牙釉质中形成氟磷灰石，并排列成规则的棱晶结构，使牙光滑、坚硬、抗酸、耐磨。但在牙胚发育过程中，过量氟进入机体沉积于牙组织中，使成釉细胞中毒，釉质正常发育受抑制，影响牙本质的钙化。氟取代羟基磷灰石的羟基，形成大量的氟磷灰石，使牙釉质的棱晶结构异变形成不规则的球状结构，同时因釉质疏松多孔，易使色素沉着，呈现白垩样、微黄、黄褐或黑褐色斑点和条纹。牙齿变得易磨损、断裂和脱落。

（4）氟对酶的影响：过量氟与某些酶中的金属离子形成复合物而抑制酶的活性；氟还与某些酶的带正电荷的赖氨酸和精氨酸基团、磷蛋白及一些亲氟的不稳定成分等相结合，改变酶的结构，抑制酶的活性，如抑制细胞色素氧化酶、琥珀酸脱氢酶和烯醇化酶等多种酶的活性，使三羧酸循环障碍、能量代谢异常，导致腺苷三磷酸生成减少，骨组织营养不良；氟能抑制骨磷酸化酶，影响骨组织对钙盐的吸收和利用。

（5）氟对其他组织的影响：过量氟引发机体自由基生成，抑制蛋白质和核酸合成，表现为：乙酰胆碱酯酶活性降低、神经传导障碍、脊髓前角神经元细胞数量减少、肌纤维萎缩、肾小管发生退行性变、垂体前叶激素中生长激素和催乳素的分泌抑制。慢性氟中毒时自由基增多和氧化应激，导致机体氧化性损伤。

6. 氟斑牙　是氟中毒的早期表现。在高氟区出生或恒牙萌生期间长期生活于高氟区者均可发生。

（1）临床分型：临床上常把氟斑牙分为白垩型、着色型、缺损型三型。除牙齿釉面改变同时可伴有牙龈萎缩、牙齿脱落、松动等。

①白垩型：牙齿表面光泽度改变，不透明，有点状、线状或片状的白垩样变化。

②着色型：牙齿釉面着色，呈现浅黄色、黄褐色甚至黑褐色的点、线、片状不同程度色素沉着。

③缺损型：牙齿釉面缺损脱落，呈点状或片状凹陷。

（2）诊断依据：出生或幼年长期生活在地方性氟中毒病区的过量摄入氟的儿童，牙齿釉质出现不同程度的白垩样变，伴不同程度缺损和棕黄、棕黑色色素沉着，排除其他非氟性改变者即可诊断为氟斑牙。同时注意与非氟斑、釉质发育不全、四环素牙、外源染色、龋齿等鉴别。

7. 氟骨症　是指地方性氟中毒病区居民因摄入过量氟引起的以颈部、腰部和四肢大关节疼痛，肢体运动功能障碍，以及骨与关节 X 线征象异常为主要表现的慢性代谢性骨病。

（1）症状

①疼痛：是氟骨症最常见的自觉症状，可以局限 1 ~ 2 处，也可遍及全身。常由腰背部开始，逐渐累及四肢大关节一直到足跟。疼痛沿受损神经根走行方向呈放射性、持续性酸痛，不游走，局部也无红、肿、发热现象，活动后可缓解，静止后加重，尤其早晨起床后常不能立刻活动。受天气变化的影响不明显。少数患者有刺痛或刀割样痛，此时轻微刺激即产生剧烈疼痛。患者为缓解疼痛常保持一定的保护性体位。

②神经症状：部分患者除疼痛外，可因椎孔缩小变窄，使神经根受压或营养障碍，引起一系列的神经系统症状，如肢体麻木、蚁走感、知觉减退等感觉异常；手部或下肢肌肉萎缩，肌肉松弛，握物无力，下肢支撑力减退。

③肢体变形：轻者无明显改变。伴随病情进展，逐渐出现关节功能障碍及肢体变形，脊柱生理弯曲逐渐消失，活动范围受限。

④其他：患者还可出现多系统器官损害表现，如神经衰弱症候群或胃肠系统功能紊乱等。

（2）体征：临床依据 X 线骨质变化征象把氟骨症分为硬化型、疏松型和混合型。临床体征因临床类型和病情程度而异，轻者无明显体征；随病情的发展可出现不同程度的关节功能障碍及肢体变形，以脊柱及四肢骨变形为重。硬化型患者因广泛的骨质增生、硬化和骨周软组织骨化所致运动障碍，脊柱和胸廓固定，临床症状以四肢关节强直等骨质硬化为主。疏松型则因骨钙流失和溶骨加剧致骨密度降低、骨皮质变薄、骨软化而引起骨折和变形。混合型则两者兼而有之。

（3）X线表现：X线检查是目前公认的诊断氟骨症唯一可靠的客观方法。

①骨质及密度改变：患者骨密度增高，表现为骨小梁均匀变粗、密，骨皮质增厚；骨髓腔变窄或消失，以腰椎、骨盆明显。也有骨密度减低，表现为骨小梁均匀变细、小，骨皮质变薄，骨髓腔扩大，多见于腰椎、骨盆和肋骨。

②骨周改变：是氟骨症特征性改变之一。多见于躯干骨和四肢长骨，表现为韧带、肌腱附着处、骨膜、关节周围软组织钙化和骨棘形成。

③关节改变：关节软骨退变坏死，关节面凸凹不平，关节间隙变窄，关节边缘呈唇样增生，关节囊骨化或出现关节游离体。

（4）临床分度：氟骨症根据临床病程分为三度。

①轻度：有持续性腰腿痛及其他关节疼痛的症状，无其他阳性体征，能从事正常体力劳动。

②中度：除疼痛症状加重外，躯干和四肢大关节运动功能受限，劳动能力受到不同程度的影响。

③重度：一个或多个大关节屈曲、强直，肌肉挛缩或失用性肌萎缩。脊柱、骨盆关节发生骨性粘连，患者严重的弯腰驼背，基本丧失劳动能力或成为残废。

（5）诊断：氟骨症的诊断主要依据骨质X线征象，结合流行病学资料。

①生活在高氟地区，并有饮高氟水、食用被氟污染的粮食或吸入被氟污染的空气之经历。

②临床表现有氟斑牙（成年后迁入病区者可无氟斑牙），同时伴有骨关节痛、肢体或躯干运动障碍及变形。

③骨及骨周软组织具有氟骨症X线表现。

④尿氟含量多超过正常值。

还应排除类风湿、风湿、骨和关节结核、退行性骨关节炎、强直性脊柱炎、神经根痛等。

8．地方性氟中毒预防与治疗

（1）地方性氟中毒的预防措施：地方性氟中毒的预防措施是控制地方性氟中毒的关键所在。根本措施是查清氟的来源，消除和控制氟污染，减少氟摄入。

①组织措施：强化管理和专业技术队伍建设。完善防治法规，加强地方性氟中毒的防病监督和监测，积极开展健康教育和健康促进的活动。

②技术措施：饮水型：改换水源，寻找、改用低氟水或采取措施除氟。生活燃煤型：改良炉灶，不用或少用高氟劣质煤，改变食物保存方法，降低空气和食物的氟污染。饮茶型病区：降低砖茶中氟含量，或用低氟茶代替砖茶。

（2）地方性氟中毒的治疗原则与方法：地方性氟中毒治疗的关键是减少氟的摄入和吸收，促进氟的排泄，拮抗氟的毒性，增强机体抵抗力及适当的对症处理。

①综合治疗：加强营养，合理调整饮食和推广平衡膳食。

②药物治疗：氟骨症的治疗：补充钙剂及维生素D类药物，调节钙磷代谢，也可减少机体对氟的吸收。补充氢氧化铝凝胶，使氟与铝结合成难溶性化合物排出。氟斑牙的治疗：主要采用涂膜覆盖法、药物脱色法，使用防氟牙膏。

（三）地方性砷中毒（略）

（四）我国较常见的原因不清的生物地球化学性疾病有克山病和大骨节病（略）

（戴　红）

第三节 环境污染与健康

环境污染（environmental pollution） 是由于各种人为或自然的原因，进入环境中的有害物质或有害因素的浓度或数量超过了环境自净能力，使环境的构成发生重大变化，引起环境质量恶化，破坏了生态平衡，对人类和其他生物的健康造成直接的、间接的或潜在的有害影响，称为环境污染。当环境污染对公众健康造成严重危害和生态破坏时称为公害（public nuisance）。

一、环境污染物的来源和种类

（一）环境污染的来源

进入环境并能引起环境污染或环境破坏的物质称为环境污染物（environmental pollutant）。环境污染主要来自人类生产过程、生活活动和交通运输等人为来源。而洪水、地震、沙尘暴、风暴、火山爆发、森林失火等则是污染的自然来源。

1．生产性污染（productive pollution） 工业生产过程向环境排放大量的以各种工业化学品为主的污染物，通常称为生产性"三废"，即废水、废气、废渣，以及生产性噪声、振动和光热等物理因素，例如能源大规模利用和资源毁灭性的开发、石油新化工产品的大规模合成。目前在960万种合成工业的新化学物质中，人工合成的化学物质占200万种，并以每年1000种的速度增加。生产性污染的特点是"三废"排放有组织、集中、量大、毒性强。若政府和社会重视则易于治理。

2．生活性污染（domestic pollution） 人类生活中污水、粪尿和垃圾等"三废"的排放，如医院污水和未经无害化处理的生活垃圾、人畜禽粪尿等。生活性污染成分复杂，含有三致物质和生物性因素，污染呈片状、无序、无组织地排放，难以治理。

3．交通运输污染（transport pollution） 主要是燃油废气、噪声、振动污染。其特点是流动性强、都市较严重、污染分布于人类呼吸带。

4．其他污染 原子能开发使用时意外泄漏的放射性元素污染、光热污染、农药化肥污染、大规模城市开发建设污染、通讯设备污染等。

（二）环境污染物的种类

环境污染物按其性质可分为三大类（表1-5）：

1．化学性污染物 包括有害气体、重金属、农药，以及其他无机和有机化合物。

2．物理性污染物 指噪声、振动、电离辐射、非电离辐射以及光热污染。

3．生物性污染物 主要指病原微生物、寄生虫和各种有害动植物。

除此之外，按污染影响的环境因素又可分为大气污染物、水体污染物、土壤污染物、食品污染物；按污染物存在的形态可分为气体污染物、液体污染物和固体污染物；按污染物在环境中变化与否分为一次污染物和二次污染物（详见下文）。

表1-5 常见环境污染物与分类

	空气污染物	水体污染物	土壤污染物	食品污染物
化学性污染物	重金属（Hg、Cr^{6+}、Cd、As、Ni、Pb）化合物、$SxOx$、$CxOx$、$NxOx$、PAHs、BaP、Cl_2、HS、CH_4、O_3、CFCs、H_2SO_4、氟化物、氯化烃、硫醇类、甲基胺、煤烟粉尘、酸雾、苯类、醛类、酮类、石棉、杀虫剂、农药（有机磷、有机氯）	重金属（Hg、Cr^{6+}、Cd、As、Ni、Pb）化合物、N、P、K、Cl、酚、氰及其化合物、$HgCH_3$、硫化物、PAHs、BaP、PCB、DEHP、ABS、洗涤剂、杀虫剂、油质、原油农药（有机磷、有机氯）	重金属（Hg、Cr^{6+}、Cd、As、Ni、Pb）化合物、矿渣、农药（有机磷、有机氯）、化肥、杀虫剂、除草剂、PAHs、BaP、PCB、POPs、DEHP、二噁英等	PHSs、食品添加剂、食用色素、防腐剂、农药（有机磷、有机氯）、有毒重金属、BaP、双酚A、二苯酮、DEHP、苯乙烯、二噁英等

续表

	空气污染物	水体污染物	土壤污染物	食品污染物
物理性污染物	红外线、紫外线、激光、短波、中波、长波、微波、电磁波、X线和γ射线、噪声、振动	热辐射、电磁波、X线和γ射线	热、放射性核素、尘埃	放射性元素、异物
生物性污染物	细菌、病毒、霉菌、支原体、衣原体、节肢动物	寄生虫、病毒、细菌、毒素、支原体、衣原体、原虫、虫卵、藻类、节肢动物	细菌、病毒、原虫、寄生虫及虫卵、支原体、衣原体、节肢动物、霉菌、有毒动植物	细菌、病毒、毒素、霉菌

（三）几种特殊的污染物

1. 环境内分泌干扰物（environmental endocrine disruptors，EEDs）　是指具有干扰动植物机体天然激素合成、分泌、转运、结合或清除的类激素作用的各种外源性物质，包括源于自然界的某些植物激素和人工合成的相关化学物质。例如二噁英（dioxin）就是两个氧原子连接的两个苯环上的氢被若干氯置换的含氯有机化合物的总称，具有生殖、免疫、致癌和致畸毒性，可引起肝和皮肤损害。95%左右的二噁英来源于含氯垃圾的焚烧和含氯工业产品的副产物。

2. 持久性有机污染物（persistent organic pollutants，POPs）　是指人类合成的能持久存在于环境中，通过食物链富集，对人类和环境造成有害作用的化学物质。这类物质在环境中长期残留，易于在生物体内蓄积，往往对人类和动物具有较高的毒性，主要有有机氯杀虫剂、工业化学品、生产和燃烧的副产品等。

二、环境污染物在环境中的转归

环境污染物转归（transformation）是指污染物进入环境后，在各种物理、化学、生物因素的作用下，发生分布或迁移、生物转化和富集、降解和自净作用的全过程。在此过程中，污染物的浓度或剂量、理化性质等都会发生变化，既可能使某些污染物的毒性降低，又可能使某些污染物的毒性升高。而这些变化将直接或间接地影响到人群的健康。污染物在环境中转归的结果主要取决于污染物本身的理化性质和环境条件。

（一）环境污染物在非生物环境中的演变

在非生物环境条件中，污染物的迁移（migrate）、分布、转化常常通过稀释、扩散、溶解、沉降等物理作用，使浓度由高向低逐渐下降，以及经氧化、还原、水解、中和等化学反应使污染物分解和无害化。

1. 污染物在环境中的分布、迁移　迁移是污染物在非生物环境中利用稀释、扩散、溶解、沉降等物理作用由浓度高的区域向浓度低的区域移动，以及经氧化、还原、水解、中和等化学变化使污染物分解和无害化。

（1）在单一环境介质中的分布和迁移：在单一环境介质中迁移使污染物浓度随着与污染源距离的增加而降低。在水体中依靠扩散、弥散和水流、湍流等迁移，迁移速度与水流速度呈正比，分布扩散率取决于污染物的分子量、水温、黏度等动力学特征。在空气中污染物迁移比水中快100倍，主要依靠扩散和对流，扩散速率与浓度梯度和黏滞度呈正相关。而在土壤中迁移通过土壤颗粒间空隙水的运动，与土壤颗粒的吸附性、污染物的溶解性有关。

（2）在不同环境介质间的分布和迁移：生态系统是一个动态变化中的整体，进入环境的污染物质不但在同质环境介质中迁移，而且在不同环境介质间、在非生物环境和生物环境间迁移、转化。当扩散和沉降不够充分时，污染物被风力或水流迁移到下风向或下游地区，造成该地区的污染；或沉降下来造成地面或河底的污染；也可由于土壤污染而转移到水中。如利用工业废水作为水源的农田灌溉，水中的污染物既污染土壤，也可以逐渐渗入地下水，又可蒸发或溢出进入大气，污染物还可以被植物根系吸收入稻谷，并经食物链进入人和动物体内。实现了污染物在不同介质间的分布、迁移，以及在生物体内的富集。

（3）在生物间的迁移：生物性迁移是污染物在生物之间依靠食物链和食物网通过生物体的吸附、吸收、代谢、死亡等过程而发生的转移。在迁移中污染物实现了生物富集作用和生物放大作用。日本水俣病事件就是汞在生物之间迁移的悲剧。

2. 污染物在环境介质中的化学转化　污染物在环境介质中的转化是指污染物在环境中发生物理、化学、生物化学反应，使原有物质的分子结构发生改变生成另一种物质，物质的理化特性、毒性也随之改变。污染物在环境介质中的化学转化结果具有不确定性，新生成物质的毒性有时降低，有时毒性更强。根据污染物进入环境后理化性质是否改变，可将污染物分为一次污染物（primary pollutant）和二次污染物（secondary pollutant）。一次污染物是由污染源直接排入环境，其理化性状未发生改变的污染物，如二氧化硫、一氧化碳等。二次污染物是指有些污染物进入环境后，由于物理、化学或生物学反应，或与其他物质作用转化生成与原污染物的理化性状完全不同的、毒性更强的污染物，如汽车废气中的氮氧化物（N_xO_x）和碳氢化物（H_xC_x）等在强烈的太阳紫外光线照射下引起化学反应，形成以 O_3 为代表的、毒性更强的光化学烟雾。

污染物进入环境后，在物理、化学、生物因素作用下，经过一定时间，环境中污染物浓度或总量降低或消除的过程叫自净（selfpurification）。自净是生态平衡的重要环节，是运用环境自身能力消除污染物的重要途径。自净作用方式主要有：稀释、扩散、沉降等物理净化；氧化、水解、还原及中和、光解等化学净化；还有生物氧化、拮抗、吸收、分解、降解、转化和光合作用等生物净化。自净作用的影响因素除温度、流量、流速、风速等环境物理因素和pH、化学组分、氧化还原电势等环境化学结构与状态条件外，还有污染物自身的理化性质、数量、比重、形态、粒度等。这些因素影响污染物降低或消除的速度与数量。当大量污染物进入环境，超出环境的自净容量或者环境条件发生改变，自净就会停滞，造成环境污染。而生物净化时，生物体死亡后污染物经腐败分解又回到环境中。因而一旦环境污染形成，影响面广且旷日持久，很难消除。这提示自净作用是有限而相对的，污染是绝对的。

自然环境中，大多数情况下虽然污染物在某一局部区域浓度下降和减少（除外分解和转化为无毒或低毒物质），但就环境而言是区域扩大下的污染物单位剂量降低，污染物仍然存在。某些重金属、类金属及性质稳定的持久性有机污染物，在环境中分解较慢、残留时间长，很难简单地依赖环境自净作用达到完全净化。

环境污染物转归使污染物的数量和性质发生变化，既可使有机物质无机化，也可使无机物质有机化；既能使某些物质分解成无害或毒性降低的简单化合物，也能使一些物质毒性增加，是极其复杂的动态过程。

（二）环境污染物在生物体内的转归

环境污染物进入机体产生健康危害的大小与受影响的组织器官内污染物浓度高低有关。体内浓度的变化取决于机体与污染物接触剂量和污染物在体内的生物转运过程。通常把环境污染物经各种途径和方式在生物体内吸收、分布、生物转化或代谢，最后以污染物原形或代谢产物排出体外的过程称为生物转运（biotransport）（详见第二章卫生毒理）。

（三）污染物在环境中迁移和转化对污染物暴露的影响

暴露（expose）是指人类接触环境污染物的过程。环境污染物通过在环境介质中的迁移和转化，可能改变人类暴露的范围、途径、性质、剂量以及危害作用。

1. 扩大暴露范围　环境污染物通过迁移作用而散布到较远和较广的区域，使可能接触环境污染物的人群范围扩大。例如 2011 年 3 月日本福岛核电站大地震和海啸发生核泄漏事故，核泄漏物经大气飘移和冷却用海水排放向周边区域扩散，而使污染范围和暴露人群的数量扩大。

2．增加暴露途径   环境污染物在不同环境介质中的迁移和转化使人类接触污染物的途径增多。例如，附着在植物和土壤表面的农药经雨水冲刷融入土壤和地面水系，又随蒸发进入大气，同时被植物和水生物吸收进入食物链，最终可经多途径被人类吸收，产生毒作用。

3．改变污染物性质和毒性   迁移和转化使环境污染物的性质和结构发生改变，甚至成为毒性更大的物质。20 世纪 80 年代松花江上游的某化工厂排放工业废水造成松花江流域汞污染。这些汞不是高度集中在松花江某个水域，而是散布在河床上，随着水流逐渐向下游推移、扩散。这些无机汞经微生物作用有机化成为甲基汞，毒性扩大百余倍；同时进入鱼虾经食物链实现生物放大，致渔民捕食鱼类而中毒。截止到 1982 年关闭该厂向松花江的排污口，此前几十年间该厂已向松花江排放高达一百五十多吨的汞。

4．改变了污染物在环境介质中的浓度和剂量   一般而言，污染物在环境介质中迁移是浓度降低；而在生物间迁移，经食物链生物放大，则使浓度增高。

三、环境污染对人类健康的危害

环境污染对人类健康的危害十分复杂，表现形式多样化，既有对人类健康的急性、慢性直接危害，也有通过影响环境介质而间接作用于人类机体。当污染物在短期内通过空气、水、食物等多种介质，或若干种污染物联合进入机体，并超过一定浓度就会造成急性危害；有时某些污染物以低剂量持续不断地进入机体，经过相当长时间的蓄积而逐渐显露出对人体的慢性危害或潜在影响；或者污染物作用于环境介质使人类生存环境质量下降，间接影响人类的生活质量、身体健康和生产活动（图 1-6）。

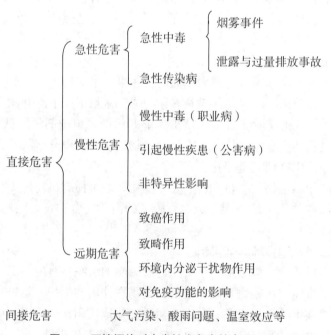

图 1-6   环境污染对人类健康危害的表现形式

（一）环境污染对健康的直接危害

环境污染对人类健康的直接危害包括急性危害、慢性危害、远期危害和非特异的危害。

1．急性危害   是环境污染物在短时间大量进入环境，使暴露人群在较短时间内出现不良反应、急性中毒甚至死亡的危害。

（1）急性中毒：是由于大量的有毒物质在短期内进入机体引起中毒，常常造成人群中大量个体的伤亡。由于污染物性质各异，人类吸收途径各不一样，表现形式不尽相同。

①烟雾事件：20世纪中叶，西方发达国家在经济高速发展过程中未重视环境保护，使人类环境遭受严重的工业三废污染，发生空气污染所致急性中毒事件，如伦敦烟雾事件、洛杉矶光化学烟雾事件等。

②泄漏和过量排放引起的急性危害：1984年印度博帕尔农药厂发生的异氰基甲酯泄漏事件，导致2500多人急性中毒死亡。1986年4月26日前苏联的切尔诺贝利（Chernobyl）原子发电厂发生爆炸核泄漏事故，导致儿童白血病和甲状腺癌的高发以及切尔诺贝利的长期放射性污染。

（2）急性传染病的病因来源于环境生物性污染。饮用水受到病原微生物污染，可发生急性传染性疾病。1993年4月因美国威斯康星州的米尔沃基市政供水系统遭到隐孢子虫污染，使312 000名居民同时发生腹泻。2003年春季世界范围内的"非典"（又称严重急性呼吸综合征，SARS）流行，人类普遍易感，是呼吸道飞沫传播的急性传染病。

2．慢性危害　环境污染物以低浓度、长时间反复作用于机体而引起的健康损伤称为慢性危害，也是环境污染物对机体微小损伤在体内的蓄积所致。

（1）慢性中毒是慢性危害的主要表现类型：机体长期接触低浓度的环境污染物，通过物质蓄积和功能蓄积所产生的慢性危害。环境中的铅、镉、汞等重金属污染物虽然浓度低，但它们的生物半减期很长，长期暴露会导致体内持续性蓄积。同时食物链和生物放大作用促进中毒作用。日本曾经发生的水俣病和痛痛病就是慢性中毒的典型案例。

（2）慢性疾患是慢性危害的另一种表现类型：在低剂量环境污染物长期作用下，可直接造成机体某种慢性疾患。如慢性阻塞性肺疾病（chronic obstructive pulmonary disease，COPD）就是人类在SO_2和烟尘颗粒等污染物长期作用下发生的一组肺部疾病，包括慢性支气管炎、支气管哮喘、哮喘性支气管炎和肺气肿及其续发病。

（3）非特异性影响是临床表现不典型的一类慢性危害：因为人群免疫功能和抵抗力减弱，对生物感染的敏感性增加，健康状况逐步下降，表现为一般常见病、多发病的发病率增加，人体抵抗力下降，劳动能力降低，儿童生长发育受到影响。

3．致癌作用（carcinogenesis）　恶性肿瘤是当前严重威胁人类健康和生命的主要疾病。环境中有许多物质可以诱发人类和动物的恶性肿瘤，估计有80%～90%的恶性肿瘤与环境污染有关。

化学致癌物的分类：国际癌症研究机构（IARC）认为，化学致癌物是指能引起恶性肿瘤发生增多，以及在某些情况下诱发良性肿瘤的化学物。根据IARC对7000多种化学物的评价，致癌物分为四类：第1类：人类致癌物；第2类：对人类很可能或可能是致癌物（包括2A和2B类）；第3类：已有证据但尚不能就其对人类致癌性进行分类（可疑致癌物）；第4类：对人类很可能不是致癌物（非致癌物）（参见第二章卫生毒理）。

大量的流行病学和实验研究证明，恶性肿瘤的发生不但与致癌物质、致癌混合物有关，还与其他（包括物理、生物的）环境致癌因素、行为生活方式、遗传易感性、免疫机制、内分泌等有关。遗传易感性增强了环境因素的作用，环境因素可促进癌症发生。目前已知的化学致癌物约1000种。

4．致畸作用　致畸作用的传统定义是外源因素（包括环境化学物、物理因素或生物因素）作用于妊娠早期（尤其胎儿器官形成期），使出生的胎儿出现明显的器官畸形或功能缺陷。目前更多用发育毒性来表示环境因素对生物体后代健康的影响，其涵盖的作用时间不仅限于胎儿器官形成期，而且包括胚胎、胎儿及出生后成年之前所有的发育阶段；观察的生物学效应也不仅指明显的畸形或功能缺陷，还包括不育、流产、死胎、胎儿生长迟缓以及出生后各个发育阶段的任何器质性与功能性损害（详见第二章卫生毒理有关节段）。

5. 环境内分泌干扰物作用的危害　许多环境污染物同时也是环境内分泌干扰物质，具有类似激素样作用，干扰机体的内分泌功能，对雌激素、甲状腺素、儿茶酚胺、睾酮等呈现显著干扰效应。临床上以生殖障碍、出生缺陷、发育异常、代谢紊乱以及对某些癌症的发生、进展产生影响为特征。已被证实的环境内分泌干扰物有上百种，包括邻苯二甲酸酯类、多氯联苯类、有机氯杀虫剂、烷基酚类、双酚化合物类、杀真菌剂、植物和真菌激素、杀虫剂（氯丹）、除草剂、有毒重金属、二噁英等。

6. 对免疫功能的影响　环境污染物对免疫功能的影响体现在抑制机体免疫功能，作为致敏原引起机体变态反应，少数污染物可引起自身免疫反应。

（二）环境污染对健康的间接危害

环境污染对人类健康的间接影响和危害是多方面的。生物性污染可导致其他生物群疾病发生或流行，危及人类食物链，甚至引发人畜共患疾病。化学性污染损害植物，可导致农作物减产和食物短缺，破坏城市生活区的环境绿化。综合性污染对土壤和森林的破坏，可导致水土流失和沙漠化。这些对生态系统的直接破坏和影响，也间接给人类社会和人群健康带来影响，有时这种间接环境效应的危害比直接危害更大、更难消除。例如，温室效应、酸雨、臭氧层破坏就是由大气污染衍生的环境效应；淡水资源危机、海洋污染则是水污染衍生的环境效应；地球温暖化、生物多样性资源（biodiversity）锐减 – 物种灭绝（species extinction）是过度开发利用环境资源的效应。这种由环境污染衍生的环境效应具有滞后性，往往在污染发生的当时不易被察觉或预料到，然而一旦发生就意味着环境污染已发展到难以恢复的地步。

（三）环境污染引起的相关疾病

包括公害病、职业病、传染病。

1. 公害病（public nuisance disease）　是由人为活动造成的严重环境污染引起的地区中毒性疾病。公害病多数起因于连续性的环境污染，受复杂的多因素影响，其存在和健康影响旷时长久。

2. 职业病（occupational disease）　是职业人群长期在特定职业劳动环境中接触有害因素引发的特定疾病。《中华人民共和国职业病防治法》对此作出了明确的规定。

3. 传染病（infectious disease）　是由病原微生物在生物间传播引起的疾病。环境生物性污染介质不同，传染病传播途径和范围也就不同。空气污染和水源污染波及范围广，危害人群的范围广大。

四、环境污染物导致健康损害的相关因素和评价参数

健康损害是环境污染物在一定条件下与机体相互作用的结果。环境污染物进入机体能否损害人类健康、损害的性质和严重程度与环境构成和状态的异常变异（作用的环境条件）、环境污染物因素（污染物的理化特性、作用剂量和强度、暴露时间、作用因素的多样性）、机体对相关损害的易感性大小等因素有关。

（一）环境有害因素的健康效应

环境因素对人类机体健康具有双重影响，往往有害作用和有益作用并存。即便是某些传统的有毒物质，特定条件下也具有"hormesis"效应，即某些物质低剂量时具有对生物系统的刺激作用，而在高剂量时具有抑制作用（详见第二章卫生毒理相关节段）。

人类健康与疾病的实质是环境因素与机体相互作用的结果，能使机体发生病理改变的环境因素称为环境致病因素（environmental pathogenic factor）。任何环境构成和环境状态发生异变，都将不同程度地影响机体的正常生理活动。当环境污染物和其他环境有害因素作用于人群，作

用剂量较小或刚刚开始，大多数人表现为污染物或有害因素在体内负荷增加，机体能够通过代偿能力保持机体结构和功能的相对稳定，不产生可察觉的生理变化，属于正常生理调节范围。随着污染物剂量或有害因素负荷、作用强度的不断增加，一些人出现正常范围的生理改变，处于代偿状态，此时停止污染物和有害因素的作用，机体能逐渐恢复健康；若继续加大污染物和有害因素的作用剂量，则可能发生相关功能失代偿，导致机体生理功能和组织结构的改变，出现病理性变化和临床患病，甚至少数个体出现死亡。这种人群接受同一环境有害因素的作用，个体产生不同的健康损害称为健康效应（health effect）。就群体而言，对环境有害因素作用产生的从生理性改变逐步向病理性变化的连续发展过程和分布模式称为健康效应谱（spectrum of health effect）或冰山现象（图 1-7）。这反映了环境致病因素引起的健康危害在人群中从无到有、从小到大、从量变到质变的分布。

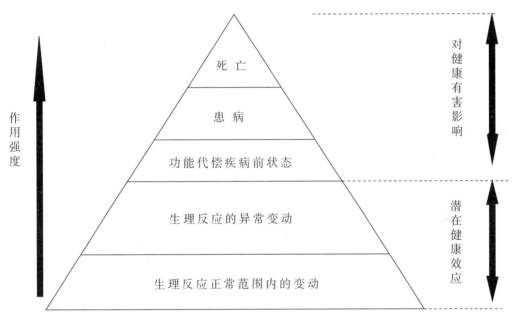

图 1-7　人群对环境异常变化的健康效应谱

　　面对同一环境有害因素的作用，人群对环境异常变化的反应各不相同，有些人无明显反应，另一些人患病，还有些人死亡。通常把易受环境有害因素损伤的人群称为易感人群（susceptive group）或高危人群（high risk group）。易感人群对环境有害因素作用的反应比普通人群敏感和强烈，即在易感人群中出现某种不良反应的反应率明显高于普通人群（图 1-8）。

　　人群的易感性与人的年龄、健康与营养状态、生理功能状况、生活习惯、暴露史等非遗传因素，以及性别、种族、遗传缺陷和环境应答基因多态性等遗传因素有关。例如发生于 1952 年 12 月的伦敦烟雾事件中，≥ 45 岁居民死亡数是平时的 3 倍，≤ 1 岁婴儿死亡数比平时增加了 1 倍，4000 名死亡者中 80% 以上患有心脏或呼吸系统疾患。一般来讲，老、弱、病、幼和特殊体质者对环境污染物较为敏感。与机体对环境因素的作用产生应答反应有关的基因称为环境应答基因（environmental response gene），一些易感人群对环境致病因素易感性增高与其具有特定环境应答基因的高度表达密切相关。

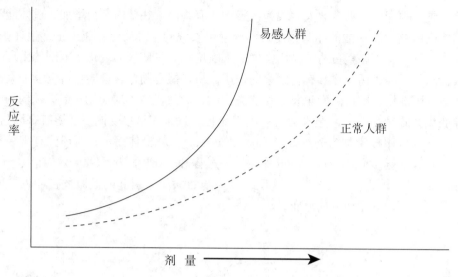

图 1-8   不同人群对环境因素变化的反应

（二）理化性质

污染物的化学结构决定其物理和化学活性，如稳定性和水溶性；物理和化学活性又与污染物的毒性和蓄积性等生物活性、生物作用密切关联。不同的污染物对机体的健康损害不同，同种污染物的不同异构体也可产生不同的损害（详见第二章卫生毒理相关节段）。

（三）暴露与作用剂量

剂量（dose）通常指进入机体的有害因素的相对数量。作用剂量则是污染物到达靶器官产生健康损害的剂量。因靶器官中污染物的作用剂量难以测定，在实际中都以暴露剂量来表达。一定的作用剂量能引起一定的生物学效应。污染物的作用剂量与健康效应之间的关系常用如下两种模式表达：

1．剂量 – 效应（doso-effect）关系   指污染物暴露剂量与某个生物机体出现某种生物学效应的强度之间的关系。主要反映环境因素与个体之间的关系。例如有机磷农药中毒时，随着进入机体的有机磷农药剂量增加，体内胆碱酯酶活性逐渐降低。

2．剂量 – 反应（dose-response）关系   是指群体中随着污染物暴露剂量增加，产生某种特定生物学效应的个体数增加，表示某一特定生物学效应在群体中的发生频率与机体接触剂量之间的关系。通常以出现特定生物学效应的个体在群体中的比例来表示。如大气污染时，SO_2浓度越高，人群中出现哮喘等症状的个体越多。剂量 – 反应关系有以下两种基本类型：一是对人体有害或非必需的元素或化合物，进入机体后在体内蓄积到一定程度就可引起异常反应。其作用曲线呈 S 形、抛物线或直线，对此类物质应研究制订最高容许限量。二是人类必需微量元素，其作用曲线呈 U 形，如果机体接触的剂量太低，不能满足生理需求而出现某种健康损害；剂量过多又会引发病理改变，甚至中毒或死亡。对此类物质既要研究制订最高容许限量，也要制订最低供应量。例如环境中的氟、硒等元素就有这样的双相作用。

3．暴露时间   在一定剂量或强度条件下，环境污染物作用时间的长短决定了机体承受有害生物学效应的程度。因为很多化学污染物，尤其是低剂量的环境污染物，需要经过相当长时间蓄积达到一定剂量，才能在机体产生健康损害的效应。蓄积量受摄入量、生物半减期（污染物在体内浓度减少一半所需要的时间）及作用时间的影响。污染物作用持续时间决定体内蓄积水平。当每日摄入一定剂量（A），生物半减期为 $t_{1/2}$ 时，污染物在机体内最大蓄积量（L）可利用下面的公式估算：$L=A \times t_{1/2} \times 1.44$。一般讲在第 2 个 $t_{1/2}$ 体内污染物负荷达最大蓄积量的 75%，第 3 个 $t_{1/2}$ 达最大蓄积量的 87%，经过第 6 个 $t_{1/2}$ 体内达到最大蓄积量（图 1-9）。

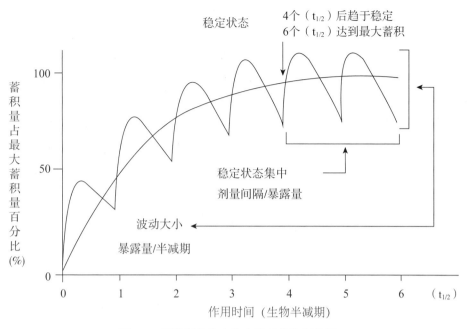

图 1-9 环境污染物在体内的理论蓄积曲线

对于某污染物来说，暴露浓度相对稳定、生物半减期为一常数时，是否发生慢性中毒就取决于暴露时间。

（四）环境多因素暴露的联合作用

凡两种或两种以上的化学物同时或短期内先后作用于机体所产生的综合毒性作用称为环境多因素暴露的联合作用。

1. 环境因素作用的多样性　环境有害因素包括物理性、化学性和生物性因素。

2. 联合作用的类型　环境多因素暴露的联合作用类型有协同作用（synergistic action）、相加作用（additive action）、拮抗作用（antagonistic joint action）和独立作用（independent action）。其中协同作用又可分为相乘作用（potentiation）和增强作用（enhancement effect）（详见第二章卫生毒理相关节段）。

（五）个体的感受性

个体的感受性受健康水平、生理生化功能状态、年龄、性别、遗传因素、营养状态、个人行为（吸烟等）与易感性等影响。

（六）环境污染物致健康损害的评价参数

为评价污染物致健康损害的能力和程度，常借助于环境毒理学实验以了解污染物的毒性大小。毒性是污染物能够造成机体损害的能力，其大小以能引起某种程度效应所需的剂量（或浓度）来表示。污染物的毒性常与能引起某种程度效应的剂量呈负相关。

1. 作用剂量（effec level）　是污染物对受试对象产生某种作用所需的剂量。

（1）最大无作用剂量（maximal no-effect level，MNEL）：指污染物在一定时间内，按一定方式与受试对象接触，用最现代的检测方法和最灵敏的观察指标不能发现任何损害作用的最高剂量。

（2）最小有作用剂量（minimal effect level，MEL）：也称阈剂量（threshold dose），指污染物在一定时间、按一定方式作用于受试对象，能够检测或发现受试对象中少数个体出现损害作用的最低剂量，或引起受试对象中少数个体出现某种最轻微的异常改变所需要的最低剂量。

阈剂量包括急性阈剂量（acute threshold dose，Limac）和慢性阈剂量（chronic threshold dose，Limch）（详见第二章卫生毒理相关节段）。

2．效应剂量（adverse effect level）　是毒理学试验中确定化学物使受试对象观察到损害所需的剂量。常用于剂量 – 反应关系研究。

观察指标包括未观察到有害作用剂量（no observed adverse effect level，NOAEL）和观察到有害作用最低剂量（lowest observed adverse effect level，LOAEL）（详见第二章卫生毒理相关节段）。

3．致死剂量（lethal dose）　是化学物质引起受试对象死亡所需的剂量。

（1）最大耐受剂量（maximal tolerance dose，MTD 或 LD_0）：化学物质不引起受试对象死亡的最高剂量。

（2）最小致死剂量（minimal lethal dose，MLD 或 LD_{01}）：化学物质引起受试对象个别死亡的最小剂量。

（3）半数致死剂量（median lethal dose，LD_{50}）：化学物质引起一半受试对象死亡所需要的剂量，又称致死中量。

（4）绝对致死剂量（absolute lethal dose，LD100）：化学物质引起受试对象全部死亡所需的最低剂量。

4．每日容许摄入量（acceptable daily intake，ADI）　是指允许正常人每日由外环境摄入体内的特定化学物质的总量。在此剂量下，终生每日摄入该物质不会造成人类健康损害。

五、环境污染物对人类健康影响的特点

1．广泛性　受环境污染影响的人群是污染地区的整个人群，范围广。影响程度在性别、年龄等构成上可能有所差异。

2．长期性　一些环境污染物剂量较低，短期内危害作用不易察觉而被忽视，需要十年甚至数十年作用的长期积累才表现出健康损害。

3．复杂性　环境中污染物种类繁多，既有污染物单一作用，也有多种污染物联合作用于机体，或者先后作用；污染物也可能存在于不同的环境介质，人类经不同的暴露途径接触污染物。

4．多样性　环境污染物对人类健康损害的表现形式具有多样性，有直接也有间接，有急性也有慢性，有局部也有全身，有近期也有远期作用。

六、环境污染的预防与控制

近代工业化和现代化的高速进程，使全球环境遭受着前所未有的耗竭和污染，对人类的健康造成极大威胁。很多时候人类的社会发展都曾以牺牲环境为代价，有时环境污染甚至成为区域经济发展的副产品。因此，环境污染的预防与控制是一项非常复杂而艰巨的任务，治理环境必须全社会动员、多领域多部门协作，才能合理利用和改造环境，实现经济建设与环境保护的协调，以及可持续发展的预期目标。

（一）提高全民环境保护意识

地球是人类的家园，环境保护是每个公民不可推辞的义务，因此必须广泛宣传和普及环境保护知识，提高人们环境忧患意识，了解环境污染的现状和可能带来的后果，才能使人们正确认识环境和环境问题，认识发展经济与保护环境的关系，增强保护环境的社会责任感和环境道德水平。应该使保护环境成为每个人的本能，爱护环境从我做起。

（二）依法立国保护环境

环境保护是全人类的共同事业，是各个国家、民族与经济建设同步的不可推卸的时代责任。中国是发展中的国家，也面临着环境与发展如何相互促进、共同发展的问题。1983 年第

二次全国环境保护会议明确指出：环境保护是我国的一项基本国策，这次会议提出了"三同步""三统一"方针。各级机关、各类企业和领域必须"强化环境管理"，坚决执行"预防为主、防治结合""谁污染谁治理"的行动规范。不断健全环境保护的法律法规和卫生标准、细则，严格执法，使环保工作有法可依、有章可循。

（三）完善环保机构建设和规划措施

加强环境保护机构的建设，实行制度化、科学化管理。环保、卫生和其他相关部门密切配合、通力协作，积极开展预防性卫生监督和经常性卫生监督，健全污染源和可能污染企业档案以及其他相关资料的档案，对城乡建设和改造项目实施预防性卫生监督。根据"全面规划、合理布局、综合利用、化害为利、依靠群众、大家动手、保护环境、造福人民"的原则，环境污染的防治应从以下措施入手：合理安排区域工业企业规划和布局，污染严重的、耗能多的工业企业建设在城市的远郊、全年风向的下风向和地下水流的下流；污染较轻的、运输量中等的工业企业设立于城市的边缘地带；轻微污染和无污染的工业企业可设在城市内的独立地段，同时防止其可能的噪声污染。保证居民良好的生活环境。

（四）完善技术措施与预防环境污染

加强工业企业的生产工艺改革，探索和开发污染物净化处理的方法，综合利用，化害为利。合理使用农药，减少农药残留，加强污水灌溉农田的卫生管理。推广一般生活污水与粪便污水分道排放与分别处理，提倡住宅中水循环使用，逐步实施垃圾分类收集、处理，减少生活性污染。提倡绿色通行，减少燃料燃烧，开发清洁能源，鼓励低碳化生活，预防环境污染，促进环境可持续发展。

（戴　红）

第四节　空气环境与健康

地球的表面包围着厚厚的一层大气层，叫大气圈（atmospheric sphere），它为地球上的生物提供生命活动不可缺少的物质——空气。大气是机体获得足够氧气供代谢所需的唯一来源。机体通过呼吸与外环境随时进行着气体交换，一个成年人每日吸入 $10 \sim 15m^3$ 空气，从中吸取氧气以维持生命活动，同时向大气中呼出代谢废气，大气质量与健康密切相关。人类也通过生产和生活活动，影响着周围大气的质量。

一、大气污染的来源及污染物

（一）大气的特征及其卫生学意义

1. 大气的垂直结构　在气象学中，按照大气温度的垂直分布和运动情况，将大气层分为对流层、平流层、中间层、电离层和散逸层。

（1）对流层（troposphere）：大气层下面最靠近地球表面的部分为对流层。该层大气密度最大，大气质量的 75% 及全部水蒸气都集中在此层。其厚度随纬度和季节而变化，赤道地区 $17 \sim 18km$，两极附近 $7 \sim 9km$，中纬度地区 $10 \sim 12km$。该层特点包括：①一般情况下，温度随高度的增加而递减——气温递减，高度每上升 100m，气温平均降低 0.65℃。气温递减有利于低空大气中污染物的垂直扩散。在某些情况下，对流层气温随高度上升不降反而增高，这种现象称为气温逆增（或逆温）（temperature inversion）。逆温情况下不利于大气污染物的扩散。②大气对流运动强烈，有明显的空气垂直和水平流动。③受地面状况及人为活动影响最为严重。

（2）平流层（stratosphere）：从对流层顶到55km左右高度。因空气稀薄，不能保持大量水蒸气，云很少。其特点包括：①它的下部是等温的，故该层又称为同温层（isothermal layer）。从30～35km起，温度随高度的增加而迅速增加。②大气多为水平运动，整个大气层比较平稳。③在该层包含臭氧带，即在15～35km处，由于太阳紫外线作用，氧分子形成臭氧层。臭氧能吸收对生物杀伤能力极强的短波紫外线，使地球上生物免受这些射线的损害。

（3）中间层（mesosphere）：自平流层以上到85km左右的高度为中间层。其特点是随高度增高而气温降低。

（4）电离层（ionosphere）或热（暖）层（thermosphere）：位于中间层顶至800km高度。此层温度随高度增加迅速上升，因太阳紫外线、宇宙线的作用，大气处于电离状态，具有反射无线电波的作用，故称为电离层。

（5）散逸层：800km以上的大气层统称散逸层。它是大气层向星际空间的过渡带。此层空气极其稀薄，气温很高，地球引力作用较小，空气质点常散逸至星际空间。

2．大气的化学组成及其卫生学意义　自然状态的大气是无色、无臭、无味的混合气体，其组成成分保持相对恒定。在标准状态下，干燥空气按体积计算含氮（N_2）78.09%、氧（O_2）20.95%、氩（Ar）0.93%、二氧化碳（CO_2）0.03%；还有微量的氖、氦、氪、氙等稀有气体和有害气体，后者总量占空气总量的0.001%。大气中还含有一定量的水蒸气。

由于人类的生产和生活活动，向大气中排入污染物（如NO_x、SO_2和烟尘等）若达到一定速率和数量，可改变大气的正常组成；而当大气中这些有害物质超过一定浓度并持续一定时间时，大气的质量就会恶化，从而对人体健康、动植物生长、工农业生产等产生直接或间接的不良影响和危害。

3．大气物理性状及其卫生学意义　大气物理性状是指与人类关系密切的太阳辐射、气象因素及空气离子等。大气物理性状经常处于变动中，并综合作用于机体。例如人体与外界环境不断进行着热交换以维持正常体温。除太阳辐射外，气温、气湿、气流三者的综合作用对体温调节产生重要影响，气象因素还影响大气的自净作用。此外，空气离子对机体也具有重要作用。

空气中的气体分子（原子）一般呈中性，当受到外界某种因素作用（如闪电、宇宙线、放射线、紫外线等）可发生电荷变化而产生正、负离子，这一过程称为空气离子化（ionization of atmosphere）。空气离子不仅可改善空气质量，空气正、负离子还对机体有独特的生物学作用。空气离子主要由呼吸道进入人体，通过神经、体液机制发挥其生物学作用。一般情况下，阴离子对健康有多方面的良好作用，如调节中枢神经系统的兴奋与抑制，改善大脑皮质的功能，促进良好的心理和行为活动（镇静、催眠、改善注意力等）；改善肺换气，增加肺活量，降低高血压和过快的心率；促进新陈代谢，增强机体免疫力等。一般认为，阳离子有不良影响，如可造成失眠、头痛、疲倦、血压升高、注意力减退等。但适量的阳离子可作用于交感神经，阴离子作用于副交感神经，二者适量的共同存在与联合作用对人体生理功能的维持、疾病的治疗和恢复可产生积极的影响。

（二）大气污染的来源及污染物

大气中存在各种污染物，当其浓度达到直接或间接影响人们的舒适、安全或健康的程度，称为大气污染（air pollution）。

1．大气污染的来源　大气污染的来源可分为自然源（natural source）和人为源（anthropogenic source）。自然污染源主要是自然原因形成的，如火山爆发、森林火灾、扬尘天气、植物花粉、真菌孢子、某些植物分泌的挥发性有机物质以及有机物在环境中腐败分解产生的有害气体等；人为污染源是人们的生产和生活活动造成的，包括固定污染源（如烟囱、工业排气管等）和流动污染源（如各种机动交通工具）。一般情况下，自然源所造成的大气污染多是局部性的、暂时性的；人为污染来源更多，延续时间更长，影响范围更大。一般所指的大气污染，通常是人为活动造成的。

（1）工业企业：是大气污染的主要来源，其经常向大气中排入大量的污染物。工业企业排放的污染物主要来源于燃料的燃烧和工业生产过程。①燃料燃烧：燃料燃烧产生的有害物质与燃料的种类、性质、消耗量以及燃烧方式、燃烧过程和设备的规模有关。目前我国的主要工业燃料是煤，其次是石油。煤的主要杂质是硫化物，此外还有含氟、砷、钙、铁、镉等的化合物；石油的主要杂质也是硫化物，其中也含少量的金属化合物。燃料燃烧过程中排放出的大气污染物主要有：灰尘、二氧化硫（SO_2）、氮氧化物（NO_X）、二氧化碳（CO_2）、一氧化碳（CO）、烃类化合物（HC）及一些金属氧化物等。燃煤与燃石油所产生的有害物质的种类和排放量因其含硫量、含灰量及其他杂质的相对不同而异。例如，煤的含灰量高，石油的含硫量相对较高，因此燃煤会产生大量的灰尘和SO_2，而石油燃烧产生的污染物含灰尘相对较少，以SO_2为主。此外，燃料燃烧时产生的污染物的种类和排放量还受燃料燃烧状态的影响（表1-6）。②生产过程的排放：工业企业在生产过程中，从原料进厂到成品出厂，各环节都可能排出有害物质，这些有害物质的产生，取决于生产过程中所用的原料种类及原料利用方式、加工过程。例如，钢铁厂和有色金属冶炼厂向大气排放各种矿物粉尘（氧化铁、氧化钙等）和有毒金属粉尘（铅、镉等）；炼焦厂向大气中排放硫化氢、酚、苯、萘及其他烃类化合物；各类化工企业向大气中排放带有刺激性、腐蚀性和恶臭的无机和有机气体等。各种工业企业排出的主要大气污染物见表1-7。

表1-6　不同燃烧状态下燃烧1吨煤排出的有害污染物质的重量（kg）

有害物质	电厂锅炉	工业锅炉	取暖锅炉
二氧化硫（SO_2）	60	60	60
一氧化碳（CO）	0.23	1.4	22.7
二氧化氮（NO_2）	9.1	9.1	3.6
烃类（HC）	0.1	0.5	5
灰尘			
一般燃烧状况	11	11	11
燃烧良好时	3	6	9

（2）生活炉灶和采暖锅炉：目前我国城市居民家庭使用的燃料主要有煤、液化石油气、煤气和天然气，在农村地区还有许多农户使用木材、植物秸秆等作为家庭燃料。家庭炉灶及取暖设备因其燃烧效率低、数量多、分布广且排放高度低等缘故，其排放的污染物常弥散于居住区周围，成为低空居住区大气污染重要的污染源。特别是冬季采暖季节，各种燃煤小炉灶消耗大量的煤炭，使大气中SO_2和烟尘等污染物大幅度增加，危害居民健康，若遇到一些不利的气象条件，甚至可以导致急性中毒事件的发生（如伦敦烟雾事件）。

（3）交通运输：主要是指汽车、火车、轮船和飞机等交通运输工具排放的污染物。在某些发达国家和我国部分城市地区，机动车保有量高、流动性大，汽车排放已成为主要的大气污染源，加之汽车尾气排放高度在呼吸带附近，对人体健康危害大。目前各种交通工具主要使用汽油、柴油等石油制品为燃料，燃烧后产生大量的颗粒物、CO、NO_X、多环芳烃和醛类等有害物质。如果使用含铅汽油，在汽车废气中还会排出有机铅（四烷基铅）污染大气。汽车废气中有害物质的种类和排放量还与发动机种类及行驶状况有关。例如，汽车在加速行驶时会产生大量的NO_X，减速行驶或空档时产生大量的CO和烃类。

（4）其他：如意外事故、战争（化学战、生物战、核战争）等。

表1-7 各种工业企业排出的主要大气污染物

工业部门	企业名称	排出的主要大气污染物
电力	火力发电厂	烟尘、SO_2、CO_2、NO_X、多环芳烃、五氧化二矾
冶金	钢铁厂	烟尘、SO_2、CO、氧化铁粉尘、氧化钙粉尘、锰
	焦化厂	烟尘、SO_2、CO、酚、苯、萘、硫化氢、烃类
	有色金属冶炼厂	烟尘（含有各种金属如铅、锌、镉、铜等）、SO_2、汞蒸气
	铝厂	氟化氢、氟尘、氧化铝
化工	石油化工厂	SO_2、硫化氢、氰化物、烃类、NO_X、氯化物
	氮肥厂	NO_X、CO、硫酸气溶胶、氨、烟尘
	磷肥厂	烟尘、氟化氢、硫酸气溶胶
	硫酸厂	SO_2、NO_X、砷、硫酸气溶胶
	氯碱工厂	氯化氢、氯气
	化学纤维厂	硫化氢、二氧化碳、甲醇、丙酮、氨、烟尘、二氯甲烷
	合成橡胶厂	丁间二烯、苯乙烯、乙烯、异戊二烯、二氯乙烷、二氯乙醚、乙硫醇、氯代甲烷
	农药厂	砷、汞、氯
	冰晶石厂	氟化氢
轻工	造纸厂	烟尘、硫醇、硫化氢、臭气
	仪器仪表厂	汞、氰化物、铬酸
	灯泡厂	汞、烟尘
机械	机械加工厂	烟尘
建材	水泥厂	水泥、烟尘
	砖瓦厂	氟化氢、SO_2
	玻璃厂	氟化氢、二氧化硅、硼
	沥青油毡厂	油烟、苯并（a）芘、石棉、CO

2. 大气污染物的种类　大气污染物（air pollutants）种类多，理化性质复杂，其分类方法也不同。

（1）大气污染物按其物质属性，可分为物理性（如噪声、电离辐射、电磁辐射等）、化学性（有害气体、重金属、合成化学物等）和生物性（植物花粉、真菌孢子及经空气传播的病原微生物等）三类。

（2）大气污染物按其存在形式，可分为气态污染物（包括气体和蒸气）和颗粒物（particulate matter）。悬浮在气体中的液体或固体颗粒称为气溶胶（aerosol）。

大气颗粒物根据其空气动力学粒径大小一般可分为：①总悬浮颗粒物（total suspended particulates，TSP）：粒径 $\leqslant 100\mu m$ 的颗粒物，包括液体、固体或液体和固体相结合存在的悬浮在空气介质中的颗粒；②可吸入颗粒物（inhalable particle，IP；PM_{10}）：粒径 $\leqslant 10\mu m$ 的颗粒物，能被吸入人体呼吸道；③细颗粒物（fine particulate matter；$PM_{2.5}$）：粒径 $\leqslant 2.5\mu m$ 的颗粒物；④超细颗粒物（ultrafine particulate matter，$PM_{0.1}$）粒径 $\leqslant 0.1\mu m$ 的大气颗粒物。

（3）大气污染物按其形成过程，可分为一次污染物和二次污染物。

一次大气污染物（primary air pollutant）：指由污染源直接排入大气中的污染物，其理化性质未发生改变。这些污染物包括从污染源排出的颗粒物、SO_2、CO、NO、碳氢化合物等。二次大气污染物（secondary air pollutant）：指排入大气中的污染物在物理、化学因素作用下发生变化，或与环境中的其他物质发生反应而生成的与一次污染物性质不同的新的污染物。光化学烟雾是典型的二次大气污染物。

光化学烟雾（photochemical smog）是大气中的氮氧化物和碳氢化合物在日光紫外线的照射下，经过一系列光化学反应生成的具有刺激性的浅蓝色烟雾。其成分极其复杂，主要成分包括臭氧（ozone，约占 90%）、各种过氧酰基硝酸酯（peroxyacyl nitrates，PANs）、醛类化合物（甲醛、乙醛、丙烯醛等）以及由硫酸盐、硝酸盐形成的气溶胶颗粒等。由于光化学烟雾中的很多物质都具有强烈的氧化作用，因此也称这些物质为"光化学氧化剂"（photochemical oxidants）。与煤烟型大气污染物相比，光化学烟雾是以汽油作为动力燃烧以后出现的一种新型大气污染物。

二、大气污染对健康的影响

大气污染物主要通过呼吸道进入人体，小部分也可通过消化道和皮肤黏膜进入人体。大气污染对健康的影响是广泛的，包括舒适度、呼吸系统症状甚至寿命缩短。

（一）大气污染对健康的直接危害

1. 急性危害　当大气污染物的浓度在短期内急剧增高，人群吸入大量污染物可造成急性中毒。根据其形成的原因可以分为烟雾事件和生产事故。

（1）烟雾事件：是大气污染造成急性中毒的主要类型。根据烟雾形成的原因，烟雾事件可以分为煤烟型烟雾事件和光化学烟雾事件。

煤烟型烟雾（coal smog）事件：主要由燃煤产生的大量污染物排入大气，加上某些不利于污染物扩散的因素所致。在此类烟雾事件中，主要的大气污染物是烟尘和 SO_2，它们之间通过协同作用危害人群健康。19 世纪末开始，世界各地曾经发生过多起大气污染造成的烟雾事件，其中报道最早并引起轰动的大气污染烟雾事件是发生在比利时的马斯河谷烟雾事件。1930 年 12 月 1 日至 5 日，比利时马斯河谷出现低温、静风、大雾、逆温的天气，多家工厂排放的烟尘、SO_2 和其他有害气体积聚在近地面难以扩散，造成严重的大气污染，数千人出现呼吸系统疾病，3 天内有 60 多人死亡，相当于当地正常死亡率的 10 倍，死者大多是年老和有慢性心血管及呼吸系统疾病的患者。1948 年的 10 月下旬，美国宾夕法尼亚州西南的一个小镇多诺拉发生烟雾事件，20 人死于此次事件，相当于正常死亡率的 6 倍。此类烟雾事件中最严重的是发生在 1952 年的伦敦烟雾事件。20 世纪 50 年代，伦敦大气中污染物浓度普遍高于现在的空气环境质量标准，浓雾甚至成为人们心目中伦敦的标志。1952 年 12 月 5 日到 9 日，一次空前严重的大气污染事件引起了公众、科学家、媒体及政府的关注。当时英国许多地区被浓雾覆盖，大气呈逆温状态，伦敦的情况尤为严重，空气静止、浓雾不散，稳定的大气状态阻止了污染物的扩散，同时严寒促使居民燃煤量增加，空气中的污染物浓度不断增高，烟尘浓度最高达 4.5mg/m³，为平时的 10 倍，SO_2 的最高浓度达到 3.8 mg/m³，为平时的 6 倍。与此同时，数千市民出现胸闷、咳嗽、咽痛及呕吐等症状，死亡人数骤增，两周内造成 3500～4000 人超额死亡，死亡率为正常水平的 3 倍。此后两个月内，陆续有 8000 人死亡，这次事件造成的超额死亡人数达 10 000～12 000 人。死者以老人居多，死因主要为呼吸系统疾病和心脏病。

伦敦烟雾事件和多诺拉事件推动了英、美等国对大气污染的流行病学研究与大气污染的防治和立法工作，英国、美国的清洁空气法案分别于 1956 年、1963 年生效。

光化学烟雾（photochemical smog）事件：光化学烟雾最早出现在美国的洛杉矶市，因此也被称为"洛杉矶型烟雾"。洛杉矶位于美国西南海岸，西面临海，三面环山，夏秋季日光紫外线照射强烈。自 20 世纪 30 年代中期在该地区开发石油以来，特别是第二次世界大战之后，当地的工业迅速发展，人口激增，市内汽车数量急剧增长。至 40 年代末，洛杉矶已有 250 余万辆汽车，每天消耗大量的燃油，排放的碳氢化合物、NO_X 等造成严重的大气污染。汽车尾气中的 NO_X 和挥发性有机化合物（VOCs）在日光紫外线的照射下，生成光化学烟雾。从 1943 年开始的十多年中，每年夏秋季只要是晴朗的日子，洛杉矶城市上空几乎都会出现光化学烟雾，并先后于 1943 年、1946 年、1954 年、1955 年发生多次光化学烟雾事件，大量居民出现眼睛红肿流泪、咽喉痛、咳嗽、气喘、呼吸困难、头痛、胸痛和疲劳感等症状，严重者出现心肺功能障碍或衰竭，65 岁及以上人群的死亡率升高。

除美国的洛杉矶外，世界许多大城市也曾出现过光化学烟雾，如美国的纽约，日本的东京、大阪、川崎，澳大利亚的悉尼，意大利的热那亚，印度的孟买以及我国的兰州、成都、上海等地。

（2）事故性排放引起的急性中毒事件：事故造成的大气污染急性中毒事件虽不常发生，但一旦发生，危害十分严重。其中的代表性事件有印度博帕尔毒气泄漏事件和前苏联切尔诺贝利核电站爆炸事件。

印度博帕尔毒气泄漏事件：博帕尔是印度中央邦的首府，人口 80 多万。美国联合碳化物公司博帕尔农药厂建在该市的北部人口稠密区。因工厂设备年久失修，1984 年 12 月 3 日凌晨，该厂的一个储料罐爆炸，造成 40 吨异氰酸甲酯泄漏，毒气随着每小时 5km 的风速向下风向扩散，4 小时内毒气笼罩了约 40km^2 的地区，50 万人受到影响。事故造成 2500 人因急性中毒死亡，30 余万人受伤甚至终生残疾。暴露者的急性中毒症状主要有咳嗽、呼吸困难、呼吸道和眼结膜分泌物增多及视力减退，严重者出现失明、肺水肿、窒息和死亡。当地的生态环境也受到严重破坏。事故发生 20 年后，该市仍有 10 余万人患有该次中毒的严重后遗症。博帕尔事件是迄今世界上最惨重的一次工业污染所致急性中毒事件。

前苏联切尔诺贝利核电站爆炸事件：1986 年 4 月 26 日凌晨 1 时许，前苏联切尔诺贝利核电站的一个核反应堆发生爆炸，造成自 1945 年日本广岛、长崎遭受原子弹袭击以来世界上最为严重的核污染。反应堆放出的核裂变产物主要有 ^{131}I、^{137}Cs、^{103}Ru 以及少量 ^{60}Co。周围环境中的放射剂量达到人体允许剂量的 2 万倍。这些放射性污染物随着当时的东南风飘向北欧上空，污染北欧各国大气，继而扩散范围更广。此次核事故造成 13 万居民急性暴露，31 人死亡，233 人受伤。3 年后的调查发现，距核电站 80km 的地区，儿童甲状腺病患者剧增，皮肤癌、舌癌、口腔癌及其他癌症患者增多，畸形家畜也增多，同时也造成周围地区生态环境的严重破坏。

我国重庆市开县 "12·23" 特大天然气井喷事件：2003 年 12 月 23 日 22 时许，位于重庆开县高桥镇的中石油天然气井发生井喷，大量富含硫化氢的天然气喷涌而出。有毒气体随空气迅速大面积扩散，使附近空气中硫化氢浓度急剧升高，造成附近居民大量中毒和死亡以及巨大财产损失。事故受灾人数 9.3 万，疏散转移居民 6.5 万人，累计门诊治疗中毒者 27 011 人次，住院治疗 2142 人次，243 人死亡。中毒者主要表现为眼部和呼吸道刺激症状以及头昏、头痛、失眠、多梦等神经系统症状。此外，事故还造成大量家禽、家畜和野生动物死亡。

2．慢性危害　低浓度大气污染物的长期作用会导致人群的慢性危害。

（1）慢性呼吸系统疾病患病率增加：大气污染物主要通过呼吸道侵入人体，首先损害人体的呼吸系统。大气中经常存在的一些污染物如 SO_2、NO_x、硫酸雾、硝酸雾及颗粒物等，低浓度就能刺激呼吸道，引起支气管收缩、气道阻力增加和黏液分泌增加，长期反复作用可以削弱甚至破坏呼吸道的防御能力，诱发各种呼吸道炎症，造成肺功能不同程度下降，最终形成慢性阻塞性肺疾病（chronic obstructive pulmonary disease，COPD）。

（2）心血管疾病：大气污染造成了 COPD，肺功能下降，肺动脉压升高，可继发肺源性心脏病。某些污染物如 CO、NO_x 等能使血红蛋白携氧能力下降而造成组织缺氧，增加心脏负荷，引起或加重心血管疾病。此外，颗粒物还可直接损伤心血管系统。

（3）降低机体免疫力：免疫系统对大气污染的影响非常敏感。在大气严重污染的地区，居民唾液溶菌酶和分泌型免疫球蛋白 A（SIgA）的含量均可明显下降，血清中的免疫指标也可下降，说明机体的免疫力降低。大气污染物可削弱呼吸道对病原体的抵抗力，增加儿童呼吸道感染的机会。

（4）引起变态反应：除花粉、真菌孢子等生物性变应原外，大气中某些污染物如 SO_2、O_3、NO_x、颗粒物和甲醛等可通过直接或间接机制诱发机体的变态反应。流行病学研究发现，大气污染可引起并加剧哮喘患者的症状。20 世纪 60 年代发生在日本的"四日市哮喘（Yokkaichi asthma）"就是大气污染引起的以支气管哮喘为特征的慢性公害病。

（5）其他：大气的颗粒物中含有多种有毒元素如铅、镉、铬、氟、砷和汞等，长期暴露于这些化学毒物，可引起慢性中毒。例如，使用含铅汽油的汽车随尾气排出大量有机铅化合物，可污染公路两旁大气及土壤，使周围地区居住的儿童血铅负荷增高，对儿童中枢神经系统的发育和功能产生危害。一些工厂如铝厂、磷肥厂和冶炼厂排出的废气中含有高浓度的氟，可引起当地居民慢性氟中毒。

3. 肺癌　近几十年来，国内外很多研究表明，大气污染程度与肺癌的发病率和死亡率呈正比。各个国家和地区肺癌发病和死亡的趋势显示出城市高于农村、工业区高于一般地区，提示了大气污染是肺癌发生的危险因素之一。美国癌症协会针对约 50 万居民的前瞻性调查资料分析显示，大气 $PM_{2.5}$ 和 SO_2 污染与居民肺癌死亡率之间有相关性。$PM_{2.5}$ 浓度每升高 $10\mu g/m^3$，肺癌死亡率增加 8%。我国研究发现，上海、沈阳和天津等大城市居民肺癌死亡率与大气中多环芳烃类（PAHs）致癌物 [以苯并（a）芘（BaP）为代表] 浓度相关，而空气中的 BaP 等污染物已被毒理学实验和流行病学研究证实具有致癌作用。除多环芳烃外，大气中的石棉尘及某些重金属如砷（As）、镍（Ni）和铬（Cr）等，也可能有致癌或促癌作用。还有研究提示，吸烟与大气污染可能有协同作用，即在大气污染严重的地区，吸烟致肺癌的危险可能增高。

（二）大气污染对健康的间接危害

1. 温室效应　大气层中的某些气体能吸收地表发射的热辐射，使大气增温，从而对地球表面起到保温作用，称为温室效应（greenhouse effect）。这些能够吸收红外线辐射的气体统称为温室气体（greenhouse gas），主要包括二氧化碳（CO_2）、甲烷（CH_4）、氧化亚氮（N_2O）和含氯氟烃（氟利昂，chlorofluorocarbons，CFCs）等。其中 CO_2 是全球排放量最大、对温室效应影响最大（约占 60%）的温室气体。随着全球人口的激增、工业化的迅速发展及大量矿物燃料的燃烧，大量 CO_2 排入大气；同时，大面积森林的砍伐导致缺乏足够的植物吸收它们。近 200 年来大气中 CO_2 含量增加了约 40%，由 1800 年时的约 270ppm 增高至目前的 380ppm。温室效应导致气候变暖，其负面影响包括：①极端气象灾害频率增加和强度加大。②降水量波动加大、水资源供需矛盾加大及农业生产不稳定性增加。③对人类健康的影响：气候变暖可导致与暑热相关疾病的发病率和死亡率增加；气候变暖有利于病原体及有关生物的繁殖，从而引起生物媒介传染病的分布发生变化，扩大其流行的程度和范围，加重对人群健康的危害；气候变暖还会使空气中的一些有害物质如真菌孢子、花粉等浓度增高，导致人群中过敏性疾患的发病率增加。

2. 臭氧层破坏　平流层中的臭氧可吸收 90% 来自太阳的短波紫外线，使地球上人类和其他生物免遭紫外线的辐射损伤。自 20 世纪 70 年代起，臭氧层急剧减少。1985 年英国南极考察队发现南极上空的臭氧层明显变薄并出现"臭氧空洞"，后来在北极、青藏高原也观察到这一现象。大量研究证实，破坏臭氧层的物质主要是含氯氟烃（chlorofluorocarbons，CFCs，氟利昂）和溴代氟烃（bromofluorocarbon，Halon，哈龙）。含氯氟烃主要用做气溶胶推进剂、制冷剂、发泡剂和溶剂等；溴代氟烃类主要用做灭火剂和熏蒸剂。含氯氟烃和溴代氟烃进入平流层后，分别释放出游离氯和溴离子，二者均可加速臭氧的损耗。臭氧层破坏以后，减少了臭氧层对短波紫外线和其他宇宙射线的吸收，降低了其屏蔽功能，造成人群皮肤癌和白内障等发病率的增加，对地球上的其他动植物也有杀伤作用。据估计，平流层臭氧浓度每减少 1%，UV-B 辐射量将增加 2%，人群皮肤癌和白内障的发病率将分别增加 2% ～ 3% 和 0.6% ～ 0.8%。

3. 酸雨　pH 小于 5.6 的降水（包括雨、雪、雹和雾等）叫酸雨（acid rain）。酸雨最初发生于 19 世纪中叶，由大量燃煤形成。近 20 年我国的酸雨区逐渐扩大，且降水酸度不断增加。2011 年在开展酸雨监测的 468 个市（县）中，出现酸雨的城市占 48.5%。酸雨的形成受多种因素影响，其主要前体物质是 SO_2 和 NO_x，其中 SO_2 对全球酸雨的贡献率为 60% ~ 70%。我国属于硫酸型酸雨，硫酸的贡献率达 90%。酸雨形成的直接危害是：空气的酸雾可经呼吸道进入肺组织，严重时可引起肺部炎症及肺水肿，还可以削弱呼吸道的免疫防御能力。间接危害包括：①水体酸化，影响鱼类及其他水生物生存；②破坏土壤及植被，促使土壤中重金属的水溶性增加，加速重金属的迁移和植物吸收；③腐蚀建筑物和工程结构。

4. 影响太阳辐射，形成大气棕色云团　大气中的颗粒物能吸收太阳的直射或散射光，影响紫外线的生物学作用。在大气污染严重的地区，儿童佝偻病的发病率较高，且某些通过空气传播的传染病易于流行。大量的颗粒物还能吸收太阳能，从而使气温明显降低，造成"冷化效应"，例如火山爆发、大规模核试验等都能散发出大量尘埃，遮天蔽日，使气温降低。

大气棕色云团（atmospheric brown clouds，ABC）是指以细颗粒物为主，悬浮在大气对流层中的大气污染物，其成分包括含碳颗粒物、有机颗粒物、硫酸盐、硝酸盐、铵盐以及飞灰等。ABC 是继臭氧层破坏、全球变暖对全球气候影响之后新的环境热点。ABC 呈棕色，主要是由人为排放的黑炭、飞灰、土壤沙尘颗粒及二氧化氮气体吸收和散射太阳辐射所造成。目前，世界上有五大 ABC 热点区，包括东亚、南亚的印度中央平原、东南亚、南部非洲以及亚马逊流域。亚洲有 13 个大城市为 ABC 热点地区，中国的北京、上海和深圳位列其中。

ABC 中的气溶胶通过干扰区域太阳辐射能量平衡来影响区域气候、水平衡、农业生产和生态系统，威胁人类的生存环境；ABC 中的主要成分黑炭可吸收阳光，使棕色云附近云层增温，而地面变暗变冷；ABC 中的细颗粒可吸收或反射阳光，使地表太阳辐射强度降低，不仅直接危害健康，还可降低大气能见度，妨碍人们的正常生活。

三、大气中主要污染物对健康的影响

（一）颗粒物（particulate matter，PM）

PM 是我国大多数城市的首要大气污染物，也是影响城市空气质量的主要因素。

1. 理化性质　PM 是指空气中悬浮的固体或液体颗粒，来源不同，其成分和理化性质也不同。它可以含有无机物（如石棉、石英、金属及其化合物等），也可以含有有机物（如各种烃类）。PM 具有很强的吸附性，能形成凝集核，可吸附水蒸气和各种有害气体形成烟雾。其中，吸附有金属氧化物的 PM 具有催化作用。PM 也能吸收、漫射光线，减弱太阳辐射强度。

2. 污染来源　PM 按其来源可分为自然源和人为源。前者如火山爆发、森林火灾、风沙以及裸露的地面等；后者主要为各种燃料的燃烧过程，包括固定污染源和汽车尾气，以及固体物质的粉碎、加工、运输等过程。此外，PM 既可以是一次污染物，也可以是在大气中形成的二次污染物。例如大气中的 $PM_{2.5}$、$PM_{0.1}$ 的来源既有化石燃料燃烧、汽车尾气排放，也有由排入大气中的 SO_2、NO_x 等气态污染物经化学反应形成的气溶胶粒子。

3. 健康影响　PM 对健康的危害与其粒径大小、来源及有害成分的含量有关。特别是 $PM_{2.5}$，由于其粒径小，在空气中悬浮的时间长，容易滞留在终末细支气管和肺泡中，其中某些较细的组分还可穿透肺泡进入血液，且 $PM_{2.5}$ 更易吸附各种有害物质，因此它对人类健康的危害更大。PM 的主要危害包括：

（1）对呼吸系统的影响：①滞留在上呼吸道的 PM 具有局部堵塞作用和刺激作用，容易引起局部炎症；吸附着有害气体的 PM 进入深部呼吸道可损伤支气管和肺泡，长期作用会加重或诱发 COPD；此外，吸附有害气体的颗粒物是变态反应原，可引起支气管哮喘的发作。流行病学研究发现，与大气中的 PM（PM_{10}、$PM_{2.5}$）暴露相关的健康效应包括因呼吸道急症就诊率

增加、肺功能下降、慢性呼吸和心血管系统疾病加重，并对人群死亡率有短期影响。②PM 作为其他污染物如 SO_2、NO_2、酸雾和甲醛等的载体，使这些有害物质进入肺部，加重对肺的损害，如吸附苯并芘等致癌物的 PM 与肺癌的发生有关。③PM 可刺激呼吸道产生炎症反应，释放细胞因子引起血管损伤，也可直接进入循环系统诱发血栓的形成。

（2）间接危害：PM 可使雾霾天气增多，降低大气能见度，增加交通事故，降低太阳辐射强度。

（二）二氧化硫（sulfur dioxide，SO_2）

1. 理化性质　SO_2 为无色气体，易溶于水，有刺激性臭味。在大气中可被氧化成 SO_3，能吸收大气中的水分形成硫酸雾；也可先溶于水生成亚硫酸雾再氧化成硫酸雾（SO_2 与 SO_3 均具有较强的吸湿性，易溶于水）。硫酸和亚硫酸均具有很强的刺激性和腐蚀性。

2. 污染来源　一切含硫的燃料在燃烧过程中都能产生 SO_2，大气中的 SO_2 约 70% 来源于固定源燃料燃烧，在我国约 80% 以上来自燃煤。硫酸的生产过程及一些使用硫化物的工厂也向大气中排放 SO_2。

3. 健康影响　①SO_2 易溶于水，易被上呼吸道和支气管黏膜的富水性黏液所吸收，因此它主要作用于上呼吸道和支气管以上的气道，使该部位的平滑肌内末梢神经感受器受到刺激而产生反射性收缩，气管和支气管的管腔变窄，气道阻力增加，分泌物增加，严重时可造成局部炎症或腐蚀性组织坏死，继而引起慢性气管炎和慢性支气管炎。②吸附在颗粒物上的 SO_2，可被带入深部呼吸道，其毒性增加 3 ~ 4 倍。当 SO_2 侵入细支气管和肺泡时，一部分吸收入血且分布到全身，从而对人体造成危害；另一部分沉积在肺泡内或黏附在肺泡壁上，刺激腐蚀肺泡壁，长期作用会促使肺泡壁纤维增生，形成肺纤维性病变以致发生肺气肿，此多见于老年人。③吸附 SO_2 的颗粒物是一种变态反应原，能引起支气管哮喘发作。④SO_2 有促癌作用，可增强 BaP 的致癌作用。⑤间接危害：SO_2 可以转化成硫酸、酸雨，腐蚀建筑材料、损害动植物；SO_2 也是 PM 形成的前体，硫酸盐气溶胶是 $PM_{2.5}$ 的重要组成成分。

（三）氮氧化物（nitrogen oxides，NO_X）

1. 理化性质　NO_X 是一类包含氮、氧元素的高活性气体，造成大气污染的主要是 NO_2 和 NO。NO_2 是红褐色气体，有刺激性，难溶于水；NO 为无色气体，可进一步氧化为 NO_2，且后者的毒性比 NO 高 4 ~ 5 倍。

2. 污染来源　①自然污染源：大气中的氮受到雷电或高温激活，易合成 NO_X；火山爆发、森林火灾及土壤中的微生物分解含氮化合物等都会产生 NO_X。②人为污染源：向大气排放的 NO_X 主要来自各种燃料在高温下的燃烧过程，包括汽车尾气、固定源燃烧以及硝酸、氮肥、炸药、染料等的生产过程；机动车尾气是城市大气 NO_X 污染的主要来源之一，排放量约占人为来源的 2/3，随着机动车数量的增加，我国一些大城市的大气 NO_X 污染水平呈明显上升趋势。

3. 健康影响　①NO_2 难溶于水，故对上呼吸道和眼睛的刺激作用较小，主要作用于深部呼吸道、细支气管及肺泡，患有呼吸系统疾病（如哮喘）的人对 NO_2 比较敏感；长期吸入低浓度 NO_2 可引起肺泡表面活性物质的过氧化，损害细支气管的纤毛上皮细胞和肺泡细胞，破坏肺泡组织的胶原纤维，并可引发肺气肿样症状。②NO_2 可损害肺泡巨噬细胞和上皮细胞的功能，削弱机体对细菌、病毒感染的抵抗力，增加动物对肺部致病菌的感染概率。③NO_2 与大气中的 SO_2 和臭氧具有联合作用，造成呼吸道阻力增加，降低机体对感染的抵抗力。④间接危害：NO_X 是光化学烟雾形成的重要前体，对酸雨的形成也非常重要。

（四）臭氧（ozone，O_3）

1. 污染来源及性质　O_3 是光化学烟雾的主要成分，属于二次污染物。O_3 难溶于水，具有很强的刺激性及强氧化性。大气中 O_3 浓度既取决于前体物质 NO_X 和烃类的污染程度，还取决于气象条件。O_3 污染具有明显的季节性（夏秋季为主），每天的污染水平变化范围也比较大，以中午前后污染最为严重。

2．健康影响　①对眼睛和呼吸道黏膜的刺激，引起眼睛红肿、流泪、头痛、喉痛、咳嗽、气喘和呼吸困难等症状。② O_3 的水溶性较小，易进入呼吸道的深部，但由于它的高反应性，人吸入的 O_3 约有 40% 在鼻咽部被分解。短期暴露于高浓度的 O_3 可引起呼吸道症状、肺功能改变、气道反应性增高以及呼吸道炎症反应，并可诱发支气管哮喘。③ 动物实验发现，O_3 可降低动物对感染的抵抗力，损害巨噬细胞的功能；O_3 也可干扰血液的输氧功能，造成组织缺氧，并使甲状腺功能受损，骨骼早期钙化；O_3 还能抑制体内某些酶的活性并产生溶血反应。

四、室内空气污染

"室内"主要是指居室内，但广义上也包括各种室内公共场所和室内办公场所。人类约有 80% 以上的时间是在室内度过的，与室内空气接触时间多于室外，尤其是老、弱、病、残、幼、孕等人群，在室内活动的时间更长。因此室内空气质量的优劣直接关系到每个人的健康。

（一）室内空气污染的来源及污染物

1．室内空气污染（indoor air pollution）的来源

（1）人类活动：人体排出大量代谢废物、室内吸烟以及谈话时喷出的飞沫等都是室内空气污染物的来源。人的呼出气中主要含有 CO_2、水蒸气以及一些氨类化合物等内源性气态物质。此外，呼出气中还可能含有 CO、甲醇、乙醇、苯、甲苯、苯胺、二硫化碳、二甲胺、乙醚、氯仿、硫化氢以及砷化氢等数十种有害气态物质，其中有些是外来物的原形，有些则是外来物在体内代谢后产生的气态产物。呼吸道传染病患者和带菌者可通过咳嗽、喷嚏、谈话等活动将其病原体随飞沫喷出，污染室内空气。吸烟是室内空气污染的一个重要来源，已知香烟烟雾中至少含有 3800 种成分，其中致癌物 40 余种。

（2）生活炉灶和烹调油烟：人们的烹饪及采暖过程产生的燃烧产物是室内空气污染的重要来源之一。使用的燃料品种有煤、煤气、石油液化气、天然气、木柴、庄稼秸秆等。这些燃料燃烧时，不同程度地产生有害物质，如 SO_2、NO_X、CO、CO_2、烃类以及颗粒物。烹调油烟是食用油在高温条件下产生的一组混合性污染物，有 200 余种成分，也是室内污染的重要来源之一。

（3）室内建筑装饰材料和家用化学品释放：建筑材料与装饰材料由于其原材料本身含有某些有害物质（例如氡的母元素镭）或在生产过程中加入了某些挥发性有机物（例如苯、甲醛），使得生产出来的成品含有这类物质，并随着产品进入室内，污染室内空气。此外，室内各种家用化学品的使用过程也可造成室内空气污染。

（4）室内生物性污染：居室内小气候稳定、温度适宜、湿度大、通风差，为真菌和尘螨等生物性变态反应原提供了良好的孳生环境。另外，家养的宠物活动同样是室内有害物质和致病微生物的重要来源。

（5）其他室内来源：如家用电器的电磁辐射、生活用水污染、光电反应产物等。电视机、微波炉、手机、电脑等多种家用电器的广泛使用，导致人们接触电磁辐射的机会增多；生活用水污染物通过淋浴、空调、加湿器等方式进入室内空气；紫外线灯（霓虹灯）照射、消毒碗柜、复印机等可产生 O_3 污染室内环境。

（6）来自室外：各种大气污染物可以通过机械通风系统和自然通风进入室内空气中，常见的如 SO_2、NO_X、CO、颗粒物、植物花粉等；此外，房基地的地层中含有某些可逸出或挥发性有害物质（如氡及其子体），以及建筑用地遭受工农业生产废弃物的污染（如某些持久性有机物、重金属等），这些有害物可通过地基的缝隙逸入室内。

2．室内空气中主要污染物　室内空气污染物来源广、种类很多。根据其性质可分为化学

性、物理性、生物性污染物；此外，室内空气污染物可有气态、气溶胶颗粒等存在形式。①化学性污染物：种类繁多，主要包括各种燃烧产物、烹调油烟、甲醛及其他VOCs等。②生物性污染物：各种呼吸道传染病患者或病原携带者排出的病原体（流感病毒、结核分枝杆菌、链球菌等），室内存在的尘螨、真菌孢子、宠物毛屑、花粉以及现代建筑物室内特有的军团菌等。③物理性污染物：室内噪声、非电离辐射；此外，室内氡及其子体在衰变过程中还可以产生放射线。

（二）室内空气污染的特点

1. 空气污染物由室外进入室内后，有些污染物的浓度发生较大幅度的衰减。例如SO_2容易为各种建筑物表面材料所吸收，使室内SO_2浓度有较大的衰减。NO_2在一般情况下室内浓度低于室外。颗粒物进入室内时通过门窗缝隙或纱窗而被阻挡一部分，还可被墙壁吸附一部分，因此室内浓度一般低于室外。

2. 当室内存在与室外同类污染物的发生源时，这些污染物的室内浓度可高于室外。使用煤炉做饭取暖的家庭，室内空气中CO、SO_2、NO_2、颗粒物质和苯并（a）芘等均高于室外。某些地区的煤中含氟量高，可导致室内空气中氟浓度增高，并污染食物，引发煤烟型氟中毒。此外，吸烟对室内空气污染作用也很大。

3. 在某些情况下，室内存在一些室外通常没有或含量很小的污染物。如建筑材料与装修材料中的甲醛、石棉和氡等。

4. 有空调设备的居室，室内空气中污染物浓度常常增高，空气质量恶化。在装有空调设备的居室，由于室内空气的循环使用，新风量不足，空气过滤装置不能将微生物及室内产生的有害气体全部滤除，导致室内空气中污染物质积累，空气质量变差。

（三）室内空气污染对健康的影响

室内污染物的来源广、种类多，加之建筑物密闭程度的增加，使得室内污染物不易扩散，增加了室内人群与污染物的接触机会。并且，室内多种有害因素通常联合作用，对人群健康造成多种直接、间接甚至潜在的危害。

1. 不良建筑物综合征（sick building syndrome，SBS）　由于某些建筑物内存在空气污染以及空气交换率低，使处于室内的人群产生一系列症状，主要表现为眼、鼻、咽喉刺激感，头痛、易疲劳、呼吸困难、皮肤刺激、嗜睡、哮喘等非特异症状，而离开该建筑物后，症状即可消退。这一系列症状称为"不良（病态）建筑物综合征"（表1-8）。

SBS具有以下特点：①症状表现多样，且均为非特异性表现。②原因不明，大多数研究表明，SBS是现代建筑室内多种环境因素（如物理因素、化学因素）联合作用对健康产生影响所引起的一种综合征，其确切原因尚不十分清楚。③发病快、患病人数多。④一旦离开污染的建筑物后，患者的症状即可缓解或消失。

表1-8　不良建筑物综合征的典型症状

症状类型	主要表现
黏膜刺激	眼、鼻、喉刺激，咳嗽
神经系统症状	头痛、疲劳、注意力不集中、健忘
呼吸系统症状	气短、咳嗽、气喘
皮肤症状	皮疹、瘙痒、皮肤发干
化学感应减退	嗅觉障碍

2. 建筑物相关疾病（building related illness，BRI）　指因人体暴露于建筑物内的有害因素而引起的疾病。这类疾病包括呼吸道感染、哮喘、过敏性皮炎、军团病、心血管病和肺癌等

（表 1-9）。

BRI 的特点包括：①临床上可根据患者的症状作出明确诊断；②病因明确，可以直接找到致病的污染物；③患者即使离开发病现场，症状也不会很快消失，必须进行治疗才可能恢复健康。

尽管 BRI 与 SBS 可以从临床表现、发病原因等方面加以鉴别，但在出现某种 BRI 的典型临床表现之前，常表现出多种与 SBS 类似的非特异症状。因此有研究者认为，SBS 可能是 BRI 的早期阶段，如果不进行及时干预，SBS 有可能进展成 BRI。

表1-9   常见建筑物相关疾病及其致病因素

疾病	病因
鼻炎、鼻窦炎	变应原（真菌孢子、尘螨）、刺激性化学物（如清洁剂）、VOCs
哮喘	变应原（真菌孢子、尘螨）、刺激性化学物（如清洁剂）、VOCs、邻苯二甲酸酯（PAEs）
过敏性肺炎	变应原（真菌孢子、尘螨）、化学物（如MDI）、与潮湿有关的耐热菌
肺部感染性疾病	可致军团病的嗜肺军团菌、可导致结核的结核分枝杆菌、可致上呼吸道感染的各种病毒
肺癌	氡、香烟烟雾、石棉、燃烧产物
变应性接触性皮炎	甲醛、真菌抗原
刺激性接触性皮炎	玻璃纤维、家用化学品、空气干燥

VOCs：挥发性有机化合物；MDI：二苯基甲烷二异氰酸酯。

（四）几种室内空气污染物对健康的影响

1. 烹调油烟（cooking fume） 厨房里产生的污染物除燃料燃烧的产物外，还有烹调油烟。通常炒菜的油温在 200℃ 以上，烹调油烟则是食用油加热后产生的油烟。我国居民习惯采用高温油烹调，因此对烹调油烟的危害性也有较多研究。流行病学调查提示，烹调油烟可能与我国女性肺癌危险性增高有关。烹调油烟是发生肺鳞癌和肺腺癌共同的危险因素。各种遗传毒理学试验，例如微核试验、SCE、大鼠气管上皮细胞转化试验以及 DNA 合成抑制试验等，均表明烹调油烟凝集物具有致突变性。其中，油烟中的致突变物质产生于油脂中的不饱和脂肪酸在高温下发生的裂解、氧化和聚合反应。

2. 甲醛及其他挥发性有机化合物 甲醛（formaldehyde）是一种挥发性有机化合物（volatile organic compounds，VOCs），是室内的主要污染物之一。室内甲醛有多种来源，如室外的工业废气、汽车尾气、光化学烟雾等；室内来源主要有两方面，一是燃料和烟草的不完全燃烧，二是建筑装饰材料及生活用品等化工产品。甲醛在工业上的用途主要是作为生产树脂的重要原料，例如脲醛树脂、三聚氰胺甲醛树脂、酚醛树脂等，这些树脂主要用做黏合剂。各种人造板制作的家具，墙面、地面的装饰铺设都要使用黏合剂。凡是大量使用黏合剂的环节，就会有甲醛释放。某些化纤地毯、塑料地板砖和油漆涂料等也含有一定量的甲醛。此外，甲醛还可来自化妆品、清洁剂、杀虫剂、消毒剂、防腐剂、印刷油墨、纸张和纺织纤维等多种化工轻工产品。

甲醛对室内暴露者健康的主要影响是对眼睛、呼吸道和皮肤的刺激作用，可引起眼红、眼痒、流泪、咽喉干燥发痒、喷嚏、咳嗽、气喘、声音嘶哑、胸闷、皮肤干燥发痒等症状；甲醛还可引起变态反应，主要是过敏性哮喘和过敏性皮炎，高浓度暴露时可引起过敏性紫癜；长期低浓度暴露于甲醛能引肺功能减退、神经衰弱等；高浓度暴露有时还可引起肝细胞损伤，出现肝中毒性病变；甲醛能引起基因突变和染色体损伤，已被国际癌症研究机构（IARC）确认为人类（第一类）致癌物。

VOCs 中除醛类外，常见的还有苯、甲苯、三氯乙烯、三氯甲烷、萘和二异氰酸酯类等，它们主要来自各种溶剂、黏合剂等化工产品。苯系物等还可来自燃料和烟草的燃烧产物。VOCs 有一定刺激作用，可刺激眼、咽喉和呼吸道，并能诱发变态反应；其还影响中枢神经系统功能，导致头晕、头痛、嗜睡、无力、胸闷等自觉症状；也能影响消化系统，出现食欲不振、恶心等症状；长期吸入苯能导致再生障碍性贫血以及白血病。

3. 氡及其子体　氡（radon，Rn）主要指 ^{222}Rn，是一种惰性放射性气体，易扩散，能溶于水，极易溶于脂肪，易进入人体组织。室内的氡主要有两大来源：一是由房屋的地基土壤中镭的衰变而来。土壤中的镭一旦衰变成氡，即可通过地基或建筑物的缝隙、建筑材料接合处或管道入室部位的松动处逸入室内，也可从下水道的破损处进入管内再逸入室内。另一来源是从含镭的建筑材料中衰变而来，如石块、花岗岩、黏土、煤渣、砖瓦、水泥以及再生砖瓦、再生水泥等材料中含有镭。

氡的半衰期为 3.8 天，平均寿命 5.5 天。氡进入空气后接着衰变成钋（^{218}Po 直至 ^{214}Po），再进一步衰变为 ^{214}Pb 直至 ^{206}Pb。其衰变产物皆为固体，可通过吸附在颗粒物上而进入呼吸道。氡及其短寿命子体对人体健康的危害主要是引起肺癌，其潜伏期为 15 ~ 40 年。有人认为除吸烟以外，氡比其他任何物质都更能引起肺癌。美国估计每年约有 2 万例肺癌患者发病与室内氡的暴露有关，或者认为由于室内氡及其子体引起的肺癌占肺癌总例数的 10%。

（孙增荣）

第五节　水环境与健康

水是构成机体的重要成分，是一切生命过程必需的基本物质，人体一切生理活动和生化反应都需要在水的参与下完成。同时，水也是构成自然环境的基本要素，是地球上不可替代的自然资源。成人每日的生理需水量为 2.5 ~ 3L，生活用水量 25 ~ 50L。水不但为人的生理功能所需，还在保持个人卫生、改善生活居住环境、促进人体健康及工农业生产等方面起着重要作用。水资源短缺及人类的生活和生产活动造成的水环境污染对人类生存和发展具有重要的影响。

一、水资源的种类及卫生学特征

水资源（water resources）是指全球水量中对人类生存、发展可用的水量，主要是指逐年可以得到更新的那部分淡水的容量。

虽然地球表面 70% 以上为水所覆盖，但是 97.5% 的水为海水，其中淡水仅为总水储量的 2.5%。它们少部分分布在湖泊、河流、土壤和地表以下浅层地下水中。大部分则以冰川、永久积雪和多年冻土的形式储存。基于开发困难或技术、经济的限制，比较容易开发利用的湖泊、河流和浅层地下淡水资源只占淡水总储量的 0.34%。

（一）降水（precipitation）

指雨、雪和雹等降落到地面上的水。降水的水质较好、矿物质含量较低，但水量无保证。在降水过程中，水首先与大气接触，大气中的一些物质就会进入雨水中。由于各地区的环境条件和大气中的化学成分有所不同，其水质和化学组成也有差别。如沿海地区降水中的氯化钠浓度比内陆地区高；大气受 SO_2、NO_x 等污染的地区降水中因含硫酸、硝酸等物质，可形成酸雨。

（二）地表水（surface water）

指降水在地表径流和汇集后形成的水体，包括江河水、湖泊水和水库水等。地表水以降水为主要补充来源，此外与地下水也有相互补充关系。地表水的水量和水质受流经地区地质状况、气候、人为活动等因素的影响较大。

地表水水质一般较软，含盐量较少，但因流经地区的地质环境条件、人类活动等因素的不同，河流水化学特征有所不同。由于河水流经地表能将大量泥沙及地表污染物冲刷携带至水中，故其浑浊度较大，细菌含量较高。

（三）地下水（ground water）

地下水是由降水和地表水经土壤地层渗透到地面以下而形成。地下水可分为浅层地下水、深层地下水和泉水。

浅层地下水是指在地表下第一个不透水层上的地下水。浅层地下水水质物理性状较好，细菌数较地表水少，但在流经地层和渗透过程中，可溶解土壤中各种矿物盐类使水质硬度增加。此外，地表污染物可随雨水、污水渗入到地下，污染浅层地下水。深层地下水是指在第一个不透水层以下的地下水。深层地下水水质无色透明，水温恒定，细菌数很少，水量比较稳定，但是深层地下水硬度大。泉水是地下水通过地表缝隙自行涌出的地下水。泉水水质、水量的特点分别与浅层和深层地下水相似。

目前，国内外的饮用水水源（drinking-water source）主要为地表水和地下水。在一些干旱缺水的地区，以及不易获取淡水资源的情况下（如岛屿上），可收集降水供生活饮用。水源的选择应遵循以下原则：水量充足、水质良好、便于防护、技术经济合理。

我国水资源面临以下几方面的严峻挑战：①水资源短缺：我国是一个干旱缺水严重的国家，淡水资源总量为 28 000 亿立方米，占全球水资源的 6%，居世界第四位，但人均只有 2300 立方米，仅为世界平均水平的 1/4，是全球 13 个人均水资源最贫乏的国家之一。我国 600 多座城市中有 400 多个不同程度缺水，其中严重缺水的达 110 个。②水资源分布不均：在空间分布上，中国水资源南北分配的差异非常明显，长江流域及其以南地区人口占中国的 54%，但是水资源却占了 81%；北方人口占 46%，水资源只占 19%。在时间分布上，我国降水基本上是夏秋多、冬春少，因此容易形成春旱夏涝。③饮用水水源严重污染：随着人口增加，工业化、城市化进程的加快，以及污染防治工作的相对滞后，我国大多数城市地表水和地下水均已受到不同程度的污染。

二、水体污染的来源及污染物

水体污染（water pollution）是指（人类活动排放的）污染物进入水体，其数量超过了水体的自净能力，使水和水体底质的理化特性和水环境中的生物特性等发生改变，从而影响水的使用价值，造成水质恶化，乃至危害人体健康或破坏生态环境的现象。

（一）水体污染的来源

水体污染源包括自然源和人为污染源。自然源如某些地球化学元素（氟、砷等）进入水中、水生生物毒素等进入水体；人为污染源来自人类的生产生活活动，是水体污染的主要来源。按照污染物进入水体的方式，可将水体污染源分为点污染源和非点污染（面污染）源。前者指通过沟渠管道集中排放的污染源，有其固定的排放点；后者没有固定的排放点，如从广大流域面积上或从一个城市区域汇集而来，以及农田径流造成的水体污染等。水体污染约 2/3 来源于非点源污染。

1. 工业污染　未经处理的工业废水是水污染的主要来源。不同工业企业废水中有害物质含量和种类差别很大。例如，钢铁厂、焦化厂排出含酚和氰化物等的废水；化工、化纤、化肥和农药等企业排出含砷、汞、铬和农药等有害物质的废水；造纸厂可排出含大量有机物的废水；发电厂排出的高温冷却水可造成热污染，恶化水体的理化性质；生物制药企业排放的废水中还含有激素、抗生素、抗体等具有生物活性的物质。对水体污染影响较大的工业废水主要来自冶金、化工、电镀、造纸、印染和制革等企业。

2. 生活污水　指人们日常生活的洗涤废水和粪尿混合污水等。污水中含有大量可降解有机物（如纤维素、淀粉、糖类、脂肪、蛋白质等）和各种微生物（如肠道病原菌、病毒、寄生虫卵等）。污水中还含有大量无机盐（如硫酸盐、磷酸盐、铵盐、亚硝酸盐和硝酸盐等氯化物）。大量使用含磷洗涤剂以及粪尿等含氮物质的排放，使水体中磷、氮含量增加，为水生植物提供充足的营养物质，造成水体富营养化。来自医疗单位的污水，包括患者的生活污水和医疗废水、含有大量的病原体及具有生物活性的医疗和诊断用物质，是一类特殊的生活污水。

3. 农业污水　指农牧业生产排出的污水、降水或灌溉水流过农田（或经农田渗漏）排出的水。农业污水中的农药、化肥随农田径流污染地表水，并渗入地下污染地下水。氮、磷和钾肥可起的水体富营养化。某些难降解的农药（如有机氯农药）在水体中可长距离迁移，造成区域性及全球性污染。

4. 其他　大气污染物、固体废弃物及生活垃圾可经降雨冲刷地面径流污染水体；化学工业事故及核泄漏事件造成各种有毒有害化学物和放射性核素污染水体；海上石油开采、大型运油船只泄漏事故及航海船只产生的废弃物等则是海洋污染的重要来源；此外，水产养殖业饵料残留、药物的大量使用、养殖动物排泄物及生物残骸等也可造成水体污染。

（二）水体污染物

各种污染源排放的水体污染物（water contaminants）种类繁多，根据污染物的性质可分为化学性、生物性及物理性污染物。

1. 化学性污染物　化学性污染物是水环境中最重要的污染物，其来源广泛、种类繁多。水中化学污染物包括无机物和有机物两大类。最常见的无机污染物如重金属、酸、碱、无机盐以及某些非金属毒物等；有机污染物如苯、酚、石油及其制品和农药等。有些废水含有大量耗氧的有机物，如食品加工、造纸等工业废水中含有糖、蛋白质和木质素等，污染水体后可使水中溶解氧减少、水质恶化。

2. 生物性污染物　包括各种病原体、生物活性物质以及藻类毒素等。生活污水、医院污水、畜牧和屠宰场的废水、生活垃圾及地面径流可能带有大量病原体和其他微生物。由于磷、氮等污染物引起的水体富营养化，藻类可大量繁殖并释放毒素到水中，因此自然条件下水体中可有少量藻类毒素。

水体富营养化（eutrophication）指水体受到大量氮、磷等营养物质的污染而引起的藻类及其他浮游生物大量繁殖、水体溶解氧大量消耗、水质恶化、鱼类及其他水生物大量死亡的现象。

3. 物理性污染物　主要是热污染和放射性污染。水体热污染主要来源于工业冷却水。水中放射性物质主要来源于以下几个方面：天然放射性核素；核工业的废水、废气、废渣；核研究和核医疗等单位排放的废水，以及核泄漏事故的排放等。

三、水体污染的危害

水体受到污染以后，污染物可通过饮用水、食物链传递以及直接接触等途径对人类健康造成直接或间接危害。水中病原体污染可引起介水传染病的发生和流行；水中有毒化学物质可使人群发生急慢性中毒或诱发恶性肿瘤；某些藻类产生的毒素也可引起人体中毒，甚至死亡；有些污染物如非溶解性悬浮物、废热污染等，对人体虽不会产生直接危害，但可影响水体感官性状和自净能力、破坏水生生态环境和影响水体的正常利用。

鉴于饮用水在人类生命活动和生活中的重要性，以及水源水污染的广泛性，以下主要介绍饮用水污染对健康的影响。

四、饮用水污染对健康的危害

饮用水污染主要源于自然因素或人为活动造成的水源污染。水源水（source water）未经妥善的净化、消毒处理，或者常规的水处理工艺不能彻底去除水中的污染物，均可造成饮用水的污染。此外，饮用水的净化消毒、贮存和输配等过程也可出现二次污染，危害使用者的健康。

凡因水质不良而引起的疾病均称为介水疾病（water-borne disease）。例如，天然水质不良可引起生物地球化学性疾病；饮水中化学性污染可导致人群化学性中毒，甚至恶性肿瘤；饮水生物性污染可导致介水传染病的传播。

（一）介水传染病

介水传染病（water-borne communicable diseases）指通过饮用或接触受病原体污染的水，或食用被这种水污染的食物而传播的疾病。据报道，有40多种传染病是通过水传播的。感染性腹泻是目前流行最为广泛的介水传染病，特别是在发展中国家患病率更高。

介水传染病的流行原因有：①水源受病原体污染后，未经妥善处理和消毒即供居民饮用；②处理后的饮用水在输配水和贮水过程中，重新被病原体污染。

介水传染病的流行特点包括：①水源一次严重污染后，可呈暴发流行，短期内突然出现大量患者，且多数患者发病日期集中在同一潜伏期之内。若水源经常受污染，则发病者可终年不断，病例呈散发流行。②病例分布与供水范围一致。大多数患者都有饮用或接触同一水源史。③一旦对污染源采取治理措施，并加强饮用水的净化和消毒后，疾病的流行能迅速得到控制。

介水传染病的病原体主要有：①细菌，如伤寒与副伤寒沙门菌、霍乱与副霍乱弧菌、痢疾志贺菌、致病性大肠埃希菌、嗜肺军团菌等。②病毒，如甲型和戊型肝炎病毒、脊髓灰质炎病毒、柯萨奇病毒、腺病毒、轮状病毒等。③寄生虫，如隐孢子虫、贾第鞭毛虫、溶组织内阿米巴、血吸虫等。它们主要来自人畜粪便、生活污水、医院污水，以及畜牧屠宰、皮革和食品工业等废水。介水传染病病原体可经口、皮肤黏膜接触（浴池、游泳池、淋浴等）及呼吸道（空调冷却水、淋浴喷头、空气加湿、人工喷泉）等途径感染发病。

介水传染病最常见的是肠道传染病，包括：①肠道致病菌引起的介水传染病：伤寒、细菌性痢疾和霍乱为最常见的介水肠道细菌性传染病。②肠道病毒引起的介水传染病：甲型、戊型肝炎病毒，胃肠炎病毒，轮状病毒和腺病毒等引起的传染性腹泻等。病原体通常由患者及带毒者粪便排出，进而污染水源水或饮用水，人群通过饮水及生活用水感染导致介水传染病。③肠道寄生虫病：水中寄生虫对常规消毒剂的抵抗力比细菌、病毒要强，当水源受到污染后，容易引起寄生虫病的流行。近30年来，由隐孢子虫（Cryptosporidium）污染饮用水引起的隐孢子虫病（Cryptosporidiosis）受到国内外广泛关注，该病是一种人畜共患疾病，主要症状为腹部疼痛和大量的水样腹泻。据报道，隐孢子虫病是目前世界上常见的腹泻病，美国、英国和加拿大等国都发生过多次隐孢子虫病的暴发流行。1993年3月底至4月初，美国威斯康星州密尔沃基的南部发生过一次最严重的隐孢子虫病暴发流行，40多万人发病，50多人死亡。暴发的原因是该市引自密歇根湖的水源水受到沿河屠宰场和生活污水的污染，含有隐孢子虫卵囊的水源水进入自来水厂后，所采用的常规的水处理过程（混凝、过滤和氯化消毒）不足以去除水中的卵囊。隐孢子虫是一种球形原虫，为寄生虫中最小的一种，寄生于人和数十种动物（牛、羊、家禽和鱼等）体内，在小肠内先发育成滋养体，经多次核分裂，最后发育成卵囊，随粪便排出体外。卵囊具有感染性，对外界抵抗力强，在阴凉潮湿条件下可存活数周至数月，被污染的水中可检出此卵囊。水源污染是造成隐孢子虫病在人群中暴发流行的主要原因。隐孢子虫对氯化消毒剂有很强的抵抗能力，当水中大肠埃希菌均已杀灭时，隐孢子虫的卵囊仍可存活。由于卵囊形体微小（平均直径为 4~5μm），一些常规的水过滤处理方式与装置难以将其完全去除，因此在该病流行的地区，应提倡饮用煮沸的开水。

除介水肠道传染病外，生活用水污染还可引起呼吸道传染病，其中常见的是军团病（legionnaires disease）。该病是由嗜肺军团菌（legionella pneumophila）引起的一种以肺炎为主的全身性疾病，以肺部感染伴全身多系统损伤为主要表现，也可表现为无肺炎的急性自限性流感样疾病。1976 年在美国宾州地区的美国军团年会上，参会者中暴发了一种主要症状为发热、咳嗽及肺部炎症的疾病。研究人员从患者病变组织中检出一种革兰阴性杆菌。由于发病者多为退伍军人及其家属，因此将引起该病的细菌命名为军团菌，将该病称为"军团病"。军团菌已确认的有 50 多种，包括 70 多个血清型，其中嗜肺军团菌是引起军团菌肺炎的主要病原菌。军团菌是一类水生细菌，广泛存在于天然水与人工水域中，也可存在于土壤中，当水温在 31~36℃，水中又含有丰富的有机物时，军团菌可长期存活。建筑物空调冷却塔循环水、冷热水管道系统、空气加湿器和淋浴喷头等人工水环境由于富含无机盐、有机物和微生物，为军团菌的生长繁殖创造了适宜的条件，并以气溶胶的形式进入空气中，人体可通过吸入含有军团菌的气溶胶颗粒而感染发病。空调冷却塔水带菌是引起军团病流行的最常见原因。

军团病目前尚缺乏切实有效的预防方法。可对大型建筑集中空调系统和循环水系统进行定期消毒，对家居使用的空调机、热水管道、淋浴器及加热器等有可能存水的部位进行定期清洗、消毒，从而达到预防的目的。军团菌对理化因子抵抗力较弱，很多物理与化学消毒方法能有效将其杀灭。目前在循环水和中央空调系统消毒中，主要使用的是加氯消毒法。如采用加热消毒法，水温 50 ~ 60℃需维持 3 小时，65℃，25 分钟。可通过锅炉加热使整个供水管道水温升到 70℃以上，随后冲洗所有管道、水龙头、淋浴喷头等部位来杀灭里面生长的军团菌。如在小范围内消毒，可考虑用臭氧消毒或紫外线消毒。

介水传染病的发生常常来势凶猛、危害较大，其原因为：①饮用同一水源的人较多，特别是集中式给水的水源受污染时，影响范围大，发病人数往往很多。②病原体在水中生存虽受多种因素影响，但一般能存活数日，甚至数月，有的还能繁殖生长。③肠道病毒、原虫包囊等不易被常规消毒所杀灭。

（二）饮用水化学污染的危害

饮水中化学性污染物种类很多，对人群健康可产生各种直接、间接或者潜在的有害影响。饮用水受到大量有毒化学物污染时，如工业事故排放造成水源污染，可通过饮用水途径暴露造成人群急性中毒；饮用水中某些化学污染物的低浓度长期暴露则可导致人群发生慢性中毒及远期危害。

1. 硝酸盐　水源水中的硝酸盐除了来源于土壤外，主要来源于生活污水、工业废水的排放和施用氮肥后的地表径流及渗透。硝酸盐在地表水和地下水中普遍存在。硝酸盐本身相对无毒，但在胃肠道某些细菌作用下可还原成亚硝酸盐，后者可与血红蛋白结合形成高铁血红蛋白，使其失去携氧功能，造成缺氧，严重时引起窒息甚至死亡。婴幼儿特别是 6 个月以内者对硝酸盐尤为敏感，摄入过量硝酸盐后易患高铁血红蛋白血症（methemoglobinemia），也称蓝婴综合征（blue baby syndrome）。水中硝酸盐也可在细菌作用下转化为亚硝酸盐，后者易与胺合成亚硝胺，亚硝酸盐在肠道菌群的作用下也可与胺类结合为亚硝胺。亚硝胺在动物实验中被证实是致癌物，对动物还有致畸作用。流行病学研究发现，亚硝胺可能与人类的某些癌症，如胃癌、食管癌、肝癌、结肠癌和膀胱癌等的发生存在关联。

2. 藻类毒素　由于人类生产生活活动排放大量营养物质污染水体，使水中藻类大量繁殖，造成水体富营养化及水的感观性状恶化，藻类毒素对水体的污染及其引起的健康效应也受到人们的关注。在富营养化淡水湖泊中生长的优势藻类是毒性较大的蓝藻（*cyanobacteria blue-green algae*），其中铜绿微囊藻产生的微囊藻毒素（microcystin，MC）是对人体危害最大的藻类毒素。微囊藻毒素与人类健康密切相关，人们直接接触含有藻类毒素的水会出现皮炎、过敏性结膜炎和急性胃肠炎等症状，严重者可发生中毒性肝炎甚至死亡。微囊藻毒素具有很强的热稳定性，一旦污染水源水，常规供水净化处理和家庭煮沸均不能消除或减轻其毒性。由于饮用水源中毒素含量一般较低，微囊藻毒素所引起的健康效应主要为慢性中毒和潜在危害。流行病学调查显示，某些地区人群肝癌高发与长期饮用含有较高浓度微囊藻毒素的水有关。微囊藻毒素被认为是继肝炎病毒、黄曲霉毒素之后又一导致肝癌的重要危险因素。

　　藻类及其代谢产物也是氯化消毒副产物生成的前体物质，在饮水氯化消毒过程中可与氯反应生成三氯甲烷等多种有害副产物，增加水的诱变活性。

　　3. 饮水氯化消毒副产物　　饮用水中的化学性污染物除来源于水源污染外，在饮水消毒过程中也可生成消毒副产物（disinfection by-products，DBPs），造成饮用水的二次污染，并对健康产生潜在不良影响。其中氯化消毒副产物（chlorinated disinfection by-products，CDBPs）是一类主要的消毒副产物。氯化消毒是目前国内最常用的饮用水消毒方法。氯化消毒副产物是指用氯消毒剂对饮用水进行消毒过程中，氯与水中的有机物反应所产生的卤代烃类化合物。通常把水中能与氯形成氯化消毒副产物的有机物称为有机前体物（organic precursor）。由于水源水中有机物的种类和数量不同，所产生的氯化消毒副产物的种类和数量也不同。氯化消毒副产物有两类，一类是挥发性卤代有机物，如三卤甲烷类（如氯仿、一溴二氯甲烷、二溴一氯甲烷和溴仿）；另一类是非挥发性卤代有机物，主要有卤代乙酸（haloacetic acids，HAAs）（如氯乙酸、二氯乙酸、三氯乙酸、溴乙酸、二溴乙酸、三溴乙酸、溴氯乙酸、二溴一氯乙酸和二氯一溴乙酸等）、卤代醛、卤代酚、卤代腈、卤代酮和卤代羟基呋喃酮等。许多氯化副产物经动物实验证实具有致突变性和（或）致癌性，有的还有致畸性。如三卤甲烷类的氯仿、一溴二氯甲烷、二溴一氯甲烷和溴仿均对实验动物有致癌性，可引起肝、肾和肠道肿瘤；卤代乙酸类中的二氯乙酸、三氯乙酸、二溴乙酸、溴氯乙酸也能诱发小鼠肝肿瘤。氯化消毒副产物对动物的生殖发育也有一定的影响。关于饮用水氯化消毒副产物与人群癌症的关系，国内外进行过多项流行病学调查，有研究提示饮用水氯化消毒副产物可能与某些癌症发病率增加有关，但是迄今尚不能确定两者之间的因果联系。鉴于氯化消毒是我国最常用的饮用水消毒方法，在氯化消毒的饮水中已检出具有动物致癌性的三卤甲烷和卤乙酸等氯化消毒副产物，因此从保护人群健康的目的出发，在氯化消毒时应尽量降低氯化副产物的生成。

（三）饮用水放射性污染的危害

　　水源中的放射性污染分为天然和人为两类。天然的放射性物质主要来自地球形成时结合到地层中的放射性元素及其衰变产物，其次来自宇宙射线；人为放射性污染主要来源于核工业、核医疗以及核研究等单位产生的废水、废气和固体废弃物。水中常见的人工放射性核素有 ^{131}I、^{137}Cs、^{90}Sr 等。饮用水受到放射性污染后可造成机体的内照射，有可能诱发人体恶性肿瘤、出生缺陷等疾病。

（四）高层建筑二次供水污染与健康

　　高层建筑二次供水（secondary water supply）又称高层建筑二次加压供水，指供水单位将来自集中式供水或自备水源的生活饮用水贮存于水箱或贮水池中，再通过机械加压或凭借高层建筑形成的自然压差，二次输送至水站或用户的供水系统。二次供水在贮存、输送过程中均可出现二次污染，造成水质下降。二次供水贮存箱（池）和末梢水中可出现肉眼可见物、浊度增高、余氯耗尽、微生物指标超标和某些化学物质含量增加等二次污染的表现，其中以生物性污染最为普遍。二次供水水质污染的原因主要有：①贮水箱（池）设计不合理，如出水口高出水箱（池）底平面，使贮水箱（池）中的水不能完全循环，形成死水，致使微生物繁殖。②贮水箱（池）容积过大，水箱储水量过多，超过用户正常需水量而滞留时间过长，导致余氯耗尽、微生物繁殖。③水箱或管道壁的腐蚀、结垢、沉积物增多造成的污染。④管道内壁防腐涂料等不符合要求，致使某些有毒化学成分浸出，污染二次供水。⑤基础设施和设计安装不合理，如上下管道配置不合理，上水管设在污水管下面，并与污水管交叉或并行；溢水管与污水管直接连接，缺乏必要的防倒灌措施，引起污水倒流。⑥卫生管理不善，水箱无定期清洗消毒制度、无盖和无排水孔等。二次供水水质污染对健康的影响取决于污染的来源及性质。生物性污染可引起介水肠道传染病的流行，二次供水中的有毒化学物污染可导致慢性中毒或潜在危害。

五、安全饮用水

根据 WHO 的报告，水质不良是人类健康的主要威胁，人类疾病的 80% 与水质不良有关。全球每年有 160 万人死于介水传染病引起的腹泻，其中 90% 是发展中国家 5 岁以下的儿童。因此，获得安全的饮用水是人类生命健康及生存发展的基本要求。

WHO 将安全饮用水（safe drinking water）定义为：水中微生物、化学物质及物理性质符合 WHO 的《饮用水水质准则》或各国的生活饮用水水质标准的饮用水。

安全饮用水应包括以下几个方面的要素：①流行病学安全：饮用水不含病原体，以防止介水传染病的发生和传播。②化学组成及放射性物质对人体无害：水中各种化学物质对人体不产生急、慢性中毒，也不产生任何远期危害。③感官性状良好：水质应透明，无异色、异臭和异味等。

为保证饮用水安全，保护人民身体健康，我国卫生部（现称国家卫生和计划生育委员会，简称卫计委）在 1985 年颁布了《生活饮用水卫生标准》（GB 5749-1985）；2006 年年底，卫生部会同各有关部门完成了对 1985 年版《生活饮用水卫生标准》的修订工作，水质标准项目由 1985 年的 35 项增至 106 项，并正式颁布了新版《生活饮用水卫生标准》（GB 5749-2006），规定自 2007 年 7 月 1 日起全面实施。

生活饮用水卫生标准是从保护人群身体健康和保证人类生活质量出发，对饮用水中与人群健康相关的各种因素（物理、化学和生物因素），以法律形式作出的量值规定，以及为实现量值达标所做的有关行为规范的规定，经国家有关部门批准，以一定形式发布的法定卫生标准。

生活饮用水卫生标准是判断安全饮用水的基础技术文件。因此，安全饮用水必须符合生活饮用水卫生标准的要求。

（孙增荣）

第六节 土壤环境与健康

土壤（soil）是地球陆地表面能生长植物的疏松表层，由地壳表层的岩石经过长期风化和生物学作用形成。土壤和空气、水一样，是自然环境的重要组成部分，也是人类赖以生存和发展的重要环境要素之一。土壤是联系有机界和无机界的中心环节，是陆地生态系统的核心及其食物链的首端，又是许多有害物质的收容和净化场所。因此，土壤环境与人类健康密切相关。

一、土壤的污染

土壤污染（soil pollution）是指在人类生产和生活活动中排出的有害物质进入土壤中，超过土壤的自净能力，致使有害物质或其分解产物在土壤中积累，直接或间接地危害人畜健康的现象。

（一）土壤污染源

土壤污染来源广泛，有天然污染源，也有人为污染源。土壤污染的人为污染源主要包括：

1．工业污染　工矿企业排放的废水、废气和固体废弃物是土壤污染的主要来源之一。工业"三废"中经常含有大量有毒有害化学物质，往往造成严重的地区土壤污染。

2．生活污染　用未经无害化处理的生活垃圾、粪便施肥，或用含有粪便的生活污水灌田，以及垃圾处理场所的堆放，均可造成土壤的严重污染。其中，人畜粪便中含有大量的病原体，会造成土壤的生物污染。

3．农业污染　农业生产中农药和化肥的使用，以及用未经处理的污水灌溉农田均可造成土壤的严重污染。

4．交通污染　汽车尾气中的各种有毒有害物质通过自然沉降或降水冲刷沉降造成对土壤的污染。

5．其他　事故性排放、战争等。除人为污染源外，自然原因也可造成土壤的污染。例如，火山喷发可造成周围地区土壤污染，富含某些重金属或放射性元素的矿床附近地区的土壤会受到相应的重金属、放射性物质污染；此外，某些自然灾害（地震、海啸、洪水等）及其引发的次生灾害也可造成土壤的污染。

（二）土壤污染的途径

各种污染物通过三种途径污染土壤：

1．气型污染　污染物是由大气中污染物沉降至地面而污染土壤。这种土壤污染呈现以污染源为中心的椭圆或带状分布，其污染半径可达 5～10km，如大型冶炼厂的主要污染物铅、镉、砷、氟等随废气排放，污染周围地区土壤。

2．水型污染　主要是工业废水和生活污水通过污水灌田而污染土壤。灌区土壤中污染物浓度的分布特点是进水口附近土壤污染严重，中间地带和出水口处污染物浓度逐渐降低，污染物一般多分布于较浅的耕作层。水型污染在渗水性强、地下水位高的地方容易污染地下水。在受污染的土壤上生长的农作物容易受到污染，有的作物能大量吸收富集某些污染物，通过食物链引起食用者中毒，如含镉污水灌田使镉富集到稻米中引起人群慢性镉中毒。

3．固体废弃物型污染　是工业废渣和生活垃圾堆放、农药和化肥的施用，以及用来自粪便和污水处理厂的含有害物质的污泥施肥等方式对土壤的污染。固体废弃物可直接污染土壤或经前两个途径污染土壤。

（三）土壤污染物

土壤污染物种类很多，根据其性质分为：

1．化学性污染物　重金属、酸碱、无机盐和有机物（如可降解有机物、难降解有机物等）。

2．生物性污染物　各种病原体和生物活性物质等。

3．物理性污染物　放射性物质，主要来源于核工业和核医疗机构的废弃物（废水、废气和废渣）。

（四）土壤污染的特点

1．土壤污染的隐蔽性　由于各种有害物质在土壤中总是与土壤相结合，有的有害物质被土壤生物所分解或吸收，从而改变了其本来的性质和特征，因此土壤污染不像大气和水体污染容易被人们发现。当土壤将有害物质输送给农作物，再通过食物链而损害人畜健康时，土壤本身可能还会继续保持其生产能力。此外，人体对土壤中有害物质的暴露以间接途径为主，污染物从土壤被吸收进入植物，然后进入食物链，或者经地表径流污染地表水和（或）渗入到地下水。有些毒物则通过挥发或随尘土飘浮到大气，再被人体吸入，土壤对机体健康产生的危害以慢性、间接危害为主，因此土壤污染具有隐蔽性。

2．分布的不均性及蓄积性　土壤是由固相、液相和气相三相物质组成的。土壤颗粒含量占总土重的 80%～90%，与大气和水比较，流动性最小。污染物在土壤固体介质中转移速度相对缓慢，在时间上浓度变动幅度相对小，在空间上则集中于排放地区。此外，土壤通过对污染物进行吸附、固定，特别是重金属和放射性元素都能与土壤有机质或矿物质相结合，使污染物长久地存留在土壤中，污染物在土壤中长期蓄积，造成某些地区土壤的严重污染。

3．影响的长期性　土壤在微生物的参与下，对有机物具有很大的自净能力，起着缓和与净化污染的作用，但其仅限于有限数量的生活废弃物和动植物残体等有机物。重金属污染物则没有利用土壤净化处理的可能性，一旦污染土壤，基本上是一个不可逆转的过程。许多难降解有机化合物在土壤环境中也需要较长的时间才能降解，尤其是那些持久性有机污染物不仅在土壤环境中很难被降解，还可能产生毒性较大的中间产物。这些有害物质长期蓄积在土壤中，其危害是长期的。

4．治理的困难性　土壤环境一旦被污染，很难自我修复，如被某些重金属和难降解有机物污染后，污染物在土壤中可能长期存在，只有采用有效的治理措施才能消除现有的污染。但是，土壤污染的净化要比大气污染和污水处理困难得多。

二、土壤污染对健康的影响

当污染物进入土壤并超过土壤的自净能力时，可使土壤的理化性质发生变化，微生物活动受到抑制，有害物质或其分解产物在土壤中积累，并通过空气、食物链和饮水等途径进入人体，从而危害健康。

1．土壤生物性污染的危害　土壤生物性污染可通过三种途径作用于人体，从而造成各种病原体感染性疾病。

（1）引起肠道传染病和寄生虫病：人体排出的含有病原菌或寄生虫卵的粪便污染了土壤，再经过某种途径（如生吃蔬菜、瓜果等）而经口进入人体引起传染病（人－土壤－人途径）。许多肠道传染病病原菌在土壤中能存活相当长时间，其中抵抗力最小的霍乱弧菌存活 8～10 天，肠道病毒存活 100～170 天，蛔虫卵可在土壤中存活 1 年以上。

（2）引起钩端螺旋体病和炭疽：含有病原体的动物粪便污染了土壤后传染给人而引起的疾病（动物－土壤－人途径）。钩端螺旋体的带菌动物为牛、羊、猪和鼠等，病原体通过人的皮肤或黏膜进入体内。炭疽芽胞在土壤中可存活 20～30 年，家畜感染炭疽且其带菌粪便或其尸体污染土壤后可在该地区长时期传播此病。

（3）引起破伤风和肉毒中毒：天然土壤中常常存在破伤风梭菌和肉毒杆菌，人接触土壤而感染（土壤－人途径）。这两种病菌抵抗力很强，在土壤中能长期存在。

2．土壤重金属污染的危害　重金属污染土壤后不能被土壤微生物分解而易于在土壤中长期积累，经土壤－植物系统以及食物链、饮水等途径进入人体而危害健康。慢性镉中毒是土壤污染引起健康危害的典型例子。

镉（cadmium，Cd）为银白色、质地柔软的重金属，具有延展性、抗腐蚀、耐磨，在自然界多以化合态存在。镉在工业上用途广泛，主要用于电镀、颜料和塑料稳定剂、合金、电池及陶瓷制造等，镉还可用于生产电视显像管磷光体、核反应堆的慢化剂和防护层及橡胶硫化剂等。土壤中镉的本底值为 0.05～0.2mg/kg，一般不超过 0.5mg/kg。土壤镉污染的主要来源是含镉废水灌溉农田。此外，金属冶炼厂含镉废气的排放，含镉农药、化肥的使用也可造成土壤镉污染。

镉是人体非必需元素，吸收途径主要为消化道和呼吸道。通过消化道摄入镉的吸收率在 10% 以下，通过呼吸道吸入镉的吸收率为 20%～40%。吸收的镉进入血液后，分布到全身各个器官，可与肝、肾细胞中的金属硫蛋白结合形成镉 – 金属硫蛋白，选择性地蓄积于肾、肝组织。肾可蓄积吸收量的 1/3，是镉中毒的重要靶器官。镉的排泄主要通过粪便，也有少量从尿中排出。镉在人体中的生物半减期长达 10 ~ 30 年，可在体内不断蓄积，长期暴露可发生慢性镉中毒。镉主要损害肾，以肾小管（近曲小管）为主。镉损伤肾小管后，使中毒者出现糖尿、蛋白尿和氨基酸尿等表现，且尿钙和尿酸的排出量增加。肾功能不全又会影响维生素 D_3 的活性，进而影响骨骼的生长代谢过程，造成骨质疏松、萎缩和变形等。镉还能干扰铁代谢，使肠道对铁的吸收减低，破坏红细胞，引起贫血症。

发生在日本富山县神通川河流域的痛痛病（itai-itai disease）是慢性镉中毒引发的公害病。发病原因是神通川上游某铅锌矿的含镉选矿废水和尾矿渣污染了河水，使其下游用河水灌溉的稻田土壤受到污染，从而生产出了"镉米"，人们长期食用"镉米"和饮用含镉的水而得病。患者多为 40 岁以上妇女，潜伏期一般为 2 ~ 8 年，主要临床表现为早期腰背痛、膝关节痛，以后遍及全身的刺痛；四肢弯曲变形，骨软化和骨质疏松，易发生病理性骨折，脊柱受压缩短变形，身长缩短，行动困难。实验室检查示尿镉增高、肾功能异常和贫血等。

国际癌症研究机构已将镉列为 I 类人类致癌物，生活在镉污染区有可能增加暴露人群患肿瘤的危险。

我国对慢性镉中毒的诊断标准参照《职业性镉中毒诊断标准》（GBZ17-2002）慢性中毒部分。

3. 土壤农药污染的危害　农药种类繁多，其中常用的有 200 余种，主要是有机氯、有机磷、有机砷、有机汞、氨基甲酸酯和菊酯类化合物等几大类。在所有环境介质中，土壤是富集农药数量最大的场所，并且农药可从土壤迁移到相邻的环境介质，参与生态系统的物质循环，从而危害人体健康。农药污染土壤的途径包括：直接施入土壤、种子消毒、降雨淋洗及落叶等。农药进入土壤中后的残留情况随农药的种类、使用量、土壤性质和气象条件等因素不同而异。有些农药进入土壤可迅速分解，另一些却很难分解，特别是有机氯杀虫剂及重金属类农药，其化学性质非常稳定，在土壤中分解缓慢，以致较长时间残留在土壤中，造成农作物残留，且可进一步随气流、水流、生物迁徙（食物链）进行长时间、远距离的输送迁移，扩大污染范围，甚至可造成区域性乃至全球性污染。此外，即使土壤中农药的残留浓度很低，其通过生物富积和食物链的生物放大作用，也可使高位营养级生物的体内浓度提高成千上万倍，从而对人体健康造成危害。农药污染对人体造成的危害是多方面的，如急性、慢性中毒和远期危害（致癌、致畸作用）等。除少数情况下造成人群急性中毒，土壤农药污染对人群健康的影响以慢性危害及潜在危害为主。

喷洒的农药可直接污染蔬菜、瓜果等农作物，如果农药残留水平较高可引起急性中毒。常见的为有机磷农药引起的急性中毒。中毒的早期症状包括头痛、分泌物增多、肌肉抽搐、恶心和腹泻等；重度中毒可出现呼吸抑制、意识丧失甚至死亡。幸存者可能出现迟发型神经毒性或者以呼吸抑制和肌无力为特点的中间型综合征。

土壤中农药经食物链、饮用水等途径进入人体后可引起慢性中毒及远期危害。慢性中毒主要表现为神经毒性，如神经行为异常。此外，有研究表明农药暴露与某些慢性神经退行性疾病有关，如帕金森病。有些农药可通过胎盘影响胎儿，造成不良妊娠结局。还有些农药具有致癌作用，且可对机体免疫系统造成不良影响。有大量研究发现，农药对机体的多种慢性及潜在危害与其内分泌干扰作用有关。

20 世纪 70 年代至 80 年代以来，很多研究者发现，某些种类的环境化学物质（如有机氯农药）对野生动物及人类产生类似天然激素样的作用，造成包括生殖器官发育异常、不育、生殖系统肿瘤及神经行为异常等与机体内分泌功能改变相关的有害效应。由于当时发现这些物质大多数具有拟雌激素样作用，因此，研究者把这类环境化学物称为"环境雌激素"

(environmental estrogen）或"环境激素"（environmental hormones）。随着研究的深入，发现这些环境化学物不仅具有类似雌激素样的作用，还具有抗雄激素、干扰甲状腺激素等多种作用。1991 年，研究者将上述环境化学物命名为"（环境）内分泌干扰物"（endocrine disruptors 或 endocrine-disrupting chemicals，EDCs）。（环境）内分泌干扰物是指对天然激素作用的各个环节（合成、释放、转运、代谢、结合、效应及消除等）具有干扰作用的外源性物质。

在最初被认定的 60 余种（环境）内分泌干扰物中，有超过 40 种为农药有效成分或其代谢产物，包括有机氯、氨基甲酸盐、拟除虫菊酯类、有机磷等杀虫剂，以及脱叶剂、除草剂及杀菌剂等。在 2001 年签署的《关于持久性有机污染物的斯德哥尔摩公约》中确定的 12 种优先控制的持久性有机污染物（persistent organic pollutants，POPs）全部被列入 EDCs 名单。其中包括 9 种有机氯杀虫剂，具体为：艾氏剂（aldrin）、狄氏剂（dieldrin）、异狄氏剂（endrin）、滴滴涕（dichlorodiphenyltrichloroethane，DDT）、氯丹（chlordans）、毒杀芬（toxaphene）、灭蚁灵（mirex）、六氯代苯（hexachlorobenzene）、七氯（heptachlor）。这些有机氯农药虽然已经在 20 世纪 80 年代停止生产和使用，但因其不易降解，易在食物链蓄积并在环境介质中长距离迁移，目前仍然在环境中处于较高的水平，并且可以在动物和人体内检测到。农药类内分泌干扰物可作用于机体内分泌系统的几乎所有激素信号通路，包括雌激素、雄激素、孕激素、甲状腺激素、糖皮质激素、胰岛素和视黄酸等的信号通路。

内分泌干扰物在很低的剂量下，甚至在曾经被认为"安全"的低剂量暴露条件下，也会干扰人类和其他动物的内分泌系统，从而对机体的生殖、发育、神经、免疫和代谢等产生广泛的影响。特别是在某些器官发育的重要时间窗口，即使极微量的内分泌干扰物暴露也可能导致严重的内源性激素失衡，正常的器官发育过程受干扰，并且这种干扰作用会在成年后表现出不可逆的发育和功能障碍。目前已有人群流行病学和实验动物研究表明下述疾病的发生可能与出生前内分泌干扰物暴露有关，这些疾病主要包括：①中枢神经系统：儿童孤独症、注意缺陷障碍、学习障碍、帕金森病和阿尔茨海默病。②女性生殖系统：子宫内膜异位症和乳腺癌。③男性生殖系统：尿道下裂、隐睾、不育或生育能力下降、睾丸癌和前列腺癌。④其他：儿童 / 少年糖尿病、肥胖、自身免疫性疾病、哮喘、儿童或成年恶性肿瘤。

（孙增荣）

第二章 卫生毒理

毒理学的传统定义是研究外源化学物对生物体损害作用的学科，而现代毒理学在研究的有害因素种类和受试对象范围上都有很大的扩展：研究所有外源因素（化学、物理和生物）对生物系统（living systems）的损害作用、生物学机制（biologic mechanisms）、安全性评价（safety evaluation）与危险性分析（risk analysis）的科学。这里所谓的生物系统可以是完整的生物体（如哺乳动物、鱼类及人体），也可以是生物体的一部分（包括组织、细胞或亚细胞组分）。前者常与体内试验有关，而后者则涉及体外试验。

毒理学有两个基本的职能：其一是测试某待测物对机体有害作用的有无、强弱及其他特征；其二是分析有害物质在特定的暴露条件下产生有害作用的可能性。毒理学的最终目标是制订适当的防控措施、预防相关中毒事件以及促进目标群体（如某一人群）的健康。

第一节 毒理学与医学的相关性

一、毒理学的研究领域

毒理学的研究领域可以按不同的方式来分类。若按研究的有害因素类别或毒理学知识所应用的专业领域分类，可以分为放射毒理学、食品毒理学、环境毒理学、工业毒理学、农药毒理学、法医毒理学、临床毒理学等。若按研究手段来分类，则有分子毒理学、细胞毒理学、遗传毒理学、生化毒理学、毒物代谢动力学等。按照毒物作用的靶器官不同，又可分为皮肤毒理学、呼吸毒理学、神经毒理学、血液毒理学、免疫毒理学等。依据当代系统生物学的发展方向，近些年已出现了毒理学新的分支：毒物基因组学（toxicogenomics）、毒物转录组学（toxicotranscriptomics）、毒物蛋白组学（toxicoproteomics）、毒物代谢组学（toxicometabomics）等。

当然，毒理学最基本、最重要的分类还是其三大研究领域：描述毒理学（descriptive toxicology）、机制毒理学（mechanistic toxicology）和管理毒理学（regulatory toxicology）。

描述毒理学的主线索是以动物模型研究待测物以一定途径暴露后诱发机体一般（器官）毒性或特殊（致突变、致癌、致畸）毒性作用的有无、强弱及其他特征，一般以啮齿动物为受试对象，也有对偶然或其他原因（如投毒）引起群体或个体中毒事件中中毒对象临床资料的收集，或者一定条件下健康志愿者的试验资料。其目的是用动物实验资料预测受试物对人的作用，以及从中毒事件及志愿者试验的小样本资料推测受试物对异质性较强的大样本人群的作用。后一情况的一个典型例子就是新药临床试验中以较少量病例观察用药安全性，逐渐才可以推广到更大范围的患者使用。最终是服务于管理毒理学，即为管理毒理学研究和决策提供依据；此外，也可为有关机制毒理学研究提供线索。

机制毒理学的任务一般是研究外源因素对生物系统损害作用的细胞、生化及分子机制。所采用的试验方法有体内试验，而更多的是以生物组织、细胞、亚细胞组分或生物分子为对象的体外试验。机制毒理学可以在描述毒理学研究中难以获取的关于化学物代谢途径、生物活化、靶分子、受体结合、信号转导作用、蛋白质与 DNA 分子的改变、转录活性改变等方面取得进展，为弥补动物资料外推至人的不确定性以及研制解毒剂等提供有力的帮助。

管理毒理学的主要任务是根据描述毒理学和机制毒理学的研究资料进行科学决策，以确保化学物、药品及食品进入市场足够安全。例如制定有关有害物质的环境、食品和工业卫生标准，以及在新药入市前评价其人体安全性并决定是否批准其进入药品市场。这个工作在美国是由食品与药品管理局（FDA）、环境保护局（EPA）和农业部来承担，而在我国则由卫计委、轻工业部、农业部、国家环保局等部门组织专家来审定。

二、毒理学的研究方法

各种常见的毒理学研究方法的类型及其优点与缺点如表 2-1 所示。

表2-1　毒理学各种研究方法的类型、主要优点和缺点

研究方法的类型	优点	缺点
体内试验	可准确控制实验条件 反映动物整体反应（如神经、体液调节） 观察多种效应 提示毒作用机制	动物资料外推的不确定性 接触剂量与人类实际的差别 动物与人类解剖、生理的差异
体外试验	方法较简便、经济、省时 受试对象组内差异较小 符合减少动物使用的伦理原则 可以使用人体的细胞或组织	机体的整体、复杂反应缺失 检测不到慢性作用或迟发作用
流行病学研究	观察外源因素对人体的作用 接触条件真实 人群样本大（包括敏感性极端的个体） 可研究多种因素的相互作用	精力、经济、时间花费较大 存在混杂因素 可观察指标有限 对受查对象无法事前健康保护
临床观察	试验条件控制严格 研究对象是人本身 接触条件可视效应有无而适时调整	样本小（可能没有敏感个体） 限于轻微效应或可逆作用观察 暴露时间短暂
急性中毒事件观察	接触条件真实 仅需小样本人群 较其他人群研究经济	准确接触条件可能难觅 结论对大样本人群代表性有限

三、毒理学与卫生学和临床医学的关系

毒理学因其学科性质和研究范畴，各分支学科都直接或间接地与医学和卫生学发生联系。对于环境污染物、职业有害物（工业毒物及农药等）及食品毒物的有害作用的研究是属于卫生毒理学的范畴，而后者正是环境卫生学、劳动卫生学、食品卫生学及放射卫生学等公共卫生学科的基础学科。不同于美国的公共卫生专业（不属医学学位，学生不修临床医学课程），中国的公共卫生专业属医学专业，公共卫生从业人员以公共卫生医师的各层级职称相授，是我国疾病控制、群防群治的主力军，在不同的工作岗位与临床医师系列的专业人员协同奋战。因此卫生毒理学既是公共卫生的基础，又与临床医学有着密切的联系。例如，当有从事过矽尘、煤尘或棉尘作业的患者去普通医院寻医，一般内科医生就面临了解职业有害因素并鉴别诊断职业病的难题。这需要医生具有相关卫生毒理学和临床毒理学知识，以及对职业接触史的重视，否则容易造成反复误诊与漏诊。

　　法医毒理学则是研究所有用于人身伤害的化学物、药品、农药等对人体的致死、致病、致残作用，往往是由果逐因，即判断受害者死亡或病残与投放毒物之间的关系，常常涉及体内毒物残留量分析。例如一位临床医师所进行的知识型犯罪，就是为谋杀其妻子，将高浓度氯化钾溶液对受害者进行静脉推注，造成后者心脏骤停而死亡，其死后一般状态与突发心脏病死亡没有明显区别。因此法医鉴定有一定难度，必须在排除可能的临床疾病基础上才可能确定他杀。

　　临床毒理学是临床医学的一个直接分支，主要研究药物、农药及工业化学物引起中毒的临床表现、病理过程、诊断和治疗方法，多以中毒患者为对象，也对过量接触人群进行临床生化、生理效应的研究。它的任务还包括研究药物的副作用、防止医源性药物中毒；对新药进行临床试验（其中包括毒性评价）；探索中毒机制和解毒药等。以下这个典型案例可最好地说明毒理学与临床医学和法医学的紧密联系：

　　北京某大学 1992 级物化系学生朱×× 在 1994 年 11 月至 1995 年 4 月间两次发生极度乏力、短暂性失明、全身疼痛、完全脱发（不伴发热）等症状，经当地两所大型医院门诊和住院诊治，都没有发现特定病因，病情得不到有效控制，反而迅速进展到持久昏迷状态。1995 年 4 月初患者同学将其病历译成英文并通过互联网向国际医学界求助，结果迅速得到大量国外医学专家的回复，几乎一致认为与其临床资料最符合的诊断即是铊（thalium）中毒。这个日常生活中并不常见的重金属元素在当时的我国仅为部分职业医学工作者关注，患者家属要求医院检测患者体内铊浓度，但该院常规化验并不包括此项检查；医院向患者就读大学求证患者是否接触铊，大学称患者参与学生实验未采用铊，这样医生就完全不考虑铊中毒的可能性了（事实上同校甚至同班均有个别学生在实验中用到大量固体铊）。直到 4 月底患者已处临终状态，家属私自送样本去北京市劳动卫生研究所化验并确证其体内铊含量超过正常值数千倍，提示致死剂量铊接触，才使医院考虑故意投毒的可能，并用普鲁士蓝进行排铊治疗。虽然随着毒物逐渐排尽，患者生存下来了，但高剂量的铊早已侵蚀、毁坏了患者的中枢神经系统，留下失明、智力退化到 7 岁水平、严重肺萎缩、自理能力丧失等后遗症。这个不幸案例给人最大的教训，就是医生只考虑"正常"接触毒物的可能，完全不考虑"非正常"接触的可能，错过了尽早消除病因、停止神经损害的时机。尽管"非正常"接触像铊这样的化学物远不如农药、氰化物、砷化物常见，但如果医生考虑中毒性疾病时对毒物暴露途径和机会不自设限制，就有可能尽早得到正确诊断并施以相应治疗。

第二节　毒理学的基本概念

一、毒物、毒性与毒效应

　　毒理学上对毒物（toxic substance）的定义为以一定的接触方式在较低剂量下可导致机体损伤的物质。而卫生毒理学意义上的毒物是指以通常的接触方式在较低剂量下可导致机体损伤的物质。这里"通常的接触条件"是相对于有犯罪目的或违反常规的暴露方式，后者的一个典型事例为氯化钾溶液的静脉推注。因此氯化钾并不是卫生毒理学上的毒物，却可以是法医毒理学上的毒物。不管怎样，较低剂量引起健康损害是毒物的必备条件，否则任何物质都逃不过毒物的定义了。例如食盐引起致死效应的剂量非常大，也只在部分人（同时暴露于其他的高血压危险因素者）长期高盐饮食基础上才可引起高血压病（高血压病由多个危险因素致病），因此尽管长期高盐饮食与某些疾病发病率增高有关，但氯化钠不是一种毒物。

　　毒性是毒物内在、固有的对机体导致损害作用的性质。外源化学物的毒性是由其化学、物理性质及其与生物系统的反应性所决定的，它是一个客观存在，不依赖于个别实验结果。

毒效应是毒物在具体条件或环境下对机体产生的有害作用，它的发生不仅取决于毒物的毒性，也受暴露途径、剂量、毒物动力学过程、生物体易感性及抗损害机制等多种外部条件的影响。我们通过用毒理学试验来观察外源化学物的毒效应，以达到对其毒性的认识。

二、外源化学物中毒的生物学标志

生物学标志是指对外源化学物进入体内后的存在或其生物学后果的测定指标。分为：

1. 暴露标志　体内或排泄物中，原型 / 代谢物 / 反应产物 [如 CO：碳氧血红蛋白；铅中毒：δ– 氨基乙酰丙酸（δ-ALA）]。

2. 效应标志　生化、生理、行为等方面的损害性改变，如贫血、肺部广泛纤维化、记忆力减退等。

3. 易感性标志　反映暴露人群对相关毒物所致健康损害易感性增高的指标，如多环芳烃的代谢活化酶 CYP1A1 在人群的某些遗传变异类型决定其患肺癌危险性增高。

探寻和应用中毒生物学标志的目的是鉴定和保护有特定毒物接触和（或）易感的人群。例如，铅中毒的暴露标志除了血铅浓度外，还有称为铅线的长骨干骺端线状放射密度增高影（常见于接触铅的儿童膝关节上下，如图 2-1 所示）。尿中 δ– 氨基乙酰丙酸水平增高是铅中毒的一种效应标志；缺铁性贫血则是它的一种易感性标志（详见本书职业卫生部分有关章节）。

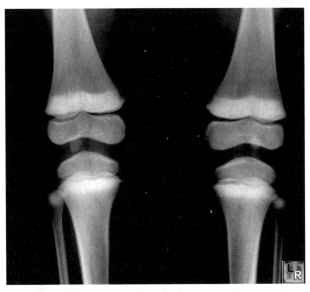

图 2-1　铅中毒儿童膝关节 X 线片所见明显的铅线，所累及
部位包括双侧股骨远端、双侧胫骨、腓骨近端的干骺端

三、剂量 – 反应关系

化学物的剂量与其对生物系统引发的反应之间的关系是毒理学的一个基础概念。无论化学物类型千变万化（从天然生物毒素到杀虫剂、工业毒物以及临床药物），生物系统的反应都呈现一定的剂量 – 反应关系。生物体对化学物的反应有量（graded）反应与质（quantal）反应两种类型。剂量 – 反应的基本趋势就是化学物引发损害效应的幅度随剂量加大而增高。

图 2-2（a）所示为经典的剂量 - 反应"钟形曲线"。这一曲线的形状（如高低、宽窄）可反映受试群体对有关受试物诱发损害效应易感性的个体差异大小，曲线越平坦，个体差异越大；曲线越高窄，则个体差异越小。此图为双侧对称钟形，代表剂量向两个极端变化时反应频

数呈对称性的减少。实际研究结果中，也有许多剂量 - 质反应曲线为非对称型，即曲线向左或右偏移，反映生物群体对有关损害极端敏感或极端抵抗的频数较多。此外，也还存在其他类型的剂量 - 反应关系曲线，在此不赘述。

图 2-2（b）为两个不同化学物诱发损害效应的剂量 - 质反应关系曲线。其原始频数分布图与左侧的对称钟形相似，因为频数为累计值，剂量已转换成对数值，所以两曲线的形状均接近直线。图中两曲线的陡峭或平坦程度可反映受试群体对二者反应的相对个体差异大小（因两曲线平行，所以个体差异大小很接近），而两曲线所处位置（尤其是二者 ED_{50} 相对位置）则可反映两个化学物毒性大小的差别（B 处于右边，其毒性小于 A）。

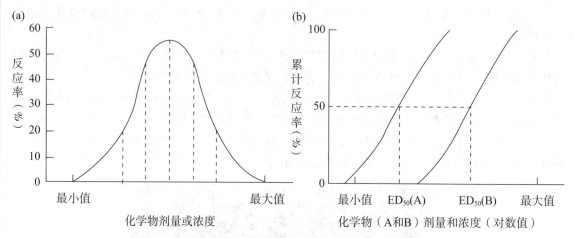

图 2-2   外源化学物诱发损害效应的频数分布与剂量 - 质反应关系

（a）代表某个化学物对一定数量的生物群体诱发某种损害效应的频数分布；（b）代表两个不同化学物（A 和 B）的累计剂量 - 质反应关系曲线。ED_{50} 为半数效应剂量

四、选择性毒性、靶器官及蓄积作用

选择性毒性指物种间、个体内部各系统器官间及不同人群间（易感人群）等不同层面的选择性。例如铅对哺乳动物和人的血液系统、神经系统、消化系统有选择性作用，在不同年龄的人中儿童对其尤其易感。化学物在机体内部不同组织、器官间的选择性则决定其特征性的靶器官。表 2-2 所示为某些常见毒物选择性作用所涉及的靶器官。

表2-2   几种常见毒物（药物）的人体接触机会、中毒靶器官及临床特征

毒物/药物	接触机会	靶器官	急性中毒	慢性中毒
苯	煤焦油提炼、喷漆、化工行业	中枢神经系统、造血系统	中枢神经抑制	骨髓抑制、白血病
三硝基甲苯	炸药制造业	晶状体、肝、血液系统	发绀、中枢神经抑制	白内障、中毒性肝炎、贫血
多环芳烃	有机物燃烧	肺、皮肤、心血管系统	罕见	肺癌、皮肤癌、心血管系统病变
N-二甲基亚硝胺	接触化工原料、肠道菌群合成	肝、肾	急性肝、肾损伤	慢性肝、肾损伤，可能致癌

续表

毒物/药物	接触机会	靶器官	急性中毒	慢性中毒
氨基糖苷类药物	临床用药	耳、肾、神经-肌肉接头	神经肌肉麻痹、肾小管损伤	神经性耳聋、前庭功能障碍
铊盐	职业接触、误食、投毒	眼、中枢神经系统、肌肉等	失明（视神经萎缩）、全身疼痛、食欲下降、脱发	症状类似急性中毒，病程较长

不同毒物多具有其特异的靶器官，后者往往由多种因素决定，包括器官的毒物含量、组织细胞对毒物的代谢和抗损害能力等。

毒物在一定暴露条件下吸收入体内的速度若超过机体代谢、排泄它的速度，持续一段时间就可形成蓄积（accumulation）。蓄积作用是毒物发生慢性毒作用的基础。然而，蓄积的器官未必是毒物的靶器官，例如骨骼是重金属镉的蓄积器官（贮存库），但骨骼因其特有的组织学构造和功能不产生对镉的损害反应；镉从骨骼逐渐释放入血液并分布到全身则可成为慢性毒作用的基础。镉在血液、肝和肾也可有一定的蓄积（因为红细胞、肝细胞及肾皮质细胞表达金属硫蛋白，后者可特异结合包括镉在内的重金属元素），而血管内皮细胞、肝细胞和肾小管细胞对镉的损害作用较敏感，所以非结合型的镉也可导致血管、肾和肝的损害。

五、非损害效应与损害效应

非损害效应是指机体发生的生物学变化在机体适应代偿能力范围之内，机体对其他不利因素的易感性也不增高，例如少量饮酒对肝代谢酶的诱导作用。此外，一些非营养性的有毒物质，在高剂量时产生有害效应，而在低剂量时却具有某些兴奋效应，称为低剂量兴奋效应（hormesis）。后者可表现为细胞增生、降低细胞对大剂量毒物作用的反应性等，这也属于非损害效应。

损害效应是指影响机体行为的生化改变、功能紊乱或病理损害，或降低机体对外界环境应激的反应能力。如酗酒（乙醇）引起血清转氨酶升高、脂肪肝、酒精性肝硬化及神经行为异常，都属于损害效应。毒理学实验观察的重点是损害效应。

六、联合作用

人们实际上是同时接触多种外源化学物的，而且现在需要解决的毒理学问题之一就是多种化学物低剂量同时暴露的生物学效应。混合物的毒理学作用可大致分为简单作用（simple action）和交互作用（interaction）。

简单作用是指混合物的毒作用可以相等于各组分生物学效应简单的加（若各组分作用相似）或减（当各组分效应不同时）的算术和，各组分间不存在复杂的相互作用。

交互作用则指不符合上述简单作用定义的联合作用情形，即化学物间的相互作用改变了彼此毒效应的强度或性质，导致总的效应大于（称为放大作用，exaggeration）或小于（称为拮抗作用，antagonism）各组分效应的算术和。

放大作用又可分为协同作用（synergism）和增强作用（potentiation）。前者是指混合物毒效应大于各组分单独作用之和；后者指一种物质本无毒性，当与另一物质同时暴露时可增强后者的效应（即混合物毒效应大于后者单独的作用）。

协同作用的典型例子是石棉作业工人合并吸烟者，其肺癌发病率明显大于单纯吸烟与单纯接触石棉各自相应肺癌发生率之和，这已为国内外多个流行病学调查所证实。异丙醇本身无肝毒性，但它可增强四氯化碳的肝毒性，此为增强作用的例子。拮抗作用则是临床上许多解毒药的作用机制，例如抗结核药异烟肼具有周围神经炎的副作用，而同时口服维生素 B_6 可消除或减轻异烟肼的副作用；又如弱有机酸类毒物的毒性可因静脉输入含碳酸氢钠的液体而减轻，因为后者减少了前者在肾小管的重吸收、促进其排泄。

七、毒性参数与安全限值

（一）半数致死剂量（median lethal dose，LD_{50}）

LD_{50} 是由动物实验结果推导出的预期引起 50% 受试动物死亡的化学物量，一般表达为均数 ± 标准差。若化学物量的单位为浓度，则可称为半数致死浓度（LC_{50}）。它是化学物致死剂量中最具代表性的一个，位于剂量 – 反应关系曲线中可信限范围最窄因而重复实验结果最稳定的曲线正中点。

LD_{50} 主要反映致死性急性毒作用的集中趋势，却不能反映受试对象反应的离散程度（个体敏感性差异），后者需要累计剂量 – 反应关系曲线的倾斜度来反映；它也不能反映慢性毒作用或致癌、致畸、致突变作用，后者需要另外专门的实验项目来检测（详见本章后面相应节段）。

（二）未观察到有害作用剂量（no observed adverse effect level，NOAEL）与观察到有害作用最低剂量（lowest observed adverse effect level，LOAEL）

NOAEL 是动物毒理学实验中未出现有害作用（指与阴性对照组相比未出现具有统计学意义的差异）的最高剂量。LOAEL 则是出现有害效应的最低剂量。

实验条件，如所采用的动物物种品系、暴露时间、暴露途径及所观察的指标，都对实验结果（得出的毒性参数）有重要影响。因此在报道所观察到的毒性参数时，需要详细列出实验条件，甚至包括实验时的室温、湿度、动物饲养条件等。

（三）阈剂量（threshold dose）

阈剂量是敏感的有害效应刚开始出现时的毒物剂量，即低于此剂量不引起毒性反应，而略高于此剂量就会发生有害作用。对于大多数化学物和大多数毒作用类型来说，阈剂量是存在的，但它是否在致突变与遗传毒性致癌物的作用中存在，则一直以来存在争议。

阈剂量难以绝对准确地测得，它在理论上应处于 NOAEL 和 LOAEL 之间，实际工作中多以 NOAEL 代表阈剂量（如每日摄入量等指标）。

（四）安全限值（safety limit）

指为保护人群健康，对生活和生产环境中各种有害物质所规定的浓度和暴露时间的限制性量值。安全限值的确定是根据慢性毒性试验所观察得到的 LOAEL 或 NOAEL 值，再除以一个安全系数 100（其中 10 倍代表物种差异的估计，另 10 倍代表人群个体差异范围的估计，二者相乘为 100），即为估计的化学物安全限值。

安全限值可以是每日容许摄入量（acceptable daily intake，ADI）、可耐受摄入量（tolerable intake，TI）、参考剂量（reference dose，RfD）、参考浓度（reference concentration，RfC）及最高容许浓度（maximal acceptable concentration，MAC）等。

八、治疗指数（therapeutic index）与安全范围（margin of safety）

临床治疗用药涉及的剂量概念包括（治疗）有效剂量（effective dose，ED）、中毒剂量（toxic dose，TD）和致死剂量（lethal dose，LD）。这些剂量范围的 50% 反应率对应剂量水平分别为半数有效剂量（ED_{50}）、半数中毒剂量（TD_{50}）以及半数致死剂量（LD_{50}）（图 2-3）。

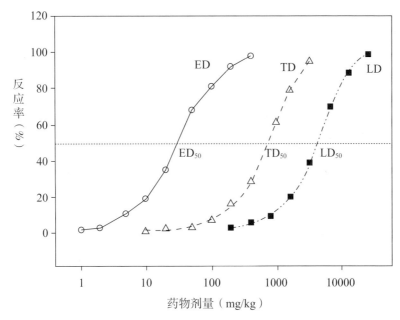

图 2-3　某药物对试验动物的药效、诱发中毒及致死作用的剂量 – 反应关系曲线

图 2-3 所示的 ED_{50}（约 40mg/kg）远小于 TD_{50}（约 600mg/kg），后者又小于 LD_{50}（约 5g/kg）。因此 TD_{50} 比 ED_{50} 大得越多（此例为 15 倍），治疗用药越不容易引起中毒；而 LD_{50} 比 ED_{50} 大得越多（此例为 125 倍），用药引起死亡的危险性越小。这样就引入了治疗指数的概念。治疗指数（TI）$=LD_{50} \div ED_{50}$，在一定意义上 TI 越大，用药安全性越大。

但是，受试对象个体差异会造成上述曲线一定的倾斜度，个体差异越大，曲线越倾斜（平坦）。图 2-3 中曲线的倾斜度造成有效率达到约 80% 时已有个别动物中毒，而有效率接近 100% 时已有个别动物死亡。这显然是达不到临床用药的安全标准的。因此，仅有治疗指数还不能完整地反映临床药物的安全性，采用安全范围（MOS）则能弥补 TI 的不足，二者共同使用则能较好地反映临床药物安全程度。$MOS=LD_{01} \div ED_{99}$，即导致 1% 动物死亡的剂量与 99% 动物治疗有效的剂量的比值，该比值越大，用药越安全。

九、效应与反应

效应（effect）指机体接触一定剂量外源化学物引起的生物学效应，又称量化效应（graded effect）。其数值为连续变量，如血压值、白细胞计数值等。反应（response）则是机体接触化学物后，出现某生物学效应的个体在群体中所占的比例，通常以 % 或比值表示。生物学反应以"阴性或阳性"、"有或无"等计数资料表示，为质化效应（quantal effect），如患病率、死亡率等。

观察指标为效应的剂量 – 反应关系可称为剂量 – 量反应关系（graded dose-response relationship），后者表示化学物剂量与个体发生的量化效应的关系。观察指标为反应的剂量 – 反应关系可称为剂量 – 质反应关系（quantal dose-response relationship），后者表示化学物剂量与某一群体中质化效应（发生率）的关系。二者统称为剂量 – 反应关系，是毒理学的重要概念。图 2-3 即为剂量 – 质反应关系曲线图。

十、强度（potency）与效能（efficasy）

为比较不同毒物诱发同一生物学效应的能力，需要用到强度和效能两个概念。强度是指不同化学物达到相等效应时剂量的差别，所需剂量越小，其强度就越大。而效能则不论剂量，是反映一个化学物能达到的最大效应。因此当多个化学物的毒理学资料在同一个对数剂量－反应关系图上以不同曲线出现时，处于右边的曲线所代表的化学物强度较左边者低，而根据反应所达峰值的高低可直接比较不同毒物的效能大小。

第三节 外源化学物的生物转化对其毒性的影响

外源化学物进入机体并在体内经历的一系列过程包括与机体接触（exposure）、被机体吸收（absorption），以及以后的分布（distribution）、代谢（metabolism）和排泄（excretion）。吸收、分布和排泄是外源化学物移动的过程，没有化学变化，统称为生物转运（biotransportation）。代谢过程则意味着化学变化，一般由生物转化酶催化，也可自发产生；此过程改变了外源化学物的理化特性和生物学活性，因此又称为生物转化（biotransformation）。吸收、分布、代谢和排泄的时程关系并不是截然分开的，而是交叉、重叠发生的。

一、生物转运

（一）化学物的吸收

机体接触化学物的途径不同，吸收的方式也各异。化学物经胃肠道吸收的主要方式是简单扩散，某些金属离子（如铅和锰的二价离子）可通过钙泵（主动转运系统）作用吸收入血液。胃液酸度较高，弱有机酸类在此处主要为未解离态，易于吸收；小肠腔酸度接近中性（pH 为 6.0 ～ 7.4，利于弱有机碱类物质的吸收，不利于弱有机酸吸收。

外源化学物以气体、蒸气和气溶胶形式存在时主要经过呼吸道途径透过肺泡膜以简单扩散形式吸收，由肺泡毛细血管吸收入血，吸收速率主要取决于化学物的血－气分配系数（blood-gas partition coefficient）。后者指气态物质在血液中和肺泡气中各自的分压达到平衡时，其血浓度与肺泡浓度的比值。固体颗粒物经呼吸道吸收则主要取决于颗粒大小，只有直径为 1μm 或更小的颗粒物才能达到肺泡并吸收入血，较大的颗粒物在呼吸道其他部位阻留并随痰液排出或经吞咽进入消化道。

化学物经皮肤吸收一般分为穿透阶段和吸收阶段，前者指化学物透过角质层，后者是指化学物由乳头层和真皮吸收入血。简单扩散也是经皮肤的主要吸收方式。其中穿透阶段是主要的限速步骤，其转运速率与角质层厚度和外源化学物的脂溶性及分子量大小有关；而吸收阶段需要化学物具有一定的水溶性。一般认为脂／水分配系数接近于 1 的化学物（兼具一定脂溶性和水溶性）易经皮肤吸收。

（二）化学物的分布

化学物经血液或淋巴液吸收后分散到全身各组织的过程称为分布。各器官组织间化学物的分布多不均匀，其体内的分布特征与靶器官、贮存库及毒性特征相关。器官血流量在初始分布阶段起决定作用，化学物浓度与器官血液灌注量呈正相关。一段时间之后，分布趋势受生物膜对化学物通透性和组织对化学物亲和力的影响，使得化学物出现再分布（redistribution）。

外源化学物以相对高的浓度稳定地分布在某些组织器官的现象称为蓄积，蓄积部位也可称为贮存库（storage depot）。化学物在此与在血液中游离态分子保持动态平衡，当化学物被代谢或排泄时，可从贮存库释放化学物游离分子来补充。一方面化学物在体内贮存对急性中毒具有缓解作用，另一方面贮存库中化学物的再释放可构成慢性毒作用的基础。

血浆蛋白、肝肾组织、脂肪组织及骨骼都是常见的化学物贮存库。例如 DDE[1，1－双（对氯苯基）－2，2－二氯乙烯，DDT 的代谢产物] 可与清蛋白结合，从而置换出胆红素，与

DDE 引起的黄疸有关。肝和肾的细胞中表达的金属硫蛋白（metallothionein）可与镉、汞、锌及铅等金属结合，使肝、肾成为其贮存的场所。脂溶性有机物容易在脂肪组织蓄积，如氯丹、DDT、六六六、多氯联苯、多溴联苯和二噁英等；在脂肪动员时，这些化学物的血中浓度可陡然增高，导致中毒反应。化学物在骨中贮存是否对骨组织造成损害决定于化学物的特性，铅对骨骼无毒性，而氟蓄积于骨组织可引发氟骨症，放射性锶则导致骨肉瘤。

（三）特殊屏障

化学物分布的主要屏障有血脑屏障和血睾屏障等，但是这些屏障都不能有效地阻止某些亲脂性物质的转运。血脑屏障对化学物仅有相对的屏障作用，例如铅和汞以单质或离子态存在时不能透过它，但四乙基铅和甲基汞（脂溶性较强）则能经过血脑屏障分布到中枢神经系统，并引起相应的毒性反应。血睾屏障对生精系统的"绝缘"作用很强，但棉酚、甲基磺酸甲酯、环磷酰胺、丙卡巴肼等化学物可透过它，从而干扰生精过程。

（四）外源化学物的排泄

外源化学物及其代谢物的排泄可通过泌尿道、胆道及呼出气等途径进行。肾是最重要的排泄器官，它的主要排泄机制是肾小球滤过和肾小管上皮细胞主动排泌。脂/水分配系数大的化学物/代谢物可被肾小管重吸收入血，因而不易排出；水溶性物质则容易随尿液排出体外。经肝代谢后随胆汁的排泄是仅次于肾的化学物的另一重要排泄途径。经呼吸道的排泄是气态化学物的主要排泄途径，血液中溶解度较低的气体（例如一氧化二氮）排泄较快；而血液中溶解度高的物质（例如乙醇）经肺排出较慢。外源化学物也可通过其他途径排出体外，例如脑脊液、汗液、唾液、乳汁、毛发或指甲。

二、生物转化

（一）外源化学物的生物转化及其反应类型

外源化学物的生物转化（代谢）是其进入机体后经历的一系列化学变化、产生代谢（产）物的过程。化学物的生物转化反应一般由生物转化酶催化，偶尔也有自发（非酶促）的生物化学反应存在。肝细胞表达的生物转化酶无论种类还是含量都最高，但肝并非唯一的代谢器官，某些肝外组织如肺、小肠黏膜、肾皮质、皮肤等表达某些生物转化酶的水平也可以很高，从而具有代谢某些外源化学物的重要作用。一般的生物转化过程分两个阶段：Ⅰ相反应（主要包括氧化、还原和水解反应）和Ⅱ相反应（Ⅰ相反应产物与内源性分子的结合反应）。这部分内容与药理学有关章节基本相同，在此不赘述。

外源化学物生物转化的毒理学意义表现为因为代谢物化学改变带来的溶解性和生物学活性变化。Ⅰ相反应总是增强外源化学物的水溶性（从而有利于化学物的排泄），而Ⅱ相反应产生的代谢物在多数情况下是水溶性增强，仅烷基或酰基结合导致产物水溶性减弱。代谢物的毒性变化有减弱或增强两种情况，前者见于多数化学物的代谢，后者虽较少见，但在毒理学上具有重要的意义。

（二）代谢灭活与代谢活化

20 世纪 90 年代之前对生物转化对机体影响的认识主要限于其灭活（或称减毒）及促进排泄的功能。化学物的生物转化反应导致其毒性减弱或消失的作用为代谢灭活（metabolic inactivation），或代谢解毒（metabolic detoxification），它是大多数外源化学物生物转化反应的结果。然而，从 20 世纪 90 年代开始发现许多外源化学物经生物转化其代谢物毒性增强，或者其本身没有毒性，经过生物转化其代谢物才具有毒性，这样的代谢物称为活性代谢物（active metabolite），这样的生物转化过程依其毒理学意义称为代谢活化（metabolic activation）。

代谢活化涉及的化学毒物虽不如涉及代谢灭活的多，但许多常见的致癌物的毒作用都依赖代谢活化，包括多环芳烃类、亚硝胺类、黄曲霉毒素等。代谢活化形成的具有病理作用的代谢物称为终毒物（ultimate toxicant）。终毒物可以是化学物的活性代谢物，或者生物转化过程的副产物，如活性氧类或自由基，还可以是毒物原型（本身有毒性）。

代谢活化产生的活性代谢物依其化学性质不同，往往可决定其损害的靶器官距离代谢场所的远近。例如四氯化碳在肝细胞中由细胞色素 P450（CYP）2E1（位于滑面内质网膜）催化产生三氯甲烷自由基，因后者半衰期极短（易被细胞及血液中的抗氧化酶破坏），不可能构成对远隔脏器的损害；而事实上观察到四氯化碳主要损害肝细胞的滑面内质网。相反，苯在肝细胞中由 CYP2E1 催化形成的氢醌化学稳定性远强于自由基，后者可经血液循环到达骨髓，在骨髓中由髓过氧化物酶转化为具有强致突变性的 1，4- 苯醌。这就是目前对苯以骨髓作为主要的致癌靶器官的解释。

多种 CYP 和硫酸基转移酶（SULT）亚型是迄今发现的与化学物代谢活化相关的主要生物转化酶类。CYP 催化的羟化、环氧化等反应在作用物分子上添加羟基、环氧基，后者为亲电子基团，产生的羟化物也可能自发分解为毒性更强的代谢物。SULT 催化产生的硫酸基结合物中，因硫酸基具有很强的斥电子性，可发生异裂反应，形成正离子，后者具有亲电子性；或还可通过稳变异构转化为化学稳定性更强的代谢物，进而促进上述异裂反应。迄今已发现超过 100 余种化学毒物经 SULT 代谢活化。

人体肺组织和肝表达 CYP1A1 水平都很高，它催化苯并（a）芘在 7、8、9、10 位环氧化。7，8- 位环氧基易受环氧化物水化酶（EH）的作用而转化为二醇结构，9，10- 位环氧基则因苯并（a）芘分子湾区结构的屏蔽而免受环氧化物水化酶的作用。因此苯并（a）芘 -7，8- 二醇 -9，10- 环氧化物这一代谢产物具有一定稳定性，且是苯并（a）芘代谢物中致突变、致癌活性最强的，被视为苯并（a）芘的终致癌物（图 2-4）。

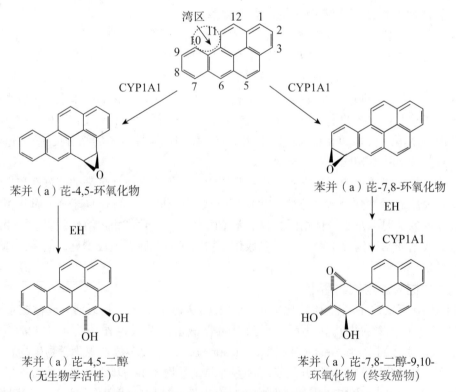

图 2-4   苯并（a）芘的代谢活化和代谢灭活途径

黄曲霉毒素 B_1 在 2、3 位发生环氧化（由 CYP1A2 催化）所形成的 2，3- 环氧化黄曲霉毒素 B_1 具有最强的致癌性，后者为亲电子剂，能够进攻 DNA、RNA 及蛋白质，形成烷基化加合物，从而发挥致突变和致癌作用。已发现 2，3- 环氧化黄曲霉毒素 B_1 可与 DNA 链中鸟嘌呤共价结合，造成基因突变（图 2-5）。这一终致癌物也可在环氧化物水化酶的作用下形成毒性减低的二醇代谢物，并经由葡萄糖醛酸基转移酶、SULT 等催化的结合反应灭活。

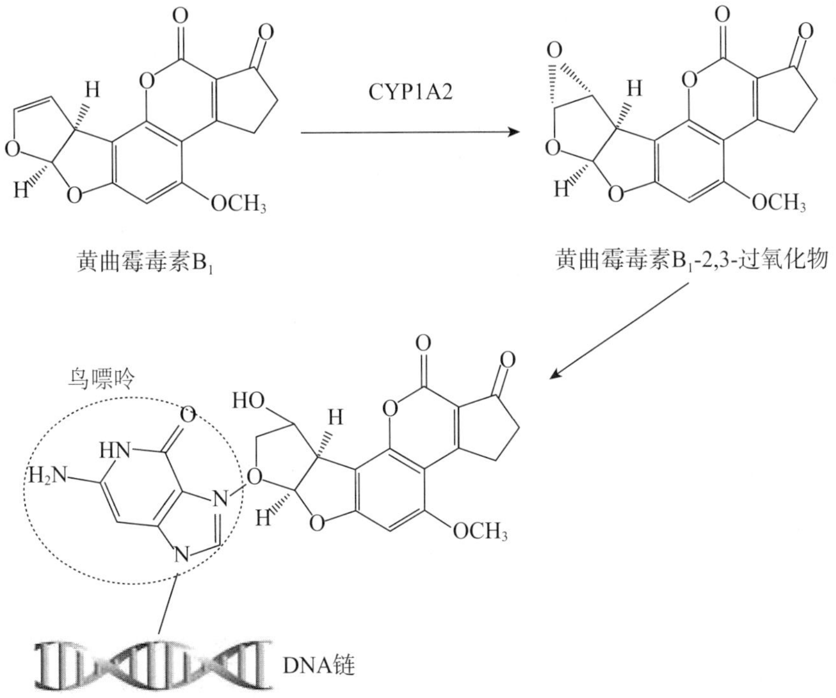

图 2-5 黄曲霉毒素 B_1 的代谢活化及其终致癌物与鸟嘌呤形成加合物的过程

三、生物转化酶的遗传多态性对人群某些疾病易感性的影响

机体具有编码细胞各种蛋白质组分的基因数万个，当一个基因的各种突变子（一个或多个位点的单个碱基置换引起的错义突变，或者碱基插入 / 缺失突变）在一定人群中出现的总频率超过 1% 时，这个基因就出现了遗传多态性。基因遗传多态性在人群中十分普遍，其分布特征在不同种族间有时存在一定差异。

编码基因遗传多态性造成机体对疾病易感性改变的实例不胜枚举，例如 BRCA1 和 BRCA2 的突变是家族乳腺癌的罪魁祸首。也有许多酶的遗传多态性对特定疾病的发生率有影响，例如对大量病例对照研究的综合分析表明，血管紧张素转换酶的碱基缺失突变使人对心肌梗死易感性增高。当然，毒理学更关注外源化学物代谢所需生物转化酶多态性的健康效应。迄今已发现多种疾病在人群中的易感性受各种药物 / 毒物代谢酶多态性的影响，例如在药物代谢酶中 CYP3A4、CYP2D6、CYP2C9、谷胱甘肽 –S 转移酶（GST）M1、GSTT1、N- 乙酰基转移酶等的遗传多态性与许多药物的毒副作用易感性有关，因而一些药物代谢酶的特定基因型（与严重毒作用有关）可能作为药物毒副作用的易感性生物标志。多种肿瘤的易感性也明显受相关毒物代谢酶多态性的影响：人 CYP1A1 第七外显子血红素结合区突变型的 Val/Val 和 GSTM1 的碱基缺失纯合子（0/0）基因型都被发现与肺癌发病率增高有关（可能涉及多环芳烃的代谢活化增强与代谢灭活减弱）；人群中微粒体环氧化物水化酶（EPHX1）在 113 位点的突变子与肝癌发生率增高及黄曲霉毒素－白蛋白加合物水平增高有关，可能由于 EPHX 对黄曲霉毒素的解毒功能下降所导致；GSTM1 碱基缺失基因型是儿童白血病的危险因素（该酶主要参与亲电子剂的解毒），还有更多类似例子以及正在研究中尚无确定结论者，因篇幅所限不再赘述。

四、生物转化酶的诱导与抑制

生物转化酶的诱导和抑制的毒理学意义因作为底物的不同化学物而定。若一个酶催化的反应是代谢灭活，则酶的诱导将促进机体对化学物的抗损害，而抑制就加重损害；若该酶参与代谢活化，则酶的诱导对机体有害，而抑制才有利。

药物、化学毒物及某些天然物质可引起生物转化酶合成增加及活性增强，称为生物转化酶的诱导；若导致酶蛋白合成减少或活性降低，则为生物转化酶的抑制。生物转化酶类的诱导／抑制可以包括 I 相代谢酶和 II 相代谢酶，如 CYP 酶系、UDPGT、SULT、GST 等，包括肝细胞的酶和肝外组织表达的酶。化学物对生物转化酶的诱导／抑制有一定特异性。酶的诱导剂主要包括：①巴比妥类，可诱导 CYPs、EPH、UDPGT 及 GST 等；②多环芳烃类，诱导 CYPs、EH 及 GST 等；③小分子的醇、酮类，诱导 CYP2E1；④类固醇物质，如地塞米松诱导 CYPs 及 SULTs。

在中国，天然中草药在各级医院和民间都有广泛应用，经研究其某些有效成分对人 CYP 的表达和活性具有抑制或诱导作用，尤其当中草药与西药的合并应用对西药代谢和毒副作用的影响，是一个值得临床医生重视的问题。迄今发现人 CYPs 至少有 57 个亚型，其中 CYP1A2、CYP2E1 和 CYP3A4 对常用西药的代谢尤为重要。表 2-3 显示了一些中药有效成分对 CYPs 含量和活性的影响。

表2-3　某些天然化合物对CYPs表达水平或酶活性的影响

中药成分	受影响的CYPs	实验系统	作用
黄酮类			
合金欢素	1A1、1A2、2B1	人肝微粒体	酶活性下降
水飞蓟素	2D6、2E1、3A4	人肝微粒体	酶活性下降
黄酮醇类			
槲皮素	1A1、1A2、2B、3A4	大鼠、人肝微粒体	酶活性下降
山奈素（黄酮醇类	1A1、1A2、2B、3A4	大鼠、人肝微粒体	酶活性下降
柚皮苷、柚皮素	1A2、2B	大、小鼠及人肝微粒体	酶蛋白含量、活性降低
双氢黄酮类			
Kolaviron	3A4	人肝HepG2细胞	酶蛋白含量增高、酶活性增强
呋喃香豆素类单体	1A2、2A6、2C9、2C19、2D6、3A4	人肝微粒体	酶活性下降
呋喃香豆素类二聚体	1A2、2C9、2C19、2D6、3A4	人肝微粒体	酶活性下降
倍半萜	2A6、2C19	人肝微粒体	酶活性下降
生物碱类			
小檗碱、北美黄连碱	2C19、2D6、3A4	人肝微粒体	酶活性下降
荼萸次碱	1A2	人肝微粒体	酶活性下降
单味中药			
银杏叶提取物	1A2	大鼠肝微粒体	酶活性增高
单参提取物	1A1、1A2、2B1	大鼠肝微粒体	酶活性增高
甘草、五味子	不完全清楚	大鼠体内实验	加快丙米嗪和利多卡因代谢

表 2-3 所示的研究结果以荼萸次碱为例，它在 1mmol/L 浓度对人肝微粒体催化的甲氧基香豆素 –O 位去甲基化、乙氧基香豆素 –O 位去甲基化及非乃西汀 –O 位去甲基化反应抑制率分别高达 98%、91% 和 77%，这些效应目前要获得人类体内试验的验证还有困难，但可供临床医生参考。

第四节　外源化学物的一般毒性评价

一、一般毒性与特殊毒性的概念

外源化学物的一般毒性作用（general toxic effects）是指外源化学物在一定的暴露条件（剂量、暴露时间和暴露方式）下对机体一些器官或组织产生有害效应的能力，可表现为炎症、变态反应、组织变性、坏死或功能性损害，又称为器官毒性。根据外源化学物的暴露时间，分为急性毒性、亚慢性毒性和慢性毒性作用。一般毒性作用研究是探讨外源化学物对机体损伤的重要基础资料，是外源化学物安全性评价的重要依据。

外源化学物的特殊毒性作用（special toxic effects）则特指一定暴露条件下外源化学物对机体的致癌、致畸或致突变作用。这样的具有特殊毒性的化学物往往具有造成细胞 DNA、染色体损伤或干扰某些基因表达的能力。特殊毒性作用因其后果特别严重和不可逆性以及对广大人群的潜在影响，在毒理学科和一般社会层面都受到普遍的关注。

二、急性、亚慢性及慢性毒性试验

（一）概念

急性毒性（acute toxicity）是指某一外源化学物在 24 小时内一次或多次以一定方式暴露于实验动物或人所引起的毒效应（包括致死效应）。急性毒性试验用于对化学物急性毒作用的评价，是研究外源化学物对机体毒作用的第一步。其重要意义是在短期内获得关于该化学物毒性大小、中毒表现、靶器官、剂量 – 反应关系等有价值的信息，并可用做下一步亚慢性和慢性毒性试验设计的依据。急性毒性试验是国内外法定评价化学物安全性的必需项目，它包括测定化学物致死性毒作用的 LD_{50}（或 LC_{50}），以及局部刺激试验（包括眼刺激试验、皮肤原发性刺激试验及皮肤致敏试验）。

亚慢性毒性（subchronic toxicity）是指实验动物或人较长期（相当于生命周期的 1/10）连续暴露于外源化学物所产生的中毒效应。慢性毒性（chronic toxicity）则是实验动物长期染毒外源化学物所引起的毒效应。对于何谓"长期"没有确定的时间界限，有时是终生染毒。亚慢性毒性试验和慢性毒性试验可以反映人们对在实际生活、生产过程中接触外源化学物的普遍特征：长期、重复、较低水平的接触。由于慢性毒性试验历时很长，人力、经济消耗巨大，短期重复剂量毒性试验和亚慢性毒性试验就成了对慢性毒性试验的预备试验，并且发现在对许多种化学物的试验中，后者并没有因延长染毒和观察时间出现新的效应。现在亚慢性毒性试验（如90 天试验）已成为常用的重复毒性试验，由它的结果可以确定外源化学物的 NOAEL。而慢性毒性试验基本上倾向于尽可能避免，除非与致癌试验合并进行。所谓短期重复剂量毒性是指实验动物或人连续接触外源化学物 14 ~ 30 天所产生的中毒效应，其中 28 天短期毒性试验已基本成为一种初步估计化学物长期暴露引起毒效应的经济实用方法。该试验已列入我国近年颁布的食品和消毒剂评价规范。

（二）方法特点

急性致死性毒性试验（LD_{50} 或 LC_{50} 测定）一般采用两种或两种以上种属的健康成年动

物，其中之一为啮齿类（大鼠或小鼠），雌雄各半。眼刺激试验和皮肤原发性刺激试验首选家兔，而皮肤致敏试验首选豚鼠。各种急性毒性试验的具体方法和毒效应观察、评价的标准，不是临床医学专业学生的基础知识，有需要可参见有关专业书籍。

短期重复剂量毒性试验、亚慢性毒性试验及慢性毒性试验一般要求选择两种实验动物，一种是啮齿类，另一种是非啮齿类。目前常用的实验动物是大鼠和狗。亚慢性经皮毒性试验可用兔或豚鼠。一般情况下要求选用两种性别的动物，雌雄各半。重复染毒试验的期限一般为28天，亚慢性一般在1~3个月，而慢性毒性试验中，工业毒物至少6个月，环境与食品毒物则要求染毒1年或2年。染毒途径尽量选择和人类接触途径相似的方式，一般以经口、经呼吸道和经皮染毒为多。具体试验设计和程序见有关专业书籍。

（三）用途

急性毒性试验是对外源化学物进行急性毒性分级（衡量其急性毒性的大小）的依据。从试验获得化学物的LD_{50}或LC_{50}，并据此进行毒性作用分级。以下为国际上颁布并为我国适当采用的两种急性毒性分级方法（表2-4、表2-5）。

表2-4 急性毒性危害类别及其相应的急性毒性LD_{50}或LC_{50}范围

接触途径	急性毒性危害类别				
	第1类	第2类	第3类	第4类	第5类
经口（mg/kg体重）	5	50	300	2000	5000
经皮（mg/kg体重）	50	200	1000	2000	5000
气体（ppm，体积）	100	500	2500	5000	5000
蒸气（mg/L）	0.5	2.0	10	20	5000
粉尘与烟雾（mg/L）	0.05	0.5	1.0	5	5000

注：2003年公布、2005年修订的《全球化学品统一分类和标签制度》（GHS）。GHS急性毒性分级是基于经口、经皮肤暴露的LD_{50}或经呼吸道的LC_{50}值为依据划分。我国药品、食品添加剂、化妆品和食品中杀虫剂残留物等不在GHS覆盖范围。

表2-5 外源化学物急性毒性分级（WHO）

毒性分级	大鼠一次经口LD_{50}（mg/kg）	6只大鼠吸入4小时，死亡2~4只所需浓度（ppm）	兔经皮LD_{50}（mg/kg）	对人可能致死的估计量	
				g/kg	总量（g/60kg）
剧毒	<1	<10	<5	<0.05	0.1
高毒	1~	10~	5~	0.05~	3
中等毒	50~	100~	44~	0.5~	30
低毒	500~	1000~	350~	5~	250
微毒	5000~	10000~	2180~	>15	>1000

注：经典的急性毒性分级六级标准，由WHO颁发，至今仍由我国食品毒理学评价所采用。

急性毒性试验除LD_{50}测定外，眼刺激试验、皮肤原发性刺激试验及皮肤致敏试验等局部刺激试验按国家相关规定，是我国一类新药、农药、化学品和消毒剂毒理学试验程序要求的必做项目，是相关产品的审批和安全限值制订的依据，也是进一步短期重复剂量毒性试验等的剂量设计和观察指标选择的依据。

短期重复染毒试验、亚慢性毒性试验及慢性毒性试验的主要目的，是阐明受试物的毒效应谱并获得剂量–反应关系，从而求得受试物对机体的NOAEL和LOAEL，后两者是进行安全性评价和安全限值制订的依据。

（四）结果评判

以上所有一般毒理学试验方法的结果判断，即受试物是否与所观察到的毒理作用存在因果关系，不能仅仅根据观察指标在个别（剂量）组与阴性对照组的统计学差异来作判断，否则有可能把偶然的差异当成了必然的规律。对于毒理学试验来说，因果关系的确定必须依据剂量－反应关系。典型的剂量－反应关系（相关系数及其统计学分析提供结论）可以强烈地支持受试物暴露与毒理效应之间的因果关系。此外，同一实验室或不同实验室之间的重复试验的结果若提供相似或符合的结论，则因果关系更进一步得到确立。

第五节　外源化学物的特殊毒性评价

一、致突变作用

（一）概念

突变是指细胞内 DNA 损伤所导致的遗传密码改变，是一种遗传物质和信息的可遗传性改变。这种可遗传的改变通过细胞分裂表现出来。尽管从整个生物学科来说，突变并非总是有害，例如农作物优选法就是寻找粮食产量最优的变异种来推广，但是突变效应对人和其他动物物种来说往往对健康不利。突变的潜在后果视发生突变的细胞类型不同而异：体细胞突变不会遗传到下一代，但通过细胞有丝分裂可将遗传缺陷扩展到同一类型的多个细胞，它是肿瘤形成的主要机制；生殖细胞（精细胞和卵细胞）的突变可通过减数分裂将突变遗传到下一代，若突变在受精时已经发生，就可能引起胚胎细胞团的死亡（表现为不育），或后期引起胎儿死亡（流产），也可能引起胎儿畸形。

突变可分为自发突变（spontaneous mutation）和诱发突变（induced mutation）。前者与生物体生存环境中的外界因素无关，后者则由外界某些化学、物理因素作用于细胞引起。诱发突变的过程称为致突变作用（mutagenesis），具有致突变作用的化学物称为致突变物或诱变剂（mutagen）。突变是致突变作用的后果，可表现为基因突变，即 DNA 分子中一个或多个碱基对的改变；或染色体畸变，即染色体的结构和数目改变。

致突变性（mutagenicity）与遗传毒性（genetic toxicity）这两个概念有联系也有区别。突变是指细胞分裂之前其遗传损伤未得到 DNA 修复机制的正确修复，以致通过有丝分裂把遗传损伤"固定"下来（两个等位基因都发生了改变），从而形成突变；而遗传损伤除包括突变外，还包括那些尚未经过细胞分裂、有机会逃脱 DNA 修复机制的遗传物质改变。所以致突变性有其特定含义，而遗传毒性的概念所指更广泛。这就是为什么致突变试验必须允许细胞在接触外源化学物后有一个细胞分裂、倍增的时间，而 DNA 加合物的检测就不必考虑完整细胞分裂的因素。

（二）作用类型与机制

1. 突变类型　突变包括所有形式的 DNA 序列改变，它可以分为三种类型：

（1）基因突变（点突变）：包括编码基因的碱基置换和移码突变，前者是碱基错配经过细胞分裂后成为错误的碱基对，若为错义突变则其编码的蛋白质氨基酸序列发生相应改变，影响蛋白质的正常功能；后者则指编码基因发生一对或几对（3 及 3 的倍数除外）的碱基减少或增加，以致从受损点开始碱基序列和三联密码子彻底改变，造成基因产物的显著变化，如出现无义密码子或提前出现终止密码，导致蛋白质结构错误和功能丧失。

（2）染色体（结构）畸变：其本质是染色体断裂，表现为缺失（如出现无着丝粒断片），或经重排形成重复（如双着丝粒染色体）、易位、倒位等异常染色体结构（图2-6）。

（3）染色体数目异常——非整倍体和多倍体：非整倍体是染色体增加或减少一个或多个染色体，如唐氏综合征又称21-三体综合征，系多了一条21号染色体所致；而多倍体则涉及整套染色体，如人细胞的三倍体为69（3×23）条染色体。

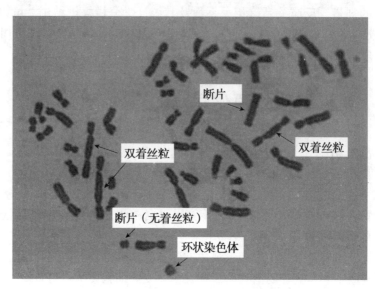

图2-6　人类体细胞染色体畸变图

2．致突变作用的机制　包括DNA、染色体、DNA修复等不同水平的损伤或功能障碍。

（1）DNA损伤：DNA损伤可由放射线和致突变物引起，包括碱基的烷化及碱基类似物取代、碱基之间或与蛋白质氨基酸之间的交联、DNA单链或双链断裂等。DNA损伤并不完全代表突变的形成，但它是致突变作用的重要一环：若它被细胞的DNA修复机制正确地修复了，则细胞可避免此番突变；若在细胞分裂前未能修复或发生错误修复，则经过细胞分裂突变的纯合子形式就得以形成，并可随细胞进一步分裂而扩增为一个突变细胞群体。

①DNA的烷基化损伤：对DNA和蛋白质都有强烈烷化作用的物质称为烷化剂（alkylating agent），后者分子中所含的烷基（如甲基或乙基）对DNA中的碱基或蛋白质中的氨基酸残基具有很强的亲和力，与后者共价结合。碱基烷化后如没有及时修复，可导致碱基错配。例如，乙基亚硝基脲上的乙基可与DNA共价结合。被烷化的碱基也可能导致碱基丢失，留下的无碱基部位可能由错误的碱基插入，从而引起突变。

除了碱基错配外，烷化剂还可通过平面大分子嵌入DNA链导致移码突变，如9-氨基吖啶就具有这样的作用（碱基对缺失或插入引起下游三联密码完全改变）。

②正常碱基由碱基类似物取代：与正常碱基化学结构相似的化学物称为碱基类似物，后者能在细胞的DNA合成期与正常碱基竞争而掺入新合成的DNA，在下一个分裂期可造成碱基错误配对（碱基置换）。常见的碱基类似物有5-溴尿嘧啶、5-氟尿嘧啶、2-氨基嘌呤、6-巯基嘌呤等临床药物，作为核酸的代谢拮抗物而起作用。

③碱基的化学修饰：有些化学物可与碱基发生化学作用，改变碱基的化学结构。这种作用不依赖DNA复制。例如，亚硝酸盐可使某些碱基脱去氨基（如使腺嘌呤变成次黄嘌呤、胞嘧啶变为尿嘧啶）；羟胺则可使胞嘧啶C-6位的氨基变为羟氨基。一些化学物在体内代谢产生的活性氧类或自由基也可对碱基进行化学修饰。上述改变可造成碱基置换或DNA链断裂。

（2）DNA 链损伤

①紫外线照射与嘧啶二聚体形成：当细胞或机体受到紫外线刺激，可造成 DNA 链上相邻嘧啶以共价键连接而成嘧啶二聚体，最常见的是环丁烷型连接的胸腺嘧啶二聚体。这种较大的损伤可使 DNA 合成受阻，造成细胞死亡；也可形成碱基错配而造成突变。过度的紫外线照射与皮肤基底细胞癌和黑色素瘤的发生有关。

正常细胞的 DNA 修复系统可以清除这种嘧啶二聚体，但在着色性干皮病患者因缺乏有关修复酶导致这种二聚体积累，产生基因突变，因而对紫外线诱发皮肤肿瘤的易感性大大增高。

② DNA-蛋白质交联物（DNA-protein crosslink）形成：DNA-蛋白质交联物是某些致突变物作用于细胞核内生物大分子，形成 DNA 与核蛋白之间稳定的共价结合物。许多外来化合物（如烷化剂、醛类、重金属离子及电离辐射）均可引起 DNA-蛋白质交联物形成，对 DNA 构象和功能产生严重影响并造成突变。

（3）干扰细胞有丝分裂过程：以上描述的致突变作用都涉及致突变物与 DNA 的直接作用。然而并非所有致突变物都以此种方式造成突变，例如致非整倍体剂。后者主要干扰细胞有丝分裂过程中纺锤体、中心粒的结构和功能，从而造成染色体分离和移动障碍，例如在有丝分裂后期，若一条染色体无法移动到子细胞（遗留于胞质），则形成缺少一条染色体的子细胞（非整倍体形成）。由于微管蛋白是中心粒、纺锤体以及细胞骨架系统（参与细胞质分裂）的共同结构单位，非整倍体、多核细胞形成以及有丝分裂相异常（如中心粒数目异常）可相伴存在于微管毒物处理的体外培养细胞中。

微管毒物的作用方式更可细分为以下情形：

①与微管蛋白二聚体结合：微管蛋白二聚体是构成纺锤体的基本单位，后者与化学物的结合会影响微管的正常组装，从而导致染色体分离异常。如秋水仙碱和长春花碱可分别与微管蛋白二聚体的不同位点结合，引起非整倍体和多核巨细胞形成。

②与微管蛋白的巯基结合：如有机汞可与微管蛋白的巯基结合，改变微管蛋白的构象，从而影响纺锤体的结构和功能，可造成非整倍体损害。

③中心粒移动障碍：如秋水仙素可妨碍有丝分裂早期两对中心粒的分离和移向两极，干扰正常的细胞有丝分裂。

（4）DNA 修复酶系统受干扰：化学物对与 DNA 修复有关酶系统的影响可间接导致 DNA 损伤，诱发基因突变或染色体畸变。DNA 是生命物质中唯一具有自身修复能力的分子，其修复过程依赖多种酶的作用，后者可能成为化学毒物的靶分子。

（三）致突变试验方法

评价外源化学物致突变性的试验方法迄今已有 200 多种，其中约 20 种方法是常规使用的。这些方法主要包括检测基因突变（原核细胞和真核细胞）、染色体畸变（体内和体外试验模型）和非整倍体等遗传学终点的试验。近 20 年来，转基因动物模型、基因在培养细胞的稳定表达等生物技术与致突变试验的传统模型相结合，有力地推动了致突变机制的研究。

1．致突变试验的成组配套原则

（1）致突变试验的遗传学终点：基因突变和染色体畸变（包括原核与真核细胞、体内与体外试验模型）的检测可直接反映化学毒物的致突变性，还有其他许多试验并不直接反映基因突变、染色体畸变和染色体分离异常，而是反映致突变作用的某一中间步骤或相关事件（例如 DNA 断裂、程序外 DNA 合成等）。基因突变、染色体畸变以及致突变作用相关事件可统称为致突变试验的遗传学终点（genetic endpoint）。目前致突变试验反映的遗传学终点有四种：基因突变、染色体畸变、染色体组畸变、DNA 原始损伤。

任何一种致突变试验往往只反映一个遗传学终点，所以为增加致突变试验的敏感性（减少假阴性结果），需要选择多个试验项目，进行配套组合来测试外源化学物的致突变性。

（2）成组致突变试验的选择：我国对食品、农药化学品和工业毒物分别提出的毒理学评价程序都包括致突变作用（也称遗传毒理学）评价。受试物在一组致突变试验中任何一个试验出现可重复的阳性结果，都证明其具有致突变性（遗传毒物）。

遗传毒理学成组试验入选原则有：

①包括所有遗传学终点。

②包括进化程度不同的多个物种，如原核细胞、真核细胞。前者方法简便，而后者生物学特征与人类较接近。

③体内试验与体外试验配合：对于不需要代谢活化的毒物，体外试验往往更敏感，也比较省时、省力；对需要代谢活化的毒物采用体外细胞进行试验常得到假阴性结果（因为常规的培养细胞普遍缺乏生物转化酶的表达）。体内试验虽有完整的代谢器官和代谢能力，但其代表的是动物的生物转化酶活性和特异性，而人类酶在氨基酸序列和底物特异性上都与动物相应酶存在程度不等的差异。当然，体内试验使化学物在动物的整个体内过程和各器官、系统的相互作用得以保留，因而在一定意义上可代表人体的反应。总之，体内、体外试验结合进行，其致突变作用检出率大大优于单一试验。

2．常用的致突变试验

（1）经典致突变试验及其反映的遗传学终点：以下简要介绍几个常用的致突变试验。

① Ames 试验：是鼠伤寒沙门菌回复突变试验的代称，因由 Ames BN 于 1979 年发明而得名。该方法采用组氨酸缺陷型突变株，它绝对依赖外源性组氨酸才能生长，不能耐受无组氨酸的选择性培养基；致突变物诱发的突变若包括该基因的回复突变，则细菌表型变为耐受组氨酸缺乏的培养基。

②正向突变试验：其原理是观察特定基因座位（locus）上是否因基因突变产生表型变化。例如 hprt 座位是在 X 染色体上，它的编码产物是次黄嘌呤鸟嘌呤转磷酸核糖转移酶（HPRT），若它发生了突变，则细胞就不能利用碱基合成核苷酸，突变细胞就能在野生型细胞不能耐受的含 6- 巯基鸟嘌呤的培养基中生长成集落。该方法可检测各种点突变（如碱基置换、缺失、移码和重排）和 DNA 大段缺失。

③微核试验（micronucleus test）：可检测染色体或染色单体的无着丝点断片或因纺锤体损伤而遗留在胞质的整条染色体，它们在细胞有丝分裂或减数分裂的后期在胞质形成一个或几个圆形或卵圆形次核，大小为主核的 1/20～1/5，故称微核。微核试验可以采用体内或体外试验模型：体内试验常观察骨髓多染红细胞中的微核，该细胞因主核已被排出而易于观察微核；体外试验则多观察哺乳动物细胞系和人淋巴细胞的微核，后者需用有丝分裂刺激物（植物血凝素）和肌动蛋白抑制物（细胞松弛素 B），并分别计数单核细胞群和双核（刚经过分裂的）细胞群中的微核细胞率，前者反映细胞收集之前的背景遗传损害，后者则反映这一体内背景遗传损害与体外培养阶段新发生遗传损害之和，二者差值即为体外诱发的微核细胞率。配合全着丝粒荧光原位杂交技术，人淋巴细胞微核试验还可区分微核的不同来源：无着丝粒断片或整条染色体丢失（图 2-7、图 2-8）。微核试验的灵敏度与染色体畸变试验大致相同，但它的观察技术简易、省时，适用于对多个化学物致突变效应的初步筛试。

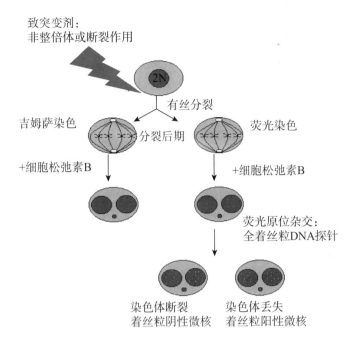

致突变剂:
非整倍体或断裂作用

2N

有丝分裂

吉姆萨染色　分裂后期　荧光染色

+细胞松弛素B　　+细胞松弛素B

荧光原位杂交:
全着丝粒DNA探针

染色体断裂　　染色体丢失
着丝粒阴性微核　着丝粒阳性微核

图 2-7　人淋巴细胞微核试验及与全着丝粒荧光原位杂交技术结合鉴别微核来源的实验程序和工作原理

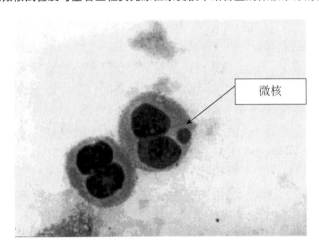

微核

图 2-8　人淋巴细胞微核试验中观察到的双核细胞中的一个微核（箭头所指）

④染色体畸变（chromosome aberration）分析：该方法是观察细胞染色体结构和数目的改变，又称细胞遗传学试验（cytogenetic assay）。在试验中细胞收获之前，秋水仙素被用来阻断纺锤体的功能，让正在分裂的细胞停留在有丝分裂中期，以便于对染色体结构畸变和染色体数目异常进行光学显微镜观察。它可观察到裂隙、断裂、断片、无着丝粒环、染色体环、双着丝粒染色体等染色体畸变的表现。该方法的缺点是显微镜观察多个中期相细胞需要大量时间以及熟练的试验和读片能力。

表 2-6 显示目前常用的部分经典致突变试验的类型、名称及反映的遗传学终点。前面未描述方法的一些实验项目的实验程序，读者在需要时可阅读有关专著。

表2-6　部分经典致突变试验及其所反映的遗传学终点

致突变试验类型	试验方法	模型特征	反映的遗传学终点
基因突变试验	Ames试验	原核细胞、体外试验	体细胞基因突变
	Hprt、TK基因座正向突变试验	哺乳类细胞、体外试验	体细胞基因突变
	果蝇伴性隐性致死试验	低等真核生物体内试验	体细胞基因突变
染色体畸变试验	小鼠骨髓染色体畸变试验	哺乳类体内试验	体细胞染色体畸变
	小鼠精子染色体畸变试验	哺乳类生殖细胞体内试验	体细胞染色体畸变
	人淋巴细胞染色体畸变试验	人类细胞体外试验	体细胞染色体畸变
	小鼠骨髓微核试验	哺乳类体内试验	体细胞染色体畸变
	其他各种培养细胞微核试验	人或哺乳类细胞体外试验	体细胞染色体畸变
	显性致死试验	哺乳类体内试验	生殖细胞染色体畸变
DNA损伤试验	程序外DNA合成试验	哺乳类细胞、体外试验	DNA损伤
	姐妹染色单体交换试验	哺乳类细胞、体外试验	DNA损伤
	单细胞凝胶电泳试验	哺乳类细胞、体外试验	DNA断裂

（2）致突变试验的一些新进展

体外试验的代谢活化系统：环境致突变物中相当一部分本身没有致突变性，而只有经人或动物的生物转化酶作用才转化为具有致突变活性的代谢物，这样的致突变物称为前致突变物（promutagen）。由于细菌和常规体外培养的哺乳类细胞缺乏代谢能力，在体外致突变试验中必须加入代谢活化系统，才能检出前致突变物。

①大鼠肝微粒体（S_9）代谢活化系统：这是一个已经使用数十年的经典代谢活化系统。微粒体通常由经过 Aroclor 1254（多种多氯联苯化合物的混合物）诱导的雄性成年大鼠肝匀浆在 9000g 离心分离而取得的沉淀部分（所以该亚细胞组分又称为 S_9）；在 S_9 组分基础上再添加一个 NADPH 再生系统（通常由 6- 磷酸葡萄糖、6- 磷酸葡萄糖脱氢酶及 $NADP^+$ 组成），就成为 S_9 混合物，后者具有多种生物转化酶的活性，常用做体外毒理学试验的代谢活化系统。此系统的使用使部分（而非全部）前致突变物在试验中呈现阳性结果；试验呈阴性结果可能与相关代谢活化酶表达水平不足有关（例如 2- 乙醇基亚硝胺活化所依赖的 CYP2E1 在 S_9 混合物中含量极低）。

②大鼠肝原代细胞与测试细菌或细胞共培养：这也是一种经典的代谢活化系统。因为新鲜肝细胞有比较完整的生物转化酶系统及内源性辅助因子，其代谢能力较无细胞的 S_9 混合物强，但仍然存在动物生物转化酶与人的物种差异。

③利用基因工程技术在常规试验细胞稳定表达人类生物转化酶：这是最近 20 多年发展起来的试验系统，通过这一方法可以建立稳定表达各种 CYP 和 SULT 亚型的常规用做致突变试验的哺乳动物细胞系。这样的代谢活化系统的主要优点是：代谢酶是人类的（与人类没有物种差异）；化学物的生物转化发生于细胞内，不存在需要生物转运进入靶细胞的问题，这样就增强了试验的敏感性；此外，单个亚型的生物转化酶在缺乏生物转化酶活性的细胞表达所赋予的新效应，使酶与代谢活化作用之间因果关系的判断具有确定性。当然，它不可能完全取代整体哺乳动物代谢，尤其是体外活化与解毒之间的平衡不同于动物体内环境。

④转基因小鼠的建立和应用：通过比较野生型与生物转化酶基因敲除型小鼠对相关毒物的致突变效应的异同，可以判断这一被敲除的基因与致突变作用的相关性。例如 CYP2E1 (-/-) 小鼠的建立对于探讨苯、尿烷、丙烯酰胺、三氯乙烯等化学物的代谢、致突变、致癌作用起到有效的作用。此外，也有人建立了在肝、肾和肠道表达人 SULT1A1 和 SULT1A2 的转基因小鼠，并用之研究食品热裂解产物在结肠诱导结肠细胞转化灶的作用。

（3）流式细胞仪自动化微核分析技术：微核试验中用显微镜检查微核的工作费时耗力，因此可以使用流式细胞仪进行分析，其优点是测定精确、定量参数多、检测速度快。用核酸特异荧光染料处理细胞后，在流式细胞仪上检测小鼠外周血嗜多染红细胞和成熟红细胞的微核频率，目前该技术已比较成熟。而对于人外周淋巴细胞或其他有核细胞的微核观察，目前用流式细胞仪的自动检测尚不成熟。

（4）荧光原位杂交（FISH）技术用于染色体分析：FISH技术是在保持组织、细胞中染色体原有位置和形态的基础上，采用染色体特异核苷酸序列的荧光探针对染色体进行检测及定位的方法，具有操作简便、分辨率高的优点。通过FISH，可根据荧光颜色差异准确定位人类基因组不同染色体及其DNA分布的改变，在检测致突变作用的敏感性和获得信息的精细度上远超过传统的细胞生物学技术。

二、致癌作用

（一）概念

致癌作用（carcinogenesis）的定义是外源因素（包括化学物、物理因素与生物因素等）诱导正常细胞发生恶性转化并发展成肿瘤的过程。化学致癌物是指能引发癌的化学物。在毒理学意义上"癌"的内涵与临床医学并不一样：它不是特指源自上皮组织的恶性肿瘤，而是泛指一切肿瘤，包括良性、恶性以及来自各种组织的肿瘤。致癌作用作为一个学术领域，其基本任务是研究化学物等因素诱发肿瘤的机制和发展、应用各种诱癌试验方法来评价外源因素的致癌性。具有致癌作用的外源因素虽也包括物理因素（如电离辐射等）和生物因素（如病毒、寄生虫感染等），但最多见的还是各类化学物。化学物诱导人和动物肿瘤的过程又称为化学致癌（chemical carcinogenesis）。

（二）化学致癌物的分类

化学致癌物的分类有助于正确认识不同致癌物的作用特征和危害性大小。一般按致癌物的理化性质、作用机制以及对人类致癌的确定程度进行分类。

1. 按化学结构分类　常见的化学致癌物主要涉及以下13类化学物（表2-7）。

表2-7　常见致癌物按其理化性质的分类

致癌物类别	化学物（或物理、生物因素）举例
小分子有机物	甲醛、酒精饮料（酗酒）、三氯乙烯、氯乙烯、1，3-丁二烯、硫芥
苯及其衍生物	苯、甲苯、邻甲苯氨、4-氨基联苯、多氯联苯126
多环芳烃类	苯并（a）芘、室内燃煤烟尘
芳香胺类	联苯胺、2-萘胺、4-氨基联苯
金属和类金属	镍、铬、镉、铍、砷、钛、钍及其化合物
亚硝胺	二甲基亚硝胺、二乙基亚硝胺、二乙醇基亚硝胺、亚硝基降烟碱
霉菌和植物毒素	黄曲霉毒素、马兜铃酸
固态物质	硅胶（隆乳材料）、石棉纤维、矽尘、木尘、皮革尘
某些嗜好品	香烟、嚼烟、槟榔、咸鱼（中国式）
工业过程	涂漆、橡胶制造、铝制造、金胺制造、铁和钢铸造、洋红制造、煤焦油提炼、煤的气化、内燃机排气
药物（含某些激素）	环磷酰胺、噻替派、非乃西汀、己烯雌酚、甲氧沙林、苯丁酸氮芥、米尔法兰、白消安、苏消安、他莫昔芬、环孢霉素、硫唑嘌呤、绝经后雌激素（-孕激素）治疗、雌激素-孕激素口服避孕药、鬼臼乙叉苷与顺铂和博莱霉素联用、MOPP化疗方案、有雄激素活性的类固醇药物

续表

致癌物类别	化学物（或物理、生物因素）举例
物理因素	过度日光照射（紫外线）、所有形式的电离辐射、中子辐射、α射线、β射线、放射性碘（包括I^{131}）、磷^{32}、锶^{90}、镭$^{222,\,224,\,226,\,228}$
生物因素	幽门螺杆菌、乙型肝炎病毒、丙型肝炎病毒、人类免疫缺陷病毒（1型）、人乳头瘤病毒、卡波西肉瘤相关疱疹病毒、人类嗜T淋巴细胞病毒（1型）、EB病毒、埃及血吸虫、麝猫后睾吸虫（感染）

表中所列致癌因素源自 *Agents classified by the IARC monographs*，*Vol 1*，108 之 1 类致癌物

2．按作用机制分类　根据化学致癌物的作用机制，化学致癌物可分为遗传毒性和非遗传毒性致癌物两大类。

（1）遗传毒性致癌物（genotoxic carcinogens）：遗传毒性致癌物是指具有致突变性的致癌物，它们通过诱发突变参与致癌过程。

①直接致癌物（direct carcinogen）：指无须代谢活化、本身就有致突变及致癌作用的化学物，例如亚硝酰胺、亚硝基脲、铬、镍、镉、石棉纤维等。

②间接致癌物（indirect carcinogen）：大多数有机致癌物本身不具有生物学活性，需经体内代谢活化转变成具有亲电子活性的代谢物才能与生物大分子作用，称为间接致癌物。代谢活化形成的具有高度亲电子活性的物质则称为终致癌物（ultimate carcinogen）。例如多环芳烃类化合物、亚硝胺类、杂环胺类等都属于间接致癌物。

③无机致癌物：铀、镭、氡等可因其放射性致癌。镍、铬、钛、锰等金属及其盐类可在一定条件下致癌。无机致癌物可能造成 DNA 损伤，或者通过作用于 DNA 聚合酶、降低 DNA 复制的保真度而致癌。

（2）非遗传毒性致癌物（non-genotoxic carcinogens）：指不直接作用于遗传物质，而是间接作用于 DNA，最终导致细胞癌变的一类致癌物，例如刺激有丝分裂和抑制凋亡均有利致癌作用。非遗传毒性致癌物可细分为以下几个类型：

①促长剂（promoter）：促长剂是指本身不能诱发肿瘤，只在引发剂之后暴露于细胞才可诱发肿瘤的化学物。经典的促长剂是从巴豆油提取的 12- 邻 - 十四烷酰大戟二萜醇 -13- 乙酸酯（TPA），具有很强的肿瘤促长活性。其他促长剂包括苯巴比妥、糖精、四氯二苯并对二噁英（TCDD）、雌激素、胆酸等。

②激素调控剂：人工合成的雌激素、雄激素和类固醇激素都可增加患癌的风险性。例如内源性雌激素（雌二醇）水平较高、暴露时间长（从初潮至绝经之间的年份）与乳腺癌发生有关；己烯雌酚子宫内暴露与出生后阴道癌发生有关；与化学致癌物同时或稍后接触睾酮或合成雄激素均可诱发前列腺癌。

③细胞毒物：细胞死亡本身会刺激细胞增殖，从而增加肿瘤发生机会，例如多数致肝癌毒物具有损伤肝细胞、促进肝细胞增生的作用。一些氯代烃类促癌剂的作用机制可能与其细胞毒作用有关。

④过氧化物酶体增殖剂：引起肝过氧化物酶体增殖的化学物称为过氧化物酶体增殖剂，例如氯贝丁酯（安妥明）、三氯乙烯、全氟乙烯等。过氧化物酶体增殖与肝细胞癌发生具有一定相关性。过氧化物酶体氯贝丁酯增殖剂致癌的机制尚未明了，可能与过氧化物酶体的增多促进细胞内氧自由基产生过多有关。

⑤免疫抑制剂：如咪唑硫嘌呤、巯嘌呤和环孢素 A 可诱发人或动物的白血病或淋巴瘤。

⑥助癌物：助癌物（cocarcinogen）指其单独接触无致癌性，但在接触致癌物之前或同时接触可增加肿瘤发生的化学物。如芘对苯并（a）芘致皮肤肿瘤起助癌作用，其作用机制可能

涉及增强致癌物的吸收和诱导特异的代谢活化酶等。

3. 按国际癌症研究机构（IARC）的标准对化学物依其对人类致癌性证据有无及强弱分类

IARC 是 WHO 的一个下属机构。该机构每隔数年就要根据新的研究资料评估各种化学物、物理因素、生物因素或生产过程与人类癌症的因果关系。关于外源因素对人类致癌性的判断依据主要分为致突变性、动物致癌性和人类流行病学调查等方面的资料，根据证据的完整、强弱对化学物或其他因素（过程）的致癌性进行归类，如表 2-8 所示。

表2-8　国际癌症研究机构（IARC）关于致癌物分类的定义和依据

IARC分类	中文名称	英文描述	动物诱癌试验的证据	人群流行病学调查的证据	化学物（混合物或其他因素）举例
1类	确认人类致癌物	carcinogenic in humans	一般为充分	充分	见表2-7
2A类	很可能的人类致癌物	probably carcinogenic in humans	充分	有限	丙烯酰胺、二苯并（a，h）蒽、二苯并（a，l）芘、水合氯醛
2B类	可能的人类致癌物	possibly carcinogenic in humans	不够充分	有限	丙烯腈、乙醛、咖啡、苯并（a）蒽、4-氨基偶氮苯
3类	未定类	not classifiable for its carcinogenicity	不足	不足	丙烯酸、丙烯醛、艾氏剂、金胺、乙酰胺、邻-氨基偶氮甲苯
4类	可能对人不致癌	probably not carcinogenic in humans	足够资料提示无致癌性	足够资料提示无致癌性	己内酰胺

到目前为止，1 类、2A 类、2B 类、3 类和 4 类分别包括 111、66、285、503、1 个化学物或其他因素。然而，IARC 的致癌物分类清单一直并将继续处于动态变化中。随着研究资料的不断积累完善，一些原来的 2A 类致癌物可能被评定为 1 类，而原来的 2B 类也可能被确认为 2A。例如 10 年前苯并（a）芘和黄曲霉毒素 B_1 都还只是动物致癌物（2A 类），但数年前均被认定为人类致癌物（1 类）；多氯联苯 126 于最近（2012 年）被确认为 1 类致癌物（另 12 个多氯联苯化合物正在准备确认为 1 类）。因此，2（A、B）类致癌物所谓动物致癌物的提法，并不排除人类致癌物的可能，只是现有流行病学资料积累不足，它们对人类的潜在影响同样值得重视。

从表 2-7 可以看到，多个临床肿瘤化疗药也是人类致癌物。为什么明知它们的致癌性还用于患者呢？这里有一个急和缓的取舍问题。例如，利用抗癌烷化剂杀灭癌细胞，这是治疗目的；化疗药对癌细胞没有绝对的选择性，它同时以较低强度杀伤正常细胞，甚至有诱发新肿瘤的危险，这是药物的毒副作用。但是，若不采用化疗，患者可能在数月内死亡；相反，采用化疗就有延长生命的希望，而药物诱发新肿瘤的潜伏期一般在数年至数十年之间。因此为了暂时（例如 5 年）的生存而选择承担相对遥远的患另一癌症的危险性是合理的。

（三）化学致癌机制

目前关于致癌作用的机制已形成了两个主流的学派，即遗传机制学派（genetic theory）和表遗传机制学派（epigenetic theory）。遗传机制学派的核心思想是癌的发生起源于致癌因素诱导体细胞的突变或外来基因整合到细胞基因中。表遗传机制学派则关注非基因变化对癌发生的作用。事实上遗传机制和表遗传机制可能是相辅相成的，它们可能在不同的致癌阶段起作用。

1. 化学致癌的多阶段　基于动物诱癌试验的长期经验，化学致癌过程至少可分为启动（initiation）、促长（promotion）和进展（progression）三个阶段。

（1）启动阶段：又称引发阶段，为化学致癌的第一个阶段。此阶段中，遗传毒性致癌物作用于细胞引起基因突变或染色体畸变，使单个（或数个）细胞中与癌变有关的基因发生不可逆的改变，此种细胞称为"启动细胞"，而诱发细胞突变的化学物称为启动剂（initiator）。启动剂作用的靶基因主要是原癌基因和抑癌基因，导致原癌基因的激活或抑癌基因的失活。启动细胞的表型可能正常，需要细胞的增殖以及进一步的变化。

（2）促进阶段：启动细胞经过不断增殖和变化，形成癌前病变或良性肿瘤的过程称为促进阶段。具有促进作用的因素称为促进剂（promoter）或促癌剂。TPA是迄今所发现的促进剂中活性最强者。促长阶段的特点是：不涉及基因突变、作用时间较长且可逆、通过非遗传过程起作用（如促细胞增生、抑制细胞凋亡）。重要的是，人类密切接触的高盐与高脂饮食、糖精和香烟烟雾等都有促癌作用，后者对于肺癌、胰腺癌、食管癌等既是启动剂又是促进剂。人体某些内源性物质也可充当肿瘤促进剂，如雌激素对乳腺癌以及胆酸对结肠癌与肝癌均具有促进作用。

启动剂单独作用一般不会引起肿瘤，而促进剂只对启动细胞起作用，因此它必须在启动阶段之后暴露才可能促进癌的发生。

（3）进展阶段：促进阶段的产物是形成癌前病变（如柱状上皮的鳞状上皮化生）或良性肿瘤，它们都需要进一步的改变（往往涉及进一步的基因突变）才能转变为恶性肿瘤，此过程称为进展阶段。这一阶段的各种使细胞恶性程度逐渐增加的突变引起如下改变：肿瘤获得侵袭性、对免疫系统的耐受性以及新生血管生长能力加强等；并且，从前两阶段的癌前细胞遗传同质性转变为进展阶段的细胞遗传异质性。当然，有些细胞亚群通过自然选择可加速扩增，并因其遗传不稳定性转化为恶性程度更高的表型，后者可逐渐成为肿瘤的优势细胞群。已知的进展剂有砷酸盐、石棉纤维、苯过氧化苯甲酰、羟基脲等，它们多以引起染色体畸变较明显。

启动、促进和进展三阶段理论有助于我们对致癌过程的认识和对不同致癌物的分析，事实上迄今我们对致癌作用所涉分子遗传与生化事件的了解远未真正全面深入，需要更多的努力以进一步接近真实。

2. 细胞凋亡（apoptosis）失调

（1）细胞凋亡与肿瘤发生的关系：细胞凋亡是指一种不同于坏死的细胞死亡方式，即细胞通过内部机制启动核酸内切酶活性，自己结束其生命过程。最终细胞裂解为若干凋亡小体而被其他细胞吞噬，这样的死亡方式不会刺激炎症反应，而是静悄悄地消失，不给周围细胞或组织造成损伤或氧化负荷。这种细胞死亡方式的生理意义主要表现在胚胎发育过程和衰老、缺陷细胞（如癌前细胞）的清除上。因此，正常细胞凋亡机制的弱化与肿瘤促进作用有关。迄今已发现一些致癌物（主要是非遗传毒性致癌物）有抑制细胞凋亡的作用。此外，诱导肿瘤细胞凋亡也成为肿瘤化疗药作用的一个机制。

（2）细胞凋亡的基因调控：细胞凋亡是在基因调控下的主动死亡过程，这些基因的活动状态对肿瘤发生具有重要影响。迄今已发现两类控制细胞凋亡的基因：第一类是促进细胞凋亡的基因（进一步可分为增殖抑制基因和凋亡促进基因）；第二类是抑制细胞凋亡的基因（进一步可分为增殖促进基因和凋亡抑制基因）。

① bcl-2 基因：bcl-2 作为膜结合蛋白存在于线粒体膜、核膜及内质网膜上，其基因家族包括多个成员。bcl-2 表达水平增高可明显延长细胞的生存期，而对细胞增殖无影响。

② c-myc 基因：原癌基因 c-myc 的表达蛋白促使细胞从 G_0 期迅速过渡到 G_1 期，因而缩短细胞周期，加快细胞分裂，抑制细胞分化。在不少人类肿瘤细胞中都发现有 c-myc 的高表达。已有证据显示它参与细胞凋亡的调控。

③Fas 基因：人的 Fas 蛋白 N 末端在膜外，C 端在膜内，后者包括一段介导细胞凋亡作用的氨基酸序列，称为死亡功能区。

此外，抑癌基因 p53 和多肿瘤抑制基因 p16 基因也是细胞凋亡相关基因。

（3）基因的协同作用：在多数情况下，上述某单一基因表达的变化并不足以影响细胞凋亡，只有几种基因协同作用，才能影响凋亡。例如虽然 bcl-2 是细胞凋亡的抑制基因，但 bcl-2 的单独上调并不产生此效应，只有与 c-myc 共同作用才能促进肿瘤细胞增殖。

3．DNA 修复失效　机体具有多种 DNA 修复机制，如直接修复、切除修复及重组修复等，以纠正各种自发或诱发的遗传损伤，避免突变的发生；并且，人类的 DNA 修复机制比一般哺乳动物更完备。当 DNA 修复不准确时，细胞的遗传损伤可通过细胞分裂"固定"为纯合子的突变基因，当涉及细胞癌变的基因突变累积到一定程度，细胞可发生恶性转化。已有不少报道表明某些致癌物通过干扰 DNA 修复机制而促进肿瘤发生。

4．化学致癌的某些非遗传机制　一些外源化学物如免疫抑制剂、激素和促癌剂（TPA）等，可通过非遗传机制（也称外遗传机制或表遗传机制）而产生致癌作用。这种作用主要涉及一些与细胞增殖和分化有关的基因表达发生改变，通过转录与翻译水平的改变影响蛋白质产物的水平，也可能通过核酸或蛋白质的化学修饰（如 DNA 的甲基化）而起作用。动物致癌物中约有 40% 无诱变性，提示它们可通过非遗传机制致癌。

（四）评价化学物致癌作用的基本方法

判断一个外源化学物有无致癌性以及定量的剂量－反应关系分析是化学物致癌危险性评估的重要基础，也是有关安全性限值制订的重要依据。目前常用的致癌物识别方法有三类，即致突变试验、动物诱癌试验以及人类流行病学调查。要确定一个化学物的致癌性，这三方面的充分可靠的证据是必不可少的。此外，在上述资料的基础上还有结合化学物的理化性质参数和生物信息学手段进行的定量构效关系分析，以已知数据化学物的资料预测相似的未测定化学物的致癌性。目前常用的评价外源化学物致癌性的试验方法主要包括致突变试验、细胞转化试验、哺乳动物短期致癌试验、促癌剂的检测、哺乳动物长期致癌试验和人群流行病学调查。

1．致突变试验　采用致突变试验预测化学物的致癌性主要基于多数致癌物都具有致突变性、大多数非致癌物无致突变性的事实。若一个化学物具有致突变性，它就是一个潜在的致癌物，有必要用动物诱癌试验测试其致癌性。因此对于一个完全未知致癌作用有无的化学物而言，致突变试验是首先需要做的。致突变试验的方法和应用原则已在前文讨论过，在此不作赘述。需要指出的是，致突变试验呈现阴性者不能排除非遗传毒性致癌物的可能，而试验结果阳性的化学物也还有遗传毒性非致癌物的可能，因此存在一些假阴性和假阳性结果。

2．细胞转化试验　细胞转化是观察受试物与表型正常的培养细胞在体外接触后发生的形态转化（如细胞的交叉重叠生长、细胞核变大、细胞核嗜碱性染色）的细胞集落出现的频率。对于形态转化的细胞，还可以鉴定其恶性生长能力，如锚着非依存性（软琼脂培养基中）生长、染色体畸变、裸鼠成癌性测试等。这种方法可以检出遗传毒性致癌物和非遗传毒性致癌物，以弥补用致突变试验筛查化学物致癌性的不足。

细胞选择的主要依据包括：细胞自发突变率低、已获无限生长能力但仍保持接触抑制、动物裸鼠试验呈阴性。细胞转化试验主要采用以下类型的细胞：①原代细胞：如叙利亚仓鼠胚胎细胞（SHE 细胞），该细胞自发转化率低，具有一定代谢活性，但细胞异质性强（来自 3 个胚层的胚胎细胞）。②永生化哺乳动物细胞系（如 BALB/c-3T3、C3H10T1/2 和 BHK-21 细胞）。③病毒感染诱导永生化的细胞。

3．哺乳动物短期诱癌试验　哺乳动物短期诱癌试验是为缩短试验周期、减少试验成本而设计的有限动物试验。对实验动物的染毒和观察都在有限的短时间内完成，观察的致癌靶器官往往也限定为一个。常用的哺乳动物短期诱癌试验有：小鼠肺肿瘤诱发试验、小鼠皮肤肿瘤诱发试验、雌性 SD 大鼠乳腺癌诱发试验和大鼠肝转化灶诱发试验等。具体试验方案和注意事项可查阅相关专著。

动物短期诱癌试验的观察终点往往不是一般临床意义的恶性肿瘤，而是癌前病变（如腺瘤、转化细胞灶等）。因此若以上试验任何一个取得阳性结果，其意义等同于长期动物诱癌试验；但阴性结果不能排除受试物致癌性（方法敏感性较低）。

4．促癌剂的检测　以上哺乳动物短期诱癌试验的方法中，除大鼠乳腺癌诱发试验外，其余 3 种都适用于促癌剂的检测。方法要求首先以适当的启动剂低剂量染毒，然后用受试物染毒。

5．哺乳动物长期诱癌试验　哺乳动物长期诱癌试验往往观察时间为受试动物的终身，它是公认的测试化学物致癌性的标准方法。由于化学致癌的潜伏期长，应该选用生命周期较短的哺乳动物进行试验。由于存在物种等差异，动物实验结果外推至人存在一定程度的不确定性。

一般选择对相应肿瘤易感性强、自发肿瘤率低的物种和品系，年龄标准为刚断乳，雌雄各半，一般每组至少有雌雄各 50 只动物；剂量设计为 3 个不同剂量组（美国国立癌症研究所推荐以最大耐受剂量为高剂量），另有阴性对照和阳性对照组；试验期限：原则上小鼠至少 1.5 年，大鼠至少 2 年；染毒时间：试验全程反复多次染毒。观察的结果采用肿瘤发生率、肿瘤多发性、潜伏期等指标。一般认为，以上 3 个指标只要有 1 项与对照组有统计学差异并存在剂量 - 反应关系，即可判断为诱癌试验阳性。那些在较低剂量（甚至接近人类实际接触水平）即呈现有统计学意义的发生率增高或潜伏期缩短具有较大的毒理学意义。阴性结果的确立依赖以下条件：两个物种的动物、两种性别受试、每组有效动物数（雌雄至少各）50 只、至少包括 3 个不同剂量。

6．转基因或基因敲除动物应用于诱癌试验　转基因和基因敲除的动物模型可以明显增加受试动物对化学致癌的敏感性，为快速检测致癌物、促癌物以及致癌机制研究提供帮助。目前应用最多的模型主要是癌基因（如 HK-fos 和 Ras-H2）高表达小鼠和抑癌基因（p53）敲除小鼠。对转基因和基因敲除小鼠的诱癌试验通常短至 3 个月左右即可完成。

7．人群流行病学调查　人群流行病学调查是确认人类致癌物的必需手段。被 IARC 认定的 1 类致癌物，除了已具备足够的动物诱癌资料外，需要充分的人类流行病学调查证据才能作出相关判断。根据流行病学观察的终点不同，可分为肿瘤流行病学调查和生物标志物流行病学调查。

（1）肿瘤流行病学调查：肿瘤流行病学调查通常观察肿瘤的发病率和病死率，根据观察指标与对照人群的统计学差异、调查结果的可重复性和剂量 - 反应关系的存在，再结合动物诱癌试验的证据，可确认该化学物为人类致癌物。若单次调查结果为阴性，不能排除受试物为人类致癌物的可能，所以对不同时间、不同研究单位对不同国家和地区人群的相关调查结果进行综合分析，可以增强结论的可靠性。周密的研究设计和对混杂因素的控制对一个成功的流行病学调查很重要，此外，根据相关肿瘤的发病率需要接触人群样本足够大（往往在 10 万人以上）、接触期限足够长（20 年左右）、接触剂量合理量化等。

（2）肿瘤生物标志物流行病学调查：近年出现的肿瘤分子流行病学调查，是将肿瘤流行病学方法与肿瘤的生物标志物分析技术相结合，对人群的某化学物暴露和肿瘤易感性的相互作用进行分析。从理论上讲，这样的调查对敏感生物标志物的筛选、易感人群（高危人群）的确定以及肿瘤的临床筛查和早期诊断具有重要意义。但是，实际上迄今为止提出的肿瘤生物标志物中，许多指标预示肿瘤的特异性和敏感性都不近人意。例如前列腺特异抗原（PSA）在 55 岁年龄以上男性的筛查并未明显降低其死亡率，即使是公认的肝癌生物标志物甲胎蛋白（AFP）用于肝癌筛查，其敏感性和特异性也远低于 100%（分别为 70% 和 30%），而对于肺癌目前尚无单一生物标志物可用于筛查。最有效的降低肿瘤死亡率的肿瘤标志物筛查，当是宫颈阴道涂片细胞学检查和人乳头瘤病毒筛查，确实有助于子宫颈癌早期诊断并显著降低其死亡率。总之，这方面的研究正在积极进行中，但临床筛查的应用尚需慎重，以避免过度检查和过度治疗。

三、生殖与发育毒作用

（一）概念

生殖是使种族繁衍的各种生理过程。生殖发育过程一般是指从生殖细胞发生直到胎儿娩出的整个过程，因此具有广泛的含义，其中包括精子的发生、卵细胞的形成、配子释放、受精、卵裂和胚泡发育、着床、胚胎发生、胎儿发育、分娩和哺乳过程。外源化学物对生殖和发育的影响，可以是直接作用，也可以是间接作用（通过神经系统 - 内分泌系统 - 性腺轴等调控环节影响生殖发育）。环境有害因素对亲代生殖功能和子代发育造成的损害作用分别称为生殖毒性和发育毒性，两者关系非常密切。

1. 生殖毒性　生殖毒性（reproductive toxicity）指外源化学物对生殖过程的影响及损害作用，包括对成年动物性功能和生殖能力的有害影响，以及在后代中的发育毒性。评定外源化学物对生殖细胞发生、卵细胞受精、胚胎形成、妊娠、分娩和哺乳过程的损害作用的实验方法即为生殖毒性试验（reproductive toxicity test）。

2. 发育毒性　发育毒性（developmental toxicity）指任何体内外因素对发育中的子代所造成的有害作用，包括从胚胎发育到出生后青春期之前出现的效应。能够诱导发育毒性反应的外源化学物称为发育毒物（developmental toxicant）。发育毒性的具体表现包括：

（1）发育生物体死亡（death of the developing organism）：指受精卵或胚泡在着床前的死亡或胚胎着床后发育到某个阶段的死亡，临床表现为不育、自然流产或死产。

（2）生长迟缓（growth retardations）：指胎儿的发育过程较正常缓慢，其生长发育指标均值比正常对照组低 2 个标准差。

（3）结构异常（structural abnormalities）：指活产胎仔（儿）出生时某个器官的畸形（malformation），为永久性结构改变，可能影响个体生存、生长或功能。外源化学物诱导胎儿畸形的作用称为致畸作用（teratogenesis）。

（4）功能缺陷（functional defect）：即胎仔（儿）的生理、生化、代谢、免疫、神经活动及行为的缺陷或异常。

3. 致畸物　致畸物（teratogen）指受孕的母体所接触的能导致胚胎发育受干扰、子代出生后具有畸形的外源化学物。

4. 胚胎毒性　外源理化因素引起胎仔（儿）生长发育迟缓或功能缺陷的作用（致畸与胚胎致死作用除外）称为胚胎毒性（embryotoxicity）。胚胎毒性是相对于母体毒性而言的。

5. 母体毒性　母体毒性（maternal toxicity）是指环境理化因素在一定条件下对受孕母体的损害作用，可表现为体重减轻、其他临床症状或死亡。

（二）生殖与发育毒性的特点

1. 生殖与发育毒性的靶器官　生殖与发育过程的每个阶段所涉及的细胞或器官都可能成为外源化学物毒作用的靶。外源化学物的生殖与发育毒性主要可分为：

（1）性腺毒性（gonad toxicity）：生殖细胞受损的潜在后果是不育、流产、死胎、畸胎等。例如接触二硫化碳的女工月经周期异常的发生率显著高于对照组女性人群，反映了该化学物对女性卵巢功能的干扰作用。

（2）胚胎毒性：某些化学物可通过胎盘屏障作用于处于不同发育阶段的胚体或胎体，造成后者病理性或功能性损害。例如抗滴虫药甲硝唑因其胚胎毒性属于孕期禁用药。

（3）胎盘毒性（placental toxicity）：指受孕母体接触某些化学物对其胎盘造成的损害效应，

可表现为胎盘血流量降低或胎盘内分泌功能受抑制等。其后果是对胎儿的影响，可引起死胎或畸变。

2．外源化学物对生殖发育毒作用的特点

（1）损害作用的多性样：损害表现与接触化学物的时期相关，可出现不孕症、胚胎毒性、大体畸形或功能异常。有的异常甚至直到青春期后表现出来，如生殖功能缺陷等。

（2）生殖和发育对外源化学物的损害作用比较敏感：例如母体妊娠期暴露于低剂量二乙基亚硝胺（不足引起母体肿瘤），仔鼠成年后再次接触，则肿瘤发生率增加。

（3）损害作用有时可远及从未接触有关化学物的后代：例如母鼠接触高浓度二硫化碳可引起子一代畸形，然而在不再接触该毒物的情况下，子一代交配后所生的子二代也可出现同类畸形。

（三）迄今对生殖与发育毒物的认识

人类对出生缺陷与环境化学物关系的认识加深，是缘于近代一系列重大公共卫生事件或战争悲剧。1940 年澳大利亚发生风疹大流行，次年婴儿眼、耳畸形发生率明显增加；1945 年日本广岛和长崎的原子弹爆炸，核辐射导致胎儿小头畸形和智力低下，婴儿死亡率达 25%；1953 年日本水俣湾因含汞工业废水污染引起甲基汞中毒，后发现先天水俣病患儿；1960 年前后欧洲等地为减轻孕妇早孕反应使用沙利度胺（反应停），结果共出生了近万名海豹（短肢）畸形儿（约占早孕期服药者所产新生儿的三分之一）；1968 年日本发生由多氯联苯污染引起的米糠油事件，中毒孕妇发生死产、早产和产下"油症儿"（有低体重、皮肤色素沉着、脱屑、严重氯痤疮、眼分泌物增多及牙龈着色等表现）；1970 年对胎儿酒精综合征有了明确的认识：表现为身长相对较短、眼裂短小、内眦皱褶明显、面中部扁平发育不全、室间隔缺损等多种畸变形式；1986 年前苏联切尔诺贝利核电站事故造成放射性核素（如锶 90 和铯 137）大量污染，受灾邻近地区出现畸形儿比例上升；2011 年 3 月日本福岛核电站因海啸发生核泄漏事故，造成铯 137 严重污染，次年据报道在当地出现大量畸形蝴蝶，并且这些畸形蝴蝶与未受核辐照的蝴蝶交配后出现更高的畸形率，似乎预示对人类后代发育具有一定危险（尚待研究总结）。

上述事件极大地推动了环境化学物发育毒性的研究和有关管理法规的建立。1966 年美国 FDA 提出了三段生殖毒性试验评价发育毒性的方案。1986 年和 1991 年美国环境保护署（EPA）起草和修订了可疑发育毒物危险度评价指南，明确提出要对化学物进行发育毒性评价。

动物实验显示有数百种物理、化学和生物因素能通过某些尚未明了的机制导致出生缺陷，其中近 40 种因素被证实对人类胚胎发育具有损害作用。表 2-9 显示了部分已确认的人类发育毒物。

表2-9　已知的某些人类发育毒物或机体状态

发育毒物类型	化合物/其他因子
放射性辐射	核辐射尘埃、放射性碘、治疗性核辐射
病原体感染	巨细胞病毒，单纯疱疹病毒1型、2型，细小病毒B-19（传染性红斑），风疹病毒，梅毒螺旋体，弓形虫，带状疱疹病毒，委内瑞拉马脑炎病毒
母体创伤和代谢失调	孕期酗酒、孕早期羊膜腔穿刺术、绒毛膜取样术（孕60天内）、孕期碘缺乏、孕期患糖尿病、孕期叶酸缺乏、孕早期高热、男性化肿瘤
药物或环境化学物暴露	氨基糖苷类抗生素、雄激素药、血管紧张素转化酶抑制药（如卡托普利）、血管加压素受体拮抗剂（如托伐普坦）、抗惊厥药（如苯妥英、卡马西平）、白消安、苯丁酸氮芥、可卡因、香豆素类、环磷酰胺、阿糖胞苷、己烯雌酚、达那唑、麦角胺、氟康唑、抗叶酸类抗癌药（氨蝶呤、氨甲蝶呤）、甲巯咪唑、亚甲蓝、米索前列醇、青霉胺、奎宁（高剂量）、四环素类药物、沙利度胺（反应停）、甲苯、维生素A（过高剂量）、类视黄醇（如13-顺式视黄酸）、CO、环氧乙烷、金属（铅、锂、有机汞）、毒杀芬（一种有机氯农药）、烟草、烟雾

摘自：Curtis Klaassen, John B. Watkins. Essentials of Toxicology. Second Edition. McGraw-Hill Companies, 2010.

（四）致畸作用的特征和致畸试验

1. 致畸作用的特征

（1）存在敏感期：致畸物可能为外源化学物，也可能为物理因素，后者的典型例子就是核辐射引起的胎儿畸形。致畸作用有如下特点：在胎儿的器官形成期，母体接触致畸物可以诱发器官畸形，而在其他时段接触同样的致畸物就不会诱发畸形，而代之以不育（较早接触）、流产、死胎或胎儿生长迟缓（较晚接触）等表现。在人类，胎儿器官形成期处于孕 3 ~ 8 周。不同系统、器官又在该时间段内依顺序先后发育成形。

（2）致畸作用的物种差异特别明显：例如沙利度胺在大鼠、小鼠的致畸试验中都呈现阴性结果，但是对人类诱发短肢畸形却很敏感。因此在致畸危险性评估中，要特别强调采用多种动物物种进行实验研究，并且流行病学调查资料非常重要。

（3）致畸作用的剂量 – 反应关系曲线较陡峭：致畸作用的阈剂量与 100% 致畸剂量之间距离较小，后者往往足以使胚胎死亡或母体严重中毒。因此表现致畸作用的剂量范围是有限的，需要细心地在预试验中摸索。

2. 致畸试验　首选大鼠，其次小鼠或家兔用于致畸试验；取性成熟但未交配过的动物进行试验；至少设高、中、低三个剂量组，另设阴性对照与阳性对照组。高剂量组应达到使部分孕鼠出现轻度毒作用（一般在 LD_{50} 的 1/5 ~ 1/3 以下），低剂量组为不引起明显毒作用的剂量。阳性对照常用的药品为敌枯双、五氯酚钠或阿司匹林。给药时期应包括相应物种器官形成期的主要阶段。自然分娩前 1 ~ 2 天处死动物，记录活胎、死胎、吸收胎的数目，称量胎盘重量，并观察大鼠卵巢的黄体数。对于活胎，要采取必要手段观察全身各部位（肢体、内脏和骨骼）有无畸形。

根据畸胎总数、畸形总数和总活胎数可计算出畸胎率和畸形率，将后者与阴性对照组作统计学比较，可得出最小致畸剂量。致畸指数 = 雌鼠 LD_{50} ÷ 最小致畸剂量，它的数值越大表示致畸作用越强。此外，致畸危害指数 = 最大不致畸剂量 ÷ 最大可能摄入量。这一指数越大，受试物对人体致畸危害越小（表 2-10）。

表2-10　受试物致畸指数和致畸危害指数大小与其致畸性的关系

致畸试验观察指标	指标值	致畸性判断
致畸指数	<10	不致畸
	10 ~ 100	致畸
	>100	强致畸
致畸危害指数	>300	对人致畸危害小
	100	对人致畸危害中等
	<100	对人致畸危害大

（五）生殖和发育毒性的评价

外源化学物的生殖和发育毒性评价，应该将动物体内生殖发育毒性试验资料与有关人群流行病学调查结合起来分析，以推测受试物对亲代生殖系统和子代健康的潜在不良影响。

1. 人群流行病学调查　利用流行病学调查方法，研究外源化学物对暴露人群（育龄男性和女性）生殖功能的影响，可获得其生殖毒性的人群资料，这样的研究称为生殖流行病学。具体调查方法可参阅有关专著，此处仅作简要介绍。

（1）化学物对男性生殖功能影响的评价：男性生殖功能所受影响的人群流行病学调查，一般可通过精液检查、妻子生育史及子女发育状况进行评价。

（2）化学物对女性生殖功能影响的评价：女性生殖功能所受影响的人群流行病学调查常

用以下指标：月经情况、妊娠结局、后代发育状况（从胎儿期的表现直到青春期前）。

2．生殖和发育毒性试验

（1）生殖和发育毒性的三阶段一代繁殖试验（three segment reproduction test）

①生育力和生殖功能试验（第一阶段试验）：该试验的目的是测试外源化学物对雄性与雌性动物的性能力与生殖功能的影响。首选大鼠进行试验。雄鼠与雌鼠分别染毒（60 天和 14 天，分别覆盖整个精子发生期和卵子成熟期）后进行交配。一般设三个染毒剂量，高剂量组以引起母鼠轻微毒效应为度，每组雌鼠 20 只、雄鼠 10 只。证实交配和受孕后雄鼠可处死、检查，雌鼠继续染毒至着床。妊娠 14 天时，处死一半雌鼠，观察黄体数、着床数和吸收胎数，计算着床前死亡率和着床后死亡率。另一半孕鼠继续染毒至分娩和断乳。幼仔出生后直至断乳，观察并记录其体重、生存、畸形及生长发育情况。

②致畸试验（第二阶段试验）：试验程序如前所述。该试验主要观察胎儿器官形成期母体接触受试物对胚体和胎儿发育的影响。

③围生期和哺乳期发育毒性试验（第三阶段试验）：孕鼠从孕 15 天至断乳一直接触受试物，观察受试物对母体妊娠后期、胎仔发育后期、分娩、哺乳以及仔鼠出生后存活与生长发育的影响。具体试验方案可参阅有关专著。

上述三阶段一代繁殖试验仅反映暴露时间较短的外源化学物。对于人体可能持续暴露的化学物（例如抗高血压药或抗糖尿病药），有必要延长观察的动物代数，即进行以下介绍的多代生殖毒性试验。

（2）多代生殖毒性试验：多代生殖毒性试验（multi-generation reproduction test）是将受试物在受试动物整个生命期内持续暴露，并观察两代或三代，甚至更多代仔鼠出现的效应。观察的指标与上述三阶段一代繁殖试验大致相同。以两代生殖毒性试验为例，接受染毒的动物包括亲代和子一代（F_0、F_1 代）；第三代（子二代，F_2）动物没有直接接受染毒，而是仅在胚体和胎仔阶段通过胎盘从母体接受过受试物。连续观察三代动物的生殖和发育所受影响（以及必要时更多代的连续观察），有利于敏感地检出受试物引起较轻微损害（一代试验不能检出）经多代繁殖的累积。具体试验流程及观察方法可参阅有关专著。

（3）药物对人类生殖和发育的潜在危害：为保护孕妇和后代健康，美国 FDA（1979）对孕期用药安全性进行如下分级：

A 级：经严格、充分的研究，受试药物对孕妇未呈现任何危险性。

B 级：较 C 级药物的危险度低。

C 级：目前不能排除其危险性。药物的人类实验资料缺少，而动物毒性资料缺乏或显示一定胚胎毒性，其治疗效果超越不良影响。

D 级：较 C 级药物的危险度高。

X 级：为妊娠期禁用。指从动物或人体实验、流行病学调查、药物上市后的市场报告看，药物对孕妇和（或）胎儿的毒性超过其治疗之益处。

第六节　毒理学基础知识与临床安全用药

一、我国新药安全性（毒理学）评价的法规要求和评价项目

1．概念和目的　新药非临床安全性评价（non-clinical safety evaluation）也称临床前毒理学研究，是关于药物安全性评价的第一步；具有药理功效的新药只有经过毒理学评价，认为是安全的，才有可能进入临床试验，在小范围人群的临床试验中进一步观察其对人的药效和安全

性。新药临床前毒理学研究是采用比临床用药更大的剂量和更长的用药时间给予实验动物,观察和评价药物对动物机体的毒性作用、靶器官以及作用的可逆性,包括全身毒性、局部毒性以及特殊毒性的研究。

新药临床前毒理学研究的目的是对受试新药可否进入下一步的临床研究进行过筛和把关,并为预测其临床使用的安全性提供依据,以及为其临床应用的毒副作用监测提供线索。其重点是确定安全剂量范围,并与药物有效剂量范围进行比较,根据其治疗指数和安全范围等指标判断药物使用的安全性大小。

2. 毒理学评价与 GLP 实验室 GLP 是 Good Laboratory Practice(良好实验室规范)的缩写,是 20 世纪 70 年代末由美国 FDA 提出的针对临床前实验研究的原则,即 FDA 不接受由不符合 GLP 标准的实验室提供的新药毒理学实验资料。自 20 世纪 80 年代以来,GLP 已逐渐成为国际上新药毒理学研究必须遵守的共同规范,否则一个国家的新药无从在其他国家批准上市。

我国在 1993 年、2003 年和 2006 年公开颁布和修订了《药物非临床研究质量管理规范》,这就是中国的 GLP,其原则和各项要求与其他各国的标准大体一致。此规范的要求主要表现在两方面:①人员素质和管理制度的建设;②实验室和配套设施、设备的建设标准,如动物饲养条件等。具体内容可参阅相关文件。

3. 全身用药的毒性研究 全身用药的毒性研究包括:

(1)急性毒性试验:其目的主要是:①了解新药急性毒作用大小,结合药效学资料求得其治疗指数和安全范围;②为长期毒性试验和特殊毒性试验的剂量设计提供依据;③获得新药毒性反应的具体信息,诸如靶器官、死因等。

(2)长期毒性试验:给药期限的最低要求应根据临床用药的疗程长短。

(3)对于静脉注射制剂还应进行如下试验:①血管刺激性试验(家兔);②体外溶血试验(家兔红细胞体外试验);③过敏性试验(豚鼠);④热原试验(家兔)。具体试验程序可参阅相关专著。

4. 局部用药的毒性研究

(1)皮肤用药的毒性试验:包括:①皮肤用药急性毒性试验(家兔、豚鼠或大鼠);②皮肤用药长期毒性试验(家兔、豚鼠或大鼠);③皮肤用药刺激试验(家兔);④皮肤吸收试验(家兔)。具体试验程序可参阅相关专著。

(2)眼用药刺激性试验:采用家兔,方法有单次给药眼刺激试验和多次给药眼刺激试验。

5. 其他途径给药的局部刺激性试验 包括肌内注射用药局部刺激试验、静脉给药局部刺激试验。

6. 滴鼻剂和吸入剂的毒性试验 包括相应接触途径的急性毒性试验和局部刺激试验。

7. 应用于直肠、阴道制剂的毒性试验 包括相应接触途径的急性毒性试验、长期毒性试验和局部刺激试验。

8. 药物特殊毒性试验

(1)致突变试验:我国颁布的《新药审批办法》对新药毒理学评价的要求中,关于药物致突变成组试验系列与国际经济合作和发展组织(OECD)推荐的致突变短期试验方法相符。这组试验包括:①鼠伤寒沙门菌回复突变(Ames)试验;②大肠埃希菌回复突变试验;③哺乳动物体外细胞遗传试验(例如体外微核试验);④微核试验(体内);⑤哺乳动物体内骨髓细胞遗传试验;⑥哺乳动物体外细胞基因突变试验;⑦果蝇伴性隐性致死试验;⑧啮齿动物显性致死试验(必要时选用)。

(2)诱癌试验:经典动物诱癌试验消耗的时间、经费和人力都很大,因此在必要情况下才做。我国《药品注册管理办法》规定下列情况之一存在时必须做动物诱癌试验:新药或其代谢物的化学结构与某已知致癌物相似；长期毒性试验中发现有细胞毒性或组织细胞异常增生；致突变试验结果阳性。

诱癌试验方法包括：①培养细胞恶性转化试验：推荐采用叙利亚地鼠（SHE）胚胎细胞进行试验；②哺乳动物短期诱癌试验；③哺乳动物长期诱癌试验；④转基因小鼠诱癌试验：例如采用 P53$^{+/-}$ 小鼠大大缩短试验周期，增加试验敏感性。

（3）生殖与发育毒性试验：即上一节提到的三阶段一代繁殖试验：①一般生殖毒性（生育力和生殖功能）试验；②致畸试验；③围生期和哺乳期发育毒性试验。

9. 药物依赖性评价　我国在新药审批法中规定，凡是作用于中枢神经系统的新药，或者化学结构与已知有人体依赖性的化合物相似的新药，都需进行药物依赖性试验。

试验方法包括：①生理依赖性试验；②精神依赖性试验。具体试验方法和程序参见有关专著。

二、治疗性药物监测和特异质反应

（一）治疗性药物监测

1. 概念　治疗性药物监测（therapeutic drug monitoring，TDM）是临床化学检验与临床药理学的一个分支，它主要针对有效浓度范围狭窄（即很容易发生过量或剂量不足）的一部分药物的血中浓度进行分析，以作为临床药物剂量确定和调整的依据。

2. 施行 TDM 的重要性　药物有效浓度范围狭窄之所以容易造成剂量不足（无效）和过大（引起中毒）是因为患者的个体差异。除了性别、年龄、并发症这些造成有一定规律差异的因素外，还有个体生物转化酶的多态性和酶表达水平的差异，后者未经实验分析难以预测。因此为了保证对患者开具个体安全、有效的处方药物，在决定初始剂量之前，有必要对有关药物进行 TDM。TDM 的实行还有一个前提，即必须具备受监测药物的人群药物动力学、药效学以及毒效学资料，以便对监测结果进行判断和决策。

通常采用 TDM 的药物有：①抗癫痫药物；②氨基糖苷类抗生素（例如庆大霉素）；③情绪稳定药（尤其是柠檬酸锂）；④抗精神病药（例如哌咪清和氯氮平）。

（二）特异质药物反应

1. 概念　特异质反应（idiosyncratic reactions）是一种不常见的、不可预测的由外源化学物（包括药物）引起的机体损害效应。它不是过敏反应，也不是药物通常的副作用。关于特异质反应的形成机制，目前还没有共识性的结论。迄今阐明的典型特异质反应往往与机体的某种遗传变异有关。

2. 特异质反应的典型病种

（1）G-6-PD 缺乏症：G-6-PD 是 6-磷酸葡萄糖脱氢酶的缩写。G-6-PD 缺乏症是一个经典的特异质反应，它发生于 G-6-PD 缺乏的个体，后者因基因突变缺乏该酶活性，导致红细胞膜因还原性辅酶Ⅱ不足而不能耐受一般的氧化损伤，如进食氧化物水平较高的食物（蚕豆或其生加工品）和口服氧化性药物（如奎宁、甲硝唑、磺胺等），会发生溶血性黄疸。该遗传缺陷呈现一种 X 连锁不完全显性遗传，全世界约 2 亿人罹患此病。我国是本病的高发区之一，呈南高北低的分布特点，患病率为 0.2% ～ 44.8%。主要分布在长江以南各省，以海南、广东、广西以及云、贵、川等省为高。依临床症状轻重而分为重型、中间型、轻型、隐匿型。预防该病发作的主要措施就是对具有该遗传缺陷或病史的人群进行健康教育：禁用和慎用一系列具有氧化性的药物和食物（详见有关专著），以及预防感染性疾病等。

（2）琥珀酰胆碱敏感性：琥珀酰胆碱是一种肌肉松弛药，作为麻醉剂的辅助药品给药。它在血中可被假胆碱酯酶（pseudocholinesterase）水解而灭活，因此其作用短暂。但有极少数人（1/2000）在用药后呼吸停止可持续 1 小时以上，如不进行人工呼吸抢救，往往导致死亡。

琥珀酰胆碱敏感者血浆假胆碱酯酶活性缺乏，琥珀酰胆碱作用因此延长，导致呼吸肌麻痹。该遗传缺陷为常染色体隐性遗传，在编码该酶的基因 E1 和 E2 中已发现 5 种变异类型，其中纯合子 E1sE1s 酶活性最低（仅野生型酶的 0 ~ 5%），为发病最急、临床症状最重的基因型。

（3）先天性高铁血红蛋白血症：该病是由于 NADH- 高铁血红蛋白还原酶缺乏引起，是一种遗传性疾病，为常染色体隐性遗传。纯合子突变型的酶活力几乎为零，而血中高铁血红蛋白浓度增高，引起低氧血症。患者出生后即有发绀，一些正常人对之不会有不良反应的食物、药物（如肠道亚硝酸盐、氢醌、磺胺、非乃西丁、硝基苯等物质）都可以是这类患者发病的诱因。临床症状主要是发作性缺氧与发绀。杂合子酶活力约为正常人的 50%，血中高铁血红蛋白仅占 1% ~ 2%，患者平常无症状，但对上述氧化性物质极为敏感。

该病的诊断需要与中毒性高铁血红蛋白血症进行鉴别。治疗则主要采取维生素 B_2 和大剂量维生素 C，血中高铁血红蛋白超过 40%（病情危急）时，可紧急静脉推注亚甲蓝治疗。

（刘云岗）

第三章 生产环境与健康

生产环境由生产劳动过程中产生和存在的各种环境因素所组成，如劳动组织、制度和体位，生产过程产生的化学物质、噪声、振动等，劳动者在劳动时所接触的这些因素就构成了劳动条件。良好的劳动生产条件有利于健康，不良的劳动生产条件则可损害劳动者的健康，重者可引起严重的疾病，其中包括各类职业病。因此，学习和探讨生产环境对劳动者健康的影响，提出改善良好劳动条件的措施，对保护和促进劳动者健康、预防和控制职业病、提高劳动生产率具有重要的意义。

新中国成立以来，我国在"预防为主"卫生工作方针的指导下，为保护职业人群健康，颁布了一系列有关职业卫生法律、法规和相关卫生规章，相应地还成立了各种职业病防治和劳动保护机构，建立和健全了职业病防治网络，并进行了职业病范围的修订和卫生标准及职业病诊断标准的研制，取得了丰硕的成果。改革开放以后，随着乡镇、个体及外资等企业的兴起和新工种、新行业、新毒物的出现，在劳动生产过程及生产环境中出现的职业卫生问题不容乐观。只有充分认识我国现存的生产环境、劳动过程和生产过程中存在的职业性有害因素对劳动者健康的不良影响，切实地控制和消除职业性有害因素，才能有效地预防职业病，促进劳动者的健康，提高其劳动能力。

第一节 职业性有害因素与职业性损害

一、职业性有害因素

职业性有害因素（occupational hazards）是指与职业有关的、从业人员因从事某些职业而引起健康损害的因素，包括生产过程中产生的有害因素、劳动过程中产生的有害因素和生产环境中的有害因素等。

（一）生产过程中产生的有害因素

生产过程中产生的有害因素与生产工艺过程有关，它随生产技术、机器设备、使用材料和工艺流程的变化而改变。按其性质可分为三类：

1. 化学因素　在生产中接触到的原料、中间产品、成品以及生产过程中排放的工业三废（废气、废水、废渣）等均可对健康产生影响。常见的化学性有害因素包括生产性毒物和生产性粉尘。

（1）生产性毒物：生产环境中常见的生产性毒物有：①金属及类金属：如铅、汞、锰、砷等；②有机溶剂：如苯、甲苯、正己烷、二硫化碳、四氯化碳等；③刺激性气体：如氯、氨、氮氧化物、光气、氟化氢、二氧化硫等；④窒息性气体：如一氧化碳、氰化氢、硫化氢等；⑤苯的氨基和硝基化合物：如三硝基甲苯及苯胺等；⑥高分子化合物：如氯乙烯、氯丁二烯、丙烯腈等；⑦农药：如有机磷类、氨基甲酸酯类、拟除虫菊酯类农药等。

（2）生产性粉尘：①无机粉尘：如金属尘、石棉尘、煤尘、水泥尘、玻璃尘等；②有机粉尘：如棉麻尘、面粉尘、动物尘、染料尘、炸药尘等；③混合粉尘：由上述无机粉尘和有机粉尘混合形成。

2．物理因素

（1）异常气象条件：如高温、高湿、低温等，可引起中暑或冻伤等疾患。

（2）异常气压：如高气压、低气压等。前者如潜水作业可引起减压病（decompression sickness）；后者可引起高山病（mountain sickness）。

（3）噪声、振动：可引起噪声性耳聋和职业性振动病。

（4）非电离辐射：如紫外线、红外线、可见光、激光等。

（5）电离辐射：如 X 射线、γ 射线、β 粒子等。

3．生物因素

（1）致病微生物：如从事农业、畜牧、皮革、毛纺、森林等作业者，可能被布氏杆菌、炭疽杆菌、森林脑炎病毒、甘蔗霉菌等感染而引起布氏菌病、炭疽、职业性森林脑炎等疾病。

（2）致病寄生虫：农业生产劳动时接触被钩虫感染期幼虫污染的土壤，可引起钩虫病等寄生虫病。

（二）劳动过程中存在的有害因素

劳动过程是指劳动者为完成某项生产任务而进行的各种操作的总和，包括劳动组织与管理、操作体位和方式等。此过程产生的有害因素有：

1．劳动组织和制度不合理、劳动作息制度不合理，如超时劳动、作息制度不合理等。

2．精神（心理）性职业紧张，如机动车驾驶、高空作业。

3．劳动强度过大，与劳动者生理状况不相适应等，如安排的劳动任务与劳动者生理状况不适应、生产定额过高、超负荷加班等。

4．个别器官或系统的过度紧张，如视力紧张、发音器官过度紧张等。

5．长时间处于不良体位、姿势或使用不合理的工具等。

6．不良的生活方式，如吸烟或过量饮酒；缺乏体育锻炼；个人缺乏健康和预防的观念，违反安全操作规范和忽视自我保健。

（三）生产环境中的有害因素

生产环境是指生产场所的厂房建筑结构、空气流动状态、通风条件和采光照明等因素。这些因素包括：

1．厂房建筑布局不合理　例如将有害工序、工种和无害工序、工种等安排在同一车间内，还有通风不良、采光照明不足、有毒与无毒工段安排在一个车间等。

2．自然环境中的有害因素　如炎热季节的太阳辐射、冬季的低温等。

3．由不合理生产过程或不当管理所致环境污染。

在实际劳动生产过程和职业环境中，上述几方面职业性有害因素不是单一存在的，往往是多种职业性有害因素同时存在，且相互作用和影响，对职业人群的健康产生联合作用，加剧了对劳动者的健康损害程度。

二、职业性损害

（一）职业性有害因素的致病模式

劳动者接触职业性有害因素不一定发生职业性损害，只有当劳动者个体、职业性有害因素及有关的作用条件联系在一起，并达到引起职业性损害的条件时，才会造成职业性损害。职业性有害因素的致病模式如图 3-1 所示。

作用条件包括：①接触机会：如在生产过程中，劳动者是否经常接触某些职业性有害因素；②接触方式：即劳动者以什么方式接触职业性有害因素，职业性有害因素进入人体的途径以及损伤部位；③接触时间：包括每天、每周、每年，甚至一生中累积接触职业性有害因素的总时间；④接触职业性有害因素的浓度（强度）。后两种因素是决定机体接受有害因素剂量（强度）的主要因素。

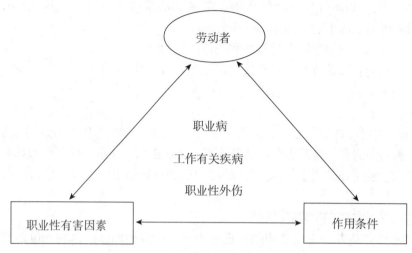

图 3-1   职业性有害因素的致病模式

在同一工作场所从事同一种作业的劳动者中，由职业性有害因素所产生职业性损害的机会和程度可能有较大差别，产生这些差别的原因可能取决于以下四方面：①环境因素：生产过程、劳动过程以及生产环境是否符合卫生要求；②职业卫生服务：如劳动者是否有上岗前、在岗中和离岗时的健康检查，以及健康档案的建立；③个体易感性：除个体遗传因素外，年龄、性别的差异可引起个体对职业性有害因素的感受性不同；④行为生活方式：如是否有吸烟、酗酒、缺乏锻炼、过度紧张、不合理饮食及不注意个人防护等不良个人行为。后两种因素称为个体危险因素（host risk factor）。

（二）职业性有害因素对健康的影响

职业性有害因素在一定条件下可对劳动者健康、劳动能力等产生不同程度的损害，统称为职业性损害，包括工伤（occupational injuries）、职业病（occupational diseases）、工作有关疾病（work-related diseases）和早期健康损害。职业性有害因素能否对接触者造成健康危害，主要与接触方式、接触浓度和作用时间有关。一般情况下，作用于机体的有害因素累积达到一定量时，才引起健康的危害。在同一接触水平下，个体受损害的程度取决于遗传因素、年龄、性别、健康状况、免疫功能、生活方式和个人习惯等。

1. 工伤   工伤是工人在从事生产劳动过程中，由于外部因素直接作用而引起机体组织的突发性意外损伤。工伤有机械伤、烧伤、化学伤及电伤等，严重的工伤可致伤、致残或致死。导致工伤的主要原因有：①生产设备质量差、有缺陷；②防护设备缺乏或不全；③组织和管理制度不严等；④缺乏安全教育、个人安全意识不强；⑤生产劳动环境布局不合理、照明不良等；⑥与外界条件有关的其他原因。工伤性质的确定及伤残程度评定需由国家指定机构作出。

2. 职业病

（1）职业病的概念：职业性有害因素作用于人体的强度与时间超过一定限度，人体不能代偿其所造成的功能性或器质性病理改变，从而出现相应的临床征象，影响劳动能力等所致的疾病称为职业病。《中华人民共和国职业病防治法》将职业病定义为："企业、事业单位和个体经济组织等用人单位的劳动者在职业活动中，因接触粉尘、放射性物质和其他有毒、有害因素而引起的疾病。"职业病的分类和目录由国务院卫生行政部门会同国务院安全生产监督管理部门、劳动保障行政部门制订、调整并公布。

（2）职业病的范围：我国卫生部于 1957 年 2 月公布的职业病名单中，确定了 14 种法定职业病；1987 年修订后的职业病名单中规定的职业病为卫生部、劳动人事部、财政部和全国总工会对上述《规定》进行了修订和增补，自 1988 年 1 月起实施，将职业病名单扩大为 9 类 99 种；2002 年 4 月，卫生部、劳动和社会保障部颁布的《职业病名单》分 10 大类 115 种（表 3-1）。

（3）职业病发病的条件：人体直接或间接接触职业性有害因素时，不一定都发生职业病，职业病的发病取决于以下三个主要条件：

1）有害因素的性质：有害因素在作业环境中的特性决定了职业人群是否发生职业健康损害以及损害的严重程度。主要涉及职业性有害因素的基本结构和理化性质。如：有机磷酸酯类农药中，R 基团为乙氧基的毒性要比甲氧基大；在多种铬盐中，六价铬的致癌性最强；在不同结构的石英中，其致纤维化和矽肺能力的大小依次为结晶型＞隐晶型＞无定型。

2）有害因素的浓度和强度：除了生物因素进入人体的量还无法估计外，物理和化学因素对人的损害都与量或强度有关，故在确诊大多数职业病时，必须要有量（有害物浓度或强度）的估计。

3）人体的健康状况与遗传因素：职业人群的性别可对化学物的毒作用造成影响，如在相同接触条件下，女性对化学物的敏感性一般多高于男性，如铅、汞、锰等金属，或有机物苯乙烯、氯乙烯等。机体因健康状况、营养状态、生活习惯、体育锻炼、年龄因素和遗传因素等个体因素的差异而对职业性有害因素的反应不同，引起不同个体间健康损害的差异。应该充分考虑这些因素的影响。

（4）职业病的特点

1）病因明确。职业性有害因素和职业病之间有明确的因果关系，控制病因或限制作用条件可以减少或消除职业病的发生。

2）病因大多可以检测。需达到一定浓度或强度才能致病，一般存在接触水平（剂量）-反应（效应）关系。

3）发病有群体性。在接触同一因素的人群中常有一定的发病率，很少只出现个别病例。

4）如能早期诊断、合理处理，预后较好，但若仅治疗患者，则难以控制职业病在接触人群的高发。

5）多数职业病缺乏特效治疗，研究保护人群健康的预防措施意义更大。如矽肺患者的肺组织纤维化是不可逆的，因此只能采取防尘措施、依法实施卫生监督管理、采取个人防护和健康教育，才能有效地控制矽肺发生。

表3-1　我国法定职业病种类与名单

法定职业病的种类	数量	法定职业病的名单
尘肺	13	矽肺、煤工尘肺、石墨尘肺、炭黑尘肺、石棉肺、滑石尘肺、水泥尘肺、云母尘肺、陶工尘肺、铝尘肺、电焊工尘肺、铸工尘肺、根据《尘肺病诊断标准》和《尘肺病理诊断标准》可以诊断的其他尘肺
职业性放射性疾病	11	外照射急性放射病、外照射亚急性放射病、外照射慢性放射病、内照射放射病、放射性皮肤疾病、放射性肿瘤、放射性骨损伤、放射性甲状腺疾病、放射性性腺疾病、放射复合伤、根据《职业性放射性疾病诊断标准（总则）》可以诊断的其他放射性损伤

续表

法定职业病的种类	数量	法定职业病的名单
职业中毒	56	铅及其化合物中毒（不包括四乙基铅）、汞及其化合物中毒、锰及其化合物中毒、镉及其化合物中毒、铍病、铊及其化合物中毒、钡及其化合物中毒、钒及其化合物中毒、磷及其化合物中毒、砷及其化合物中毒、铀中毒、砷化氢中毒、氯气中毒、二氧化硫中毒、光气中毒、氨中毒、偏二甲基肼中毒、氮氧化合物中毒、一氧化碳中毒、二硫化碳中毒、硫化氢中毒、磷化氢（含磷化锌、磷化铝）中毒、工业性氟病、氰及腈类化合物中毒、四乙基铅中毒、有机锡中毒、羰基镍中毒、苯中毒、甲苯中毒、二甲苯中毒、正己烷中毒、汽油中毒、一甲胺中毒、有机氟聚合物单体及其热裂解物中毒、二氯乙烷中毒、四氯化碳中毒、氯乙烯中毒、三氯乙烯中毒、氯丙烯中毒、氯丁二烯中毒、苯的氨基及硝基化合物（不包括三硝基甲苯）中毒、三硝基甲苯中毒、甲醇中毒、酚中毒、五氯酚（钠）中毒、甲醛中毒、硫酸二甲酯中毒、丙烯酰胺中毒、二甲基甲酰胺中毒、有机磷农药中毒、氨基甲酸酯类农药中毒、杀虫脒中毒、溴甲烷中毒、拟除虫菊酯类农药中毒、根据《职业性中毒性肝病诊断标准》可以诊断的职业性中毒性肝病、根据《职业性急性化学物中毒诊断标准（总则）》可以诊断的其他职业性急性中毒
物理因素所致职业病	5	中暑、减压病、高原病、航空病、手臂振动病
生物因素所致职业病	3	炭疽、森林脑炎、布氏菌病
职业性皮肤病	8	接触性皮炎、光敏性皮炎、电光性皮炎、黑变病、痤疮、溃疡、化学性皮肤灼伤、根据《职业性皮肤病诊断标准（总则）》可以诊断的其他职业性皮肤病
职业性眼病	3	化学性眼部灼伤、电光性眼炎、职业性白内障（含辐射性白内障、三硝基甲苯白内障）
职业性耳鼻喉、口腔疾病	3	噪声聋、铬鼻病、牙酸蚀病
职业性肿瘤	8	石棉所致肺癌及间皮瘤、联苯胺所致膀胱癌、苯所致白血病、氯甲醚所致肺癌、砷所致肺癌及皮肤癌、氯乙烯所致肝血管肉瘤、焦炉工人肺癌、铬酸盐制造业工人肺癌
其他职业病	5	金属烟热、职业性哮喘、职业性变态反应性肺泡炎、棉尘病、煤矿井下工人滑囊炎

（5）职业病的诊断

1）职业史：是职业病诊断的重要前提。职业史应包括现工种、工龄、接触职业性有害因素的种类、生产工艺、操作方法、防护措施；既往工作经历，如部队服役史、再就业史、务工史及兼职史等，以便判断患者接触职业性有害因素的机会和程度。

2）职业卫生现场检查：是诊断职业病的重要依据。应深入作业现场，调查了解患者所在岗位的生产工艺过程，存在哪些职业性有害因素，其浓度或强度及防护措施，从而判断在该作业环境工作发病的可能性。同时，收集历年来环境中职业性有害因素监测和工人发病的资料，必要时进行现场测定。

3）症状与体征：职业病的临床表现复杂多样，应注意其临床表现与所接触职业性有害因素的毒作用性质是否相符，特别是症状、体征出现的时间顺序及其与接触职业性有害因素的关系。

4）实验室检查：对职业病的诊断具有重要意义。除一般检查项目外，还应根据职业性有害因素的作用特点，有针对性地进行一些特殊项目检查，包括接触指标、效应指标的检查。临床资料可作为是否符合某种职业病临床表现的证据，或者据此鉴别、排除非职业性疾病。

根据上述各项诊断原则进行全面、综合的分析，才能作出切合实际的诊断。对暂时不能明确诊断的患者，应先作对症处理、动态观察、逐步深化认识，再作出正确的诊断，否则可能引起误诊误治。

（三）工作有关疾病

工作有关疾病又称职业性多发病，是由于生产过程、劳动过程和生产环境中某些不良因素造成职业人群常见病发病率增高、潜伏的疾病发作或现患疾病的病情加重等，这些疾病统称为工作有关疾病。

1．工作有关疾病的特点

（1）病因是多方面的，职业性有害因素是该病的诸多因素之一，但不是唯一因素。

（2）职业因素的作用在于促使潜在的疾病暴露或病情加重，甚至恶化。

（3）调离该职业或改善环境、控制职业性有害因素可减少工作有关疾病的发生或停止发生疾病。

（4）该病不属于我国的法定职业病范围，但它对工农业生产和人体健康的影响是不可忽视的。

2．常见的工作有关疾病

（1）行为（精神）和身心的疾病：如精神焦虑、忧郁、神经衰弱综合征，常由工作繁重、职业紧张、夜班工作等因素引起。

（2）与职业有关的肺部疾病：如慢性支气管炎、肺气肿和支气管哮喘等。

（3）与职业有关的心血管疾病：如接触二硫化碳、一氧化碳等化学物质导致冠心病的发病率及病死率升高。

（4）骨骼、软组织损伤：如作业方式和体位特殊引起的急性腰扭伤，腰、颈椎间盘突出症，腰腿背疼痛等。

（5）消化道疾患：如高温作业和饮食不规律可导致消化不良、胃及十二指肠溃疡病的发病率增加。

（6）过敏性疾病：如对某种气味、颜色和状态不适应而引起某些过敏性疾病。

此外，有些作用轻微的职业性有害因素虽然不至于引起病理损害，但可引起一些体表改变，如皮肤色素沉着等，这些改变尚在生理范围内，可视为是机体的一种代偿性或适应性变化，常称之为职业特征（occupational stigma）。

（四）早期健康损害

职业性有害因素对人体的作用可以在分子、细胞、组织、器官、个体及人群水平上表现出来，而职业性有害因素对机体内的生物大分子（如 DNA、蛋白质等）的影响是导致健康损害的早期效应。如果有害因素过强或机体反应不当，就会出现各种早期健康损害，如遗传损伤增加、肺功能下降、动脉粥样硬化加剧、心率变异性下降等。此时，如果采取一定的预防措施，早期健康损害可恢复为健康，反之，则发展为疾病。因此，对职业性有害因素所致早期健康损害的定期检测和制订科学的预防策略具有重要意义。

三、职业性损害的预防与控制

（一）基本原则

在整个防制工作过程中应遵循"三级预防"的原则和"安全第一、预防为主"的原则。

1．"三级预防"的原则

（1）第一级预防（primary prevention）：即采取有效的措施，从根本上消除或控制职业性有害因素对人体的作用和损害，也是职业性有害因素防制工作中最有效的措施。例如改进生产工艺和生产设备、合理利用防护设施及个人防护用品，以减少或消除工人接触的机会，使工作场所或生产过程达到职业安全卫生标准的要求。

（2）第二级预防（secondary prevention）：当第一级预防措施未能完全达到要求，职业性有害因素开始损及劳动者健康时，应尽早发现，采取补救措施。它的主要任务是早期检测，早期发现病损和确立诊断，及时处理，防止职业性损害的进一步发展。

（3）第三级预防（tertiary prevention）：当第一、第二级预防措施未能有效地防止和控制职业性有害因素对劳动者健康的影响，有些劳动者已发展成职业病或工伤的情况下，应及时作出正确诊断和处理，包括脱离接触、实施有效治疗、预防并发症、促进患者尽快康复等。

2.“安全第一，预防为主”的原则　在这一方针指导下，各生产经营单位逐步形成了“企业负责、政府监察、行业管理、群众监督”的职业安全工作体制。这些制度的建立和配套规定的实施，是消除和控制职业性外伤与安全生产事故发生最有效的方法。

（二）防制措施

根据以上原则，职业性损害的防制措施应包括法律措施、组织措施、技术措施和卫生保健措施等几个方面。

1. 法律措施　2001 年 10 月 27 日通过的《中华人民共和国职业病防治法》是职业病防治工作的法律依据。职业卫生监督是依法对职业卫生和职业病防治进行管理的重要手段之一，可分为预防性卫生监督、经常性卫生监督和事故性卫生监督。

（1）预防性卫生监督：属于预测和控制职业危害的前瞻性监督，指涉及所有生产设施的新建、改建、扩建，以及技术改造和技术引进项目，要求职业卫生设施必须与主体工程同时设计、同时施工、同时验收，并应符合国家卫生标准。

（2）经常性卫生监督：包括对工作场所职业性有害因素和作业者接触水平的监测、监督，对健康监护制度、安全操作规程、个人防护用品使用，以及安全卫生设备维护、检修等情况的常规监督。

（3）事故性卫生监督：包括现场调查与取证、事故分析、立案上报，并提出监督处理意见及作出案件的结案报告。凡是有死亡或同时发生 3 名以上急性职业中毒或发生职业性炭疽的，应限期治理或停产整顿。对违反国家劳动卫生法规受到行政处分或罚款处理、追究刑事责任及其他立案的，均可作为事故性监督的立案条件，按照事故性职业卫生监督程序进行监督。

2. 组织措施

（1）领导重视：用人单位（企业）负责人树立“企业经济效益与职工安全卫生同步发展”的观念，严格按有关职业卫生法规、条例和标准组织生产，履行控制职业病危害的承诺和义务，保障职工的合法权益。

（2）加强人员培训和健康教育：更新观念和知识，给广大劳动者以“知情权”，让他们知道有关职业性有害因素对健康的影响和防护办法，以增强自我保护意识，并积极参与职业性有害因素和职业病危害的控制。

（3）建立健全合理的职业卫生制度：在组织劳动生产过程中根据有关法规和单位的实际情况，建立起合理的职业卫生和劳动制度。

3. 技术措施

（1）改革工艺过程，消除或减少职业性有害因素的危害。如在职业中毒的预防时，采用无毒或低毒的物质代替有害物质，限制化学原料中有害杂质的含量。喷漆作业采用无苯稀料，并采用静电喷漆新工艺；在酸洗作业限制酸中砷的含量；在机械制模型铸造时，采用无声的液压代替噪声高的锻压等。

（2）生产过程尽可能机械化、自动化和密闭化，减少工人接触毒物、粉尘及各种有害物理因素的机会。加强生产设备的管理和检查维修，防止毒物和粉尘跑、冒、滴、漏及防止发生意外事故；对于噪声，可使用一些材料和装置将噪声源封闭等。

（3）加强工作场所的通风、排毒、除尘。厂房车间内的气流影响毒物、粉尘的排除，可采用局部抽出式机械通风系统及除尘装置排除毒物和粉尘，以降低工作场所空气中的毒物和粉尘的浓度。

（4）厂房建筑和生产过程的合理设置。有生产性毒物逸出的车间、工段或设备，应尽量与其他车间、工段隔开，合理地配置，以缩小影响范围。

（5）其他技术措施。如矿山的掘进采用水风钻，石英粉厂的水磨、水筛，铸造厂的水爆清砂；在风道、排气管口等部位安排各种消声器，用多孔材料装饰车间内表面吸收反射声，以降低噪声强度等。

4．卫生保健措施

（1）开展职业卫生技术服务

1）职业病危害的预评价：是职业病防治前期预防的重要内容，目的是对建设项目可能产生的职业病危害因素及其对工作场所和劳动者健康的影响作出评价，确定危害类别和职业病防护措施。

2）工作场所职业病危害因素的检测与评价：其目的是及时发现和动态掌握工作场所中潜在的职业性有害因素的种类、存在形式、强度、消长规律等，为改善劳动条件和实施有效的干预措施提供依据。

3）职业健康监护（occupational health surveillance）：是指以预防为目的，对接触职业危害因素人员的健康状况进行系统的检查和分析，从而发现早期健康损害的重要措施。主要目的在于及时采取措施，防止职业危害因素所致疾患的发生和发展。健康监护还可以为评价劳动条件及职业危害因素对健康的影响提供资料，并且有助于发现新的职业危害因素。健康检查是健康监护的最主要内容之一，包括以下内容：

①就业前检查：是针对准备从事某种作业的人进行的健康检查。其目的是：a. 检查受检者的体质和健康状况是否适合参加该作业，是否有就业禁忌证（occupational contraindication）。例如，患有慢性呼吸道疾患者，不宜从事接触粉尘的工作；b. 通过检查取得健康状况的基础资料，特别是与该作业中可能发生的健康损害有关的生理、生化参数，如检查苯作业工人的血象，供定期检查和动态观察时进行自身对照之用。

②定期检查：是按一定时间间隔对有害作业工人健康状况进行的常规检查。其目的是：a. 及时发现职业危害因案对健康的早期影响和可疑征象；b. 早期诊断和处理职业病患者、观察对象及其他疾病患者，防止其发展和恶化；c. 检出高危人群。定期检查间隔时间长短主要根据职业危害因素引起健康损害作用的快慢、后果的严重程度以及工人接触水平而定；筛检项目主要根据特定的职业危害因素的靶器官来确定。如生产性粉尘的靶器官主要是肺，在进行定期检查时应主要围绕呼吸系统的症状、体征来进行。

③职业病普查：在接触某种职业危害因素的人群中普遍进行健康体检，以检出职业病患者和观察对象，还能了解某种职业危害因素总的危害情况。

④其他职业卫生技术服务：如职业病防护设施与职业病防护用品效果评价、化学品毒性鉴定、放射卫生防护检测与评价等。取得职业卫生技术服务机构资质的单位，通过这些职业卫生技术服务，可为企业提供一系列职业病危害因素控制的资料和建议，也为有效地消除或控制职业病的危害提供依据。

（2）合理地使用个体防护用品：在生产设备的防护和通风措施不够完善，特别是在事故抢修或进入设备内检修时，个体防护用具有重要的作用。个体防护用具主要有防毒防尘面具、防护服装及防护油膏等。防毒防尘面具包括各种口罩和面具，如自吸过滤式防尘口罩（图3-2）、防毒口罩（图3-3）。防护服装包括安全帽（或头盔）、工作服、手套、围裙、长筒靴、

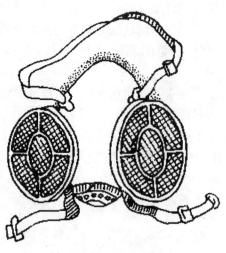

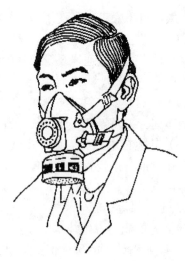

图 3-2　自吸过滤式防尘口罩　　　　　　　　　　图 3-3　防毒口罩

防护眼镜等。

（3）合理供应保健食品和饮料：如对接触职业性毒物的劳动者，应根据所接触毒物的毒作用特点，在保证平衡膳食的基础上，补充某些特殊需要的营养成分，如维生素、无机盐、蛋白质等。对从事高温作业的劳动者，应补充含盐饮料和高蛋白食品，并适量补充水溶性维生素等。

（周晓蓉）

第二节　生产性毒物与职业中毒

生产性毒物（productive toxicant）是指在生产过程中使用或产生的各种对人体有害的化学毒物，其种类繁多，主要来源于原料、辅料、半成品、成品、副产品、废弃物和夹杂物等，存在形式有固态、液态、气态或气溶胶（aerosol）等，尤以气体、蒸气、烟、尘和雾存在于生产环境中。生产性毒物主要经呼吸道吸收进入人体，其次是皮肤，经消化道摄入甚少。职业中毒（occupational poisoning）是劳动者在生产过程中由于接触生产性毒物引起的中毒，在职业病中占有很大的比例。职业中毒有急性中毒、慢性中毒和亚急性中毒三种主要的临床类型，临床表现多种多样。治疗分为病因治疗、对症治疗和支持疗法等。

一、金属与类金属毒物和中毒

金属和类金属及其合金、化合物广泛应用于建筑、汽车、航空航天、电子等制造工业，大量使用在油漆、涂料和催化剂生产过程中。从矿工开采、冶炼到金属加工应用的整个过程都对车间和工作场所造成污染，给职业人群健康造成潜在危害。目前金属中毒的重点是低剂量长时间接触金属和类金属引起的慢性毒性作用。金属毒物中毒的机制尚未完全阐明，主要在体内通过和巯基及其他配基形成稳定复合物而发挥生物学作用，因此治疗金属中毒常用络合剂，如氨羧络合剂和巯基络合剂。预防金属中毒的关键是降低生产环境空气中有害金属的浓度，如用无毒或低毒物代替有害金属，使生产过程机械化、自动化、密闭化，加强通风；同时应加强个人防护和卫生操作制度；定期对工人进行体检，妊娠及哺乳期女工应暂时调离相关的有害金属作业；坚持就业前体检，排除职业禁忌证。

（一）铅

1. 理化特性和接触机会　铅（lead，Pb）为灰白色重金属。比重 11.3，熔点 327℃，沸点 1740℃。当加热至 400 ～ 500℃时，有大量铅蒸气逸出，在空气中迅速氧化成氧化亚铅（Pb_2O），并凝集为铅烟。金属铅不溶于水，但溶于稀盐酸、碳酸和有机酸。

在铅矿开采及冶炼、熔铅作业以及铅化合物应用中都会对工作场所造成铅污染，铅化合物主要应用在制造蓄电池、玻璃、搪瓷、油漆、颜料、釉料、防锈剂、橡胶硫化促进剂等。

2. 毒理　生产过程中，铅及其化合物主要以粉尘、烟或蒸气的形式污染生产环境，进入机体的主要途径是呼吸道，其次是消化道，铅及其无机铅化合物不能通过完整皮肤，但四乙基铅可通过皮肤和黏膜吸收。铅经呼吸道吸收较为迅速，吸入的氧化铅烟约有 40% 吸收入血液循环，其余由呼吸道排出。血液中的铅 90% 以上与红细胞结合，其余在血浆中。血浆中的铅大部分为血浆蛋白结合铅，另一部分为磷酸氢铅（$PbHPO_4$）和甘油磷酸铅等可溶性铅。血液中的铅初期分布于全身各器官系统中，以肝、肌肉、皮肤、结缔组织含量较高，其次是肺、肾、脑。数周后，软组织中的铅转移到骨，以难溶的磷酸铅 [$Pb_3(PO_4)_2$] 形式沉积。人体内 90% ～ 95% 的铅储存于骨内，骨铅与血液和软组织中的铅保持着动态平衡。铅在体内的代谢与钙相似，凡能影响钙在体内储存和排出的因素，均可影响到铅的代谢。当缺钙或因感染、饮酒、外伤、服用酸性药物等改变体内酸碱平衡以及出现如骨质疏松和骨折等骨疾病时，均可导致骨内储存的磷酸铅转化为可溶性的磷酸氢铅而进入血液，使铅在血液中的浓度短期内急剧升高，引发或加重铅中毒症状。体内的铅主要经肾随尿排出，尿中排出量可代表铅的吸收状况，正常人每日由尿排泄 20 ～ 80μg。少部分铅可随粪便、唾液、汗液、乳汁和月经等排出。母体血铅也可通过胎盘进入胎儿体内而影响到子代，乳汁内的铅可影响婴儿。

铅可作用于全身各器官和系统，主要累及神经系统、血液及造血系统、消化系统、心血管系统及肾等。铅对神经系统的损害有：①直接毒作用，可损害钙摄取和钙稳态，并与钙第二信使受体结合；②铅可干扰神经系统功能，出现意识行为改变，其原因是由于铅导致血液中 δ-氨基 -γ- 酮戊酸（ALA）增多，ALA 与 γ- 氨基丁酸（GABA）化学结构相似，可通过血脑屏障进入脑组织，与 GABA 竞争突触后膜上的 GABA 受体，产生竞争性抑制作用；③铅可影响脑内儿茶酚胺的代谢，使脑内和尿中高香草酸（HVA）和香草扁桃酸（VMA）显著增高，最终导致中毒性脑病和周围神经病；④铅使周围神经细胞膜发生改变，造成神经纤维脱髓鞘，引起轴索变性，导致垂腕。

铅中毒机制研究最为深入的是对卟啉代谢和血红素合成的影响，卟啉代谢紊乱是铅中毒的重要和早期变化之一。铅对卟啉代谢和血红素合成的影响如图 3-4 所示。铅抑制卟啉代谢和血红素合成过程的酶，如 δ- 氨基 -γ- 酮戊酸脱水酶（ALAD）和血红素合成酶等。ALAD 受抑制后，ALA 形成胆色素原受阻，血 ALA 增加并由尿排出。血红素合成酶受抑制后，二价铁离子不能和原卟啉Ⅸ结合，使血红素合成障碍，同时红细胞游离原卟啉（FEP）增加，使体内的锌离子被络合于原卟啉Ⅸ，形成锌原卟啉（ZPP）。铅还可抑制 δ- 氨基 -γ- 酮戊酸合成酶（ALAS），但是由于 ALAS 受血红素反馈调节，铅对血红素合成酶的抑制又间接促进 ALAS 的生成。此外，铅对红细胞，特别是骨髓中幼稚红细胞具有较强的毒作用，使点彩红细胞增多。铅在细胞内可与蛋白质的巯基结合，干扰多种细胞酶类活性，导致溶血。

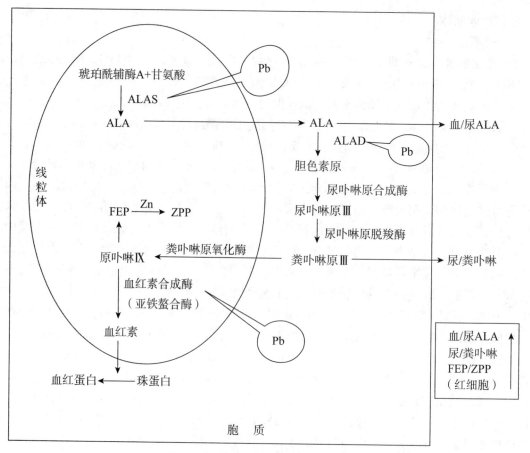

图 3-4 铅对血红素生物合成过程的影响

铅可抑制肠壁碱性磷酸酶和 ATP 酶的活性，使肠壁和小动脉平滑肌痉挛收缩、肠道缺血，引起腹绞痛。另外，铅可影响肾小管上皮细胞线粒体功能，抑制 ATP 酶活性，引起肾小管功能障碍甚至损伤，造成肾小管重吸收功能降低，同时还影响肾小球滤过率。

3. 临床表现 职业性铅中毒多为慢性中毒，早期表现为乏力、关节肌肉酸痛、胃肠道症状等，主要在神经、消化、造血等系统均有相应的临床表现。

(1) 神经系统：铅中毒早期和常见症状为类神经症，表现为头昏、头痛、乏力、失眠、多梦和记忆力减退等；之后发生周围神经病，分为感觉型、运动型和混合型。感觉型表现为肢端麻木，四肢末端呈手套、袜套样感觉障碍；运动型表现为握力减退，进一步发展为伸肌无力和麻痹，甚至出现"腕下垂"或"足下垂"；严重者可出现中毒性脑病，表现为脑神经受损或精神障碍的症状，在职业性中毒中已少见。

(2) 消化系统：表现为口内金属味、食欲减退、恶心、腹隐痛、腹胀、腹泻与便秘交替出现等；重者可出现腹绞痛（lead colic），多为突然发作，部位常在脐周，发作时患者面色苍白、烦躁、冷汗、体位卷曲，一般止痛药不易缓解，发作可持续数分钟以上；检查腹部常平坦柔软、轻度压痛但无固定点，肠鸣音减弱；腹绞痛是慢性铅中毒急性发作的典型症状。

(3) 血液及造血系统：可有轻度贫血，多呈低色素正常细胞型贫血。另外，点彩红细胞、网织红细胞和碱粒红细胞出现增多等。

(4) 其他：口腔卫生较差者，在齿龈与牙齿交界边缘上可出现由硫化铅颗粒沉淀形成的蓝黑色线，即铅线（lead line，blue line）；部分患者肾受到损害，表现为近曲小管损伤引起的 Fanconi 综合征，伴有氨基酸尿、糖尿和磷酸盐尿，少数较重患者可出现蛋白尿、尿中红细胞、管型及肾功能减退；女性患者出现月经失调、不孕不育、流产和早产等；男性患者精子数目减少、活动力降低和畸形率增加。

4．诊断 根据确切的职业史及以神经、消化、造血和血液系统为主的临床表现与有关实验室检查，参考作业环境调查，进行综合分析，排除其他原因引起的类似疾病，方可诊断。我国现行的《职业性慢性铅中毒诊断标准》（GBZ 37-2002）规定如表3-2所示。

表3-2 职业性慢性铅中毒的诊断标准

分级	诊断标准
观察对象	密切铅接触史，无铅中毒的临床表现，具有下列表现之一者：①尿铅≥0.34μmol/L （70μg/L）或0.48μmol/24h （100μg/24h）；②血铅≥1.9μmol/L （400μg/L）；③诊断性驱铅试验后尿铅≥1.45μmol/L （300μg/L）而<3.86μmol/L （800μg/L）。
轻度中毒	·诊断性驱铅试验，尿铅≥3.86μmol/L （800μg/L）或4.82μmol/24h （1000μg/24h）者，可诊断为轻度铅中毒。 ·血铅≥2.9μmol/L （600μg/L）或尿铅≥0.58μmol/L （120μg/L），且具有下列一项表现者：①尿ALA≥61.0μmol/L （8000μg/L）；②血FEP≥3.56μmol/L （2000μg/L）；③红细胞ZPP≥2.91μmol/L （13.0μg/gHb）；④有腹部隐痛、腹胀、便秘等症状。
中度中毒	在轻度中毒的基础上，具有下列一项表现者：①腹绞痛；②贫血；③轻度中毒性周围神经病。
重度中毒	具有下列一项表现者：①铅麻痹；②中毒性脑病。

5．治疗和处理 治疗方法包括：①驱铅疗法：常用金属络合剂驱铅，首选依地酸二钠钙（CaNa$_2$-EDTA），每日1.0g静脉注射或加于25%葡萄糖液静脉滴注；CaNa$_2$-EDTA可与体内的钙、锌等形成稳定的络合物而排出，可能导致血钙降低及其他元素排出过多，故长期用药可出现"过络合综合征"，应注意观察。一般3～4日为一疗程，间隔3～4日，根据病情使用3～5个疗程。也可采用二巯基丁二酸钠（Na-DMSA），每日1.0g用生理盐水或5%葡萄糖液配成5%～10%浓度静脉注射；二巯基丁二酸（DMSA）胶囊副作用小，可口服，剂量为0.5g，每日3次。②对症疗法：有类神经症者给予镇静剂，腹绞痛发作时可静脉注射10%葡萄糖酸钙或皮下注射阿托品。③一般治疗：适当休息、合理营养以及补充维生素等。

对于观察对象，可继续原工作，3～6个月复查一次或进行驱铅试验明确是否为轻度铅中毒；对于轻度、中度中毒，治愈后可恢复原工作，不必调离铅作业；对于重度中毒，必须调离铅作业，并根据病情给予治疗和休息。如需劳动能力鉴定者按GB/T16180-2006文件规定处理。

（二）汞

1．理化特性和接触机会 汞（mercury，Hg）俗称水银，为银白色液态金属，比重13.6，熔点-38.8℃，沸点356.7℃。汞在常温下即能蒸发。在生产和使用过程中汞因表面张力大、黏度小而易于流散或溅落后即形成很多小汞珠，且可被墙壁、地面缝隙和衣物等吸附，增加蒸发表面积并成为作业场所的二次污染源。

职业环境中的接触机会主要有：①汞矿开采与冶炼；②温度计、气压表、血压计、石英灯、荧光灯等电工器材、仪器仪表制造和维修；③用汞作为阴极电解食盐生产烧碱和氯气；④塑料、染料工业用汞作为催化剂；⑤生产含汞药物及试剂用于鞣革、印染、防腐、涂料等；⑥用汞齐法提取金银等贵金属。

2．毒理 金属汞主要以蒸气形式经呼吸道进入体内。由于汞蒸气具有脂溶性和高度弥散性，可迅速透过肺泡壁被吸收，吸收率可达70%以上。金属汞很难经消化道吸收，但汞盐及有机汞化合物易被消化道吸收。汞进入机体后，最初分布于红细胞及血浆中，以后到达全身各组织后集中在肝，随后转移至肾，可与主要蓄积在肾的低分子富含巯基的蛋白质——金属硫蛋白（metallothionein，MT）结合，导致肾小管重吸收功能障碍；在肾功能尚未出现异常时可观察到尿中某些酶和蛋白的出现，如 N- 乙酰 -β- 氨基葡萄糖苷酶（NAG）和 β_2- 微球蛋白（β_2-MG）。汞可通过血脑屏障进入脑组织，并在脑中长期蓄积。汞也易通过胎盘进入胎儿体内，影响胎儿发育。汞主要经肾随尿排出，少量汞可随粪便、乳汁、唾液、汗液和月经等排出。汞在人体内半减期约 60 天。

汞进入体内后，被过氧化氢酶氧化为二价汞离子（Hg^{2+}）。Hg^{2+} 与蛋白质的巯基、羟基、氨基和羧基等细胞代谢过程重要酶的活性基团具有特殊亲合力，当汞与这些酶结合后，可干扰其活性甚至使其失活，如 Hg^{2+} 与巯基结合形成稳定的硫醇盐。然而，汞与巯基结合并不能完全解释汞毒性作用的特点，其确切机制仍有待进一步研究。

3. 临床表现　短时间吸入高浓度汞蒸气，一般起病急，有头痛、头昏、发热、咳嗽、呼吸困难、口腔炎和胃肠道症状，继之可发生化学性肺炎，伴有发绀、气促、肺水肿等；部分患者出现皮疹，多呈现泛发性红斑、丘疹或斑丘疹，可融合成片。肾损伤表现为开始时多尿，继之出现蛋白尿、少尿及肾衰竭。口服汞盐可引起胃肠道症状，如恶心、呕吐、腹泻和腹痛，并可引起肾和神经损害。慢性汞中毒较常见，其典型临床表现为易兴奋症、震颤和口腔炎。主要临床表现如下：

（1）神经系统：主要表现为神经衰弱综合征和震颤，初期表现为皮层兴奋性相对增高、睡眠障碍、烦躁易怒和情绪不稳等，随后皮层功能抑制，出现精神不振、头昏、乏力、健忘、易疲劳和记忆力减退等；震颤是神经毒性的早期症状，开始时表现为手指、舌尖和眼睑等部位的细小震颤；进而发展成前臂和上臂的意向性粗大震颤，也可伴有头部震颤和运动失调。另外可出现周围神经病，双下肢沉重、四肢麻木和烧灼感，四肢呈手套、袜套样感觉减退。

（2）口腔 – 牙龈炎：表现为流涎、牙龈肿胀、酸痛、糜烂、溃疡、易出血，可发展为牙龈萎缩、牙齿松动及脱落；口腔卫生不良者，可在龈缘出现蓝黑色汞线。

（3）肾损害及其他：出现大量蛋白尿、管型尿甚至血尿，可见水肿；胃肠功能紊乱、脱发、皮炎、免疫功能障碍；生殖功能异常，如月经紊乱、不育、异常生育、性欲减退、精子畸形等。

4. 诊断　根据金属汞的职业接触史、相应的临床表现及实验室检查结果，参考职业卫生学调查资料，进行综合分析，排除其他病因所致类似疾病后方可诊断。我国现行的《职业性汞中毒诊断标准》（GBZ 89–2007）规定如表 3-3 所示。

表3-3　职业性汞中毒的诊断标准

分级	诊断标准
观察对象	长期接触汞后，尿汞增高，但无慢性汞中毒临床表现者
急性轻度中毒	短时间内接触大量汞蒸气，尿汞增高，出现发热、头晕、头痛、震颤等全身症状，并具有下列一项者：①口腔-牙龈炎和（或）胃肠炎；②急性支气管炎
急性中度中毒	在轻度中毒的基础上，具有下列一项者：①间质性肺炎；②明显蛋白尿
急性重度中毒	在中度中毒的基础上，具有下列一项者：①急性肾衰竭；②急性中度或重度中毒性脑病
慢性轻度中毒	长期密切接触汞后，具有下列任何三项者：①神经衰弱综合征；②口腔-牙龈炎；③手指震颤，可伴有舌、眼睑震颤；④近端肾小管功能障碍，如尿低分子蛋白含量增高；⑤尿汞增高
急性中度中毒	在轻度中毒基础上，具有下列一项者：①性格、情绪改变；②上肢粗大震颤；③明显肾损伤
急性重度中毒	慢性中毒性脑病

5. 治疗和处理　对于急性中毒者，应迅速脱离现场，脱去污染衣服、静卧及保暖；尽早尽快进行驱汞治疗，给予二巯基丙磺酸钠 125~250mg 肌内注射，每 4 ~ 6 小时 1 次，2 天后125mg，每日 1 次，疗程视病情而定；对症处理与内科相同。口服汞盐患者不应该洗胃，应尽快口服蛋清、牛奶或豆浆等，以使汞与蛋白质结合，保护被腐蚀的胃壁。对于慢性中毒者，应调离汞作业及其他有害作业；尽早尽快用二巯基丙磺酸钠或二巯基丁二酸钠、二巯基丁二酸进行驱汞治疗；可用二巯基丙磺酸钠 125 ~ 250mg 肌内注射，每日 1 次，连续 3 天，停 4 天为一疗程。一般用药 3 ~ 4 个疗程，疗程中需进行尿汞监测。

观察对象应加强医学监护，可进行药物驱汞；急性和慢性轻度汞中毒者治愈后可从事正常工作；急性和慢性中毒及重度汞中毒者治疗后不宜再从事接触汞及其他有害物质的作业；如需劳动能力鉴定，按 GB/T16180-2006 处理。

（三）其他金属

1. 镉　镉（cadmium，Cd）是银白色金属，固体密度 8.65，熔点 320.9℃，沸点 767℃，易溶于硝酸，但难溶于盐酸和硫酸。镉及其化合物主要用于电镀、工业颜料、塑料稳定剂、镉电池、光电池及半导体制造等；镉合金用于制造高速轴承、焊料、珠宝等。

镉可经过呼吸道和消化道吸收。经呼吸道吸入的镉有 10% ~ 40% 经肺吸收。消化道吸收一般不超过 10%，当有铁、蛋白质、钙或锌缺乏时，镉吸收增加；吸收入血循环的镉，90%以上与红细胞结合（主要与血红蛋白结合），亦可与 MT 结合。血浆中的镉主要与血浆蛋白结合。镉蓄积性强，主要蓄积于肾和肝，体内生物半减期长达 8 ~ 35 年，肾镉含量约占体内总含量的 1/3，而肾皮质镉含量约占全肾的 1/3，镉主要通过肾随尿液缓慢排出。

镉中毒的机制尚不十分清楚。目前认为：①镉与巯基、羟基等配基的结合能力大于锌，因此可干扰以锌为辅基的多种酶类活性，干扰肾对蛋白质的重吸收；②镉和钙竞争与钙调素（calmolulin，CaM）结合，干扰 CaM 及其所调控的生理、生化体系；③镉还激活儿茶酚胺合成酶使多巴胺水平增高，抑制 Na^+-K^+-ATP 酶、含锌的酶、氨基酸脱羧酶、组氨酸酶、淀粉酶、过氧化酶等活性，使蛋白质分解；④镉对下丘脑－垂体－性腺轴调节功能的影响是其生殖内分泌干扰作用的重要机制之一；⑤镉对肾小管损伤引起钙、磷和维生素 D 代谢障碍，继发骨质疏松和骨质软化；⑥镉损伤 DNA 并抑制其修复，并增加癌基因甲基化，诱发肿瘤。

镉中毒的临床表现包括急性中毒和慢性中毒，急性中毒即吸入高浓度镉烟数小时后，出现咽喉痛、头痛、肌肉酸痛、恶心，继而发热、咳嗽、呼吸困难、胸部压迫感、胸骨后疼痛等。严重者可发展为突发性化学性肺炎、肺水肿和肝、肾损害，可因呼吸、循环衰竭死亡。慢性中毒即低浓度长期接触镉所引起的，最常见的是肾损害。肾小球滤过功能多正常，而肾小管重吸收功能下降，以尿中 β_2- 微球蛋白等的低分子蛋白增加为特征。继续接触可出现 Fanconi 综合征，伴有氨基酸尿、糖尿、高钙和磷酸盐尿。肾小管功能障碍可引起肾结石和骨软化症；另外，可引起慢性阻塞性肺疾病和肺气肿；还可出现嗅觉减退及贫血；接触镉工人中肺癌及前列腺癌发病率增高；因饮食而致镉摄入量增加后可致骨痛病，日本发生的"痛痛病"事件即属此类。

根据职业接触史和呼吸系统临床表现，比较容易对急性中毒进行诊断，而慢性镉中毒的诊断较为困难。主要的根据是以头晕乏力，嗅觉障碍，腰背、肢体疼痛以及严重时的骨质疏松、骨质软化或慢性肾衰竭等为主的临床症状和以生物材料中镉含量测定、尿蛋白（特别是低分子蛋白）测定和肾功能检查为主的实验室检查，慢性中毒所致低分子蛋白尿是早期诊断指征之一。血镉水平与近期暴露有关，对监测慢性接触意义不大。尿镉一般不超过 0.01mg/g 肌酐，尿中低分子蛋白质（如尿 β_2- 微球蛋白含量）常是较敏感的指标。肾功能检查时，可见尿浓缩功能减退、近曲小管最大吸收能力减退。我国现行诊断标准是《职业性镉中毒诊断标准》（GBZ 17-2002）。

急性吸入氧化镉烟者应迅速脱离现场，静卧、吸氧，维持呼吸道通畅，注意急性肺损伤，加强对症治疗。早期可短期、小剂量使用肾上腺皮质激素治疗，有利于防止肺水肿。严重者可用 EDTA 等络合剂治疗，但应严密监视肾功能，因络合剂可增加肾毒性损害。禁用二巯丙醇。慢性中毒者，包括肾损伤、肺气肿及骨病等，应脱离进一步接触，加强对症处理，积极治疗。

2. 锰　锰（manganese，Mn）为浅灰色金属，比重 7.4，溶点 1246℃，沸点 1962℃，空气中能迅速氧化为一氧化锰和四氧化三锰，溶于稀酸。锰的职业接触见于：①锰矿石的开采、粉碎、运输、加工和冶炼；②制造锰合金；③锰化合物用于制造电池、焊接、氧化和催化剂；④用锰焊条电焊时，可产生锰烟尘；⑤染料工业中应用的氯化锰、碳酸锰和铬酸锰等色料。

锰主要通过呼吸道吸收，消化道吸收较少。锰烟或锰尘经呼吸道吸收入血后，与血浆中的 β_1- 球蛋白结合为转锰素分布于全身，并迅速从血液中转移到富有线粒体的细胞中，以不溶性磷酸盐的形式蓄积于肝、肾、脑及毛发中，细胞内的锰 2/3 贮潴留于线粒体内；少部分经胃肠道吸收的锰入肝，在血浆铜蓝蛋白作用下将 Mn^{2+} 氧化成 Mn^{3+}，再经铁传递蛋白转运至脑毛细血管脉络丛。锰大多经胆囊分泌，随粪便缓慢排出。锰能特异性地蓄积在线粒体中，在有线粒体的神经细胞和突触中，抑制线粒体腺苷三磷酸酶和溶酶体中的酸性磷酸酶活力，从而影响神经突触的传导能力。锰还引起多巴胺和 5- 羟色胺减少。锰又是一种拟胆碱样物质，可影响胆碱酯酶合成，使乙酰胆碱蓄积，此与锰中毒时出现震颤麻痹有关。后期脑中含锰量甚至可超过肝的蓄积量，多在豆状核和小脑蓄积。慢性锰中毒的发病机制至今尚未完全阐明，但其精神 - 神经症状和出现的帕金森综合征与神经细胞变性、神经纤维脱髓鞘以及多巴胺减少、乙酰胆碱递质系统兴奋作用相对增强等有关。

临床表现分为急性和慢性锰中毒。急性锰中毒可表现为口服高锰酸钾或吸入高浓度氧化锰烟雾引起的急性腐蚀性胃肠炎或刺激性支气管炎、肺炎。慢性锰中毒主要见于长期吸入锰烟尘的工人，一般在接触锰的烟尘 3～5 年或更长时间后发病。早期主要表现为类神经症和自主神经功能障碍，如记忆力减退、嗜睡、精神萎靡不振等，继而出现典型的锥体外系神经受损症状和体征，肌张力增高，手指细小震颤，腱反射亢进，并有神经情绪改变，如激动、多汗、欣快和情绪不稳定。后期出现典型的帕金森综合征：说话含糊不清、面部表情减少、动作笨拙、慌张步态、肌张力呈齿轮样增强、双足沉重感、静止性震颤，并于精神紧张时加重，以及不自主哭笑、记忆力显著减退、智能下降、强迫观念和冲动行为等精神症状，可有好发于晚间的肌肉痉挛，以腓肠肌阵发性痉挛为多见。体征可见蹲下易于跌倒、闭目难立试验阳性、单足站立不稳、轮替缓慢。少数患者可有手套、袜子样分布的感觉障碍，浅反射由引出转向迟钝、消失，深反射由正常转向活跃、亢进。此外，还会出现血压、心率、心电图以及肝功能等方面的改变。锰烟尘可引起肺炎、尘肺，还可发生结膜炎、鼻炎和皮炎。

急性锰中毒的诊断并不困难。慢性锰中毒的诊断应根据密切的职业接触史和以锥体外系损害为主的临床表现，参考作业环境调查、现场空气中锰浓度测定等资料，进行综合分析，排除其他疾病如帕金森病、肝豆状核变性等，方可诊断。结合职业史，典型锰中毒不难诊断，但早期诊断仍难以解决，肌张力是否增高是诊断慢性锰中毒的关键，其判定缺乏客观灵敏的定量方法，且肯定的肌张力增高已非早期表现。其中影像学诊断有计算机断层成像（CT）检查和磁共振成像（MRI）检查。我国现行诊断标准为《职业性慢性锰中毒诊断标准》（GBZ 3-2006）。

急性口服高锰酸钾中毒应立即用温水洗胃，口服牛奶和氢氧化铝凝胶。锰烟雾引起的"金属烟热"可对症处理。驱锰治疗，早期可用依地酸二钠钙或二巯基丁二酸钠治疗，出现震颤性麻痹综合征可用左旋多巴和苯海索治疗。

凡诊断为锰中毒者，包括已治愈的患者，不得继续从事锰作业；轻度中毒者治愈后可安排其他工作；重度中毒者需长期休息。

二、有机溶剂中毒

工业有机溶剂约3万种，具有相似的理化特性和毒作用特点，如挥发性强，兼具脂溶性和水溶性，并有可燃性。有机溶剂经呼吸道吸入后，40%～80%在肺内滞留。因有机溶剂多具脂溶性，摄入后分布于富含脂肪的组织，包括神经系统、肝等；由于血-组织膜屏障富含脂肪，有机溶剂可分布于血流充足的骨骼和肌肉组织；大多数有机溶剂可通过胎盘，亦可经母乳排出，从而影响胎儿和乳儿健康。有机溶剂中毒可致职业性皮炎、中枢神经系统抑制、周围神经损害、呼吸道刺激、心肌对内源性肾上腺素的敏感性增强、肝细胞损害、肾和造血系统损伤，甚至致癌，对生殖系统也有不良影响。预防主要为以无毒或低毒的物质取代毒性大的有机溶剂，使生产过程程序化、自动化、密闭化，加强通风；同时应加强个人防护和卫生操作制度，定期对工人进行体检，保护妊娠及哺乳期女工，排除职业禁忌证。

（一）苯

1. 理化特性和接触机会　苯（benzene）在常温下为带特殊芳香味的无色液体，沸点80.1℃，极易挥发，蒸气比重为2.77，燃点为562℃，爆炸极限为1.4%～8%。微溶于水，易与乙醇、三氯甲烷（氯仿）、乙醚、汽油、丙酮、二硫化碳等有机溶剂互溶。

苯的接触机会很多，主要的生产包括：①作为有机化学合成中常用的原料制造苯乙烯、苯酚、药物、农药，合成橡胶、塑料、洗涤剂、染料，炸药等；②作为溶剂、萃取剂和稀释剂，用于生药的浸渍、提取、重结晶，以及油墨、树脂、人造革、粘胶和油漆等制造；③焦炉气、煤焦油的分馏、石油的裂化重整与乙炔合成苯等苯的制造；④可用做燃料。

2. 毒理　苯在生产环境中以蒸气形式主要由呼吸道进入人体，经皮肤吸收量很少，虽经消化道完全吸收，但无实际意义。苯进入体内后，主要分布在含类脂质较多的组织和器官中。一次吸入高浓度的苯，主要分布于大脑、肾上腺与血液。进入体内的苯，约有50%以原形由呼吸道排出，约10%以原形贮存于体内各组织，40%左右在肝代谢，氧化成环氧化苯，生成苯酚，继续羟化形成氢醌（HQ）或邻苯二酚（CAT）。酚类代谢产物可与硫酸基或葡萄糖醛酸基结合，从肾排出。因此接触苯后可测得尿酚增加，测尿酚的量可反映近期体内苯吸收的情况，因尿酚在接触后3h下降，一般在工作时或下班后应立即收集尿样。苯代谢产物主要蓄积于骨髓、脑及神经系统等富含类脂质的组织，以骨髓最多。

苯代谢产物被转运到骨髓或其他器官，可能表现为骨髓毒性和致白血病作用。苯的毒作用机制尚不十分清楚，目前认为主要涉及以下几个方面：①干扰细胞因子对骨髓造血干细胞的生长和分化的调节作用。苯代谢物降低造血正调控因子白介素IL-1和IL-2的水平，提高造血负调控因子肿瘤坏死因子（TNP-α）的水平。②氢醌与纺锤体纤维蛋白共价结合，抑制细胞增殖。③苯的活性代谢物与DNA共价结合形成的加合物以及苯代谢产物氧化产生的活性氧对DNA造成氧化性损伤，引起再生障碍性贫血或因骨髓增生不良，最终导致急性髓性白血病。④苯致急性髓性白血病可能与ras、c-fos、c-myc等癌基因的激活有关。⑤慢性接触苯的健康危害程度与个体的遗传易感性如毒物代谢酶基因多态、DNA修复基因多态等有关。

3. 临床表现　急性苯中毒是由于短时间吸入大量苯蒸气引起。主要表现为中枢神经系统的麻醉作用。轻者出现兴奋、欣快感、步态不稳，以及头晕、头痛、恶心、呕吐、轻度意识模糊等。重者神志模糊加重，由浅昏迷进入深昏迷状态或出现抽搐。严重者导致呼吸、心跳停止。实验室检查可发现尿酚和血苯增高。

长期接触低浓度苯可引起慢性中毒，以造血系统损伤为主，早期多数患者表现为头痛、头昏、失眠、记忆力减退等类神经症，对造血系统的损害是慢性苯中毒的主要特点。最早和最常见的表现是持续性白细胞总数减少，主要是中性粒细胞减少，淋巴细胞相对值可增加到40%左右。中性粒细胞出现较多的毒性颗粒、空泡和破碎细胞等；随后可见血小板形态异常。中度中毒者可见红细胞计数偏低或减少；重度中毒者红细胞计数、血红蛋白、白细胞（主要是中性粒细胞）、血小板、网织红细胞都明显减少，淋巴细胞百分比相对增高；严重中毒者骨髓造血系统明显受损，甚至出现再生障碍性贫血、骨髓增生异常综合征（MDS），少数可转化为白血病。苯可引起各种类型的白血病，其中以急性粒细胞白血病为多，国际癌症研究中心（IARC）已确认苯为人类致癌物。此外，经常接触苯，皮肤可脱脂、变干燥、脱屑以致皲裂，有的出现过敏性湿疹、脱脂性皮炎。苯还可损害生殖系统，苯接触女工月经血量增多、自然流产、胎儿畸形率增高。苯对免疫系统也有影响，接触苯工人血 IgG、IgA 明显降低，而 IgM 增高。

4. 诊断　急性苯中毒的诊断是根据短期内吸入大量苯蒸气职业史，以意识障碍为主的临床表现，结合现场职业卫生学调查，参考实验室检测指标，进行综合分析，并排除其他疾病引起的中枢神经系统损害，方可诊断。

慢性苯中毒的诊断是根据较长时期密切接触苯的职业史，以造血系统损伤为主的临床表现，结合现场职业卫生学调查，参考实验室检测指标，进行综合分析，并排除其他原因引起的血象、骨髓象改变，方可诊断。我国现行的《职业性慢性苯中毒的诊断标准》（GBZ 68-2013）规定如表 3-4 所示。

表3-4　职业性慢性苯中毒的诊断标准

分级	诊断标准
急性轻度中毒	短期内吸入大量苯蒸气后出现头晕、头痛、恶心、呕吐、黏膜刺激症状，伴有轻度意识障碍
急性重度中毒	吸入大量苯蒸气后出现下列临床表现之一者：①中、重度意识障碍；②呼吸循环衰竭；③猝死
慢性轻度中毒	可有头晕、头痛、乏力、失眠、记忆力减退、易感染等症状。在3个月内每2周复查一次血常规，符合下列表现之一者：①白细胞计数大多低于4×10^9/L或中性粒细胞低于2×10^9/L；②血小板计数大多低于80×10^9/L
慢性中度中毒	在轻度中毒基础上，符合下列表现之一者：①白细胞计数低于4×10^9/L或中性粒细胞低于2×10^9/L，伴血小板计数低于80×10^9/L；②白细胞计数低于3×10^9/L或中性粒细胞低于1.5×10^9/L；③血小板计数低于60×10^9/L
慢性重度中毒	在中度中毒基础上，符合下列表现之一者：①全血细胞减少症；②再生障碍性贫血；③骨髓增生异常综合征；④白血病

5. 治疗和处理　苯中毒的治疗和处理见表 3-5。

表3-5　苯中毒的治疗和处理

分类	治疗	处理
急性中毒	应迅速将中毒患者移至空气新鲜处，立即脱去被苯污染的衣服，用肥皂水清洗被污染的皮肤，注意安静和保暖。可静脉注射葡萄糖醛酸，忌用肾上腺素	病情恢复后，轻度中毒恢复原工作，重度中毒原则上调离原工作
慢性中毒	无特效解毒药，治疗根据造血系统损伤所致血液疾病给予处理	一经确定诊断，应立即调离苯及其他有毒物质作业的工作

（二）甲苯（$C_6H_5CH_3$）和二甲苯 [$C_6H_4(CH_3)_2$]

1. 理化特性和接触机会　甲苯（toluene）、二甲苯（xylene）均为无色透明，带芳香气味、易挥发的液体。甲苯沸点 110.4℃，蒸气比重 3.90。二甲苯有邻位、间位和对位三种异构体，其理化特性相近；沸点 138.4 ~ 144.4℃，蒸气比重 3.66。二者均不溶于水，可溶于乙醇、丙酮和氯仿等有机溶剂。

甲苯和二甲苯可用做化工生产的中间体，作为溶剂或稀释剂用于油漆、喷漆、橡胶、皮革等工业，也可作为汽车和航空汽油中的掺加成分。

2．毒理　甲苯、二甲苯可经呼吸道、皮肤和消化道吸收。吸收后主要分布在含脂肪丰富的组织，以脂肪组织、肾上腺最多，其次为骨髓、脑和肝。甲苯在人体内 80% ~ 90% 氧化成苯甲酸，并与甘氨酸结合生成马尿酸，少量（10% ~ 20%）为苯甲酸，可与葡萄糖醛酸结合，均易随尿排出。二甲苯 60% ~ 80% 在肝内氧化，主要产物为甲基苯甲酸，与甘氨酸结合为甲基马尿酸，随尿排出。

3．临床表现　高浓度甲苯、二甲苯主要对中枢神经系统产生麻醉作用；对皮肤黏膜的刺激作用较苯为强，皮肤接触可引起皮肤红斑、干燥、脱脂及皲裂等，甚或出现结膜炎和角膜炎症状；纯甲苯、二甲苯对血液系统的影响不明显。短时间吸入高浓度甲苯和二甲苯可出现中枢神经系统功能障碍和皮肤黏膜刺激症状。轻者表现为头痛、头晕、步态蹒跚、兴奋，轻度呼吸道和眼结膜的刺激症状。严重者出现恶心、呕吐、意识模糊、躁动、抽搐，甚至昏迷，呼吸道和眼结膜出现明显刺激症状。长期接触中低浓度甲苯和二甲苯可出现不同程度的头晕、头痛、乏力、睡眠障碍和记忆力减退等症状。末梢血象可出现轻度、暂时性改变，脱离接触后可恢复正常。皮肤接触可致慢性皮炎、皮肤皲裂等。

4．诊断　根据短时间内吸入较高浓度的甲苯或二甲苯职业接触史，结合以神经系统损害为主的临床表现及劳动卫生学调查，综合分析，排除其他类似疾病，方可诊断。《职业性急性甲苯中毒诊断标准》（GBZ 16–2002）见表 3-6。

表3-6　职业性急性甲苯中毒的诊断标准

分级	诊断标准
接触反应	有头晕、头痛、乏力、颜面潮红、结膜充血等症状，脱离接触后短期内可完全恢复
轻度中毒	头晕、头痛、乏力等症状加重，并有恶心、呕吐、胸闷、呛咳等，且具有下列情况之一者：①嗜睡状态；②意识模糊；③朦胧状态
重度中毒	在轻度中毒基础上，还有下列情况之一者：①昏迷；②重度中毒性肝病；③重度中毒性肾病；④重度中毒性心脏病

5．治疗和处理　急性中毒时，应迅速将中毒者移至空气新鲜处，急救同内科处理原则。可给葡萄糖醛酸或硫代硫酸钠以促进甲苯的排泄。病情恢复后，一般休息 3 ~ 7 天可恢复工作，较重者可适当延长休息时间，痊愈后可恢复原工作。对于慢性中毒，主要是对症治疗。轻度中毒患者治愈后可恢复原工作；重度中毒患者应调离原工作岗位，并根据病情恢复情况安排休息或工作。

（三）正己烷 [CH₃（CH₂）₄CH₃]

1．理化特性和接触机会　正己烷（n-hexane）常温下为微有异臭的液体，易挥发，蒸气比重为 2.97，沸点 68.74℃。几乎不溶于水，易溶于氯仿、乙醚、乙醇。正己烷主要用做提取植物油与合成橡胶的溶剂、试剂和低温温度计的溶液，还用于制造胶水、清漆、黏合剂和其他相关产品。

2．毒理　正己烷在生产环境中主要以蒸气形式经呼吸道吸收，也可经皮肤或胃肠道吸收。正己烷在体内的分布与器官的脂肪含量有关，主要分布于血液、神经系统、肾、脾等。主要在肝代谢，通过氧化生成 2- 己醇、2- 己酮和 2，5- 己二酮等代谢产物，尤以己二酮重要。代谢产物主要与葡萄糖醛酸结合，结合产物随尿排出。

正己烷中毒机制还不清楚。它可影响全身多个系统，且主要与其代谢产物 2，5- 己二酮有关。目前认为正己烷诱发多发性周围神经病变是由于其代谢产物 2，5- 己二酮与神经微丝蛋白中的赖氨酸共价结合，生成 2，5- 二甲基吡咯加合物，导致神经微丝积聚，引起轴突运输障碍和神经纤维变性。

3．临床表现　短时间内吸入高浓度的正己烷可出现头晕、头痛、胸闷、眼和上呼吸道黏膜刺激及麻醉症状，甚至意识障碍。经口摄入引起的中毒，可出现恶心、呕吐、胃肠道及呼吸道刺激症状，也可出现中枢神经抑制及急性呼吸道损害等。长期职业性接触可导致慢性中毒，主要累及的系统见表 3-7。

表3-7　慢性正己烷中毒的临床表现

累及系统	临床表现
神经系统	以多发性周围神经病变最为重要，其特点为起病隐匿且进展缓慢。四肢远端的痛触觉减退，一般呈手套、袜子形分布；腱反射减退或消失；感觉和运动神经传导速度减慢
心血管系统	心律不齐，特别是心室颤动、心肌细胞受损
生殖系统	男性性功能障碍，如性欲下降、精子数目减少、活动能力下降
其他	皮肤黏膜出现非特异性慢性损害

4．诊断　根据长期接触正己烷的职业史，出现以多发性周围神经损害为主的临床表现，结合实验室检查及作业场所卫生学调查，综合分析，排除其他原因所致类似疾病后，方可诊断。我国现行的标准是《职业性慢性正己烷中毒诊断标准》（GBZ 84-2002）。

5．治疗和处理　对于急性正己烷中毒，应立即脱离接触，移至空气新鲜处，用肥皂水清洗皮肤污染物，并作对症处理。如采用中西医综合疗法，辅以针灸、理疗和四肢运动功能锻炼等。对于慢性正己烷中毒，有多发性周围神经病变，应尽早脱离接触，并予以对症和支持治疗，如充分休息，给予维生素 B_1、B_6、B_{12} 和能量合剂等；神经生长因子有助于病情康复，可早期使用。轻度中毒者痊愈后可重返原工作岗位，中度及重度患者治愈后不宜再从事接触正己烷以及其他可引起周围神经损害的工作。

三、苯的氨基和硝基化合物

（一）概述

苯或其同系物（如甲苯、二甲苯、酚）苯环上的氢原子被一个或几个氨基（–NH₂）或硝基（–NO₂）取代后，称为苯的氨基或硝基化合物。因苯环不同位置上的氢可由不同数量的氨基或硝基、卤素或烷基取代，故可形成种类繁多的衍生物，其主要代表为苯胺（aniline，$C_6H_5NH_2$）和硝基苯（nitrobenzene，$C_6H_5NO_2$）等。

1．理化特性和接触机会　此类化合物多数沸点高、挥发性低，常温下多为固体或液体，多难溶或不溶于水，而易溶于脂肪、醇、醚、氯仿及其他有机溶剂。苯胺的沸点为 184.4℃，硝基苯为 210.9℃，联苯胺高达 410.3℃。这类化合物广泛应用于制药、染料、油漆、印刷、橡胶、炸药、农药、香料、油墨及塑料等生产工艺过程中。

2．毒理　在生产条件下，主要以粉尘或蒸气或液体的形态存在，可经呼吸道和完整皮肤吸收。也可经消化道吸收，但职业卫生意义不大。对液态化合物而言，经皮肤吸收途径更为重要。在生产过程中，直接或间接沾染皮肤是引起中毒的主要原因。此类化合物吸收进入体内后在肝代谢，经氧化或还原代谢后，大部分代谢最终产物经肾随尿排出（图 3-5）。

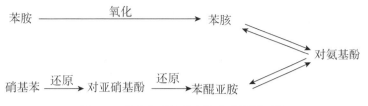

图3-5 苯胺和硝基苯在体内的代谢过程

3．临床表现和诊断　此类化合物的主要毒作用有共同或相似之处，主要引起血液、肝和肾等损害，具体见表3-8。由于各类衍生物结构不同，其毒性也不尽相同。如苯胺形成高铁血红蛋白（MetHb）较快；硝基苯对神经系统作用明显；三硝基甲苯对肝和眼晶状体损害明显；邻甲苯胺可引起血尿；联苯胺和萘胺可致膀胱癌等。

表3-8　苯的氨基和硝基化合物中毒的主要临床表现

累及系统	主要临床表现
血液系统损害	• 形成高铁血红蛋白：红细胞内血红蛋白（Hb）中的铁离子呈亚铁（Fe^{2+}），被氧化成高铁（Fe^{3+}）时，即形成高铁血红蛋白（MetHb），后者不能与氧结合，以致失去携氧能力
	• 形成硫血红蛋白：每个血红蛋白中含一个或以上的硫原子，即为硫血红蛋白。苯的氨基硝基类化合物大量吸收也可致血中硫血红蛋白升高。硫血红蛋白的形成不可逆
	• 形成变性珠蛋白小体（赫恩小体，Heinz body）：中间代谢物可直接作用于珠蛋白分子中的巯基（–SH），使珠蛋白变性。赫恩小体呈圆形或椭圆形，直径0.3～2μm，具有折光性，多为1～2个，位于细胞边缘或附着于红细胞膜上
	• 溶血作用：苯的氨基和硝基化合物引起高铁血红蛋白血症，机体可能因此消耗大量的还原性物质（包括GSH、NADPH等），以及形成的赫恩小体导致红细胞破裂，产生溶血
	• 引起贫血：长期较高浓度接触（如2，4，6-三硝基甲苯等）可能导致贫血，出现点彩红细胞、网织红细胞增多，骨髓象显示增生不良，呈进行性发展，甚至出现再生障碍性贫血
肝损害	有些化合物可直接损害肝细胞，引起中毒性肝病，以硝基化合物所致肝损害较为常见
肾损害	某些化合物本身及其代谢产物可直接作用于肾，引起肾实质性损害，出现蛋白尿、血尿和少尿等
神经系统损害	多易溶于脂肪，易与含大量类脂质的神经细胞发生作用引起损害。重度患者发生视神经炎、视神经周围炎等
皮肤损害和致敏作用	有些化合物对皮肤有强烈的刺激作用和致敏作用，个别过敏体质者，接触对苯二胺和二硝基氯苯后，还可发生支气管哮喘
眼晶状体损害	三硝基甲苯、二硝基酚等可引起眼晶状体混浊和中毒性白内障
其他损害作用	4-氨基联苯、联苯胺和β-萘胺等是公认的可引起职业性膀胱癌的毒物，此外可损害生殖系统等

我国现行的诊断标准为《职业性急性苯的氨基和硝基化合物中毒诊断标准》（GBZ 30-2002）。目前尚无职业性苯的氨基和硝基化合物慢性中毒诊断标准。

4．治疗和处理　对于急性中毒，应立即将中毒患者撤离中毒现场，脱去污染的衣服。皮肤污染者可用 5% 醋酸溶液清洗皮肤，再用大量肥皂水或清水冲洗；眼部受污染，可用大量生理盐水冲洗。同时注意维持呼吸、循环功能，给予吸氧。

对于高铁血红蛋白血症，轻度中毒患者可用 5%～10% 葡萄糖溶液 500ml 加维生素 C 5.0g 静脉滴注，或葡萄糖溶液 80～100ml 加维生素 C 5.0g 静脉注射。另外，常用 1% 亚甲蓝溶液 5～10ml（1~2mg/kg）加入 10%~25% 葡萄糖液 20ml 中静脉注射，1～2h 可重复使用，一般用 1~2 次。亚甲蓝作为还原剂可促进高铁血红蛋白还原，其作用机制是亚甲蓝能作为中间电子传递体加快正常红细胞高铁血红蛋白还原酶系的作用速度，促进 NADPH 对高铁血红蛋白的还原作用。

对于溶血性贫血的治疗，可根据病情严重程度采取综合治疗措施。糖皮质激素治疗为首选方法，一般应大剂量静脉快速给药。可用地塞米松 10~20mg 或氢化可的松 200～500mg 静脉滴注，至少用 3～5 天。其主要作用是稳定溶酶体，避免红细胞破坏。

对于中毒性肝损害的处理，除给予高糖、高蛋白质、低脂肪、富含维生素饮食外，应积极采取"护肝"治疗。

其他有对症和支持治疗，如有高热，可用物理降温法或用人工冬眠药物并加强护理工作，包括心理护理等。

对于慢性中毒，应调离岗位，避免进一步的接触，并积极治疗。治疗主要是对症处理。

（二）苯胺

1. 理化特性和接触机会　苯胺的纯品为无色油状液体，易挥发，具有特殊气味，久置颜色可变为棕色。熔点 –6.2℃，沸点 184.3℃，蒸气密度 3.22g/L，微溶于水，易溶于苯、乙醇和乙醚等。苯胺广泛用于印染业及染料、橡胶硫化剂及促进剂、照相显影剂、塑料、离子交换树脂、香水和制药等生产过程中。

2. 毒理　苯胺可经呼吸道、皮肤和消化道吸收，经皮肤吸收容易被忽视而成为职业中毒的主要原因。液体及其蒸气都可经皮肤吸收，随室温和相对湿度的提高，吸收率相应增加。经呼吸道吸入的苯胺，经氧化后可形成毒性更大的中间代谢产物苯基羟胺（苯胲），然后再氧化生成对氨基酚，与硫酸、葡萄糖醛酸结合，经尿排出。少量苯胺以原形由呼吸道排出。苯胺中间代谢产物苯基羟胺有很强的形成高铁血红蛋白的能力，使血红蛋白失去携氧功能，造成机体组织缺氧，引起中枢神经系统、心血管系统及其他脏器的一系列损害。苯胺的这种氧化作用还能使红细胞中的珠蛋白变性，形成变性珠蛋白小体（赫恩小体），使红细胞渗透性和脆性增加，可在脾内或血管内溶血。

3. 临床表现　急性苯胺中毒主要引起高铁血红蛋白血症。短时间内吸收大量苯胺，早期表现为发绀，最先见于口唇、指端及耳垂等部位，其色呈蓝灰色，为化学性发绀。较严重中毒者，中毒 3～4 天后可出现不同程度的溶血性贫血，并继发黄疸、中毒性肝病和膀胱刺激症状等。肾受损时，出现少尿、蛋白尿、血尿等，严重者可发生急性肾衰竭。少数见心肌损害。眼部接触可引起结膜炎、角膜炎。慢性苯胺中毒可出现类神经症，如头晕、头痛、倦乏无力、失眠、记忆力减退、食欲减退等症状，并出现轻度发绀、贫血和肝脾大等体征。红细胞中可出现赫恩小体。皮肤经常接触苯胺蒸气后，可发生湿疹、皮炎等。

（三）三硝基甲苯 [$C_6H_2CH_3(NO_2)_3$]

1. 理化特性和接触机会　三硝基甲苯有 6 种同分异构体，通常所指的是 α- 异构体，即 2，4，6- 三硝基甲苯，简称 TNT，为灰黄色结晶，熔点 80.65℃，比重 1.65，沸点 240℃（爆炸）。本品极难溶于水，易溶于苯、丙酮、醋酸甲酯、氯仿、乙醚等。突然受热容易引起爆炸。三硝基甲苯作为炸药，广泛应用于国防、采矿、筑路、开凿隧道等工农业生产中，在粉碎、过筛、配料、包装过程中劳动者可接触其粉尘及蒸气。

2. 毒理　三硝基甲苯可经皮肤、呼吸道及消化道进入人体。在生产环境中，主要经皮肤和呼吸道吸收。TNT 有较强的亲脂性，很容易从皮肤吸收，尤其气温高时，经皮肤吸收的可能性更大。在生产硝胺炸药时，由于硝酸铵具有吸湿性，一旦污染皮肤，就能使皮肤保持湿润，更易加速皮肤的 TNT 吸收。进入体内的 TNT 在肝通过氧化、还原、结合等反应过程进行代谢。代谢产物主要经肾排出。接触 TNT 工人尿中可以检出 10 余种 TNT 的代谢产物，如 4- 氨基 -2，6- 二硝基甲苯（4-A）等。接触 TNT 的工人尿中 4-A 含量最多，也有一定量的原形 TNT，因此，尿 4-A 和原形 TNT 含量可作为其职业接触的生物监测指标。

TNT 毒作用机制还不完全清楚。目前认为 TNT 可在多种器官和组织内接受来自还原性辅酶 Ⅱ 的一个电子，被还原并活化为 TNT 硝基阴离子自由基，可在组织内产生大量的活性氧，使体内还原性物质如还原性谷胱甘肽、还原性辅酶 Ⅱ 明显减少。另外，TNT 硝基阴离子自由基、活性氧可诱发脂质过氧化，与生物大分子共价结合并引起细胞内钙稳态紊乱，导致细胞膜结构与功能破坏，细胞代谢紊乱甚至死亡。

3．临床表现　轻度急性中毒时，患者可有头晕、头痛、恶心、呕吐、食欲减退等症状；此外还有上腹部及右季肋部痛；口唇发绀，常可扩展到鼻尖、耳郭（廓）、指（趾）端等部位。重度者神志不清、呼吸浅且加快、大小便失禁、瞳孔散大、对光反射消失、角膜及腱反射消失。严重者可因呼吸麻痹死亡。长期接触 TNT 可引起慢性中毒，主要表现出肝、眼晶状体、血液等损害。具体见表 3-9。

表3-9　三硝基甲苯慢性中毒的临床表现

累及系统器官	临床表现
肝损害	引起中毒性肝损伤，出现乏力、食欲减退、恶心、肝区疼痛，体检时肝大，有压痛、叩痛，多数无黄疸，严重者可导致肝硬化
晶状体损害	TNT中毒性白内障是常见的特征性体征。开始时双眼晶状体周边部呈环形混浊，进一步晶状体中央部出现盘状混浊。一般不影响视力，但晶状体中央部出现混浊，可使视力下降
血液系统改变	引起血红蛋白、中性粒细胞及血小板减少，出现贫血；也可以出现赫恩小体。严重者可出现再生障碍性贫血
皮肤改变	可出现"TNT面容"，表现为面色苍白，口唇、耳郭（廓）青紫色。另外，手、前臂、颈部等裸露部位皮肤发生过敏性皮炎、黄染，严重时呈鳞状脱屑
生殖功能影响	男工可出现性欲低下、早泄与阳痿等，精液量显著减少，精子形态异常率增高。女工则表现为月经周期异常、月经量异常、痛经等
其他	类神经症发生率较高，可伴有自主性神经功能紊乱，细胞免疫功能降低；部分可出现心肌及肾损害、尿蛋白含量及某些酶活性增高等改变

四、有害气体中毒

（一）刺激性气体

刺激性气体（irritant gases）是指对眼、呼吸道黏膜和皮肤具有刺激作用，引起机体以急性炎症、肺水肿为主要病理改变的一类气态物质。在化学工业生产中最为常见。此类气态物质多具有腐蚀性，生产中常因不遵守操作规程，容器或管道等设备被腐蚀，发生跑、冒、滴、漏等污染作业环境。

1．概述

（1）种类：刺激性气体种类较多，按其化学结构和理化性质，可分为酸、成酸氧化物、成酸氰化物、卤族元素、无机氯化物、卤烃类、酯类、醚类、醛类、酮类、氨胺类、强氧化剂、金属化合物、氮的氧化物、氯及其化合物、硫的化合物、成碱氢化物、氟代烃类和军用毒气等。常见的有氯、氨、氮氧化物、光气、氟化氢、二氧化硫和三氧化硫等。

（2）毒理：刺激性气体通常以局部损害为主，其损害作用的共同特点是引起眼、呼吸道黏膜及皮肤不同程度的炎症病理反应，刺激作用过强时可引起喉头水肿、肺水肿以及全身反应。损伤程度主要取决于毒物的浓度和接触的时间。病变的部位与其水溶性有关，水溶性高的氯化氢和氨等易溶解附着在湿润的眼和上呼吸道黏膜局部，立即产生化学刺激性炎症反应，出现流泪、流涕、咽痒、呛咳等症状，中等水溶性的氯和二氧化硫等的作用部位与浓度有关，低浓度时只侵犯眼和上呼吸道，而高浓度时则可侵犯全呼吸道；水溶性低的二氧化氮和光气等在上呼吸道时溶解少，故对上呼吸道刺激性较小，易进入呼吸道深部，对肺组织产生刺激和腐蚀，常引起化学性肺炎或肺水肿。肺水肿是最严重的病变之一。

化学性肺水肿是肺微血管通透性增加和肺部水运行失衡的结果。其发病机制不甚清楚，主要包括肺泡及肺泡间隔毛细血管通透性增加、血管活性物质释放、肺淋巴循环受阻等。具体为高浓度刺激性气体直接损伤肺泡上皮细胞和间隔间的毛细血管，导致肺泡壁和血管通透性增加，形成肺泡型肺水肿。刺激性气体引起炎症反应时，参与炎症的肺泡巨噬细胞及多形核细胞等在肺内大量积聚，释放大量的细胞因子和炎症介质，造成肺泡氧化损伤，导致通透功能障碍。另外，中毒使体内组织胺、5- 羟色胺、缓激肽、前列腺素等大量释放，使肺毛细血管通透性增加。此外，刺激性气体可使交感神经兴奋性增高，右淋巴总管痉挛，而且肺内体液增多，使血管临近的淋巴管肿胀、阻力增加、淋巴回流障碍，导致肺水肿发生。

（3）临床表现：主要为急性刺激作用、中毒性肺水肿（toxic pulmonary edema）、急性呼吸窘迫综合征（acute respiratory distress syndrome，ARDS）和慢性影响等。急性刺激作用表现为眼和上呼吸道刺激性炎症，如流泪、畏光、结膜充血、流涕、喷嚏、咽部充血疼痛、呛咳、胸闷等。吸入高浓度的刺激性气体可引起中毒性咽喉炎、气管炎、支气管炎和肺炎，严重者可引起喉头痉挛或水肿，甚至窒息死亡。

中毒性肺水肿是吸入高浓度刺激性气体后所引起的肺泡内及肺间质过量体液滞留为特征的病理过程，最终可导致急性呼吸功能衰竭，是刺激性气体所致的最严重的危害和职业病常见的急症之一。刺激性气体引起的肺水肿，临床过程可分为四期：①刺激期：表现为气管 - 支气管黏膜的急性炎症。出现呛咳、咽痛、胸闷及全身症状，如头疼、头晕、恶心、呕吐等症状。②潜伏期：自觉症状减轻或消失，病情相对稳定，但肺部的潜在病理变化仍在继续发展，在潜伏期症状不多，属"假象期"。胸部 X 线片可见肺纹理增多、模糊不清等。此期在防止或减轻肺水肿发生以及病情的转归上具有重要的作用。③肺水肿期：表现为突然出现加重的呼吸困难，剧咳、烦躁、大汗、咳大量粉红色泡沫痰。体检可见口唇明显发绀。两肺密布湿啰音、血压下降、血液浓缩、白细胞增高。胸部 X 线检查早期可见肺纹理增粗紊乱或肺门影增浓模糊。随着肺水肿的加重，两肺可见散在的 1 ~ 10mm 大小不等、密度均匀的点状及斑片状阴影，边缘不清，有时出现由肺门向两侧肺野呈放射状的蝴蝶形阴影。一般在肺水肿发生后 24h 内变化最大，若控制不力，有可能进入 ARDS 期。④恢复期：如无严重并发症，肺水肿可在 2~3 天内得到控制，7~11 天基本恢复，多无后遗症。

ARDS 是刺激性气体中毒、创伤、休克、烧伤、感染等心源性以外的各种肺内外致病因素所导致的以进行性呼吸窘迫和低氧血症为特征的急性呼吸衰竭。临床可分为四个阶段：第一阶段为原发疾病症状。第二阶段为潜伏期，此期大多数在原发病起病后 24 ~ 48h，出现呼吸急促与发绀。第三阶段表现为呼吸困难、频数加快，发绀是最重要的体征之一。出现呼吸窘迫，肺部水泡音，X 线胸片有散在浸润阴影。第四阶段呼吸窘迫加重，出现神志障碍，胸部 X 线有广泛毛玻璃样融合浸润阴影。

慢性影响包括慢性结膜炎、鼻炎、咽炎、支气管炎等。急性氯气中毒后可遗留支气管哮喘。氯、甲苯二异氰酸酯有致敏作用。

（4）诊断：根据短期内接触较大剂量化学物的职业史，出现呼吸系统的临床表现，结合实验室检查和现场职业卫生学调查资料，经综合分析排除其他病因所致类似疾病后，方可诊断。我国的刺激性气体急性中毒诊断和分级标准为《职业性急性化学物中毒性呼吸系统疾病诊断标准》（GBZ 73-2009），如表3-10所示。

表3-10 职业性急性化学物中毒性呼吸系统疾病诊断标准

分级	诊断标准
接触反应	短期内接触大量化学物后出现一过性眼和上呼吸道刺激症状，肺部无阳性体征和胸部X线无异常表现，经24～72h医学观察，上述症状消失或明显减轻
轻度中毒	凡具有下列情况之一者：①急性气管-支气管炎；②呈哮喘样发作；③1～2度喉阻塞
中度中毒	凡具有下列情况之一者：①急性支气管肺炎；②急性吸入性肺炎；③急性间质性肺水肿；④3度喉阻塞
重度中毒	凡具有下列情况之一者：①肺泡性肺水肿；②急性呼吸窘迫综合征（ARDS）；③并发严重气胸、纵隔气胸；④4度喉阻塞和（或）窒息；⑤猝死

（5）治疗和处理：迅速将患者移至空气新鲜处，脱去被污染的衣裤，用水彻底冲洗污染处及双眼，注意静卧和保暖。对于刺激性气道或肺部炎症，主要给予止咳、化痰、解痉药物，适当给予抗菌治疗。急性酸性或碱性气体吸入后，应及时吸入不同的中和剂，如酸吸入后，可用4%碳酸氢钠气雾吸入；碱吸入后，可用2%硼酸和5%醋酸雾化吸入。

积极防止肺水肿和ARDS是抢救刺激性气体中毒的关键。对于出现肺水肿、呼吸困难或呼吸停止的患者，迅速纠正缺氧，合理氧疗。早期轻症患者可用鼻导管或鼻塞给氧，氧浓度为50%。肺水肿或ARDS出现严重缺氧时，机械通气（mechanical ventilation）治疗是纠正缺氧的主要措施。另外，应尽早、足量、短期应用肾上腺皮质激素以降低肺毛细血管通透性，改善微循环，常用大剂量地塞米松，同时为减轻肺水肿，应合理限制静脉补液量，ARDS应严格控制输入液体量，保持体液负平衡，也可酌情使用少量利尿剂等。根据病情预防与治疗并发症，如对继发性感染、酸中毒、气胸及内脏损伤等采取相应的治疗方法，并给予良好的护理及营养支持。

一般情况下，轻、中度中毒治愈后，可恢复原工作。重度中毒治愈后，原则上应调离刺激性气体作业。

（6）预防：大部分刺激性气体中毒因意外事故所致。因此应建立经常性的设备检查、维修制度和严格执行安全操作规程，防止生产过程中的跑、冒、滴、漏，杜绝意外事故发生应是预防工作的重点。预防与控制原则主要包括操作控制和管理控制两方面。

2．常见的刺激性气体 见表3-11。

表3-11 常见刺激性气体的特征

特性	氯气（Cl₂）	氮氧化物（NOₓ）	氨气（NH₃）
接触机会	电解食盐产生氯；制造四氯化碳、漂白粉、聚氯乙烯、环氧树脂等各种含氯化合物	制造硝酸和硝基化合物等化工工业、焊接行业、燃料和爆破、农业（谷仓气体）	各种化学工业如制造碱、炸药、医药、氢氟酸、氰化物和有机腈以及合成纤维、塑料、树脂、鞣皮、油漆、染料

续表

特性	氯气（Cl₂）	氮氧化物（NOₓ）	氨气（NH₃）
毒理	氯气吸入后与呼吸道黏膜表面的水作用生成次氯酸和盐酸，使上呼吸道黏膜水肿、充血和坏死；次氯酸可透过细胞膜，破坏膜的完整性、通透性，引起眼和呼吸道黏膜充血、炎性水肿和坏死，高浓度接触时可致呼吸道深部病变形成肺水肿，还可引起电击样死亡	当NO大量存在时可对人体产生作用，发生高铁血红蛋白症及中枢神经系统损害。NO₂生物活性强，毒性为NO的4~5倍，主要损害肺部终末细支气管和肺泡上皮，急性毒性主要引起肺水肿	对眼及上呼吸道具有明显的刺激和腐蚀作用；氨能碱化脂肪，使组织蛋白溶解变性，低浓度时可使眼结膜、鼻咽部、呼吸道黏膜充血、水肿等；浓度增高时可造成组织溶解性坏死，致严重的眼及呼吸道灼伤、化学性肺炎及中毒性肺水肿，造成呼吸功能障碍，出现低氧血症，乃至ARDS、心脑缺氧等
临床表现	轻者表现为一过性眼和上呼吸道黏膜刺激症状、轻度中毒出现急性气管-支气管炎或支气管周围炎、中度中毒表现为支气管炎、间质性肺水肿或局限性肺泡性水肿，或哮喘样发作，重度中毒表现为弥漫性肺泡性肺水肿或中央性肺水肿，严重者出现ARDS，吸入极高浓度氯气还可引起声门、支气管痉挛或水肿，反射性呼吸中枢抑制而致迅速窒息死亡或心跳骤停而猝死	可致化学性气管炎、化学性肺炎及化学性肺水肿。肺水肿恢复期还可出现迟发性阻塞性毛细支气管炎。一般在吸入氮氧化物后经6~72h的潜伏期，出现胸闷、咳嗽、咳痰等，可伴有轻度头晕、头痛、无力、心悸、恶心等症状。随着病情加重，可有呼吸困难、胸部紧迫感，咳嗽加剧，咳痰、咳血丝痰，轻度发绀。具有肺水肿或并发昏迷、窒息、ARDS之一者可诊断为重度中毒	轻者表现为一过性眼和上呼吸道黏膜刺激症状。轻度中毒以气管、支气管损害为主，表现为支气管炎或支气管周围炎，也可引起轻度喉头水肿。中度中毒表现为支气管肺炎或间质性肺水肿。重度以肺部严重损害为主，可出现肺泡性肺水肿或ARDS，伴有明显的气胸或纵隔气肿等并发症。也可出现中毒性肝、肾损害，或者角膜和皮肤的灼伤
诊断	参见《职业性急性氯气中毒诊断标准》（GBZ65-2002）	参见《职业性急性氮氧化物中毒诊断标准》（GBZ15-2002）	参见《职业性急性氨中毒诊断标准》（GBZ 14-2002）

（二）窒息性气体

窒息性气体（asphyxiating gases）是指被机体吸入后，可使氧（oxygen，O₂）的供给、摄取、运输和利用发生障碍，造成全身组织细胞缺乏或不能利用氧，从而导致组织细胞缺氧窒息的一类有害气体的总称。窒息性气体中毒表现为多系统受损害，以神经系统受损最早且最突出。

1. 概述

（1）种类：常见的窒息性气体有一氧化碳（carbon monoxide，CO）、硫化氢（hydrogen sulfide，H₂S）、氰化物（hydrogen cyanide，HCN）和甲烷（methane，CH₄）。按其作用机制分为单纯窒息性气体和化学窒息性气体两大类：

1）单纯窒息性气体：是本身无毒，或毒性很低，或为惰性的气体，在空气中以高浓度存在时使空气中氧含量减少，导致肺泡气氧分压降低、动脉血氧分压和血红蛋白（Hb）氧饱和度下降，引起机体组织缺氧窒息，包括氮（nitrogen，N₂）、氢（hydrogen，H₂）、甲烷（CH₄）、乙烷（ethane，C₂H₆）、二氧化碳（carbon dioxide，CO₂）以及惰性气体等。

2）化学窒息性气体：是指进入机体后对血液或组织产生特殊化学作用，使血液对氧的运送、释放或组织利用机制发生障碍，引起组织细胞缺氧窒息的气体，如一氧化碳、硫化氢、氰化氢、苯胺（aniline，C₂H₅NH₂）等。化学窒息性气体按中毒机制不同又分为血液窒息性气体和细胞窒息性气体两小类：①血液窒息性气体：可以阻止血红蛋白与氧结合，或妨碍血红蛋白向组织释放氧，影响血液对氧的运输功能，造成组织供氧障碍而窒息，如 CO、NO 以及苯的氨基、硝基化合物蒸气等。②细胞窒息性气体：主要抑制细胞内线粒体氧化呼吸链上的各种酶，使细胞对氧的摄取和利用机制障碍，发生"细胞内窒息"，如 H_2S、HCN 等。

（2）毒理：窒息性气体主要致病环节是引起机体组织细胞缺氧。一氧化碳主要与红细胞的血红蛋白结合，形成碳氧血红蛋白（HbCO），致使红细胞失去携氧能力，从而组织细胞得不到足够的氧气。硫化氢进入机体后主要与氧化型细胞色素氧化酶中的 Fe^{3+} 结合，抑制细胞呼吸酶的活性，导致组织细胞缺氧；另外，硫化氢还可与谷胱甘肽（glutathione，GSH）的巯基（–SH）结合，使谷胱甘肽失活，加重组织细胞的缺氧；高浓度硫化氢通过对嗅神经、呼吸道黏膜的神经及颈动脉窦和主动脉体的化学感受器的强烈刺激，导致呼吸麻痹，甚至猝死。氰化氢进入机体后，氰离子（CN^-）直接作用于细胞色素氧化酶，使其失去传递电子的能力，导致细胞不能摄取和利用氧及细胞内窒息。甲烷本身对机体无明显毒性，其造成的组织细胞缺氧是由于吸入气中氧浓度降低所致的缺氧性窒息。

（3）临床表现：临床表现主要是缺氧、脑水肿和中毒性肺水肿等。缺氧是窒息性气体中毒的共同表现，但不同种类的窒息性气体，缺氧的临床表现并非完全相同；脑水肿主要是颅内压增高的表现；窒息性气体损伤呼吸道，引起中毒性肺水肿，发生急性反应性喉痉挛和反应性延髓呼吸中枢麻痹。急性 CO 中毒时面颊部呈樱桃红色，色泽鲜艳而无明显青紫，可定性、定量测定血中 HbCO；急性 HCN 中毒表现为无发绀性缺氧及末梢性呼吸困难、缺氧性心肌损害和肺水肿，测定尿硫酸盐含量或可发现硫化血红蛋白。

（4）治疗：急性窒息性气体中毒急救的主要常规措施是采用各种方法给予较高浓度（40% ～ 60%）氧的氧疗法。应分秒必争进行抢救，有效的解毒剂治疗、及时纠正脑缺氧和积极防治脑水肿是治疗窒息性气体中毒的关键。窒息性气体中毒发生后应尽快脱离中毒现场，立即吸入新鲜空气，彻底清洗被污染的皮肤，严密观察生命体征；一旦发生中枢性呼吸、循环衰竭，应立即进行心肺复苏；呼吸停止者，立即给予人工呼吸和呼吸兴奋剂；如果并发肺水肿者，给予足量、短程糖皮质激素；除了防治缺氧性脑水肿的基本措施外，还应给予脑代谢复活剂、利尿脱水和糖皮质激素；另外，还要进行对症支持治疗，控制并发症的发生。

（5）预防：重点在于严格管理制度、定期设备检修，防止跑、冒、滴、漏，设置警示标志、安装自动报警设备，加强卫生宣教，做好个体防护。

2. 一氧化碳（CO）

（1）理化特性和接触机会：CO 为无色、无味、无臭、无刺激性的气体。密度 0.967g/L，熔点 –205.0℃，沸点 –190℃，微溶于氨水；易燃、易爆，与空气混合的爆炸极限为 12.5% ～ 74.2%。含碳物质的不完全燃烧均可产生 CO。接触 CO 的作业主要有冶金工业、机械制造业、化工工业、燃气制取、采矿爆破作业、耐火材料、内燃机尾气等。

（2）毒理：CO 主要经呼吸道吸入，透过肺泡迅速弥散入血。绝大部分以原形随呼气排出，不在体内蓄积，入血后 80% ～ 90% 与血红蛋白分子中的亚铁复合物发生紧密而可逆性结合，形成碳氧血红蛋白（HbCO），使其失去携氧功能，导致组织缺氧。CO 与 Hb 的亲和力为 O_2 的 200 倍，而 HbCO 的解离速度为氧合血红蛋白（HbO_2）的 1/3600。HbCO 不仅无携氧功能，还影响 O_2 从血红蛋白的解离，导致组织缺氧。及时测定 HbCO 可作为反映 CO 中毒严重程度的参考指标。CO 与 Hb 的结合具有可逆性，停止接触后，O_2 可缓慢地取代 CO，重新形成 HbO_2。高压氧疗可加速 HbCO 解离。部分（10% ～ 15%）CO 与血管外血红素蛋白结合；它也可与肌红蛋白结合，影响氧从毛细血管向细胞线粒体弥散，损害线粒体功能；CO 还可以与线粒体细胞色素氧化酶结合，阻断电子传递链，抑制组织呼吸，导致细胞内窒息。CO 所致组织缺氧程度取决于空气中 CO 浓度与接触时间、空气中 CO 和氧分压以及每分钟肺通气量。

CO 浓度越高，肺泡气 CO 分压越大，接触时间越长，血中 HbCO 饱和度就越高。CO 也可透过胎盘屏障对胎儿产生毒性。

中枢神经系统（CNS）对缺氧最为敏感。CO 的毒作用影响了 O_2 和能量供应，引起脑水肿、脑血液循环障碍，大脑和基底神经节可发生变性、软化和坏死，由此出现以中枢神经系统损害为主、伴不同并发症的症状和体征，如颅内压增高、帕金森综合征和一系列神经精神症状等。此外，CO 还可引起心肌损害，皮肤黏膜呈樱桃红色，其原因是 HbCO 为鲜红色。

（3）临床表现：吸入 CO 气体可引起急性中毒、迟发性脑病和慢性损害。急性中毒是吸入较高浓度 CO 后引起的急性脑缺氧性疾病，起病急骤、潜伏期短，主要表现为急性脑缺氧所致的中枢神经损伤。少数患者可有迟发的神经精神症状，部分患者也可有其他脏器的缺氧性改变。中毒程度与血中 HbCO 浓度有关，具体表现见表 3-12。

表3-12　急性一氧化碳中毒的临床表现和预后

特性	轻度中毒	中度中毒	重度中毒
主要临床表现	表现为头疼、头昏、失眠、耳鸣、眼花、视物模糊、颞部压迫和波动感，并可有恶心、呕吐、心悸、胸闷和四肢无力、步态不稳等症状，可有意识模糊、嗜睡、朦胧、短暂昏厥，甚至谵妄状态等轻度至中度意识障碍，但无昏迷	在轻度中毒的基础上出现面色潮红、口唇、指甲、皮肤黏膜呈樱桃红色，多汗、烦躁，心跳加速、血压先升后降，出现嗜睡、短暂昏迷或不同程度的意识障碍、大小便失禁、抽搐或强直，瞳孔对光反射、角膜反射及腱反射减弱或消失等程度不同的昏迷，但昏迷持续时间短，经脱离现场和抢救，可较快苏醒	中度中毒的基础上出现深度昏迷或去大脑皮质状态；肤色因末梢循环不良而灰白或青紫，呼吸、脉搏由弱、快变为慢而不规则，甚至停止，心音弱而低钝，血压下降；瞳孔缩小，瞳孔对光反射等各种反射迟钝或消失，可出现病理反射；初期四肢肌张力增高、牙关紧闭、阵发性强直性全身痉挛，晚期肌张力显著降低，瞳孔散大，大小便失禁。可因呼吸麻痹而死亡。经抢救存活者可有严重并发症及后遗症，如脑水肿、脑出血和脑梗死
HbCO浓度	10%～30%	30%～50%	>50%
预后	经治疗，症状可迅速消失	经抢救可较快清醒，恢复后一般无并发症和后遗症	如继发脑水肿，意识障碍加重，出现抽搐、去大脑强直、肺水肿、呼吸衰竭、休克和严重心肌损害或上消化道出血

急性 CO 中毒迟发性脑病是指少数急性 CO 中毒意识障碍恢复后，经 2~60 天的"假愈期"后出现严重的神经精神和意识障碍症状，包括痴呆、谵妄或去大脑皮质状态、帕金森综合征表现、偏瘫、病理反射阳性或大小便失禁、失语、失明和继发性癫痫等。重者生活不能自理，甚至死亡。

血中 HbCO 含量与接触 CO 浓度和时间有密切的关系，因此，诊断 CO 中毒的重要依据和特异性诊断指标之一是血中 HbCO 浓度。血中 HbCO 生物半减期平均为 5h 左右，故在中毒后 8h 内测定血中 HbCO 浓度才有临床意义。血中 HbCO>10% 即提示有较高浓度 CO 接触史，对本病诊断及鉴别诊断有参考意义。

（4）诊断：根据吸入较高浓度 CO 的接触史和急性发生的中枢神经损害的症状和体征，结合血中 HbCO 及时测定的结果、现场卫生学调查及空气中 CO 浓度测定资料，并排除其他病因后，可诊断为急性 CO 中毒。《职业性急性一氧化碳中毒诊断标准》（GBZ 23–2002）如表 3-13 所示。

表3-13 职业性急性一氧化碳中毒诊断标准

分级	诊断标准
接触反应	出现头痛、头昏、心悸、恶心等症状，吸入新鲜空气后症状可消失
轻度中毒	具有以下任何一项表现者：①出现剧烈的头痛、头昏、四肢无力、恶心、呕吐。②轻度至中度意识障碍，但无昏迷者。血液碳氧血红蛋白浓度可高于10%
中度中毒	除有上述症状外，意识障碍表现为浅至中度昏迷，经抢救后恢复且无明显并发症者。血液碳氧血红蛋白浓度可高于30%
重度中毒	具备以下任何一项者：①意识障碍程度达深昏迷或去大脑皮质状态；②患者有意识障碍且并发有下列任何一项表现者：脑水肿、休克或严重的心肌损害、肺水肿、呼吸衰竭、上消化道出血、脑局灶损害如锥体系或锥体外系损害体征。碳氧血红蛋白浓度可高于50%
急性CO中毒迟发脑病（神经精神后发症）	急性一氧化碳中毒意识障碍恢复后，经2～60天的"假愈期"，又出现下列临床表现之一者：①精神及意识障碍呈痴呆状态，谵妄状态或去大脑皮质状态；②锥体外系神经障碍，出现帕金森综合征的表现；③锥体系神经损害（如偏瘫、病理反射阳性或小便失禁等）；④大脑皮质局灶性功能障碍如失语、失明等，或出现继发性癫痫。头部CT检查可发现脑部有病理性密度减低区；脑电图检查可发现中度及高度异常

（5）治疗和处理：治疗原则和措施见概述，CO中毒无特殊解毒药物，但吸入高浓度氧可加速HbCO解离。轻度中毒者经治愈后仍可从事原工作；中度中毒者经治疗恢复后，应暂时脱离CO作业并定期复查，观察2个月如无迟发脑病出现，仍可从事原工作；重度中毒及出现迟发脑病者，虽经治疗恢复，皆应调离CO作业。重度中毒或迟发脑病治疗半年仍遗留恢复不全的器质性神经损害时，应永远调离接触CO及其他神经毒物的作业，视病情安排治疗和休息。

3．其他刺激性气体

（1）硫化氢（H_2S）：硫化氢（hydrogen sulfide）为无色、易燃、具有强烈腐败臭鸡蛋样气味的气体，相对密度1.19，沸点–60.7℃，熔点–82.9℃，易积聚在较低部位；易溶于水，也易溶于乙醇、汽油和煤油等石油溶剂。

H_2S多为工业生产或生活中产生的废气，或是某些化学反应产物，或以杂质形式存在，或由蛋白质自然分解或其他有机物腐败产生，如进行粪便、淤泥、污物、垃圾清理，疏通下水道、垃圾及污水处理，开挖和整治沼泽地等作业均可接触H_2S。

H_2S主要经呼吸道吸收，消化道也可吸收，经皮肤吸收很慢。入血后可与血红蛋白结合为硫血红蛋白，可迅速被氧化为无毒的硫酸盐和硫代硫酸盐，随尿排出，无蓄积作用，也有部分以原形态由呼气排出。H_2S易溶于水，接触到眼和呼吸道黏膜以及潮湿的皮肤，迅速溶解，形成氢硫酸，或与黏膜表面的钠离子结合为碱性的Na_2S，产生刺激和腐蚀作用，引起眼和上呼吸道炎症，甚至化学性肺炎和化学性肺水肿，或皮肤充血、糜烂、湿疹；另外，H_2S与金属离子具有很强的亲和力，可与氧化型细胞色素氧化酶中的Fe^{3+}结合，使其失去传递电子的能力，造成组织细胞缺氧，导致"内窒息"；H_2S还可与体内的二硫键结合，从而抑制腺苷三磷酸酶、过氧化氢酶、谷胱甘肽等的活性，干扰细胞内的生物氧化还原过程和能量供应，加重细胞窒息。尤以神经系统敏感。H_2S的强烈刺激，可致嗅神经、呼吸道黏膜末梢神经以及颈动脉窦和主动脉体的化学感受器兴奋，反射性引起中枢兴奋。浓度过高时，则很快由兴奋转入抑制，还可直接作用于呼吸、血管运动中枢，使呼吸抑制、麻痹，昏迷以致"电击型"死亡。

H_2S中毒的临床表现如表3-14所示。

表3-14　硫化氢中毒的临床表现

中毒类型	临床表现
刺激反应	接触后出现眼刺痛、畏光、流泪、流涕、结膜充血、咽部灼热感、咳嗽等眼和上呼吸道刺激症状，以及头痛、头晕、乏力、恶心等神经系统症状。脱离接触后短时间内即可恢复
急性轻度中毒	表现为眼胀痛、异物感、畏光、流泪、流涕、鼻及咽喉部干燥、灼热感、咳嗽、咳痰、胸闷和头疼、头晕、乏力、恶心、呕吐等症状，可有轻至中度意识障碍和急性气管-支气管炎或支气管周围炎。X线胸片显示肺纹理增多、增粗或边缘模糊
急性中度中毒	立即出现明显的头痛、头晕、乏力、恶心、呕吐、共济失调等症状，严重者出现浅至中度昏迷。同时有明显的眼和呼吸道黏膜刺激症状。肺部可闻及较多干、湿啰音，X线胸片显示两肺纹理模糊，肺野透光度降低，心电图显示心肌损害。经抢救，多数短时间内意识可恢复正常
急性重度中毒	迅速出现头晕、心悸、呼吸困难、行动迟钝等明显的中枢神经系统症状，继而呕吐、腹泻、腹痛、烦躁和抽搐，意识障碍达深昏迷或呈植物状态，以及肺泡性肺水肿、休克等多脏器衰竭，最后可因呼吸麻痹而死亡；接触极高浓度H₂S，可在数秒内突然倒下，呼吸停止
慢性损害	可引起眼及呼吸道慢性炎症，如慢性结膜炎、角膜炎、鼻炎、咽炎、气管炎和嗅觉减退，甚至角膜糜烂或点状角膜炎等。全身症状可有类神经症、中枢性自主神经功能紊乱，如头痛、头晕、乏力、睡眠障碍、记忆力减退和多汗、皮肤划痕症阳性等；也可损害周围神经

根据短期内吸入较大量 H_2S 的职业接触史，出现中枢神经系统和呼吸系统损害为主的临床表现，参考现场劳动卫生学调查，综合分析，并排除其他类似表现的疾病，方可诊断。《职业性急性硫化氢中毒诊断标准》（GBZ 31–2002）如表 3-15 所示。

表3-15　职业性急性硫化氢中毒诊断标准

分级	诊断标准
接触反应	出现眼刺痛、畏光、流泪、结膜充血、咽部灼热感、咳嗽等眼和上呼吸道刺激表现，或有头痛、头晕、乏力、恶心等神经系统症状，脱离接触后在短时间内消失者
轻度中毒	具有下列情况之一者：①明显的头痛、头晕、乏力等症状并出现轻度至中度意识障碍；②急性气管-支气管炎或支气管周围炎
中度中毒	具有下列情况之一者：①意识障碍表现为浅至中度昏迷；②急性支气管肺炎
重度中毒	具有下列情况之一者：①意识障碍程度达深昏迷或呈植物状态；②肺水肿；③猝死；④多脏器衰竭

治疗原则和措施见概述，H_2S 中毒目前尚无特效解毒剂，可应用小剂量（20～120mg）亚甲蓝治疗。急性轻、中度中毒患者痊愈后可恢复原工作，重度中毒者经治疗恢复后应调离原工作岗位。需要进行劳动能力鉴定者按 GB/T 16180–2006 处理。

（2）氰化氢（HCN）：氰化氢（hydrogen cyanide）为无色气体或液体，有苦杏仁味，相对密度 0.93，熔点 –13.2℃，沸点 25.7℃；易溶于水、乙醇和乙醚。其水溶液为氢氰酸（hydrocyanic），呈酸性，易燃，能引起燃烧、爆炸。

氰化物的主要接触机会有：电镀、采矿冶金工业、染料工业、制药、合成纤维、灭虫剂和灭鼠剂等的生产应用；苦杏仁、木薯、白果等植物也含有氰化物，大量接触可引起严重中毒，甚至死亡。

氰化氢主要经呼吸道吸入，高浓度蒸气和氢氰酸液体可直接经皮肤吸收，氢氰酸也可经消化道吸收。进入体内的氰化氢，部分以原形经呼吸道随呼气排出，大部分在肝经硫氰酸酶的作用，与胱氨酸、半胱氨酸、谷胱甘肽等巯基化合物结合，转化为无毒的硫氰酸盐经肾随尿排出，此过程可被硫氰酸氧化酶缓慢逆转，故在解毒早期，偶可见到中毒症状的复现；氰化氢还可转化成氰钴胺参与维生素 B_{12} 的代谢；另外，少部分可分解为 CO_2 和 NH_3；氰基也可转化为甲酸盐，进一步参与一碳单位的代谢过程。氰化氢的毒作用主要是其在体内解离出的氰离子（CN^-）影响 40 余种酶的活性，其中以细胞色素氧化酶最为敏感，能迅速与细胞色素氧化酶的 Fe^{3+} 结合，抑制该酶活性，造成"细胞内窒息"。氰化物引起的窒息表现出的特点是血氧饱和的状态下，氧不能被组织利用。动静脉血氧差由正常的 4.0% ~ 5.0% 降至 1.0% ~ 1.5%，静脉血呈动脉血的鲜红色。故氰化物中毒时，皮肤、黏膜呈樱桃红色。另外，CN^- 能与血液中约 2.0% 正常存在的高铁血红蛋白结合，因此血液中的高铁血红蛋白增加，对细胞色素可起到保护作用。

氰化物对人体的危害分为急性中毒和慢性中毒两方面。长期吸入较低浓度氰化氢的作业者可出现眼和上呼吸道刺激症状，如眼结膜炎、上呼吸道炎、嗅觉及味觉异常。还可见神经衰弱综合征，表现为头晕、头痛、乏力、胸部压迫感、腹痛、肌肉疼痛等，甚至强直僵硬、活动受限。急性氰化物中毒具体表现如表 3-16 所示。

表3-16　急性氰化物中毒的临床表现

分期	诊断标准
前驱期	呼出气中有苦杏仁味。主要表现为眼、咽部及上呼吸道黏膜刺激症状，继而可有恶心、呕吐、震颤，且伴逐渐加重的全身症状。查体眼及咽部充血，脉快、律齐，血压偏高，呼吸深快，腱反射常亢进。此期一般较短暂
呼吸困难期	皮肤黏膜呈樱桃红色。表现为极度呼吸困难和节律失调、血压升高、脉搏加快、瞳孔散大、眼球突出、冷汗淋漓，患者常有恐怖感
惊厥期	意识丧失，出现强直性和阵发性抽搐，甚至角弓反张；呼吸浅而不规则，发绀，心跳慢而无力，心律失常，血压下降，大小便失禁，常并发肺水肿和呼吸衰竭
麻痹期	深度昏迷，全身痉挛停止，肌肉松弛，各种反射消失，血压明显下降，脉弱、律不齐，呼吸浅慢且不规则，随时可能停止，但心跳在呼吸停止后常可维持2~3min，随后心跳停止而死亡

我国现行的诊断标准为《职业性急性氰化物中毒诊断标准》（GBZ 209-2008）。

治疗原则和措施见概述，亚硝酸钠 – 硫代硫酸钠联合解毒为氰化物中毒首选的解毒药物组合，原理是应用适量的高铁血红蛋生成剂使体内形成一定量的高铁血红蛋白，利用高铁血红蛋白的 Fe^{3+} 与血液中的 CN^- 络合成不太稳定的氰化高铁血红蛋白。在硫代硫酸钠的作用下，使氰离子转变为硫氰酸盐，经尿排出。另外，可使用新型高铁血红蛋白生成剂 4- 二甲基氨基苯酚（4-DMAP）；胱氨酸、半胱氨酸、谷胱甘肽及硫代乙醇胺也有一定的解毒作用，因其在体内可提供少量硫，后者与氰离子结合形成硫氰酸盐排出体外。

五、农药中毒

农药（pesticides）是指用于预防、消灭或者控制危害农林业的有害生物以及有目的地调节植物、昆虫生长的各种药物。农药根据用途通常分为杀虫剂（insecticides）、杀菌剂（fungicides）、除草剂（herbicides）、植物生长调节剂（growth regulators）和杀鼠剂（rodenticides）等；根据对靶生物的作用方式可以分为触杀剂（contact poison）、胃毒剂（stomach poison）、熏蒸剂毒剂（fumigant poison）、内吸毒剂（systematic poison）等；按化学结构分类，从大的方面农药可以分为无机化学农药和有机化学农药，按其成分分为原药和制剂。我国混配农药约占使用品种的 60% 以上。杀虫剂混剂中，一般都含有有机磷，混配农药的毒性大多数是呈相加作用，少数可有协同作用。农药的毒性相差悬殊，一些制剂如微生物杀虫剂、抗生素等实际无毒或基本无毒。农药对人体的影响主要包括急性中毒和长期接触后的不良健康效应。职业性急性农药中毒主要发生在农药厂工人以及施用农药的人员中。预防农药中毒的关键是加强管理和普及安全用药知识。特别注意就业前体检和定期体检，排除职业禁忌证。

（一）有机磷酸酯类农药中毒

有机磷酸酯类农药（organophosphorus pesticides）简称有机磷农药，因其具有广谱、高效和低残留的特性，是我国目前生产和使用最多的一类农药。除单剂外，也是许多多元混剂的一个成分。我国生产的有机磷农药绝大多数是杀虫剂，如内吸磷、马拉硫磷、乐果等，在农药的职业健康危害中占重要地位。

1. 理化特性　有机磷农药的工业品除美曲膦酯（敌百虫）外，多为淡黄色或棕色油状液体，大多有类似大蒜或韭菜的特殊臭味。在常温下，有机磷农药的蒸气压力都很低，但无论液体或固体，在任何温度下都有蒸气逸出，也会造成中毒。一般难溶于水，易溶于芳烃、乙醇、丙酮、氯仿等有机溶剂。

2. 毒理　有机磷农药可经胃肠道、呼吸道及完整的皮肤、黏膜吸收。经呼吸道或胃肠道进入人体时，吸收较为迅速而完全。皮肤吸收是职业性中毒的主要途径。有机磷被吸收后，迅速随血液及淋巴循环而分布到全身各器官组织，其中以肝含量最高，肾、肺、脾次之，可通过血脑屏障进入脑组织，有的还能通过胎盘屏障到达胎儿体内。脂溶性高的有机磷农药能少量储存于脂肪组织中延期释放。有机磷农药在体内的代谢主要为氧化及水解两种形式，一般氧化产物毒性增强，水解产物毒性降低。例如，对硫磷在体内经肝细胞微粒体加单氧酶的作用，先被氧化为毒性较大的对氧磷，后者又被磷酸三酯水解酶水解，其代谢产物对硝基酚等随尿排出。马拉硫磷在体内可被氧化为马拉氧磷，毒性增加，也可被羧酸酯水解酶水解而失去活性。哺乳动物体内含有丰富的羧酸酯酶，对马拉硫磷的水解作用超过氧化作用，而昆虫相反，因而马拉硫磷是高效、对人畜低毒的杀虫剂。乐果在体内也可被氧化成毒性更大的氧化乐果，同时可由肝的酰胺酶将其水解为乐果酸，经进一步代谢转变成无毒产物由尿排出。但在昆虫体内，酰胺酶的降解能力有限，因而其杀虫效果较好。有机磷代谢产物主要通过肾排出，少部分随粪便排出。

有机磷农药毒作用的主要机制是抑制胆碱酯酶（cholinesterase，ChE）的活性，使之失去分解乙酰胆碱（acetylcholine，Ach）的能力，导致乙酰胆碱在胆碱能神经末梢的聚集，而产生相应的功能紊乱。胆碱酯酶具有两个活性中心，即阴离子部位和酶解部位。阴离子部位能与乙酰胆碱中带有阳电荷的氮（N）结合，酶解部位与乙酰胆碱中乙酰基的碳原子（C）结合形成复合物，进而形成胆碱和乙酰化胆碱酯酶。最后乙酰化胆碱酯酶在乙酰水解酶的作用下，迅速水解，使乙酰基形成脂酸，而胆碱酯酶恢复原来状态。在正常生理条件下，当胆碱能神经受刺激时，其末梢部位立即释放乙酰胆碱，将神经冲动向其次一级神经元或效应器传递。同时，乙酰胆碱迅速被突触间隙处的胆碱酯酶分解失效而解除冲动，以保证神经生理功能的正常活动。由于有机磷农药在化学结构上与乙酰胆碱相似，可与胆碱酯酶结合形成磷酰化胆碱酯酶，使之失去分解乙酰胆碱的能力，造成乙酰胆碱积聚，引发以胆碱能神经过度兴奋为特征的神经系统功能紊乱。胆碱能神经包括大部分中枢神经纤维、交感与副交感神经的节前纤维、全部副交感神经的节后纤维、运动神经、小部分交感神经节后纤维。当胆碱能神经兴奋时，其末梢释放乙酰胆碱，作用于效应器，按作用部位可分为毒蕈碱样作用（M样作用）和烟碱样作用（N样作用）。M样作用效应与刺激副交感神经节后纤维的作用类似，如心血管抑制、腺体分泌增加、平滑肌痉挛、瞳孔缩小、膀胱及子宫收缩及肛门括约肌松弛等；而N样作用与烟碱相似，小剂量兴奋，大剂量抑制、麻痹。随着中毒时间延长，磷酸化胆碱酯酶可失去重活化的能力，而成为"老化酶"。老化是指中毒酶从可重活化状态到不可重活化状态，其实质是一种自动催化的脱烷基反应（dealkylacton）。此时即使使用复能剂，亦难以恢复其活性，其恢复主要靠再生。红细胞乙酰胆碱酯酶的恢复每天约1%，相当于红细胞的再生速度；血浆胆碱酯酶恢复较快，约需1个月。

胆碱酯酶活性抑制是有机磷农药毒作用的主要机制，但不是唯一的机制。有机磷农药可以直接作用于胆碱能受体，可以抑制其他的酯酶，也可以直接作用于心肌细胞造成心肌损伤。一些农药，如美曲膦酯（敌百虫）、敌敌畏、马拉硫磷、甲胺磷、对溴磷、三甲苯磷、丙硫磷等还可以引起迟发性神经病变（organophosphate induced delayed polyneuropath，OPIDN）。OPIDN主要病变为周围神经及脊髓神经的长轴变性，继发脱髓鞘改变。还有一些农药，如乐果、氧乐果、敌敌畏、甲胺磷、倍硫磷等中毒后，在出现胆碱能危象后和出现OPIDN前，出现中间肌无力综合征（intermediate myasthenia syndrome，IMS）。中间肌无力综合征的主要表现是以肢体近端肌肉、脑神经支配的肌肉以及呼吸肌的无力为特征，严重者可因呼吸衰竭死亡。上述发病机制迄今尚未阐明。

3. 临床表现　临床表现分为急性中毒、慢性中毒、致敏作用和皮肤损害。急性中毒的潜伏期长短与接触有机磷农药的品种、剂量、侵入途径及人体健康状况等因素有关。经皮肤吸收中毒者潜伏期较长，可在12h内发病，但多在2~6h开始出现症状。通常发病越快，病情越重，具体表现见表3-17。

慢性中毒多见于农药厂工人，症状一般较轻，主要有类神经症，部分出现毒蕈碱样症状，偶有肌束颤动、瞳孔变化、神经肌电图和脑电图变化。有些有机磷农药具有致敏作用，可引起支气管哮喘、过敏性皮炎等。

表3-17　急性有机磷农药中毒的临床表现

症状	临床表现
毒蕈碱样症状	①腺体分泌亢进，出现多汗、流涎、口鼻分泌物增多及肺水肿等；②出现呼吸困难、恶心、呕吐、腹痛、腹泻及大小便失禁等；③瞳孔缩小，重者瞳孔常小如针尖；④可见心动过缓、血压偏低及心律失常
烟碱样作用	出现血压升高及心动过速。运动神经兴奋时，表现为肌束震颤、肌肉痉挛，进而由兴奋转为抑制，出现肌无力、肌肉麻痹等
中枢神经系统症状	早期出现头晕、头痛、倦怠、乏力等，随后可出现烦躁不安、言语不清及不同程度的意识障碍。严重者可发生脑水肿、癫痫样抽搐、呼吸中枢麻痹
其他症状	并发症有中毒性肝病、急性坏死性胰腺炎、脑水肿等。一些重症患者可出现中毒性心肌损害；少数在中毒后胆碱能危象症状消失后，出现中间肌无力综合征；在急性中毒恢复后部分出现迟发性神经病变

4. 诊断　根据短时间接触较大量有机磷杀虫剂的职业史，以自主神经、中枢神经和周围神经系统症状为主的临床表现，结合血液胆碱酯酶活性的测定，参考作业环境的劳动卫生调查资料，进行综合分析，排除其他类似疾病后，方可诊断。我国现行的《职业性急性有机磷杀虫剂中毒诊断标准》（GBZ 8-2002）规定如表3-18所示。

表3-18　职业性急性有机磷杀虫剂中毒诊断标准

分级	诊断标准
接触反应	具有下列表现之一者：①全血或红细胞胆碱酯酶活性在70%以下，尚无明显中毒的临床表现；②有轻度的毒蕈碱样自主神经症状和（或）中枢神经系统症状，而全血或红细胞胆碱酯酶活性在70%以上

续表

分级	诊断标准
急性轻度中毒	短时间内接触较大量的有机磷农药后，在24h内出现头晕、头痛、恶心、呕吐、多汗、胸闷、视物模糊、无力等症状，瞳孔可能缩小。全血或红细胞胆碱酯酶活性一般在50%～70%
急性中度中毒	在轻度中毒基础上，出现肌束震颤等烟碱样表现。全血或红细胞胆碱酯酶活性一般在30%～50%
急性重度中毒	除上述胆碱能兴奋或危象的表现外，具有下列表现之一者，可诊断为重度中度：①肺水肿；②昏迷；③呼吸衰竭；④脑水肿。全血或红细胞胆碱酯酶活性一般在30%以下
轻型中间肌无力综合征	在急性中毒后1～4天，胆碱能危象基本消失且意识清晰，具有下列肌无力表现之一者：①屈颈肌和四肢近端肌肉无力，腱反射可减弱；②部分脑神经支配的肌肉无力
重型中间肌无力综合征	在轻型中间肌无力综合征基础上或直接出现下列表现之一者：①呼吸肌麻痹；②双侧第Ⅸ对及第Ⅹ对脑神经支配的肌肉麻痹造成上气道通气障碍者。高频重复刺激周围神经的肌电图检查，可引出肌诱发电位波幅呈进行性递减。全血或红细胞胆碱酯酶活性多在30%以下
迟发性多发性神经病	在急性重度和中度中毒后2～4周，胆碱能症状消失，出现感觉、运动型多发性神经病。神经–肌电图检查显示神经源性损害。全血或红细胞胆碱酯酶活性可正常

5. 治疗和处理　对于急性中毒，应采取以下措施：①清除毒物：立即脱离中毒现场，脱去污染衣服，用肥皂水（忌用热水）彻底清洗污染的皮肤、头发、指甲；眼部如受污染，应迅速用清水或2%碳酸氢钠溶液冲洗。②迅速给予解毒药物：轻度中毒者可单独给予阿托品；中度或重度中毒者需要阿托品及胆碱酯酶复能剂（如氯解磷定、解磷定）两者并用。合并使用时，有协同作用，剂量应适当减少。敌敌畏、乐果等中毒时，使用胆碱酯酶复能剂的效果较差，治疗应以阿托品为主。注意阿托品化，但也要防止阿托品过量，甚至中毒。③积极进行对症治疗，处理原则同内科。治疗过程中，特别注意要保持呼吸道通畅。出现呼吸衰竭或呼吸麻痹时，立即给予机械通气，必要时做气管插管或切开。急性中毒患者临床表现消失后仍应继续观察2～3天；乐果、马拉硫磷、久效磷中毒者，应延长治疗观察时间，重度中毒患者避免过早活动，防止病情突变。

对于观察对象，应暂时调离有机磷作业1～2周，并复查全血胆碱酯酶活性，有症状者可适当对症处理；对于急性中毒，治愈后3个月内不宜接触有机磷农药。有迟发性神经病变者，应调离有机磷作业。

对于慢性中毒，应脱离接触，进行治疗。主要采取对症处理和支持疗法。在症状、体征基本消失，血液胆碱酯酶活性恢复正常1～3个月后，可安排原来工作。如屡次发生或病情加重，应调离有机磷农药接触岗位。

（二）拟除虫菊酯类农药中毒

拟除虫菊酯类农药（synthetic pyrenthrods）是结构上类似天然除虫菊素（pyrethrin）的人工合成的一类农药，常用的有溴氰菊酯（敌杀死）、氰戊菊酯（速灭杀丁）、氯氰菊酯等。

1. 理化特性　拟除虫菊酯类农药大多数为黏稠状液体，呈黄色或黄褐色，少数为白色结晶如溴氰菊酯，一般配成乳油制剂使用。多数品种难溶于水，易溶于甲苯、二甲苯及丙酮等有机溶剂。大多不易挥发，在酸性条件下稳定，遇碱易分解。作为卫生杀虫剂的拟除虫菊酯类农药多不含氰基（Ⅰ型），常配制成气雾或电烤杀蚊剂，用于农业杀虫则多为含氰基的化合物（Ⅱ型）。

2. 毒理　拟除虫菊酯类农药可经呼吸道、皮肤及消化道吸收。在田间施药时，皮肤吸收尤为重要。拟除虫菊酯类农药在哺乳动物体内被肝的酶水解及氧化，代谢产物与体内葡萄糖醛酸结合，通过粪便和尿液排出体外，在人体内的半衰期约为6h。

拟除虫菊酯类农药属于神经毒物，其毒作用机制尚未完全阐明。一般认为，其机制为选择性地作用于神经细胞膜的钠离子通道，使去极化后的钠离子通道 M 闸门关闭延缓，钠通道开放延长，从而产生一系列兴奋症状；另外，可能抑制神经系统 ATP 酶，导致细胞膜内外离子运转失衡；局部皮肤接触拟除虫菊酯类农药后刺激感觉神经产生去极化，导致接触者面部出现烧灼或痛痒的异常感觉。

3．临床表现和诊断　拟除虫菊酯类农药中毒的临床表现包括急性中毒和变态反应。急性中毒主要表现为皮肤黏膜刺激症状和全身症状。在接触 4～6h 出现眼痛、畏光、流泪、眼睑红肿、球结膜充血以及面部皮肤灼痒感或头昏；全身症状最迟 48h 后出现，轻度中毒者全身症状为头痛、头晕、乏力、恶心、呕吐、食欲不振、精神萎靡或肌束震颤，多于 1 周内恢复。随着中毒程度加重，可出现上腹部灼痛、恶心或呕吐，还可有胸闷、肢端发麻、心慌及视物模糊、多汗等症状。部分中毒患者四肢大块肌肉出现粗大的肌束震颤。严重者出现意识模糊或昏迷，常有频繁的阵发性抽搐，各种镇静解痉剂疗效常不满意。重症患者还可出现肺水肿。变态反应主要表现为接触性皮炎，溴氰菊酯还可以引起类花粉热症状，也可诱发过敏性哮喘。

根据短期内密切接触较大量拟除虫菊酯的职业史，出现以神经系统兴奋性异常为主的临床表现，结合现场调查，进行综合分析，并排除有类似临床表现的其他疾病后，方可诊断。我国现行的诊断标准为《职业性急性拟除虫菊酯中毒诊断标准》（GBZ 43-2002）。

4．治疗和处理　立即脱离中毒现场，有皮肤污染者应用肥皂水或清水彻底清洗。对于观察对象，要予以严密观察。迄今对本病尚无特效解毒治疗，以对症治疗及支持疗法为主。阿托品虽可减轻肺水肿，但切忌剂量过大，以免引起阿托品中毒。出现抽搐者可给予抗惊厥剂。

（三）氨基甲酸酯类农药

氨基甲酸酯类农药（carbamates）作为杀虫剂，具有速效、内吸、触杀、残留期短及对人畜毒性较有机磷低的优点，已被广泛用于杀灭农业及卫生害虫。常用的有呋喃丹、西维因、速灭威等。

1．理化特性和接触机会　大多数氨基甲酸酯农药为白色结晶，无特殊气味。熔点多在50～150℃。蒸气压普遍较低。大多数品种易溶于多种有机溶剂，难溶于水，在酸性溶液中相对稳定、分解缓慢，遇碱易分解。

2．毒理　大部分氨基甲酸酯类农药可通过呼吸道和胃肠道吸收，多数品种经皮肤吸收缓慢、吸收量低。其中大多数经口毒性的农药属中等毒性，经皮肤毒性的属低毒类。氨基甲酸酯类农药进入机体后，很快分布到全身组织和脏器中，如肝、肾、脑、脂肪和肌肉等。氨基甲酸酯类代谢迅速，一般在体内无蓄积，代谢主要在肝内进行，其水解的主要产物是氨基甲酸等，代谢产物与葡萄糖醛酸或硫酸结合后主要从尿中排出，少量经肠道排出体外。

氨基甲酸酯类农药的急性毒作用机制是抑制体内的乙酸胆碱酯酶，其进入体内大多不需经代谢转化，直接以整个分子与胆碱酯酶可逆性地形成疏松的复合物，从而抑制胆碱酯酶。疏松的复合物既可解离出游离的胆碱酯酶，也可形成稳定的氨基甲酰化胆碱酯酶和脱离基团（酚、苯酚等）。而氨基甲酰化胆碱酯酶可再水解释放出游离的有活性的酶。所以，中毒程度多较轻、持续时间短并可自行恢复。

3．临床表现和诊断　急性氨基甲酸酯类农药中毒的临床表现与有机磷农药中毒相似，一般在接触后 2～4h 发病，口服中毒更快。一般病情较轻，以毒蕈碱样症状为主，全血胆碱酯酶活性轻度下降。重症患者可出现肺水肿、脑水肿、昏迷及呼吸抑制等危及生命的并发症。残杀威等品种可引起接触性皮炎。

根据短时间接触大量氨基甲酸酯杀虫剂的职业史，迅速出现相应的临床表现，结合全血胆碱酯酶活性的及时测定结果，参考现场劳动卫生学调查资料，进行综合分析，排除其他病因后，方可诊断。我国现行的诊断标准为《职业性急性氨基甲酸酯杀虫剂中毒诊断标准》（GBZ

52-2002)。

4．治疗和处理   将中毒患者立即移出现场，脱去污染衣物，用肥皂水反复彻底清洗污染的衣服、头发、指甲或伤口。眼部受污染者，应迅速用清水、生理盐水冲洗。如口服要及时彻底洗胃。阿托品是首选解毒药物。但应注意，轻度中毒不必阿托品化；重度中毒者，开始最好静脉注射阿托品，并尽快达到阿托品化，但总剂量远比有机磷中毒时小。一般认为单纯氨基甲酸酯杀虫剂中毒不宜用肟类复能剂，因其可增加氨基甲酸酯的毒性，并降低阿托品疗效。

（孟晓静）

第三节   生产性粉尘与尘肺病

一、概述

生产性粉尘（productive dusts）是指在生产活动中产生的能够较长时间飘浮于生产环境中的固体颗粒物。它是污染作业环境、损害劳动者健康的重要职业性有害因素，可引起包括尘肺病在内的多种职业性肺部疾患。

（一）生产性粉尘的来源及分类

1．生产性粉尘的来源   许多工农业生产过程中均可以产生粉尘，如矿山开采、筑路、隧道开凿、矿石粉碎及生产中固体物质的破碎和加工；水泥、玻璃、陶瓷、机械制造、化学工业等生产中的粉末状物质的配料、混合、过筛、运转等；皮毛、纺织业的原料处理；金属熔炼、焊接、切割以及可燃物的不完全燃烧等。此外，生产环境中沉积的降尘因机械振动、气流变化等产生的二次扬尘，可成为生产性粉尘的另一来源。

2．生产性粉尘的分类   按粉尘的性质可分为三类：

（1）无机粉尘（inorganic dust）：包括矿物性粉尘，如石英、石棉、滑石、煤等；金属性粉尘，如铝、铅、锰、铁、铍、锡等及其化合物；人工无机粉尘，如水泥、玻璃纤维、金刚砂等。

（2）有机粉尘（organic dust）：包括动物性粉尘，如皮毛、丝、骨、角质等；植物性粉尘，如棉、麻、谷物、甘蔗、烟草、木、茶等；人工有机粉尘，如合成染料、合成树脂、合成橡胶、合成纤维、有机农药等。

（3）混合性粉尘（mixed dust）：在生产环境中大部分生产性粉尘是以两种或两种以上混合形式存在的，称为混合性粉尘，如煤矽尘、混合性皮毛粉尘。

（二）生产性粉尘的理化特性及其卫生学意义

生产性粉尘的理化性质、浓度和机体暴露时间是决定粉尘对机体健康危害的主要因素。

1．粉尘的化学成分   粉尘的化学成分是决定其对机体危害作用的最主要因素。粉尘的化学成分不同，其对机体作用性质也不同，可致纤维化、中毒、过敏、刺激、致癌等作用。

2．粉尘浓度与接触时间   生产环境中粉尘浓度、机体接触时间以及粉尘分散度等是影响接尘工人肺内粉尘蓄积量的主要因素，而肺内粉尘蓄积量是影响尘肺发病的决定因素。同一种粉尘，作业环境空气中浓度越高、暴露时间越长，对人体危害越严重。

3．粉尘的分散度   分散度是指物质被粉碎的程度，以粉尘粒径大小（μm）的数量或质量组成百分比表示。前者称为粒子分散度，粒径较小的颗粒所占百分比越高，粒子分散度越高；后者称为质量分散度，粒径较小的颗粒占总质量百分比越大，质量分散度越高。粉尘粒子分散度越高，其在空气中飘浮的时间越长，沉降速度越慢，吸入的机会越大；而且，分散度越高，比表面积越大，越易参与理化反应，对人体危害越大。此外，分散度还可影响粉尘在呼吸道中的阻留部位和阻留率，直径 < 15μm 的尘粒可进入呼吸道，称为可吸入性粉尘（inhalable dust）；粒径在 10~15μm 的粉尘主要沉积于上呼吸道；粒径 < 5μm 的尘粒可达呼吸道深部和肺泡，称之为呼吸性粉尘（respirable dust）。

4. 粉尘的硬度　硬度越大的粉尘，对呼吸道黏膜和肺泡的物理损伤越大。

5. 粉尘的溶解度　某些有毒粉尘，如含有铅、砷等的粉尘可在上呼吸道溶解吸收，其溶解度越高，对人体毒作用越大。石英尘很难溶解，在体内持续产生危害作用。

6. 粉尘的荷电性　固体物质在粉碎和流动过程中相互摩擦或吸附空气中离子而带电。同性电荷相斥，增强了空气中粒子的稳定程度；异性电荷相吸，使尘粒撞击、聚集并沉降。一般来说，荷电尘粒在呼吸道内易被阻留。

7. 粉尘的爆炸性　可氧化的粉尘如煤、面粉、糖、亚麻、硫磺、铝等，在适宜的浓度下（如煤尘 35g/m^3，面粉、硫磺 7g/m^3，糖 10.3g/m^3）遇到明火、电火花或放电时，可发生爆炸。

（三）生产性粉尘对人体健康的影响

1. 生产性粉尘在呼吸道的阻留和清除　粉尘粒子随气流进入呼吸道之后，主要通过撞击、截留、重力、静电以及布朗运动而沉降。粒径较大的尘粒在大的气道分岔处可发生撞击沉降；纤维状粉尘主要通过截留作用沉积；直径大于 1μm 的尘粒主要沉降方式为重力沉积；直径小于 0.5μm 尘粒主要通过布朗运动沉降；带电荷较多的尘粒在呼吸道表面可发生静电沉积。

人体对吸入的粉尘具有防御和清除作用，一般认为有三道防线：①鼻腔、喉、气管支气管树的阻留作用。大量粉尘粒子随气流吸入时，通过撞击、截留、重力及静电沉积作用使其阻留于呼吸道表面，减少了粉尘进入气体交换区域的含量。②呼吸道上皮黏液纤毛系统的排出作用。呼吸道上皮存在黏液纤毛系统，由黏膜上皮细胞表面的纤毛和覆盖其上的黏液组成。正常情况下，阻留在气道内的粉尘黏附在气道表面的黏液层上，纤毛向咽喉方向有规律地摆动，将黏液层中的粉尘移出。但如果长期大量吸入粉尘，黏液纤毛系统的功能和结构会遭到损害，粉尘清除能力降低，导致粉尘在呼吸道滞留。③肺泡巨噬细胞的吞噬作用。进入肺泡的粉尘黏附在肺泡腔表面，被肺泡巨噬细胞吞噬，形成尘细胞（dust-laden phagocyte）。绝大部分尘细胞通过阿米巴样运动和肺泡的缩张运动转移至具有纤毛上皮结构的支气管，再通过纤毛运动而清除。小部分粉尘和尘细胞可进入肺淋巴系统，沉积于肺门及支气管淋巴结。呼吸系统通过上述作用可使进入呼吸道的粉尘绝大部分在 24h 内被清除。人体通过各种清除功能，可排除进入呼吸道的 97% ~ 99% 的粉尘，只有 1% ~ 3% 的尘粒沉积在体内。如果长期吸入粉尘可削弱上述各项清除功能，导致粉尘过量沉积，酿成肺组织病变，引起疾病。

2. 生产性粉尘对人体的致病作用　生产性粉尘对机体的损害是多方面的，直接的健康损害以呼吸系统为主，局部以刺激和炎性作用为主。

（1）对呼吸系统的影响：机体受影响最大的是呼吸系统损害，包括尘肺（pneumoconiosis）、粉尘沉着症（pigmentation of dust）、呼吸道炎症和呼吸系统肿瘤等疾病。

1）尘肺：是由于在生产环境中长期吸入生产性粉尘而引起的以肺组织纤维化为主的疾病。尘肺是职业性疾病中影响面最广、危害最严重的一类疾病。按所接触粉尘的性质将尘肺分为五类：①矽肺（silicosis）：由于长期吸入游离二氧化硅含量较高的粉尘引起；②硅酸盐肺（silicatosis）：由于长期吸入含有结合二氧化硅的粉尘（如石棉、滑石、云母等）引起；③炭尘肺（carbon pneumoconiosis）：由于长期吸入煤、石墨、炭黑、活性炭等粉尘引起；④混合性尘肺（mixed dust pneumoconiosis）：由于长期吸入含游离二氧化硅粉尘和其他粉尘（如煤尘等）引起；⑤金属尘肺（metallic pneumoconiosis）：由于长期吸入某些致纤维化的金属粉尘（如铝尘）引起。

2）粉尘沉着症：某些生产性粉尘如锡、钡、铁尘沉积于肺部后，可致一般性异物反应，并继发轻度肺间质非胶原型纤维增生，但肺泡结构保留，脱离接尘作业后，病变并不进展甚至会逐渐减轻，X线阴影消失。

3）有机粉尘所致呼吸系统疾患：吸入棉、大麻或亚麻等粉尘可引起棉尘病；吸入带有霉菌孢子的植物性粉尘，如草料尘、粮谷尘、蔗渣尘等，或者吸入被细菌或血清蛋白污染的有机粉尘均可引起职业性变态反应性肺泡炎；吸入多种粉尘（例如铬酸盐、硫酸镍、氯铂酸铵等）后还可发生职业性哮喘。

4）其他呼吸系统疾患：在粉尘进入的部位积聚大量的巨噬细胞，可导致炎性反应，引起粉尘性气管炎、支气管炎、肺炎、哮喘性鼻炎和支气管哮喘等疾病；由于粉尘诱发的纤维化、肺沉积和炎症作用，还常引起肺通气功能的改变，表现为阻塞性肺病；在尘肺患者中还常并发肺气肿、肺源性心脏病等疾病；长期接触粉尘还可引起机体免疫功能下降，容易发生肺部感染，如粉尘接触者易患肺结核。

（2）局部作用：粉尘可对呼吸道黏膜产生局部刺激作用，引起鼻炎、咽炎、气管炎等。刺激性较强的粉尘（如铬酸盐尘等）还可引起鼻腔黏膜充血、水肿、糜烂、溃疡，甚至鼻中隔穿孔；金属磨料粉尘可引起角膜损伤；粉尘堵塞皮肤的毛囊、汗腺开口可引起粉刺、毛囊炎等；沥青粉尘可引起光感性皮炎。

（3）中毒作用：吸附或者含有可溶性有毒物质的粉尘（如含铅、砷、锰等）可在呼吸道黏膜很快溶解吸收，导致中毒，呈出相应毒物的急性中毒症状。

（4）肿瘤：某些粉尘本身是或者含有人类确认致癌物，如石棉、游离二氧化硅、镍、铬、砷等是国际癌症研究中心提出的人类确认致癌物，含有这些物质的粉尘就可能引发呼吸系统和其他系统肿瘤。此外，放射性粉尘也能引起呼吸系统肿瘤。

（四）生产性粉尘的控制与防护

在我国，尘肺仍是最主要的职业病。我国政府对粉尘控制工作一直很重视，在防止粉尘危害和预防尘肺发生方面做了大量的工作，并总结出尘肺综合性预防的"八字方针"（革、水、密、风、护、管、教、查）。实际工作中，生产性粉尘控制应从以下几方面着手。

1. 法律措施 主要包括制定控制粉尘危害的各项卫生标准和相关法律法规，并加强职业卫生监督。1956年国务院颁布《关于防止厂、矿企业中矽尘危害的决定》；1987年2月颁布了《中华人民共和国尘肺防治条例》和修订的《粉尘作业工人医疗预防措施实施办法》；2002年5月1日开始实施的并于2011年年底修订的《中华人民共和国职业病防治法》及其配套的卫生行政法规，使我国在尘肺防制中调整企业法人和劳动者在尘肺防治中的权利和义务以及明确卫生行政部门在尘肺防治中的监督、检查、指导地位等方面有了法律保证。

我国还从卫生标准上逐步制订和完善了生产场所粉尘的最高容许浓度的规定，明确地确立了防尘工作的基本目标。2007年新修订的《工作场所有害因素职业接触限值第1部分：化学有害因素》（GBZ 2.1-2007）列出47种粉尘的8h时间加权容许浓度。

2. 技术措施

（1）改革工艺、革新生产设备（"革"）：是消除粉尘危害的主要途径，如在铸造工艺中用石灰石代替石英砂；使生产过程实现自动化、机械化、连续化以减少尘源或避免接触粉尘等。

（2）湿式作业（"水"）：是一种既经济又简单实用的防尘措施。如矿山的掘进采用水风钻，石英粉厂的水磨、水筛，铸造厂的水爆清砂，玻璃和陶瓷厂采用的湿式拌料等。

（3）密闭尘源（"密"）、抽风除尘（"风"）：对不宜采用湿式作业的场所，尽可能密闭尘源。在密闭尘源基础上，用抽风方法使密闭系统内保持一定负压，避免粉尘逸散，使含尘空气通过除尘设备排出。

3. 组织措施 组织措施主要体现在加强领导及宣传教育（"教"）：促使用人单位和劳动

者都能正确认识粉尘危害，保证防尘设备的维护管理和防尘管理制度的落实（"管"）。

4. 卫生保健措施 主要包括粉尘作业场所粉尘危害的监测与监督、职业人群健康监护（"查"）以及个体防护（"护"）等。

（1）作业环境监测与职业卫生监督：用人单位应遵照《职业病防治法》及其配套卫生规章，定期对生产场所中粉尘浓度进行测定，并接受政府相关行政部门的职业卫生监督。

（2）健康检查：是职业健康监护的主要内容，根据《粉尘作业工人医疗预防措施方法》，对接尘工人必须进行上岗前和在岗期间定期健康检查，脱离接尘岗位也应做离岗的健康检查。岗前健康检查主要是发现职业禁忌证，岗期定期健康检查主要是及时发现尘肺患者并观察其病情变化。

（3）个体防护：个人防护是对技术防尘措施的必要补救，在技术措施难以使粉尘浓度降低到国家卫生标准以下水平时，必须使用个人防护用品。常用的有防尘口罩、防尘眼镜、防尘安全帽、防尘衣、防尘鞋等。

二、游离二氧化硅粉尘与矽肺

矽肺是由于在生产过程中长期吸入游离二氧化硅粉尘而引起的以肺部弥漫性纤维化为主要病变的全身性疾病。我国矽肺病例占尘肺总病例的比例接近50%，是危害最严重的一种职业性肺部疾患。

（一）接触作业

含游离二氧化硅（SiO_2）的粉尘，俗称为矽尘。石英（quartz）中的游离二氧化硅达99%，故常以石英尘作为矽尘的代表。一般将接触含游离二氧化硅10%以上的粉尘作业称为矽尘作业。常见的矽尘作业有：矿山采掘作业中的凿岩、掘进、爆破、运输等；修建公路、铁路、水利电力工程等；玻璃厂、陶瓷厂、石粉厂以及耐火材料等工厂生产过程中的原料破碎、研磨、筛分、配料等；机械制造业中铸造车间的砂型调制、清砂、喷砂等作业。

（二）矽肺发病的影响因素

矽肺发病一般比较缓慢，多数在持续接触矽尘5~10年后发病，有的长达15~20年。少数由于持续吸入高浓度、高游离二氧化硅含量的粉尘，经过1～2年即发病者，称为"速发型矽肺"（acute silicosis）。有些接尘者，虽接触较高浓度矽尘，但在脱离粉尘作业时X线胸片未发现明显异常，或发现异常但尚不能诊断为矽肺，在脱离接尘作业若干年后被诊断为矽肺，称为"晚发型矽肺"（delayed silicosis）。

矽肺的发病与粉尘中游离二氧化硅含量和类型、粉尘浓度、分散度、接尘时间、防护措施以及接尘者个体差异等因素有关。此外，个体因素如年龄、营养、个人卫生习惯以及呼吸道疾患，特别是肺结核均影响矽肺发病。

粉尘中游离二氧化硅含量越高，发病时间越短，病变越严重。各种不同石英变体的致纤维化能力依次为鳞石英＞方石英＞石英＞柯石英＞超石英；游离二氧化硅按晶体结构分为结晶型（crystalline）、隐晶型（cryptocrystalline）和无定型（amorphous）三种，晶体结构不同，致纤维化能力各异，依次为结晶型＞隐晶型＞无定型。

矽肺的发生发展及病变程度与肺内粉尘蓄积量有关，后者主要取决于粉尘浓度、分散度、接尘时间和防护措施等。空气中粉尘浓度越高，分散度越大，接尘工龄越长，再加上防护措施差，吸入并蓄积在肺内的粉尘量就越大，越易发生矽肺，病情越严重。工人的个体因素如年龄、营养、遗传、个体易感性、个人卫生习惯以及呼吸系统疾患对矽肺的发生也起一定作用。肺结核尤其促进或加重矽肺发病。

（三）矽肺的发病机制和病理改变

1. **发病机制**　目前矽肺的发病机制仍不完全清楚。有机械刺激学说、硅酸聚合学说、表面活性学说、免疫学说等，但均不能很好解释其发病过程。石英尘粒表面羟基活性基团，即硅烷醇基团，可与肺泡巨噬细胞膜构成氢键，产生氢的交换和电子传递，造成细胞膜通透性增高、流动性降低、功能改变；石英直接损害巨噬细胞膜，改变细胞膜通透性，促使细胞外 Ca^{2+} 内流，当其内流超过 Ca^{2+}–Mg^{2+}–ATP 酶及其他途径排钙能力时，细胞内 Ca^{2+} 浓度升高，也可造成巨噬细胞损伤及功能改变；尘细胞可释放活性氧（ROS），激活白细胞产生活性氧自由基，参与生物膜脂质过氧化反应，引起细胞膜的损伤；肺泡 I 型上皮细胞在矽尘作用下，变性肿胀、脱落，当肺泡 II 型上皮细胞不能及时修补时，基底膜受损，间质暴露，激活成纤维细胞增生；巨噬细胞的损伤或凋亡导致脂蛋白等释放，可成为自身抗原，刺激产生抗体，抗原抗体复合物沉积于胶原纤维上发生透明变性。

近年来，矽肺纤维化发病的分子机制研究有了一定的进展。矽尘进入肺内损伤或激活淋巴细胞、上皮细胞、巨噬细胞、成纤维细胞等效应细胞，分泌多种细胞因子等活性分子。尘粒、效应细胞、活性分子等之间相互作用，构成复杂的细胞分子网络，通过多种信号传导途径，激活胞内转录因子，调控肺纤维化进程。这些活性分子包括细胞因子、生长因子、细胞黏附分子、基质金属蛋白酶 / 组织金属蛋白酶抑制剂（MMPs/TIMPs）等。细胞因子按其作用不同分为 Th1 型与 Th2 型。Th1 型细胞因子 IFN-γ、IL-2 等在肺损伤早期激活淋巴细胞，主要参与组织炎症反应过程；Th2 型细胞因子 IL-4、IL-6 等促进成纤维细胞增生、活化，启动纤维化的进程。CD4$^+$ CD25$^+$ 调节性 T 淋巴细胞通过细胞 – 细胞接触和分泌细胞因子 IL-10、TGF-β 两种方式抑制 Th1 型细胞因子的产生，调控 Th1 向 Th2 型反应转化的进程。Th2 型细胞因子反应占优势时，诱导 TGF-β1 等分泌增加，后者促进成纤维细胞增生，通过其信号传导途径调控胶原蛋白等的合成，并抑制胶原蛋白等的降解，形成肺纤维化。矽肺发病机制现扼要归纳如图 3-6。

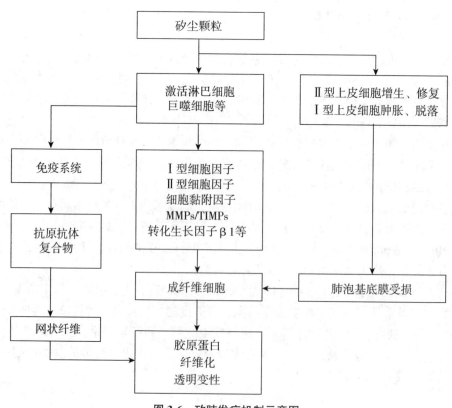

图 3-6　矽肺发病机制示意图

2. 病理改变 矽肺病例尸解可见：肺体积增大，含气量减少，肺呈灰白或黑灰，晚期病例的肺可呈花岗岩状，肺重量增加，入水下沉。肺表面可触及砂粒状结节，并失去弹性，融合团块处质地硬似橡皮。可见胸膜粘连、增厚。肺门和支气管分叉处淋巴结肿大，色灰黑，背景夹杂玉白色条纹或斑点。

矽肺的基本病理改变是矽结节（silicotic nodule）形成和弥漫性间质纤维化。矽结节是矽肺特征性病理改变。矽肺病理形态可分为四种类型：结节型、弥漫性间质纤维化型、矽性蛋白沉积型和团块型。

（1）结节型矽肺：由于长期吸入游离二氧化硅含量较高的粉尘而引起的肺组织纤维化，典型病变为矽结节。典型的矽结节横断面似葱头状，外周是由多层同心圆状排列的胶原纤维构成，其中心或偏侧有闭塞的小血管或小支气管。早期矽结节胶原纤维细且排列疏松，其间有大量尘细胞和成纤维细胞，结节越成熟，细胞成分越少，胶原纤维越粗大密集，最终胶原纤维发生透明样变。

（2）弥漫性间质纤维化型矽肺：见于长期吸入的粉尘中游离二氧化硅含量较低，或虽游离二氧化硅含量较高，但吸入量较少的病例。病变进展缓慢，病变多为弥漫性间质纤维化型。其病理特点是在肺泡和肺小叶间隔及小血管和呼吸性支气管周围，纤维组织呈弥漫性增生，相互连接呈放射状、星芒状，引起肺泡容积缩小。

（3）矽性蛋白沉积型矽肺：又称急性矽肺，多见于短期内接触高浓度、高分散度石英尘的年轻工人。其病理特征为肺泡内有大量蛋白分泌物，称之为矽性蛋白，随后可伴有纤维增生，形成小纤维灶乃至矽结节。

（4）团块型矽肺：是上述类型矽肺进一步发展，病灶融合而成。矽结节增多、增大、融合形成团块状。多见于两肺上叶后段和下叶背段。

（四）矽肺的临床表现与诊断

1. 临床表现

（1）症状和体征：肺具有很强的代偿功能，即使胸部 X 线片上已呈现典型矽肺影像，患者也可能无明显自觉症状。随着病情进展，特别是有并发症时，可出现胸痛、胸闷、气短、咳嗽、咳痰等症状，并逐渐加重，但症状的轻重与胸片改变不一定平行。

（2）胸部 X 线片表现：比较典型的有类圆形、不规则形小阴影（small opacity）及大阴影（large opacity），这是矽肺诊断的重要依据。胸部 X 线片上其他影像，如肺门变化、肺气肿、肺纹理和胸膜变化，对矽肺诊断也有参考价值。

1）圆形小阴影：类圆形小阴影是矽肺最常见和最重要的一种 X 线表现形态，其病理基础以结节型矽肺为主，呈圆或近似圆形，边缘整齐或不整齐，直径小于 10mm，按直径大小分为 p（<1.5mm）、q（1.5～3.0mm）、r（3.0～10mm）三种类型。p 类小阴影主要是不太成熟的矽结节或非结节性纤维化灶的影像，q、r 类小阴影主要是成熟和较成熟的矽结节，或为若干个小矽结节的影像重叠。圆形小阴影早期多分布在两肺中下区，随病变进展，数量增多，直径增大，密集度增加，波及两个肺区。

2）不规则形小阴影：病理基础主要是肺间质纤维化，表现为粗细、长短、形态不一的致密阴影。阴影之间可互不相连，或杂乱无章地交织在一起，呈网状或蜂窝状；致密度多持久不变或缓慢增高。按其宽度可分为 s（<1.5mm）、t（1.5～3.0mm）、u（3.0～10mm）三种类型。早期多见于两肺中下区，弥漫分布，随病情进展而逐渐波及肺上区。

3）大阴影：指长径超过 10mm 的阴影，为晚期矽肺的重要 X 线表现。形状有长条形、圆形、椭圆形或不规则形，病理基础是团块状纤维化。大阴影的发展可由圆形小阴影增多、聚集，或不规则小阴影增粗、靠拢、重叠形成；多在两肺上区出现，逐渐融合成边缘较清楚、密度均匀一致的大阴影，常对称，形态多样，呈"八"字形等，也有先在一侧出现；大阴影周围一般有肺气肿带的 X 线表现。

4）胸膜变化：胸膜粘连增厚，先在肺底部出现，可见肋膈角变钝或消失；晚期膈面粗糙，由于肺纤维组织收缩和膈胸膜粘连，呈"天幕状"阴影。

5）肺气肿：多为弥漫性、局限性、灶周性和泡性肺气肿，严重者可见肺大疱。

6）肺门和肺纹理变化：早期肺门阴影扩大，密度增高，边缘模糊不清，有时可见淋巴结增大，包膜下钙质沉着呈蛋壳样钙化，肺纹理增多或增粗变形；晚期肺门上举外移，肺纹理减少或消失。

（3）肺功能改变：矽肺早期即有肺功能损害，但由于肺组织的代偿功能很强，临床上肺功能检查多属正常。随着病变进展，肺组织纤维化逐渐加重，肺弹性下降，则可出现肺活量及肺总量降低；伴肺气肿和慢性炎症时，时间肺活量降低，最大通气量减少，所以矽肺患者的肺功能以混合性通气功能障碍多见。当肺泡大量损害、毛细血管壁增厚时，可出现弥散功能障碍。

2．并发症　肺结核是矽肺最为常见和危害最大的并发症。矽肺一旦合并结核，可加速矽肺病情恶化。矽肺合并结核是患者死亡的最常见原因。其他并发症有肺部感染、肺源性心脏病、自发性气胸等。

3．诊断

（1）诊断原则：根据可靠的生产性粉尘接触史，以 X 线后前位胸片表现作为主要依据，结合现场职业卫生学、尘肺流行病学调查资料和健康监护资料，参考临床表现和实验室检查，排除其他肺部类似疾病后，对照尘肺病诊断标准中小阴影总体密集度至少达到 1 级，分布范围至少达到 2 个肺区，方可作出尘肺病的诊断。

（2）尘肺诊断标准：2009 年我国颁布了新的《尘肺病诊断标准》（GBZ 70-2009），从 2009 年 11 月 1 日起开始实施，新诊断标准如下：

1）观察对象：粉尘作业人员健康检查发现胸部 X 线片有不能确定的尘肺样影像改变，其性质和程度需要在一定期限内进行动态观察者。

2）一期尘肺：有总体密集度 1 级的小阴影，分布范围至少达到 2 个肺区。

3）二期尘肺：有总体密集度 2 级的小阴影，分布范围超过 4 个肺区；或有总体密集度 3 级的小阴影，分布范围达到 4 个肺区。

4）三期尘肺：有下列三种表现之一者：①有大阴影出现，其长径不小于 20mm，短径不小于 10mm；②有总体密集度 3 级的小阴影，分布范围超过 4 个肺区并有小阴影聚集；③有总体密集度 3 级的小阴影，分布范围超过 4 个肺区并有大阴影。

（五）尘肺患者的处理

1．治疗　目前尚无根治办法。我国学者多年来研究了数种治疗矽肺的药物，在动物模型上具有一定的抑制胶原纤维增生等作用，临床试用中有某种程度上的减轻症状、延缓病情进展的疗效，但有待继续观察和评估。一般采用综合疗法，积极预防并发症和对症治疗，以延缓病情进展，减轻患者痛苦，延长寿命。

2．职业病致残程度鉴定　尘肺患者确诊后，应依据其 X 线诊断尘肺期别、肺功能损伤程度和呼吸困难程度，进行职业病致残程度鉴定。按《劳动能力鉴定职工工伤与职业病致残程度鉴定》（GB/T 16180-1996），尘肺致残程度共分为 5 级，由重到轻依次为：

（1）二级：尘肺三期伴肺功能中度损伤或呼吸困难 3 级。

（2）三级：具备下列三种情况之一：①尘肺三期；②尘肺二期伴肺功能中度损伤或呼吸困难 3 级；③尘肺一、二期合并活动性肺结核。

（3）四级：具备下列两种情况之一：①尘肺二期；②尘肺一期伴肺功能中度损伤或呼吸困难 3 级。

（4）六级：尘肺一期伴肺功能轻度损伤。

（5）七级：尘肺一期，肺功能正常。

3．患者安置原则

（1）尘肺一经确诊，不论期别，均应及时调离接尘作业。不能及时调离的，必须报告当地劳动、卫生行政主管部门，设法尽早调离。

（2）伤残程度轻者（六级、七级），可安排在非接尘作业从事劳动强度不大的工作。

（3）伤残程度中等者（四级），可安排在非接尘作业做些力所能及的工作，或在医务人员的指导下，从事康复活动。

（4）伤残程度重者（二级、三级），不担负任何工作，在医务人员指导下从事康复活动。

三、煤尘、煤矽尘与煤工尘肺

煤工尘肺（coal worker pneumoconiosis，CWP）是指煤矿作业工人长期吸入生产性粉尘所引起的尘肺的总称。在煤矿开采过程中由于工种不同，工人可分别接触煤尘、煤矽尘和矽尘，从而引起肺的弥漫性纤维化，统称之为煤工尘肺。煤工尘肺包括三种类型：

（1）矽肺：掘进工种，包括凿岩工及其辅助工、装渣工、放炮工等接触含游离二氧化硅10%以上的岩石粉尘，所患尘肺应称为矽肺，病理上有典型的矽结节改变，发病工龄10~15年，病变进展快，危害严重。

（2）煤肺（anthracosis）：采煤工种，包括电钻打眼工、采煤机手、回采工、煤仓装卸工等，主要接触单纯性煤尘，煤尘中游离二氧化硅含量在5%以下，其所患尘肺为煤肺，病理学上有典型的煤尘灶或煤尘纤维灶以及灶周肺气肿，发病工龄多在20年以上，病情进展缓慢，危害较轻。

（3）煤矽肺（anthracosilicosis）：既在掘进工种也在采煤工种工作过的工人，既接触过煤尘，也接触过矽尘或长期接触煤矽尘，其所患尘肺在病理学上兼有矽肺和煤肺的特征，这类尘肺称为煤矽尘肺，是我国煤工尘肺最常见的类型，发病工龄多在15~20年。病情发展较快，危害较重。

（一）接触作业

煤矿生产有露天和井下开采两种方式，露天开采主要有表土剥离和采煤两道工序，井下开采的主要工序是掘进和采煤。此外在选煤、煤炭装卸等工种也可接触到煤尘或煤矽混合尘。煤工尘肺的发病情况，因开采方式不同有很大差异。井下开采工作面的粉尘浓度和粉尘分散度均高于露天煤矿，尘肺发病率也高于露天煤矿。

（二）病理改变

煤工尘肺的病理改变因吸入的矽尘与煤尘的比例不同而有所差异，除凿岩工所患矽肺外，多兼有肺间质性弥漫纤维化型和结节型两者特征。主要病理改变有：

1．煤斑　又称煤尘灶，是煤工尘肺最常见的原发性特征性病变，也是病理诊断的基础指标。肉眼观察呈灶状，色黑，质软，直径2~5mm，圆形或不规则形，境界不清，多在肺小叶间隔和胸膜交角处，呈网状或条索状分布。镜下所见：煤斑是由很多的煤尘细胞灶和煤尘纤维灶组成。煤尘细胞灶是由数量不等的煤尘以及吞噬了煤尘的巨噬细胞，聚集于肺泡、肺泡壁、细小支气管和血管周围形成的，特别是在呼吸性细支气管的管壁及其周围肺泡最为常见。随着病灶的发生发展出现纤维化，早期以网状纤维为主，后期可有少量的胶原纤维交织其中，构成煤尘纤维灶。

2．灶周肺气肿　是煤工尘肺病理的又一特征。常见的灶周肺气肿有两种：一种是局限性肺气肿，为散在分布于煤斑旁的扩大气腔，与煤斑共存；另一种是小叶中心性肺气肿，在煤斑的中心或煤尘灶的周边，有扩张的气腔，居小叶中心，称为小叶中心性肺气肿。

3. 煤矽结节　肉眼观察呈圆形或不规则形，大小为 2～5mm 或稍大，色黑，质坚实。显微镜下可见典型煤矽结节，其中心部由旋涡样排列的胶原纤维构成，可发生透明性变，胶原纤维之间有明显煤尘沉着，周边则有大量煤尘细胞、成纤维细胞、网状纤维和少量的胶原纤维。非典型煤矽结节无胶原纤维核心，胶原纤维束排列不规则并较为松散，尘细胞分散于纤维束之间。

4. 弥漫性纤维化　在肺泡间隔、小叶间隔、小血管和细支气管周围以及胸膜下，出现程度不同的间质细胞和纤维增生，并有煤尘和尘细胞沉着，间质增宽增厚，晚期形成粗细不等的条索和弥漫性纤维网架，肺间质纤维增生明显。

5. 大块纤维化　又称为进行性块状纤维化（progressive massive fibrosis，PMF），是晚期煤工尘肺表现之一，呈致密的黑色块状病变，多分布在两肺上部和后部，右肺多于左肺。镜下可见两种类型：一种为弥漫性纤维化，在大块纤维组织中和大块病灶周围有很多煤尘和煤尘细胞，见不到结节改变；另一种为大块纤维化病灶中可见煤矽结节，但间质纤维化和煤尘仍为主要病变。煤工尘肺的大块纤维化与矽肺融合团块不同，后者融合团块中结节较多，间质纤维化相对较少。有时在团块病灶中见到空洞形成，洞内积聚墨汁样物质，周围可见明显代偿性肺气肿。

（三）临床表现

1. 症状、体征和肺功能改变　煤工尘肺早期一般无症状，当病变进展，特别是发展为大块纤维化或合并感染时，才会出现呼吸系统症状和体征，如气短、胸痛、胸闷、咳嗽、咳痰等。在合并肺部感染、支气管炎时，才可检查到相应体征。煤工尘肺患者的肺部广泛纤维化，呼吸道狭窄，特别是由于肺气肿导致肺泡大量破坏，肺功能检查显示通气功能、弥散功能和毛细血管气体交换功能都有减退或障碍。

2. 胸部 X 线片影像　煤工尘肺不论是煤矽肺还是煤肺，X 线上主要表现为圆形小阴影、不规则形小阴影和大阴影，还有肺纹理和肺门阴影的异常变化。

（1）圆形小阴影：煤工尘肺 X 线表现以圆形小阴影为主者较为常见，多为 p 类和 q 类圆形小阴影。圆形小阴影的病理基础是矽结节、煤矽结节和煤尘纤维灶。圆形小阴影的形态、数量和大小往往与患者长期从事的工种有关。掘进工种患者以典型的圆形小阴影居多；以采煤作业为主的工人，圆形小阴影多不典型，边缘不整齐，呈星芒状，密集度较低。随着尘肺病变的进展，圆形小阴影的直径增大、增多、密集度增加，分布范围扩展，可布满全肺。

（2）不规则形小阴影：多呈网状，有的密集呈蜂窝状，其病理基础为煤尘灶、弥漫性间质纤维化、细支气管扩张、肺小叶中心性肺气肿。其小阴影密集度常低于矽肺。

（3）大阴影：晚期煤工尘肺患者胸片上可见到大阴影，多由小阴影增大、密集、融合而成；也可由少量斑片、条索状阴影逐渐相连并融合呈条带状。大阴影周边肺气肿多较明显。大阴影多在两肺上、中区出现，左右对称。煤肺患者罕见大阴影。

此外，煤工尘肺的肺气肿明显，多为弥漫性、局限性和泡性肺气肿。泡性肺气肿表现为成堆小泡状阴影，直径为 1~5mm，即所谓"白圈黑点"影像，晚期可见到肺大疱。肺门阴影增大，密度增高，有时还可见到淋巴结蛋壳样钙化或桑葚样钙化阴影。胸膜增厚、钙化改变者较少见，但常可见到肋膈角闭锁及粘连。

（四）诊断与治疗

煤工尘肺按《尘肺病诊断标准》（GBZ 70-2009）进行诊断和分期。治疗方法同矽肺。

附：类风湿性尘肺结节（Caplan 综合征）

类风湿性尘肺结节是指煤矿工人中类风湿关节炎的患者，在胸部 X 线片中出现密度高而均匀、边缘清晰的圆形块状阴影，是煤矿工人尘肺的并发症之一。病因尚不十分清楚，但与类风湿关节炎有较密切关系，两者病因可能是一致的。

类风湿性尘肺结节的肺部病理特征是在轻度尘肺的基础上出现类风湿性尘肺结节，其早期为胶原纤维增生，很快转为特殊性坏死，围绕坏死的核心发生成纤维细胞炎性反应而形成类风湿肉芽肿。大结节一般由数个小结节组成，每个结节轮廓清楚，最外为共同的多层胶原纤维所包绕。病理检查结节直径在 3 ~ 20mm，融合可达 50mm 以上。结节切面呈一种特殊的明暗相间的多层同心圆排列。浅色区多为活动性炎症，而暗区则为坏死带，较暗区多是煤尘蓄积带。

胸部 X 线表现为两肺可见散在的圆形或类圆形、密度均匀的结节，直径在 0.5mm ~ 5cm。它们在肺区的分布没有规律，可为单发，更多的为多发。应注意与结核球、转移性肺癌、三期尘肺等病鉴别。

四、硅酸盐尘与硅酸盐尘肺

硅酸盐（silicate）是由二氧化硅、金属氧化物和结晶水组成的矿物，按其来源可分天然和人造两种。天然硅酸盐广泛存在于自然界中，如石棉、滑石、云母等。人造硅酸盐由石英和碱类物质焙烧而成，如玻璃纤维、水泥等。硅酸盐有纤维状（如石棉）和非纤维状（如水泥、云母等）之分。一般认为，纤维是指纵横径之比 > 3：1 的粉尘。直径 < 3μm，长度 ≥ 5μm 的纤维称为可吸入性纤维（respirable fibers）；直径 ≥ 3μm，长度 ≥ 5μm 的纤维为非可吸入性纤维（non-respirable fibers）。

长期吸入硅酸盐尘所致的尘肺统称为硅酸盐尘肺。我国现行法定职业病名单中列有石棉肺、滑石尘肺、云母尘肺和水泥尘肺。

（一）硅酸盐尘肺特点

硅酸盐尘肺具有以下共同特点：

1. 病理改变主要表现为弥漫性肺间质纤维化。组织切片中可见含铁小体，如石棉小体、滑石小体、云母小体等，但其数量多少与肺组织纤维化程度不一定呈平行关系，仅可作为吸入硅酸盐尘指标。

2. 胸部 X 线片表现以不规则小阴影为主。

3. 患者自觉症状和体征一般较明显。肺功能损害出现较早，早期以气道阻塞和进行性肺容量降低为主要表现，晚期可出现"限制性综合征"及气体交换功能障碍。

4. 并发症以气管炎、肺部感染、胸膜炎为多见。肺结核合并率较矽肺低。

（二）石棉肺

石棉是一种具有纤维结构的硅酸盐矿物，含铁、镁、钙、铝等氧化物和结合型二氧化硅。分为蛇纹石类和闪石类两大类。蛇纹石类主要为温石棉，为银白色片状结构，呈中空的管状纤维丝，其纤维质地柔软，具可织性，工业用途大。闪石类石棉纤维为链状结构，质硬而脆，包括青石棉、铁石棉、直闪石、透闪石、阳起石和角闪石。在闪石类石棉中以青石棉和铁石棉的开采和使用量为大。

石棉肺（asbestosis）是在生产过程中长期吸入石棉粉尘所引起的以肺部弥漫性纤维化改变为主的疾病。其特点是全肺弥漫性纤维化，是弥漫性纤维化型尘肺的典型代表，不出现或极少出现结节性损害。石棉肺是硅酸盐尘肺中最常见、危害最严重的一种。

1. 主要接触作业和影响发病因素　接触石棉的主要作业是石棉矿的开采、选矿和运输；石棉加工厂的开包、扎棉、梳棉；石棉布、绳以及石棉瓦等石棉制品的制作；造船、建筑等行业的保温、耐火材料的制造、维修及旧建筑拆除以及其他石棉制品的检修等均可产生大量石棉粉尘，其中以石棉加工厂开包、扎棉、梳棉为甚。

石棉肺的发病工龄一般为 5～15 年，不足 5 年发病者较少见。少数工人脱离接触石棉尘作业后可发生晚发性石棉肺。石棉种类、纤维直径和长度、纤维浓度、接尘时间（工龄）、个体差异、防护措施以及工作场所是否混有其他粉尘等均是影响石棉肺发病的主要因素。

较柔软而易弯曲的温石棉纤维易被阻留于细支气管上部气道并被清除，直而硬的闪石类纤维，如青石棉和铁石棉纤维可穿透肺组织，并可达到胸膜，导致胸膜疾患。过去认为只有长的（＞20μm）石棉纤维才有致纤维化作用，现已证实＜5μm 的石棉纤维也能引起肺纤维化。

2．石棉的理化特征及其卫生学意义　石棉是一组天然的纤维性晶形含水硅酸盐矿物，具有抗拉性强、不易断裂、耐火、隔热、耐酸碱和绝缘性能好等特点。石棉纤维粗细随品种而异，其直径大小依次为直闪石＞铁石棉＞温石棉＞青石棉。粒径越小，则沉积在肺内的量越多，对肺组织的穿透力也越强，故青石棉致纤维化和致癌作用都最强，而且出现病变早，形成石棉小体多。温石棉富含氧化镁，在肺内易溶解，因而在肺内清除比青石棉和铁石棉快。动物实验发现，不同粉尘的细胞毒性依次为石英＞青石棉＞温石棉。

3．发病机制和病理改变

（1）发病机制：石棉肺的发病机制目前尚不清楚。根据近年来的研究报道，将其发病机制归纳如下。

1）物理特性：石棉的致纤维化作用可能与其所共有的物理特性，即纤维性、坚韧性和多丝结构有关。一般认为，长纤维（＞10μm）石棉致纤维化能力更强；但也有不少研究证实，短纤维（＜5μm）石棉因其具有更强的穿透力而大量进入肺深部，甚至远至胸膜，因而不仅具有致弥漫性纤维化潜能，而且能引起严重的胸膜病变：胸膜斑、胸膜积液或间皮瘤。

2）细胞毒性作用：近年的研究表明，温石棉纤维的细胞毒性作用似乎强于闪石类纤维。当温石棉纤维与细胞膜相接触时，纤维表面的镁离子及其正电荷与巨噬细胞膜性结构相互作用，形成离子通道，使钾钠泵功能失调，细胞膜的通透性增高和溶酶体酶释放，造成巨噬细胞崩解，引起肺组织纤维化。巨噬细胞崩解过程中产生的氧自由基在细胞膜的脂质过氧化损伤中也起重要作用。

（2）病理改变：石棉肺的病变特点是肺间质弥漫性纤维化，可见石棉小体及脏层胸膜肥厚和在壁层胸膜形成胸膜斑。肉眼观察，早期仅两肺胸膜轻度增厚，并失去光泽。随着病变进展，两肺切面出现粗细不等的灰黑白色弥漫性纤维化索条和网架，为石棉肺的典型特征。晚期病例，两肺明显缩小、变硬，切面为典型的弥漫性纤维化伴蜂房样变。

石棉肺组织切片中可见长 10～300μm、粗 1～5μm 的石棉小体（asbestos body），其呈黄色或黄褐色，形似哑铃、串球或火柴状，铁反应呈阳性。

胸膜对石棉纤维的反应包括胸膜斑、胸膜渗出和弥漫性胸膜增厚。胸膜斑是指厚度＞5mm 的局限性胸膜增厚，其由玻璃样变的粗大胶原纤维束在胸膜壁层和（或）脏层局部所形成的纤维斑片，以壁层多见。胸壁下后方的外侧面和脊柱旁以及膈肌的中心腱为常发部位，可为单侧或双侧。胸膜斑呈乳白色或象牙色，表面光滑，境界清楚，形似胼胝体或软骨，有的可伴钙化。胸膜斑也被看做是接触石棉的一个病理学和放射学标志，它可以是接触石棉者的唯一病变，可不伴有石棉肺。

4．临床表现和诊断

（1）症状和体征：患者自觉症状出现较矽肺早，主要表现为咳嗽和呼吸困难。咳嗽一般为阵发性干咳或伴少量黏液性痰，难以咳出。呼吸困难早期出现于体力活动时，晚期患者在静息时也可出现气急。有的患者可有一时性局限性胸痛。如并发肺癌或恶性胸膜间皮瘤者，可出现持续性胸痛。

石棉肺特征性体征是双侧下肺区在吸气时可闻及捻发音，随病情加重，捻发音可扩展至中、上肺区，其声音也由细小变粗糙。晚期患者可出现杵状指（趾）等体征，伴肺源性心脏病者，可有心肺功能不全症状和体征。

（2）肺功能改变：患者肺功能改变出现较早，在胸部 X 线片尚未显示石棉肺影像之前，肺活量即开始降低。肺活量进行性降低是石棉肺肺功能损害的特征，弥散量改变是发现早期石棉肺最敏感的指标之一。随着病情进展，肺活量、用力肺活量和肺总量下降，而第一秒用力呼气容积 / 用力肺活量变化不大，预示肺纤维化进行性加重，呈限制性肺功能损害的特征。

（3）胸部 X 线片表现：主要表现为不规则小阴影和胸膜改变。不规则小阴影不仅是石棉肺胸部 X 线片的主要表现，也是石棉肺诊断的主要依据。石棉肺早期多在两侧肺下区近肋膈角出现密集度较低的不规则小阴影，随着病情进展，小阴影增多、增粗，呈网状并向中、上肺区扩展。有的石棉肺患者胸部 X 线片上也可出现圆形小阴影，多见于石棉矿开采工，此表现与所接触的石棉尘中混有游离二氧化硅有关。

胸膜改变包括胸膜增厚、胸膜斑和胸膜钙化。胸膜斑是我国石棉肺诊断分期的指标之一。胸膜斑分布多在双下胸侧胸壁 6 ～ 10 肋间，也可发生于膈胸膜和心包膜。弥漫性胸膜增厚的 X 线影像呈不规则形阴影，以中、下肺区明显，有时可有点片或条状钙化影。晚期石棉肺可因纵隔胸膜增厚并与心包膜及肺组织纤维化交错重叠，致使心缘轮廓不清，甚至可形成"蓬发状心影（shaggy heart）"，此影像是三期石棉肺的主要诊断依据之一。

（4）并发症：晚期石棉肺患者并发呼吸道及肺部感染较矽肺多见，但石棉肺并发结核较矽肺少，由于反复感染，往往可致心力衰竭。石棉肺患者并发肺源性心脏病的概率较矽肺患者多，且较为严重。肺癌和恶性间皮瘤是石棉肺的严重并发症。

石棉肺诊断原则与矽肺相同，按《尘肺病诊断标准》（GBZ 70–2009）进行诊断和分期。

（5）石棉粉尘与肿瘤：石棉是公认的致癌物，石棉纤维在肺中沉积可导致肺癌和恶性间皮瘤。

1）肺癌：石棉诱发肺癌发病潜伏期一般是 15 ～ 20 年。不同类型石棉致癌作用不同，一般认为青石棉的致癌作用最强，其次是温石棉、铁石棉。影响肺癌发生的因素是多方面的，如石棉粉尘接触量、石棉纤维类型、工种、吸烟习惯和肺内纤维化存在与否等。

2）间皮瘤：间皮瘤可发生于胸、腹膜，以胸膜最多见，其潜伏期多数为 15 ～ 40 年。恶性间皮瘤发生与接触石棉类型有关，致间皮瘤强弱顺序为：青石棉＞铁石棉＞温石棉。

（6）治疗与处理：处理原则同矽肺。目前尚无治疗石棉肺的有效疗法，主要采用对症治疗，增强机体抗病力，积极防治并发症等。

（三）其他硅酸盐尘肺

我国现行法定职业病名单中除了有石棉肺外，还有滑石尘肺、水泥尘肺和云母尘肺等硅酸盐尘肺，见表 3-19。

表3-19　其他硅酸盐尘肺

	理化性质、接触机会	临床表现	胸部X线片表现
滑石尘肺	滑石为含镁的硅酸盐或碳酸盐矿物。具有润滑性、耐热、耐水、耐酸碱、耐腐蚀、不易导电、吸附性强等性能。用于橡胶、建筑、纺织、造纸、涂料、陶瓷、雕刻、高级绝缘材料、医药及化妆品等工业部门	发病工龄为10～35年，早期无明显症状，随病情进展可出现咳嗽、咳痰、胸痛、气急等症状	X线表现由于接触的滑石粉尘中所含杂质不同，其病变类型不同，可有不规则形的s类、t类小阴影，也可有p类、q类圆形小阴影，晚期病例可见大阴影

续表

	理化性质、接触机会	临床表现	胸部X线片表现
水泥尘肺	水泥是人工合成的无定型硅酸盐，所用原料因种类不同各异，主要是石灰石、黏土、铁粉、矿渣、石膏、沸石等原料	发病工龄多在20年以上。主要症状为气短、咳嗽、咳痰和慢性鼻炎等，体征多不明显	X线表现为不规则形小阴影和圆形小阴影同时存在
云母尘肺	云母为天然的铝硅酸盐，成分复杂，种类繁多，其晶体结构均含有硅氧层。云母具有耐酸、隔热、绝缘等性能，广泛用于电器材料和国防工业	发病工龄：采矿工11～38年；加工云母工20年以上。临床表现与其他硅酸盐尘肺相似，进展缓慢	X线表现以不规则形小阴影（s类）为主，也可见边缘模糊的圆形小阴影（p类）。胸膜改变不明显

五、有机粉尘及其所致肺部疾患

有机粉尘（organic dust）是指以有机物质为主要成分的粉尘，包括动物性粉尘、植物性粉尘和人工合成有机粉尘。动物性粉尘是指动物皮毛、毛纺、羽毛、骨质、蚕丝等加工过程中及动物饲养、屠宰中所产生的粉尘；植物性粉尘多见于棉、麻、木材、烟草、谷物加工以及蘑菇栽培等作业；人工有机粉尘可见于有机染料、塑料、合成橡胶、合成纤维等生产、储运及使用等过程。有机粉尘可致多种肺部疾患，其中以单纯非特异性呼吸道刺激、棉尘病、职业性急性变态反应性肺泡炎多见。

（一）棉尘病

棉尘病（byssinosis）是长期接触棉、麻等植物性粉尘引起的，具有特征性的胸部紧束感和（或）胸闷、气短等症状，并有急性通气功能下降的呼吸道阻塞性疾病。患者主要表现为在休息24h或48h后，第一天上班接触棉麻粉尘数小时后，出现胸部紧束感、气急、咳嗽、畏寒、发热等症状，又称"星期一症状"。上述症状多在第二个工作日后逐渐减轻或消失。接尘工人发病工龄一般在10年以上，但所接触的粉尘浓度高且棉质差，也可在4年左右发病。随工龄延长，发病逐渐频繁，持续时间也延长，特别是在接尘10～20年后，发病更加频繁。棉尘病晚期可出现慢性气道阻塞症状，并发支气管炎、支气管扩张及肺气肿等，肺功能出现慢性通气功能损害，但患者肺部无类似尘肺的纤维化病变。

棉尘病的发病机制尚不完全清楚，有组织胺释放学说，其证据为棉尘提取液可使人体肺组织释放过量组胺，引起支气管平滑肌痉挛；内毒素学说，有证据表明，棉尘病的急性症状发生率与粉尘内毒素含量及革兰阴性杆菌活菌数呈剂量－反应关系；细胞免疫反应假说，即认为棉尘浸出液激活巨噬细胞，使巨噬细胞分泌各种介质引起支气管痉挛。

棉尘病是我国法定职业病，其诊断按《棉尘病诊断标准》（GBZ56-2002）进行。治疗可按阻塞性呼吸系统疾病处理，多以对症治疗为主。反复发作者应调离接触棉尘工作岗位。

（二）职业性变态反应性肺泡炎

职业性变态反应性肺泡炎（occupational allergic alveolitis）是指在生产过程中吸入某些具有抗原性的有机粉尘所引起的以肺泡变态反应为主的呼吸系统疾病。常见具抗原性的有机粉尘包括：被霉菌、细菌或血清蛋白污染的枯草、甘蔗渣、谷物、木材及鸽、鸡等禽类的羽毛和粪便等。常见的职业性变态反应性肺泡炎有农民肺、甘蔗肺、蘑菇工肺等。

农民肺主要发生在从事枯草和谷物等粉碎加工的职业人群。其主要病因是人体吸入了含有嗜热性放线菌孢子或热吸水链霉菌孢子的霉变枯草、谷物等粉尘。患者在吸入上述有机尘4～8h后，出现畏寒、发热、呼吸急促、干咳等症状，一般脱离接尘1周后症状自行消失。

患者常伴有全身症状，胸部 X 线片和肺功能及血清学试验可有异常表现或阳性结果。持续接触 2 ～ 3 个月后，其急性症状反复发作且明显加重，胸部 X 线片可见粟粒状阴影。持续接触若干年，则肺组织可出现不可逆的纤维性增生，并伴有肺气肿和支气管扩张等，胸部 X 线片上呈蜂窝状影像，肺功能损害明显，甚至丧失劳动能力。

农民肺诊断按《职业性急性变应性肺泡炎诊断标准》（GBZ60-2002）进行。其治疗主要为对症处理，暂时脱离接触，重症患者宜尽早使用糖皮质激素。

（周晓蓉）

第四节　职业性致癌因素与职业性肿瘤

职业性致癌因素（occupational carcinogen）是指与职业较长时间接触有关，在一定条件下能使正常细胞转化为肿瘤细胞，且经过较长时间的潜伏期能发展为可检出肿瘤的致病因素。职业性致癌因素包括化学性、物理性和生物性因素。其中化学性因素是最常见的职业性致癌因素。在工作环境中长期接触致癌因素，经过较长的潜伏期而患某种特定肿瘤，称职业性肿瘤（occupational tumor）。

一、职业性肿瘤的特征

1. 病因明确　职业性肿瘤往往具有明确的致癌因素和接触史。如苯致白血病，石棉、砷致肺癌，石棉致间皮瘤和肺癌。若除去这些病因，相应肿瘤的发病率就会明显下降或不发生。

2. 潜伏期　在首次接触致癌物到肿瘤发生有一个明显的间隔期，称为潜伏期。不同的致癌因素可有不同的潜伏期。对人类，潜伏期最短的为 4 ～ 6 个月，如苯致白血病；最长达 40 年以上，如石棉诱发间皮瘤。大多数职业性肿瘤的潜伏期较长，为 12 ～ 25 年。

3. 阈值　目前对职业性致癌因素是否存在阈值尚有争论。主张致癌因素无阈值的理由是：一次小剂量接触致癌物就可能导致细胞内 DNA 改变，启动肿瘤发生，即"一次击中"学说（one hit theory）。目前多数学者认为职业性致癌物有阈值，大多数致癌物的致癌过程都有早期变化（增生、硬化等），这使确定致癌阈值成为可能。

4. 剂量－反应关系　大量研究证明，多数致癌物诱导癌症的发生都存在剂量－反应关系，动物实验和流行病学研究均支持这一结论。

5. 好发部位　职业性肿瘤往往有比较固定的好发部位或范围，多发生在致癌因素作用最强烈、最经常的部位。由于皮肤和肺是职业致癌物进入机体的主要途径和直接作用的器官，故职业性肿瘤好发于呼吸系统和皮肤。

6. 病理类型　机体接触的职业性致癌因素强度不同可诱发不同的特定病理类型。一般认为，接触强致癌物所致癌症多为未分化小细胞癌，反之则多为腺癌。但是上述病理学特点不是绝对的，仅供与非职业性肿瘤作鉴别时参考。

7. 年龄　职业性肿瘤的发病年龄通常在 40 岁以下，与潜伏期长短有关。但随着预防措施的加强，职业性肿瘤的发病年龄有明显提高的趋势。总体看来，职业性肿瘤发病年龄比非职业性肿瘤发病年龄要早。

二、职业性致癌因素的识别和确认

对于一种职业化学物是否为人类致癌物，其主要依据的资料是人类流行病学调查资料和动物致癌试验研究结果。在动物诱癌作用证据充足的基础上，人类流行病学调查资料获阳性结果，包括剂量 – 反应关系的存在，可以说明该化学物对人类致癌。某一人类流行病学调查资料结果未出现阳性结果，则不能说明该化学物对人类为非致癌物；有可能是因为有关资料在质量上和数量上暂时不足。国际癌症研究机构（International Agency for Research on Cancer, IARC）在判定致癌因素对人类的致癌性并进行分组时，制订出一套指导方针，参见本篇第二章卫生毒理学有关内容。

识别和确认职业因素的致癌作用主要通过三种途径：

1．临床观察　许多职业性肿瘤最早就是从临床观察发现的，例如扫烟囱工人发生阴囊癌，接触氯乙烯工人患肝血管肉瘤，接触石棉工人患间皮瘤等。但从临床观察到的肿瘤还不能作为确定病因的依据，还必须进一步进行实验研究和流行病学调查。

2．实验研究

（1）动物实验：设计良好的动物实验可获得可靠的实验结果，用于判定某种物质是否对被试动物具有致癌性。例如氯乙烯、氯甲甲醚、煤焦沥青所致的职业性肿瘤都是经动物实验得到肯定结果，并通过对接触人群的流行病学调查进一步证实。但人与动物存在种属差异，人的接触条件与实验条件也不同，因而从动物实验结果外推到人还存在一定的问题，如 DDT 可诱发小动物肿瘤，但流行病学调查资料却没有 DDT 对人致癌的结论；而苯对人致癌，动物实验却未获完全成功。但是动物实验阳性结果必须高度重视，至少说明对人有致癌的可能。

（2）体外试验：用这类试验判断和识别致癌物的依据是：由于 DNA 突变引起肿瘤，故可以用短期试验检测化学物是否具有致突变性，如有致突变性则可认为该化学物有致癌的潜在可能，至于该化学物是否能致癌尚需进一步用动物实验加以验证。常用的体外致突变试验及其成组配套应用原则，参见本篇第二章卫生毒理学有关内容。

3．流行病学调查　要确定某种职业性致癌因素对人的致癌性，必须在人群中得到确切的证据，这就需要流行病学调查。肿瘤的流行病学调查的作用在于：研究对象是人，可证实某种因素对人的致癌性，以弥补动物实验结果外推所带来的不确定性。

（1）在流行病学调查中出现以下情况，提示可能存在某种致癌因素的危险。

1）出现非正常集群肿瘤病例（abnormal cluster cases of cancer）。即出现较集中的发病人群。特别是同一单位接触同一物质的作业者出现较高的肿瘤发病率，则提示该物质的致癌作用。

2）癌症高发年龄提前。一般可提前 10 ~ 15 年，发病年龄多在 40 岁左右，提示由于职业性接触程度较强而加速了致癌作用。

3）肿瘤发病性别比例异常。

4）肿瘤的发病均与某一共同因素有关。特别是不同厂矿、不同地区接触同一因素的人群有同种肿瘤发病率升高的现象。

5）存在着接触水平 – 反应关系。

6）出现罕见肿瘤高发现象。例如生产氯乙烯单体的作业者发生的肝血管肉瘤、接触石棉作业者发生的间皮瘤等。

（2）在确定流行病学研究的阳性结果是否存在因果关系时，应遵守下列判定标准：

1）因果关系强度：指接触组与对照组比较其相对危险性的程度。相对危险度（relative risk, RR）越高，说明发病率或死亡概率越大，这种接触与发生特定癌肿间的因果关系存在的可能性越大。但在实际调查中，要注意统计分析应以工种为基数，而不应以全单位作业者人数为基数进行，以免掩盖实际接触人群的高发病率。同时要注意发病率极低的肿瘤高发现象。

2）因果关系的一致性：指某致癌因素引起的因果关系在各种类同调查结果间的一致性。即在不同的接触情况下，对其致癌结论的一致性越强，则识别和判定该致癌物与所致癌肿的因果关系的证据越有力。

3）接触水平–反应关系：如果接触可疑致癌因素的剂量或水平越高，癌症的发病率也越高，提示存在因果关系。

4）生物学合理性：研究结果应符合生物学合理性，是建立在该种物质危害作用产生机制的基础上。

5）时间依存性："接触"必须在"效应"产生之前。

（3）根据流行病学研究和动物实验结果，职业致癌物可分为三类：

1）确认致癌物（proved carcinogen）：流行病学调查及动物实验都有明确、充分的证据表明对人有致癌性的理化物质和生产过程。

2）可疑致癌物（suspected carcinogen）：有两种情况，一是动物实验证据充分，但人群流行病学调查结果有限。二是动物致癌试验阳性，特别是与人类血缘相近的灵长类动物中致癌试验阳性，对人类致癌性很大，但缺少对人类致癌的流行病学证据。可疑致癌物是目前肿瘤流行病学研究的重点。

3）潜在致癌物（potential carcinogen）：动物实验已获阳性结果，而人群中尚无流行病学调查资料表明对人有致癌性，如钴、锌、铅、硒等。

三、常见职业性肿瘤及诊断原则

职业性肿瘤的种类较多，2002年4月我国颁布的《职业病目录》中规定了10大类115种职业病，其中第九类为职业性肿瘤，共有8种职业性肿瘤为法定职业病。另外，2002年颁布的《职业性肿瘤诊断标准》（GBZ 94-2002）规定了职业性肿瘤的诊断总则以及各特定职业性肿瘤的诊断细则。诊断总则包括两点：首先肿瘤诊断明确，要求必须是原发性肿瘤，肿瘤的发生部位与所接触致癌物的特定靶器官一致且经细胞病理或组织病理检查，或经临床影像学检查，或经腔内镜检查等确诊；其次要有明确的职业性致癌物接触史，接触致癌物的年限和肿瘤发病潜隐期符合诊断细则的相关规定，且需结合工作场所有关致癌物接触状况综合判断。常见的我国法定职业性肿瘤介绍如下：

1. 石棉所致肺癌、间皮瘤　目前认为肺癌是威胁石棉工人健康的主要疾病。从接触石棉至发病的潜伏期约为20年，并呈明显的接触水平–反应关系。石棉致癌作用的强弱与石棉种类及纤维形态有关。此外，石棉还可致胸、腹膜间皮瘤。

石棉致肺癌诊断细则：①原发性肺癌诊断明确；②接触石棉粉尘累计工龄7年以上（含7年）；③潜伏期10年以上（含10年）；④石棉肺合并肺癌者即可诊断。

石棉所致间皮瘤诊断细则：①必须有细胞病理学诊断；②接触石棉粉尘累计工龄1年以上（含1年）；③潜伏期15年以上（含15年）。

2. 联苯胺所致膀胱癌　主要致膀胱癌的物质为芳香胺类。高危职业有：生产萘胺、联苯胺和4-氨基联苯的化工行业；以萘胺、联苯胺为原料的染料、橡胶添加剂、颜料等制造业；使用芳香胺衍生物作为添加剂的电缆、电线行业等。

联苯胺致膀胱癌诊断细则：①原发性膀胱癌诊断明确；②生产或使用联苯胺人员累计接触工龄1年以上（含1年）；③潜伏期3年以上（含3年）；④联苯胺接触人员所患肾盂、输尿管移行上皮细胞癌可参照本标准。

3. 苯所致白血病　苯引起白血病多见于长期、高浓度接触作业者。据文献报道接触苯后白血病发病最短者为4个月，长者可达23年，个别作业者停止接触多年仍可发生苯中毒所致造血异常，因为慢性苯中毒对骨髓的影响首先是刺激骨髓细胞增殖，然后抑制细胞分裂，引起核型异常或多倍体，最终发展为白血病。即可先形成骨髓增生异常综合征、再生障碍性贫血，后发展为白血病，这也可能是疾病发展不同阶段的表现。

苯所致白血病诊断细则：①经细胞病理学检查确诊；②苯作业累计接触工龄1年以上（含1年）；③潜伏期1年以上（含1年）；④如有慢性苯中毒史者所患白血病即可诊断。

4．氯甲醚所致肺癌   双氯甲醚（bis-chloro-methyl-ether）和氯甲甲醚（chloro-methyl–methyl–ether）均为无色液体，均具高度挥发性。氯甲甲醚遇水或其气体与水蒸气相遇，水解后还能合成双氯甲醚，双氯甲醚较稳定，在空气中存留时间长，二者统称为氯甲醚类，多用于生产离子交换树脂，对于呼吸道黏膜均有强烈刺激作用，所引起的肺癌多为燕麦细胞（未分化小细胞）型肺癌，恶性程度高。

氯甲醚所致肺癌诊断细则：①原发性肺癌诊断明确；②生产和使用氯甲醚（二氯甲醚或工业品—氯甲醚）累计接触工龄1年以上（含1年）；③潜伏期4年以上（含4年）。工作场所中甲醛、盐酸及水蒸气共存时产生的二氯甲醚所致肺癌可参照本标准。

四、预防职业性肿瘤的策略与措施

应按三级预防原则预防和控制职业性肿瘤的发生，以保护职业人群的健康。第一级预防又称病因预防，职业性肿瘤由于致癌因素比较清楚，可以采取相应的措施加以预防，或将其危险度控制在最低水平；第二级预防又称发病预防，定期体检、早期发现、及时诊断治疗是已被证明行之有效的措施，应作为职业性致癌因素接触者的确定预防制度；第三级预防是在患病以后，合理康复治疗，促进功能恢复。

（一）加强对职业性致癌因素的控制和管理

避免和减少接触致癌因素，将确认的致癌因素的浓度或强度控制在安全限值以下，致癌性很强的化学物质应停止或限制生产与使用，尽量采用无致癌性或弱致癌性的物质代替强致癌性的物质。加强生产设备的自动化和密闭化，把可疑致癌物浓度降低到最低水平；制订致癌物生产和使用管理办法等。

（二）健全医学监护制度

定期体检、早期发现、及时诊断治疗等第二级预防是行之有效的预防职业性肿瘤的措施。医学监护的主要内容有两方面，一是就业前体检，以便发现职业禁忌证和高危人群；二是对接触者进行定期健康检查。定期健康检查应针对不同工种、不同致癌因素，采取不同的时间间隔和检查指标。如接触煤焦油、石油产品等致癌物应做全身皮肤检查和肺部检查；接触苯的工人重点应检查外周血象；接触砷、石棉、铬酸盐、氯甲醚类、放射性物质等，首先要考虑肺癌问题。为做到早发现、早诊断，选用的指标应灵敏、特异、简便。如呼吸道肿瘤除X线、CT检查外，还应进行痰液细胞学检查。用尿沉渣中脱落细胞涂片检查对早期诊断职业性膀胱癌有意义。

（三）加强宣传教育、提高自我防护能力

通过职业安全卫生知识的培训，提高劳动者的自我保护意识，养成良好的个人行为。在工作时，劳动者应当注意加强个人防护，严格执行安全卫生的操作规程；同时要注意生活规律，锻炼身体，做到心情愉快，劳逸结合，增加机体的防癌抗癌能力。处理致癌物时，要防止污染厂外环境；集中清洗工作服，去除污染，不能带回家；鉴于许多致癌因素与吸烟有协同作用，在接触人群中应该开展戒烟教育。

（四）搞好肿瘤的化学预防

肿瘤化学预防是指用化学药物预防肿瘤发生，或诱导肿瘤细胞分化逆转、凋亡，从而达到预防恶性肿瘤的目的。目前公认的化学预防肿瘤的最好办法是抑制癌前病变演化成肿瘤或使其逆转为正常细胞。由于癌前病变演变是一个相当缓慢的过程，为癌前病变的化学预防提供了良好的机会。目前已从600余种候选化合物中选出54种确切有抗癌效果的化合物，如维生素C、

A、E，硒和钼类化合物；天然产物中的胡萝卜素、异硫氰酸酯类；萜类化合物、酚类抗氧化剂等。

　　总之，只要掌握致癌物的化学性质、毒理和发病机制并采取相应的措施，职业性肿瘤是可以预防的。

（周晓蓉）

第五节　物理因素及其健康危害

　　生产和工作环境中与健康密切相关的物理因素包括气象条件、噪声与振动、电磁辐射等。作业场所中的物理因素一般有明确的来源，当产生物理因素的装置处于工作状态时，可能造成健康危害。一旦停止工作，相应的物理因素便消失，不会对健康造成损害。绝大多数的物理因素均在自然界中存在，有些因素在适宜范围内为人体生理活动或从事生产劳动所必需，在多数情况下，物理因素对人体的损害效应常表现为在某一强度范围内对人体无害，高于或低于这一范围才对人体产生不良影响。除了某些放射性物质以外，绝大多数物理因素在脱离接触后，体内便不再残留。另外，机体在接触如高温、低温、噪声等物理因素后，会产生适应现象，利用此现象可以保护职业人群的健康。

一、不良气象条件

　　生产环境中的气象条件主要指空气温度、湿度、风速和热辐射，由这些因素构成了工作场所的微小气候（microclimate）。不良气象条件主要是高温、低温、高气压和低气压，下面主要介绍高温和低气压。

（一）高温

　　1. 高温作业与职业接触　高温作业指工作地点有生产性热源，以本地区夏季室外平均温度为参照基础，工作地点的气温高于室外温度2℃或2℃以上的作业。高温作业按其气象条件的特点可分为三个基本类型：

　　（1）高温强热辐射作业：炼钢、炼焦、炼铁、轧钢等冶金工业车间；铸造、锻造、热处理等机械行业车间；陶瓷、玻璃、搪瓷、砖瓦等行业的炉窑车间；轮船和火力发电行业的锅炉间等。其气象特点是气温高、热辐射强度大，而相对湿度较低，形成干热环境。

　　（2）高温高湿作业：印染、缫丝、造纸等行业的液体加热或蒸煮车间，潮湿的深矿井，屠宰车间等。其气象特点是高气温、高气湿，而热辐射强度不大，即湿热环境。

　　（3）夏季露天作业：夏季的农田劳动、建筑、搬运、筑路等露天作业。其气象特点是气温高、太阳辐射强度大，还存在加热的地面和周围物体二次辐射源的附加热作用。

　　2. 高温作业对机体的影响　高温作业时，机体出现一系列生理功能的调节变化，主要表现为体温调节、水盐代谢、循环系统、消化系统、神经系统和泌尿系统等方面的适应性改变。

　　（1）体温调节（thermoregulation）：体温在正常情况下保持相对恒定，是由于机体的温度感受器不断地接受体内、外环境温度刺激，通过下丘脑视前区的体温调节中枢引起各相关组织器官的活动改变，从而调整机体的产热和散热过程，保证机体新陈代谢和生命活动正常进行。机体的体温调节及与环境的交互作用可用热平衡公式表示：$S = M - E \pm R \pm C_1 \pm C_2$；其中，$S$（storage）为热蓄积的变化，$M$（metabolism）为代谢产热，$E$（evaporation）为蒸发散热，$R$（radiation）为经辐射的获热或散热，$C_1$（convection）为对流的获热或散热，$C_2$（conduction）

为传导的获热或散热。人体与环境不断进行热交换，使中心体温保持在正常变动范围内。在高温条件下作业，高温环境本身和劳动所涉及的肌肉与精神活动均增加代谢产热，热辐射同时对机体表面和深部组织加热，高温以对流方式作用于机体使全身加热，因而机体获热不断增加，当获热引起中心体温增高时，在下丘脑整合信号后，反射性地引起散热反应，机体通过对流、热辐射和汗液蒸发散热，从而维持机体产热和散热的动态平衡，保持体温恒定。皮肤是散热的主要部位，汗液蒸发散热是最重要而有效的散热方式。一般认为，中心体温（通常用直肠温度表示）38℃是高温作业工人生理应激体温的上限值。

(2) 水盐代谢：环境温度高、劳动强度大的高温作业，汗液蒸发散热是主要散热途径。在干热有风的环境中有效蒸发率高达 80% 以上，散热良好，而在湿热风小的环境则常不足 50%，汗液难以蒸发，往往成汗珠淌下，不利于散热。一般高温工人一个工作日出汗量可达 3~4L，经汗液排出盐达 20~25g，故大量出汗可致水盐代谢障碍。出汗量是高温工人受热程度和劳动强度的综合指标，一个工作日出汗量 6L 为生理最高限度，失水不应超过体重的 1.5%。

(3) 循环系统：高温环境下从事体力劳动时，为维持体温恒定进行有效散热，机体皮肤血管舒张，末梢循环血量增加，有效血容量减少，另外为保证劳动需求，又要向工作肌输送足够的血液，而出汗丧失大量水分和体液使有效血容量减少，因此循环系统处于高度应激状态，造成心跳加快、心排血量增加、心肌负荷加重、严重时心脏出现代偿性肥大。如果高温工人在劳动时已达最高心率，机体蓄热又不断增加，心排血量则不可能再增加来维持血压和肌肉灌流，可能导致热衰竭。

(4) 消化系统：高温作业时，血液重新分配，消化系统血流减少，导致消化液分泌减弱，消化酶活性和胃液酸度降低；胃肠道的收缩和蠕动减弱，吸收和排空速度减慢；唾液分泌也明显减少，淀粉酶活性降低，因此高温作业工人易出现食欲减退和消化不良，胃肠道疾患增多。

(5) 神经系统：高温作业可使中枢神经系统的运动区出现抑制，机体产热量因肌肉活动减少而下降，热负荷得以减轻。这种抑制是保护性反应。但由于注意力、肌肉工作能力、动作的准确性与协调性及反应速度降低，不仅导致工作效率的降低，而且易发生工伤事故。

(6) 泌尿系统：高温作业时，大量水分经汗腺排出，肾血流量和肾小球滤过率下降，经肾排出的尿液大量减少，尿液浓缩。高温作业使肾负担加重，可致肾功能不全，尿中可出现蛋白质、红细胞、管型等。

(7) 热适应：热适应 (heat acclimatization) 是指人在热环境工作一段时间后对热负荷产生适应性反应的现象。一般在高温环境劳动数周后，机体可产生热适应。主要表现为体温调节能力增加，如从事同等强度的劳动，产热减少，汗量增加，汗液中无机盐含量减少，皮肤温度和中心体温先后降低，心率明显下降。细胞在机体受热时及出现热适应后诱导合成一组蛋白质即热休克蛋白 (heat shock proteins, HSPs)，特别是分子量为 27kD 和 70kD 的 HSP27 和 HSP70，可保护机体免受一定范围高温的致死性损伤。热适应的状态并不稳定，停止接触热 1 周左右返回到适应前的状况，即脱适应 (deacclimatization)。热适应者对热的耐受能力增强，这不仅可提高高温作业的劳动效率，且有助于防止中暑发生。但人体热适应有一定限度，超出限度仍可引起生理功能紊乱。

3. 高温作业所致疾病　高温可导致急性热致疾病 (acute heat-induced illness)（如痱热、痱子和中暑）和慢性热致疾病（慢性热衰竭、高血压、心肌损害、肾结石、缺水性热衰竭等），主要是引起中暑。中暑 (heat stroke) 是高温环境下由于热平衡和（或）水盐代谢紊乱等引起的一种以中枢神经系统和（或）心血管系统障碍为主要表现的急性热致疾病。

(1) 致病因素：环境温度过高、湿度大、风速小、劳动强度过大、劳动时间过长是中暑的主要致病因素。过度疲劳、未及热适应、睡眠不足、年老、体弱、肥胖和抗热休克蛋白抗体都易诱发中暑。

（2）发病机制与临床表现：中暑是我国的法定职业病，按发病机制可分为三种类型：热射病（heat stroke，含日射病 sun stroke）、热痉挛（heat cramp）和热衰竭（heat exhaustion）。

①热射病即人体在热环境下，散热途径受阻，体温调节紊乱所致。其临床特点为突然发病，体温升高可达 40℃ 以上，开始时大量出汗，以后出现"无汗"，并伴有干热和意识障碍、嗜睡、昏迷等中枢神经系统症状，死亡率甚高。

②热痉挛是由于大量出汗使体内钠、氯、钾等过量丢失，水和电解质紊乱，引起神经肌肉产生自发冲动，主要表现为明显的肌肉痉挛，伴有收缩痛。痉挛多见于四肢肌肉及腹肌等活动较多的肌肉，尤以腓肠肌为甚。痉挛常呈对称性，时而发作，时而缓解。患者神志清醒，体温多正常。

③热衰竭：多数认为在高温、高湿环境下，皮肤血流的增加不伴有内脏血管收缩或血容量的相应增加，因此不能足够地代偿，致使脑部暂时供血减少而晕厥。一般起病迅速，先有头昏、头痛、心悸、出汗、恶心、呕吐、皮肤湿冷、面色苍白、血压短暂下降，继而晕厥，体温不高或稍高。通常休息片刻即可清醒，一般不引起循环衰竭。这三种类型的中暑，热射病最为严重，尽管迅速救治，仍有 20% ～ 40% 的患者死亡。

（3）中暑的诊断：根据《职业性中暑诊断标准》（GBZ41-2002），依据高温作业人员的职业史及体温升高、肌痉挛或晕厥等主要临床表现，排除其他类似的疾病，可诊断为职业性中暑。中暑按其临床症状的轻重可分为轻症和重症中暑。①轻症中暑：出现头昏、胸闷、心悸、面色潮红、皮肤灼热；有呼吸与循环衰竭的早期症状，大量出汗、面色苍白、血压下降、脉搏细弱而快；肛温升高达 38.5℃ 以上。②重症中暑：主要出现前述热射病、热痉挛或热衰竭的临床表现。

（4）中暑的治疗：中暑的治疗原则为依据其发病机制和临床症状进行对症治疗，体温升高者应迅速降低体温。对于轻症中暑患者，应迅速离开高温作业环境，到通风良好的阴凉处安静休息，给予含盐清凉饮料，必要时给予葡萄糖生理盐水静脉滴注。对于重症中暑，应迅速降低升高的体温，纠正水、电解质紊乱及酸碱平衡失调，积极防治休克和脑水肿。降温的方法主要有物理降温和药物降温，药物降温首选氯丙嗪。纠正水、电解质平衡紊乱时，补液量 24h 控制在 1~2L，一般不超过 3L。升压药一般不必应用，尤其对心血管疾病患者慎用，避免增加心脏负荷，诱发心力衰竭。对中暑患者及时进行对症处理，一般可很快恢复，不必调离原作业。若因体弱不宜从事高温作业，或有其他就业禁忌证者，应调换工种。

4．控制措施

（1）技术措施：①合理设计工艺流程，改进生产设备和操作方法是改善高温作业劳动条件的根本措施；②隔热（heat isolation）是降低热辐射的有效方法；③通风降温，包括自然通风（natural ventilation）和机械通风（mechanical ventilation）。

（2）保健措施：①供给含盐饮料和补充营养：一般每人每天供水 3 ～ 5L，盐 20g 左右。在 8h 工作日内汗量少于 4L 时，每天从食物中摄取 15 ～ 18g 盐即可，膳食总热量最好能达到 12 600 ～ 13 860kJ。蛋白质增加到总热量的 14% ～ 15% 为宜。此外，可补充维生素和钙等。②个人防护：除高温工人的工作服外，可按不同作业的需要，供给工作帽、防护眼镜、面罩、手套、鞋盖、护腿等个人防护用品。③加强医疗预防工作：对高温作业工人应进行就业前和入暑前体格检查。凡有心血管系统器质性疾病、血管舒缩调节功能不全、持久性高血压、溃疡病、活动性肺结核、肺气肿、肝肾疾病、明显的内分泌疾病（如甲状腺功能亢进）、中枢神经系统器质性疾病、过敏性皮肤瘢痕、重病后恢复期及体弱者，均不宜从事高温作业。

（3）组织措施：认真贯彻执行国家有关防暑降温法规和劳动卫生标准，制订合理的劳动休息制度。

（二）低气压

1. 低气压作业与职业接触

（1）高原与高山：医学上把海拔在3000m以上的地区称为高原与高山，海拔越高，氧分压越低。低海拔地区大气压力通常为101.33kPa，当海拔达到3000m时，气压为70.66kPa，氧分压为14.67kPa；而当海拔达到8000m时，气压降至35.99kPa，氧分压仅为7.47kPa。低气压作业的主要有害因素为缺氧等，在高山与高原作业，还有强烈的紫外线和红外线、昼夜温差大、湿度低、气候多变等不利条件。

（2）航空与航天：大型飞机与载人航天器有密封舱，正常运行时舱内为常压环境，但在压力系统或密封系统出故障时，乘员即会遭遇低气压环境。

2. 低气压作业对机体的影响　在高海拔、低氧环境下，人体为保持正常活动和作业，首先发生功能性适应，逐渐过渡到稳定的适应称为习服（acclimatization），这一过程需1~3个月。人对缺氧的适应能力个体差异很大，一般在海拔3000m以内，能较快适应；3000～5330m部分人需较长时间适应，5330m为人的适应临界高度。在高原地区，气氧分压与肺泡气氧分压之差随高度的增加而缩小，直接影响肺泡气体交换、血液携氧和结合氧在体内释放的速度，使机体供氧不足，产生缺氧。初期，大多数人肺通气量增加，心率增加，部分人血压升高；适应后，心脏每分钟输出量增加，每搏输出量也增加。由于肺泡低氧引起肺小动脉和微动脉的收缩，造成肺动脉高压，使右心室肥大，这是心力衰竭的基础。血液中红细胞和血红蛋白有随海拔升高而增多的趋势。血液比重和血液黏滞度的增加也是加重右心室负担的因素之一。此外，初登高原由于外界低气压而致腹内气体膨胀，胃肠蠕动受限，消化液（如唾液、胃液和胆汁）减少，常见腹胀、腹泻、上腹疼痛等症状。轻度缺氧可使神经系统兴奋性增高、反射增强，海拔继续升高，反应性则逐步下降。

3. 低气压作业所致的疾病　高原病又称高山病、航空病。职业性高原病（occupational high altitude disease）是在高海拔、低氧环境下从事职业活动所致的一种疾病。高原低气压性缺氧是导致该病的主要病因，机体缺氧引起的功能失代偿和靶器官受损是病变的基础。分为急性高原反应、急性高原病（acute mountain sickness，AMS）和慢性高原病（chronic mountain sickness，CMS）等。

（1）急性高原反应：由低海拔进入高海拔地区数小时至数天内发生头痛、头晕、恶心、呕吐、心悸、胸闷、气短、发绀、乏力、食欲不振、失眠、尿少等，其中头痛是很突出的。这些症状多在抵达高海拔地区24h内发生。

（2）急性高原病：包括两种类型：①高原肺水肿（high-altitude pulmonary edema，HAPE）：无高原生活经历者快速进入海拔3000m以上地区易发生HAPE。过度用力和缺乏习服乃此病的诱因。常见症状包括干咳、发绀、多量血性泡沫状痰、呼吸极度困难、胸痛、烦躁不安等。两肺广泛性湿啰音。X线检查见两肺中、下部密度较淡、云絮状边缘不清阴影，尤其右下侧严重。②高原脑水肿（high-altitude cerebral edema，HAE）：发病急，一般发生于4000m以上，多为未经习服的登山者。发病率低，但病死率高。由于缺氧引起大脑血流和脑脊液压力升高，血管通透性增强，而产生脑水肿；缺氧又可直接损害大脑皮质，如脑细胞变性、灶性坏死等。故患者可出现一系列神经精神症状，如剧烈头痛、兴奋、失眠、恶心和呕吐、颅侧神经麻痹、瘫痪、幻觉、癫痫样发作、木僵和昏迷。

（3）慢性高原病：长期生活在高海拔地区的世居者或移居者失去了对高海拔低氧环境的适应而导致的临床综合征，一般在海拔2500m以上高原发病，病程较慢。主要有以下几种类型：①高原性红细胞增多症：主要临床表现有头痛、头晕、气喘、心悸、失眠、乏累、发绀、眼结膜充血、皮肤紫红等；②高原性心脏病：主要临床表现有心悸、胸闷、呼吸困难、咳嗽、乏力、发绀、肺动脉瓣第二心音亢进或分裂等，重症者出现尿少、肝大、下肢水肿等右心衰竭症状，具有肺动脉高压征象。

对于急性高原病，应早期发现、早期诊断、休息并就地给予对症治疗，并大流量给氧、高压氧、糖皮质激素、钙通道拮抗剂等治疗或转移至低海拔地区；对于慢性高原病，应转移至低海拔地区，一般不宜再返回高原地区工作。

4．控制措施

（1）习服：①综合性锻炼：无高原生活经历的人进入高原环境时应尽可能逐步进入，先在海拔相对较低的区域进行一定的综合性锻炼，以增强人体对缺氧的耐受能力。初入高原者应适当减少体力活动，以后视适应情况逐渐增加活动量。②适当控制登高速度与高度：登山时应坚持阶梯式升高的原则，视个人适应情况控制登高速度与高度。③营养与药物：高糖、低脂、充足的新鲜蔬菜水果及适量蛋白质的饮食有助于人体适应高原环境。红景天等藏药可改善人体高原缺氧症状。④预缺氧：缺氧预适应作为一种新的促习服措施正日益成为高原习服研究的热点。

（2）减少氧耗，避免机体抵抗力下降：过重过久的体力活动、寒冷、感染、吸烟和饮酒均为高原病的诱因。因此，降低体力劳动强度、保暖、防止上呼吸道感染、节制烟酒可有效预防急性高原病的发生。

（3）增加氧供，提高劳动能力：提高室内氧分压或间歇式吸氧可显著改善体力与睡眠。

二、噪声

噪声（noise）从卫生学意义上讲，是使人感到厌烦或不需要的声音。生产性噪声就是生产过程中产生的噪声，长期暴露在一定强度噪声下，会造成健康损害。噪声是一种很常见的职业性有害因素。我国目前接触噪声的行业多、职业人群广、数量大。

（一）基本概念

物体受到振动后，振动能在弹性介质中以波的形式向外传播，到达人耳引起的音响感觉称为声音（sound）。此振动波称为声波，物体每秒振动的次数称为频率（frequency），用"f"表示，单位是赫兹（Hz）。人耳能够感受到的声音频率在 20~20 000Hz，这一频率范围的振动波称为声波（sound wave）。频率小于 20Hz 的声波称为次声波（infrasonic wave），大于 20 000Hz 的声波称为超声波（ultrasonic wave）。

1．声强与声强级　声波具有一定的能量，用能量大小表示声音的强弱称为声强（sound intensity）。声音的强弱决定于单位时间内垂直于传播方向的单位面积上通过的声波能量，通常用"I"表示，单位为瓦 / 米^2（W/m^2）。

人耳所能感受的声音强度范围宽广，以 1000Hz 声音为例，正常青年人可听到的最低声音强度（听阈，threshold of hearing）为 10^{-12}W/m^2，而声音增大至产生痛感时的声音强度（痛阈，threshold of pain）为 1W/m^2，二者相差 10^{12} 倍。因此用声强级，即对数值来表示声强的等级，单位是贝尔（bell）。但实际应用中，贝尔单位太大，故采用贝尔的 1/10 作为声强级的单位，称其为分贝（decibel，dB）。在实际工作中，测量声强比较困难，而测量声压比较容易。目前，通常使用的声级计是用来测量声音声压值的仪器。

2．声压与声压级　声波在空气中传播时，引起介质质点振动，使空气产生疏密变化，这种由于声波振动而对空气产生的压力称声压（sound pressure）。声压为垂直于声波传播方向上单位面积所承受的压力，以 P 表示，单位为帕（Pa）或牛顿 / 米（N/m^2），1Pa=1N/m^2。

声压大，音响感强；声压小，则音响感弱。对正常人耳刚能引起音响感觉的声压称为听阈声压或听阈，其声压值为 20μPa 或 2×10^{-5} W/m^2。声压增大至人耳产生不适感或疼痛时称为痛阈声压或痛阈，声压值为 20Pa 或 20W/m^2。从听阈声压到痛阈声压的绝对值相差 10^6 倍，为了计算方便，也用对数值（级）来表示其大小，即声压级（sound pressure level，SPL），单位也是分贝（dB）。听阈声压和痛阈声压之间相差120dB。普通谈话声压级为60～70dB（A），喷气式飞机附近声压级可达140～150dB（A），甚至更高，具体见表3-20。

表3-20　常见声音的声压级

声音	声压级 [dB（A）]	感觉
微风吹动树叶沙沙声	10	极静
耳语	20	
静夜	30	安静
室内一般说话声	50	
大声说话	70	较吵闹
嘈杂的闹市	90	
电锯	110	很吵闹
响雷	120	鼓膜震痛
螺旋桨飞机起飞	130	
喷气式飞机起飞	140	无法忍受
火箭、导弹发射	150	

3. 人对声音的主观感觉

（1）等响曲线：在实践中，声强或声压与人耳对声音的生理感觉（响的程度）并非完全一致。对于相同强度的声音，频率高则感觉音调高，声音尖锐，响的程度高；频率低则感觉音调低，声音低沉，响的程度低。根据人耳对声音的感觉特性，联系声压和频率测定出人耳对声音音响的主观感觉量，称为响度级（loudness level），单位为方（phon）。响度级可由等响曲线（equal loudness curves）（图3-7）表示。等响即以1000Hz的纯音作为基准音，通过实验听起来与某一声压级的基准音响度相同的所有不同频率的纯音的组合。该条件下的被测纯音响度级就等于基准音的声压级（dB值）。如100Hz的纯音当声压级为62dB时，听起来与40dB的1000Hz纯音一样响，则该100Hz纯音的响度级即为40方。利用与基准音比较的方法，可得出听阈范围各种声频的响度级，将各个频率相同响度的数值用曲线连接，即可绘出各种响度的等响曲线图。从等响曲线可以看出，人耳对高频声特别是2000～5000Hz的声音敏感，对低频声不敏感。

（2）声级：为了准确地评价噪声对人体的影响，在进行声音测量时，所使用的声级计是根据人耳对声音的感觉特性（模拟等响曲线），用不同类型的滤波器（计权网络）对不同频率声音进行叠加衰减。计权网络通常有"A"、"B"、"C"、"D"等几种，分别称为A声级、B声级、C声级或D声级，用dB（A）、dB（B）、dB（C）、dB（D）等表示。此声级不等同于声压级，声级是用滤波器进行频率计权后的声压级。声级单位也是分贝（dB）。根据滤波器的特点，C计权网络模拟人耳对100方纯音的响应特点，对所有频率的声音几乎都同等程度地通过，故C声级可视作总声级。B计权网络模拟人耳对70方纯音的响应曲线，对低频音有一定程度的衰减。A计权网络则模拟人耳对40方纯音的响应，对低频段（小于50Hz）有较大幅度的衰减，对高频不衰减，这与人耳对高频敏感、对低频不敏感的感音特性相似。D计权网络是为测量飞机噪声而设计的，可直接用于测量飞机噪声的噪声级。国际标准化组织（ISO）推荐用A声级作为噪声卫生评价指标。

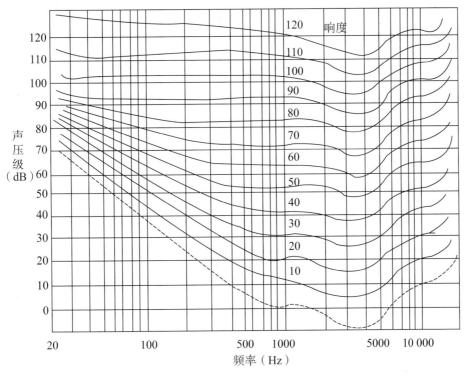

图 3-7　等响曲线

（二）生产性噪声分类与职业接触

按照来源，生产性噪声可以分为以下几类。

1. 机械性噪声　由于机械的撞击、摩擦、转动所产生的噪声，如冲压、切割、打磨机械等发出的声音。

2. 流体动力性噪声　气体压力或体积的突然变化或流体流动所产生的声音，如空气压缩机或汽笛发出的声音。

3. 电磁性噪声　指由于电机交变力相互作用而产生的声音，如变压器所发出的声音。

根据噪声强度随时间的分布情况，生产性噪声可分为连续声和间断声。连续声又可分为稳态噪声和非稳态噪声。随着时间的变化，声压波动 <3dB（A）的噪声称为稳态噪声，≥3dB（A）则为非稳态噪声。还有一类噪声称之为脉冲噪声，即声音持续时间 ≤ 0.5s，间隔时间 >1s，声压有效值变化 >40dB（A）的噪声，如锻造工艺使用的空气锤发出的声音。对于稳态噪声，根据其频谱特性，又可分为低频（主频率在 300Hz 以下）、中频（主频率在 300 ~ 800Hz）和高频（主频率在 800Hz 以上）噪声。此外，依据噪声频谱宽度，还可将其分为窄频带和宽频带噪声等。

（三）噪声对健康的影响

噪声对人体健康的影响是全身性的，即除听觉系统外，也可影响心血管系统、神经系统以及其他组织器官。噪声产生不良影响早期多为可逆性、生理性改变，但长期接触强噪声，机体可出现不可逆的、病理性损伤。

1. 听觉系统　噪声引起听觉器官的损伤，一般都经历由生理变化到病理改变的过程，即先出现暂时性听阈位移，暂时性听阈位移如不能得到有效恢复，则逐渐发展为永久性听阈位移。

（1）暂时性听阈位移（temporary threshold shift，TTS）：①听觉适应（auditory adaptation）：短时间暴露在强烈噪声环境中，机体听觉器官敏感性下降，听阈可提高 10~15dB，离开噪声环境 1min 之内即可恢复。听觉适应是机体一种生理性保护现象。②听觉疲劳（auditory fatigue）：较长时间停留在强噪声环境中，引起听力明显下降，听阈提高超过 15~30dB，离开噪声环境后，需要数小时甚至数十小时听力才能恢复。通常以脱离接触后到第二天上班前的间隔时间（16h）为限，如果在这样一段时间内听力不能恢复，因工作需要而继续接触噪声，即前面噪声暴露引起的听力变化未能完全恢复又再次暴露，听觉疲劳逐渐加重，听力下降出现累积性改变，听力难以恢复，听觉疲劳便可能发展为永久性听阈位移。

（2）永久性听阈位移（permanent threshold shift，PTS）：由噪声或如外力、药物等其他因素引起的不能恢复到正常听力水平的听阈升高，属于不可恢复的改变，具有内耳病理性基础。常见的病理性改变有听毛倒伏、稀疏、缺失，听毛细胞肿胀、变性或消失等。

永久性听阈位移的大小是评判噪声对听力系统损伤程度的依据，也是诊断职业性噪声聋（occupational noise-induced leafness）的依据。国际上对由职业噪声暴露引起的听觉障碍统称为"职业性听力损失"（occupational noise hearing loss）。噪声引起的永久性听阈位移早期常表现为高频听力下降，听力曲线在 3000 ～ 6000Hz（多在 4000Hz）出现"V"形下陷。此时患者主观无耳聋感觉，交谈和社交活动能够正常进行。随着病损程度加重，除了高频听力继续下降以外，语言频段（500 ～ 2000Hz）的听力也受到影响，出现语言听力障碍。高频听力下降（特别是在 4000Hz）是噪声性耳聋的早期特征。

（3）职业性噪声聋：职业性噪声聋是指劳动者在工作过程中，由于长期接触噪声而发生的一种渐进性的感音性听觉损伤，是国家法定职业病。职业性噪声聋也是我国最常见的职业病之一。

根据我国《职业性噪声聋诊断标准》（GBZ49-2007），具有明确的职业噪声接触史，有自觉的听力损失或耳鸣的症状，纯音测听为感音性聋，结合历年职业健康检查资料和现场卫生学调查，并排除其他原因所致听觉损害，方可诊断。凡双耳高频（3000Hz、4000Hz、6000Hz）平均听阈 ≥ 40dB（HL）列入观察对象；连续噪声作业工龄 3 年以上，纯音测听为感音神经性聋，听力损失呈高频下降型，根据较好耳语频（500Hz、1000HZ、2000HZ）平均听阈作出诊断分级。轻度噪声聋：26 ～ 40dB（HL）；中度噪声聋：41 ～ 55dB（HL）；重度噪声聋：≥ 56dB（HL）。

目前对职业性噪声聋尚无有效的治疗方法，观察对象不需要调离噪声工作场所，但同时患有耳鸣者例外；轻度、中度及重度噪声聋患者均应调离噪声作业场所，需要进行劳动能力鉴定者，按 GB/T16180 处理；重度噪声聋患者应配戴助听器；对噪声敏感者 [即上岗前体检听力正常，在噪声环境下作业 1 年，高频段 3000 Hz、4000 Hz、6000Hz 任一频率，任一耳达 65 dB（HL）] 应调离噪声工作场所。

（4）爆震性耳聋：因强烈爆炸所产生的冲击波造成急性听觉系统的外伤，引起听力丧失，称为爆震性耳聋（explosive deafness）。爆震性耳聋因损伤程度不同，可伴有鼓膜破裂、听骨破坏、内耳组织出血等，还可伴有脑震荡等。患者主诉耳鸣、耳痛、恶心、呕吐、眩晕，听力检查严重障碍或完全丧失。经治疗，轻者听力可以部分或大部分恢复，严重损伤者可致永久性耳聋。

2. 听觉外系统　听觉器官感受噪声后，神经冲动信号经听神经传入脑，在网状结构发生泛化，投射并作用于下丘脑自主神经中枢，引起一系列神经系统反应。可出现头痛、头晕、睡眠障碍和全身乏力等类神经症；心率可表现为加快或减慢，心电图 ST 段或 T 波出现缺血型改变，血压变化早期表现不稳定，长期接触强的噪声可以引起血压持续性升高等心血管系统改变；胃肠功能紊乱、食欲减退、胃液分泌减少、胃的紧张度降低、蠕动减慢等消化系统变化；另外，噪声可使肾上腺皮质功能改变、免疫功能减低以及女性生殖系统和胚胎发育异常等。

噪声还影响工作效率，当噪声达到 65dB（A）以上，即可干扰普通谈话；如果噪声达 90dB（A），大声叫喊也不易听清。在噪声干扰下，人会感到烦躁、注意力不能集中、反应迟钝，不仅影响工作效率，而且降低工作质量。在车间或矿井等作业场所，噪声掩盖了异常的声音信号，容易发生工伤事故。

（四）噪声危害的影响因素

1．噪声的强度和频谱特性　噪声的危害随噪声强度增加而增加。噪声强度越大，则危害越大，80dB（A）以下的噪声，一般不会引起器质性的变化；长期接触85dB（A）以上的噪声，主诉症状和听力损失程度均随声级增加而增加。除了声音强度以外，声音频率与噪声对人体的影响程度也有关系。声音强度相同的情况下，高频噪声对人体的影响比低频噪声大。

2．接触时间和接触方式　同样强度的噪声，接触时间越长，对人体影响越大。接触噪声工人噪声性耳聋的发病率与接触噪声的工龄有直接相关关系。缩短接触时间可以减轻噪声的危害，连续接触噪声比间断接触对人体影响更大。

3．噪声的性质　脉冲噪声比稳态噪声危害大。如果接触噪声的声级、时间等条件相同，暴露于脉冲噪声的工人中耳聋、高血压病及中枢神经系统功能异常等的发病率均较接触稳态噪声的工人高。

4．共同存在的其他有害因素　振动、高温、寒冷或某些有毒物质共同存在时，可加大噪声的不良作用，比噪声单独作用更为明显。

5．个人防护、机体健康状况及个体敏感性　个人防护是降低噪声危害的有效措施之一。在较强的噪声环境中工作，是否使用个体防护用品以及使用方法是否正确与噪声危害程度有直接关系。对噪声敏感的个体或机体免疫力低下，特别是患有耳病者，对噪声比较敏感，可加重噪声的危害程度。

（五）控制措施

1．控制噪声源　根据具体情况采取技术措施，控制或消除噪声源，是从根本上解决噪声危害的措施。

2．控制噪声的传播　在噪声传播过程中，采取隔声、吸声和消声技术，可以获得较好效果。

3．制订工业企业卫生标准　制订合理的卫生标准，将噪声强度限制在一定范围之内，是防止噪声危害的重要措施之一。我国现阶段执行的《工业场所有害因素职业接触限值第2部分：物理因素》（GBZ 2.2-2007）规定，噪声职业接触限值为每周工作5天，每天工作8h，稳态噪声限值为85dB（A），非稳态噪声等效声级的限值为85dB（A）；每周工作日不足5天，需计算40h等效声级，限值为85dB（A）。

4．健康监护　定期对接触噪声的工人进行健康检查，特别是听力检查，观察听力变化情况，以便早期发现听力损伤，及时采取有效的防护措施。

5．个体防护、合理的作息安排　最常用的个体防护用品是耳塞，隔声效果可达20~35dB。此外，还有耳罩、帽盔等，其隔声效果优于耳塞，可达30~40dB，但佩戴时不够方便。对噪声作业工人应合理安排劳动时间，应避免加班或连续工作时间过长，有条件的可适当安排工间休息，休息时应离开噪声环境，使听觉疲劳得以恢复，在休息时间内尽量减少或避免接触较强的噪声，包括音乐，同时保证充足的睡眠。

三、振动

振动（vibration）系指质点或物体在外力作用下沿直线或弧线围绕平衡位置的往复运动或旋转运动。由生产或工作设备产生的振动称为生产性振动。长期接触生产性振动会对机体健康造成损伤。

（一）基本概念

单位时间内物体振动的次数称频率（frequency），单位为赫兹（Hz）；振动体离开平衡位置的瞬时距离称位移（displacement），单位为 mm；振动体离开平衡位置的最大距离称振幅（amplitude）；速度（velocity）指振动体单位时间内位移变化的量，即位移对时间的变化率，单位为 m/s；加速度（acceleration）指振动体单位时间内速度变化的量，即速度对时间的变化率，单位为 m/s^2。振幅、速度、加速度均是代表振动强度的物理量，取值时可分别取峰值（peak value）、峰峰值（peak-to-peak value）、平均值（average value）和有效值。振动对人体健康的影响除与振动的强度（位移、速度和加速度）有关外，还取决于机体对不同频率振动的感受特性和接触时间，因此，振动评价常用的物理参量多采用振动频谱、共振频率和 4 小时等能量频率计权加速度有效值。

1. 振动频谱　生产性振动很少由单一频率构成，绝大多数都含有极其复杂的频率成分。振动频谱是将复杂振动的各频带测得的振动强度（如加速度有效值）数值按频率大小排列的图形。

2. 共振频率　任何物体均有其固有频率（natural frequency），给该物体再加上一个振动时，如果频率与物体的固有频率基本一致时，物体的振幅达到最大，该现象称为共振，因此，该物体的固有频率又可称为共振频率（resonant frequency）。人体各部位或器官也有其固有频率，人们接触振动物体时，如果其频率与人体固有频率范围相同或相近，则可引起共振，加重振动对人体的影响。

3. 4 小时等能量频率计权振动加速度　振动对机体的不良影响与振动频率、强度和接触时间有关。为便于比较和进行卫生学评价，我国目前以 4 小时等能量频率计权振动加速度（four hour energy equivalent frequency weighted acceleration）作为人体接振强度的定量指标，即在固定日接振时间为 4 小时的原则下，以 1/3 倍频带分频法将振动频谱中各频带振动加速度有效值乘以相应的振动频率计权系数所得的计权加速度有效值。

（二）振动分类与职业接触

根据振动作用于人体的部位和传导方式，可将生产性振动分为手传振动（hand transmitted vibration）和全身振动（whole body vibration）。手传振动又称手臂振动（hand-arm vibration）或局部振动（segmental vibration），指手部接触振动源，振动通过手臂传导至全身，常见的接触为使用风动工具和高速旋转工具。全身振动指工作地点或座椅的振动，人体足部或臀部接触振动，通过下肢或躯干传导至全身。在交通工具上作业或在作业台主要受全身振动的影响。

（三）振动对健康的影响

适宜的振动有益健康，强烈的振动可引起机体不适，难以忍受。振动对人体的危害包括全身振动和局部振动对健康的危害，大强度剧烈的全身振动可引起某些机械性损伤或内脏移位；还可使交感神经兴奋，血压升高、心率加快、心排血量减少、心电图异常等，也可抑制机体胃肠蠕动和胃酸分泌，全身的垂直振动使脊柱肌肉劳损和椎骨退行性变、椎间盘突出；另外，全身振动可引起姿势平衡和空间定向障碍，出现视物模糊、视觉分辨率差、动作准确性降低。对于女性接触者，可表现为月经周期紊乱和流产率高。低频率、大振幅的全身振动，如车、船、飞机等交通工具的振动，可引起运动病（motion sickness），亦称晕动病，表现为眩晕、面色苍白、出冷汗、恶心、呕吐等。

局部振动可对人体神经系统、心血管系统、骨骼和肌肉系统、听觉器官、免疫系统和内分泌系统等产生影响。其中属于我国法定职业病的为局部振动病，也称手臂振动病，是长期从事手传振动作业而引起的以手部末梢循环和（或）手臂神经功能障碍为主的疾病，并可引起手、臂骨关节 - 肌肉的损伤。手臂振动病在我国发病的地区和工种分布相当广泛，多发工种有凿岩工、油锯工、砂轮磨光工、铸件清理工、混凝土捣固工、铆工、水泥制管工等。

手臂振动病早期表现多为手部症状和类神经症。其中以手麻、手痛、手胀、手僵等较为普遍。类神经症常表现为头痛、头昏、失眠、乏力、记忆力减退等，也可出现自主神经功能紊乱表现。检查可见皮温降低，振动觉、痛觉阈值升高，前臂感觉和运动神经传导速度减慢及远端潜伏时延长，肌电图检查可见神经源性损害。手臂振动病的典型表现是振动性白指（vibration-induced white finger，VWF），又称职业性雷诺现象（Raynaud's phenomenon），是诊断本病的重要依据。其发作具有一过性特点，一般是在受冷后，患指出现麻、胀、痛，并由灰白变苍白，由远端向近端发展，界限分明，可持续数分钟至数十分钟，再逐渐由苍白变潮红，恢复至常色。白指常见的部位是示指、中指和无名指的远端指节，严重者可累及近端指节，以致全手指变白。白指可在双手对称出现，亦可在受振动作用较大的一侧手发生。手部受冷尤其是全身受冷时容易发生白指，故冬季早晨上班途中主诉白指较多，春秋季出现白指也往往在气温13℃以下的阴雨或冷风天气。每次发作时间不等，轻者 5 ~ 10min，重者 20 ~ 30min。白指在振动作业工龄长者中明显多见，发作次数也随病情加重逐渐增加。严重病例可见指关节变形和手部肌肉萎缩等。

按我国《职业性手臂振动病诊断标准》（GBZ 7-2002），根据长期从事手传振动作业的职业史，出现手臂振动病的主要症状和体征，结合末梢循环功能、周围神经功能检查，参考作业环境的职业卫生学调查资料综合分析，排除其他病因所致类似疾病，方可进行诊断分级。

目前尚无特效疗法，基本原则是根据病情进行综合性治疗。应用扩张血管及营养神经的药物，改善末梢循环。也可采用活血化瘀、舒筋活络类的中药治疗并结合物理疗法、运动疗法等，促使病情缓解。必要时进行外科治疗。患者应加强个人防护，注意手部和全身保暖，减少白指的发作。观察对象一般不需调离振动作业，但应每年复查一次，密切观察病情变化。轻度手臂振动病调离接触手传振动的作业，进行适当治疗，并根据情况安排其他工作。中度手臂振动病和重度手臂振动病必须调离振动作业，积极进行治疗。

（四）振动危害的影响因素

1. 振动的频率、振幅和加速度　一般认为，低频率（20Hz 以下）、大振幅的全身振动主要作用于前庭、内脏器官。低频率、大强度的手传振动，主要引起手臂骨 – 关节系统的障碍，并可伴有神经、肌肉系统的变化。如 30 ~ 300Hz 的振动对外周血管、神经功能的损害明显；300Hz 以上的高频振动对血管的挛缩作用减弱，神经系统的影响较大，而 1000Hz 以上的振动，则难以被人体主观感受。频率一定时，振动的幅度越大，或振动的加速度越大，对机体危害越大。

2. 接触振动的时间　手臂振动病的患病率和严重程度取决于接触振动的强度和时间。VWF 检出率和严重程度随接触振动强度增大和接触时间延长而增高。

3. 环境条件　环境温度和湿度是影响振动危害的重要因素，低气温、高气湿可以加速手臂振动病的发生和发展，尤其全身受冷是诱发 VWF 的重要条件。

4. 操作方式和个体因素　劳动负荷、工作体位、技术熟练程度、加工部件的硬度等均能影响作业时的姿势、用力大小和静态紧张程度。人体对振动的敏感程度与作业时的体位及姿势有很大关系，如立位时对垂直振动比较敏感，卧位则对水平振动比较敏感。

（五）控制措施

1. 控制振动源　改革工艺过程，采取技术革新，通过减振、隔振等措施，减轻或消除振动源的振动，是预防振动职业危害的根本措施。

2. 限制作业时间和振动强度　通过研制和实施振动作业的卫生标准，限制接触振动的强度和时间，可有效地保护作业者的健康，是预防振动危害的重要措施。国家职业卫生标准《工作场所有害因素职业接触限值第 2 部分：物理因素》（GBZ 2.2-2007）规定的作业场所手传振动职业接触限值为 4 小时等能量频率计权振动加速度不得超过 $5m/s^2$。

3. 改善作业环境，加强个人防护　加强作业过程或作业环境中的防寒、保温措施，特别是在北方寒冷季节的室外作业，需有必要的防寒和保暖设施。振动工具的手柄温度如能保持

40℃，对预防 VWF 的发生和发作具有较好的效果。控制作业环境中的噪声、毒物和气湿等，对预防振动职业危害也有一定作用。合理配备和使用个人防护用品，如防振手套、减振座椅等，能够减轻振动危害。

4. 加强健康监护和日常卫生保健　依法对振动作业工人进行就业前和定期健康体检，早期发现、及时处理患病个体。加强健康管理和宣传教育，提高劳动者保健意识。定期监测振动工具的振动强度，结合卫生标准，科学地安排作业时间。

四、非电离辐射和电离辐射

非电离辐射与电离辐射均属于电磁辐射。波长短、频率高、辐射能量大的电磁辐射，生物学作用强；反之，生物学作用弱。当量子能量水平达到 12eV 以上时，对生物体有电离作用，可导致机体的严重损伤，这类电磁辐射称为电离辐射（ionizing radiation），如 X 射线、γ 射线、宇宙射线等。另外，α、β、质子等属于电离辐射中的粒子辐射。量子能量 <12eV 的电磁辐射不足以引起生物体电离，称为非电离辐射（nonionizing radiation），如紫外线、可见光、红外线、射频及激光等。

（一）非电离辐射

非电离辐射中，紫外线的量子能量介于非电离辐射与电离辐射之间。其中射频辐射（radiofrequency radiation）是指频率在 100kHz ～ 300GHz 的电磁辐射，也称无线电波，包括高频电磁场（high-frequency electromagnetic field）和微波（microwave），是电磁辐射中量子能量较小、波长较长的频段，波长范围为 1mm ～ 3km（表 3-21）。射频辐射的生物学效应尚不清楚，有致热效应和非致热效应学说。致热效应即机体接受一定强度的射频辐射，达到一定的时间，会使照射局部或全身的体温升高。非致热效应即机体接触射频辐射后出现不伴有组织温度升高的生物效应。

表3-21　射频辐射波谱的划分

波段频谱	高频电磁场				微波		
	长波低频（LF）	中波中频（MF）	短波高频（HF）	超短波甚高频（VHF）	分米波特高频（UHF）	厘米波超高频（SHF）	毫米波极高频（EHF）
频率	100kHz~	300kHz~	3MHz~	30MHz~	300MHz~	3GHz~	30~300GHz
波长	3km~	1km~	100m~	10m~	1m~	10cm~	1cm~1mm

1. 高频电磁场

（1）基本概念：当交流电的频率经高频振荡电路提高到 10kHz 以上时，电场和磁场就能以波的形式向周围空间发射传播，称电磁波。频率从 100kHz 到 300MHz 的频段范围称高频电磁场。

（2）职业接触：其接触机会主要见于：①高频感应加热：表面淬火、金属熔炼、热轧工艺、钢管焊接等；②高频介质加热：塑料热合、高频胶合、木材与电木粉加热、粮食干燥与种子处理，纸张、布匹、皮革、棉纱及木材烘干、橡胶硫化等。

（3）高频电磁场对健康的影响：主要表现为轻重不一的类神经症。通常在强场源附近工作的人员，主诉有全身无力、易疲劳、头晕、头痛、胸闷、心悸、睡眠不佳、多梦、记忆力减退、多汗、脱发和肢体酸痛等。女工常有月经周期紊乱，以年轻者为主；少数男工有性功能减退。体格检查除部分工人有自主神经系统功能紊乱的征象外，很难有明确、特殊的客观体征。个别接触场强较大的工作人员，心电图检查显示窦性心动过缓或窦性心律不齐。检查所发现的阳性体征多无特异性。对于这些症状的治疗，一般对症处理就可收到良好效果。脱离接触收效更明显。

（4）防护：高频电磁场的主要防护措施有场源屏蔽、距离防护、合理布局。我国《作业场所超高频辐射卫生标准》（GB 10437–1989）规定，作业场所超高频辐射 8 小时 / 天接触的容许限值：连续波为 0.05mW/cm^2（14V/m），脉冲波为 0.025mW/cm^2（10V/m）。

2．微波

（1）基本概念：当高频振荡电流的频率达 300MHz 以上时，电磁能量以波的形式向四周空间辐射，通常把波长在 1mm ～ 1m 的电磁波称微波，也属非电离辐射。

（2）职业接触：微波广泛应用于导航、测距、探测雷达和卫星通信等方面。在工农业上主要用微波加热干燥粮食、木材及其他轻工业产品。医学上的微波理疗使用也较普遍。

（3）微波对健康的影响：微波的波长短、频率高、量子能量大，其生物学效应大于高频电磁场。根据波长不同，微波又分成分米波、厘米波和毫米波，其中以厘米波危害最大。微波对人体的危害，主要决定于微波源的发射功率、设备泄漏情况、辐射源的屏蔽状态以及在操作和维修时是否有合理的防护措施等。微波对人体健康的影响，要比高频电磁场大。除表现为类神经症等功能性变化以外，严重时还可有局部器官的不可逆性损伤，如微波辐射引起的眼晶状体混浊，少数接触大功率微波辐射者，甚至可发展为白内障。①类神经症：主诉与接触高频电磁场的工作者类同。②心血管系统：主诉有心悸、心前区疼痛或胸闷感。心电图检查常可发现窦性心动过缓或窦性心律不齐。有时也可见 T 波平坦或倒置，或 ST 段压低的表现，偶见有右束支传导阻滞。③造血系统：在动态观察中可发现部分微波接触者有白细胞缓慢下降的趋势，脱离接触后一段时间，外周血象的变化会恢复到正常状态。④生殖内分泌系统：女性月经异常表现多样化。部分男工主诉有性功能减退，如下腹部睾丸局部接受微波照射后，可发现精子数明显减少。一般在脱离照射后 3 个月，多数人都可恢复。

治疗以中西医结合对症治疗为主，类神经症可获良好疗效。疑似眼晶状体混浊者，转眼科处理。明确微波引起的白内障患者，应脱离微波接触。

（4）防护：屏蔽辐射源、加大辐射源与作业点的距离、合理的个人防护是微波防护措施的基本原则。我国《作业场所微波辐射卫生标准》（GB 10436–1989）规定，作业场所微波辐射容许接触限值：连续波，平均功率密度 50μW/cm^2，日接触剂量 400μW·h/cm^2；脉冲波固定辐射，平均功率密度 25μW/cm^2，日接触剂量 200μW·h/cm^2，脉冲波非固定辐射的容许强度与连续波相同。

（二）电离辐射

凡能引起物质发生电离的辐射称电离辐射。它可由不带电荷的光子组成，具有波的特性和穿透能力，如属于电磁波谱的 X 射线、γ 射线和宇宙射线；而 α 射线、β 射线、中子、质子等属于能引起物质电离的粒子型电离辐射。电离辐射来自自然界的宇宙射线及地壳岩石层的铀、钍、镭等，也可来自各种人工辐射源。

1．基本概念

（1）放射性活度（radioactivity）：以每秒钟内发生的核衰变数来表示，国际单位制（SI 单位）为贝克（becquerel，Bq），沿用的专用单位为居里（Curie，Ci）。1Bq=2.703×10^{-11}Ci。

（2）照射量（exposure，X）：仅用于 X 射线或 γ 射线，SI 单位是库仑 / 千克，原专用单位是伦琴（Roentgen，R）。

（3）吸收剂量（absorbed dose，D）：表示被照射介质吸收的辐射能量的多少，适用于任何类型的电离辐射。SI 单位为"戈瑞"（Gray，Gy）；原专用单位为拉德（rad）。1Gy=100rad。

（4）剂量当量（dose equivalent，H）：为衡量不同类型电离辐射的生物效应，将吸收剂量乘以若干修正系数，即为剂量当量（H）。SI 单位为西沃特（Sievert，Sv），原专用单位为雷姆（rem）。1Sv=100rem。

2．职业接触　电离辐射的职业接触主要有：①放射性核素的加工生产和使用：核素化合物、药物的合成及其在实验研究及诊疗上的应用；②射线发生器的生产和使用：加速器、医用和工农业生产使用的 X 射线和 γ 射线辐射源；③核工业系统：放射性矿物的开采、冶炼和加工，以及核反应堆、核电站的建立和运转；④天然放射性核素伴生或共生矿生产：如磷肥、稀土矿、钨矿等开采和加工。

3．电离辐射对健康的影响　电离辐射以外照射和内照射两种方式作用于人体。电离辐射按剂量－效应关系分类，可分为随机性效应（stochastic effect）和确定性效应（deterministic effect）。随机性效应是指辐射效应的发生概率与剂量相关，损伤程度不存在剂量阈值（dose threshold）。主要有致癌效应和遗传效应。确定性效应是指辐射效应的严重程度取决于所受剂量的大小，且有明确的剂量阈值，在阈值以下无有害效应，如放射性皮肤损伤（radiation skin injury）、放射性生育障碍（radiation induced fertility disturbance）等。电离辐射按效应发生的个体分类，可分为躯体效应和遗传效应。电离辐射按效应的类型可分为大剂量照射的急性效应、低剂量长期照射的慢性效应以及受照后发生的远期效应等。

电离辐射的损伤机制是可以引起生物体内分子水平的变化特别是如核酸、蛋白质（包括酶类）等生物大分子的改变，使其发生电离、激发化学键的断裂等，从而造成生物大分子结构和性质的改变。这种作用发生最早，称之为直接作用。另外，细胞内外都含有大量的水分子，射线作用于水分子，引起其电离和激发，形成化学性质非常活泼的产物，如激发态的水分子、氢自由基、羟自由基水合电子等，继而它们又作用于生物大分子使其发生改变，这一系列作用称之为间接作用。上述作用的结果是细胞的损伤，特别是 DNA 的损伤。当一个器官或组织中有足够多的细胞因损伤而死亡或丧失分裂繁殖功能，就会发生确定性效应。如改变了结构与功能的躯体细胞仍能保持其繁殖能力，则可能在体内形成突变的细胞克隆，最终有可能致癌。当损伤发生在性腺生殖细胞，则可能将错误的遗传信息传递给后代而引起遗传效应。

放射病（radiation sickness）指由一定剂量的电离辐射作用于人体所引起的全身性或局部性放射损伤，临床上分为急性、亚急性和慢性放射病。

（1）外照射急性放射病（acute radiation sickness from external exposure）：短时间（数日）内受到一次或多次全身照射，吸收剂量达到 1Gy 以上所引起的全身性疾病。多见于事故性照射和核爆炸。病程具有明显的时相性，有初期、假愈期、极期和恢复期四个阶段。根据临床表现可分为三种类型：①骨髓型（1 ~ 10Gy）：最为多见，主要引起骨髓等造血系统损伤。临床表现为白细胞数减少、感染、出血。口咽部感染灶最为明显，时相性特征多见于此型。②胃肠型（10 ~ 50Gy）：表现为频繁呕吐、腹泻，水样便或血水便，可导致失水，并常发生肠麻痹、肠套叠、肠梗阻等。③脑型（>50Gy）：受照后患者短时出现精神萎靡，很快转为意识障碍、共济失调、抽搐、躁动和休克。

根据明确的大剂量照射史，结合临床表现、血象检查结果和估算受照剂量，按照《外照射急性放射病诊断标准》（GBZ 104-2002）进行诊断。对急性放射病的治疗，主要包括应用抗放射药物、改善微循环、防感染、防治出血、造血干细胞移植和应用细胞因子等。

（2）外照射亚急性放射病（subacute radiation sickness from external exposure）：人体在较长时间（数周到数月）内受电离辐射连续或间断较大剂量外照射，累积剂量大于 1Gy 时所引起的一组全身性疾病。造血功能障碍是外照射亚急性放射病的基本病变，主要病理变化为造血组织破坏、萎缩、再生障碍；骨髓细胞异常增生；骨髓纤维化。

诊断须依据受照史、受照剂量、临床表现和实验室检查，并结合健康档案综合分析，排除其他疾病，作出正确诊断。治疗原则是保护和促进造血功能恢复，改善全身状况，预防感染和出血等并发症。

（3）外照射慢性放射病（chronic radiation sickness from external exposure）：放射工作人群

在较长时间内连续或间断受到超剂量当量限值 0.05Sv 的外照射所引起的全身性疾病。早期临床症状主要为无力型神经衰弱综合征，表现为头痛、头昏，睡眠障碍，疲乏无力，记忆力下降等，伴有消化系统功能障碍、性功能减退和生育功能受损。早期可无明显体征，后期可见腱反射、腹壁反射减退等神经反射异常。外照射慢性放射病患者的外周血细胞有不同程度的减少，并与辐射损伤的严重程度和受照射的累积剂量密切相关。一般来说，血细胞减少的顺序是白细胞、血小板、红细胞。白细胞总数先增加后进行性下降是辐射损伤最早出现的变化之一。

骨髓造血细胞的增生程度是外照射慢性放射病诊断的主要依据。常见的有：增生活跃；增生低下；骨髓造血某一系统，特别是粒细胞系统成熟障碍。诊断的原则是：①具有接触射线和超剂量当量限值职业史；②有接触射线的剂量记录；③出现临床症状和体征；④有阳性实验室检查结果；⑤结合既往体检情况，并排除其他疾病等进行综合分析。治疗的原则为尽早脱离接触，增强患者信心，改善全身健康状况，治疗的主要环节是采取中西医相结合的治疗措施促进患者造血功能的恢复。

（4）内照射放射病（internal radiation sickness）：大量放射性核素进入体内，作为放射源对机体照射而引起的全身性疾病。多为放射性核素内污染（internal contamination of radionuclides），即指体内放射性核素累积超过其自然存量。放射性核素可随污染的饮食经口进入消化道，或以气态、气溶胶或粉尘状态经呼吸道进入体内。

内照射放射损伤的特点是：放射性核素在体内持续作用，新旧反应或损伤与修复同时并存，而且时间迁延，造成临床上无典型的分期表现；靶器官的损伤明显，如骨骼、单核－吞噬细胞系统、肝、肾、甲状腺等；某些放射性核素本身放射性很弱，但具有很强的化学毒性，如铀对机体的损伤即以化学毒性为主。内污染可造成远期效应。

诊断时要全面掌握职业史、临床表现、体征和实验室检查，放射性核素沉积器官功能检查和体内放射性核素测定，包括现场污染水平，呼出气、排出物（痰、尿、粪）、血液等放射性定性和定量测定，体外全身放射性测量等，并推算出污染量及内照射剂量。放射性核素内污染所致疾病，除了一般治疗与外照射急性放射病相同外，主要通过减少放射性核素的吸收，加速放射性核素的排出，治疗"沉积器官"的损伤。常用的络合剂包括喷替酸钙钠、喹胺酸和二巯基丙磺酸钠（DMPS）。

（5）放射性复合伤（combined radiation injury）：放射性复合伤是指在战时核武器爆炸及平时核事故发生时，人体同时或相继出现以放射损伤为主的复合烧伤、冲击伤等的一类复合伤。

（6）电离辐射远后效应：主要为电离辐射诱发恶性肿瘤，辐射致癌效应为随机效应，是人类最严重的辐射远期效应。已知电离辐射可诱发的人类恶性肿瘤，包括白血病、甲状腺癌、支气管肺癌、乳腺癌和皮肤癌等。白血病是全身照射后诱发的最主要的远期效应。甲状腺癌也是电离辐射后在人体诱发的重要远期效应之一。铀矿工人的皮肤癌多为基底细胞癌，主要发生在面颊部和前额部。电离辐射的远后效应是指受照射后几个月、几年、几十年或直至终生才发生的慢性效应。这种效应可以显现在受照者本人，也可显现在后代，前者称为躯体效应，后者称为遗传效应。白内障是电离辐射引起的确定性效应，当射线达到一定剂量后便可发生。出现白内障的时间可以从受照后数月至数年不等。照射剂量越大，年龄越小者潜伏期也越短。多见于核事故后的中、重度急性放射病恢复后以及头面部放疗的患者。生长发育障碍是指母体在妊娠期受照，对胎儿、新生儿的生长发育产生的不良影响。辐射遗传效应系随机效应，无剂量阈值，是辐射引起生殖细胞的损伤，从而对胚胎或子代产生影响。其中显性突变和伴性隐性突变主要导致先天畸形，而伴性显性致死突变则表现为流产、死产和不育。

4．电离辐射危害的影响因素　电离辐射对机体的损伤，受辐射因子和机体两方面因素的影响。

（1）电离辐射因素：①辐射的物理特性：辐射的电离密度和穿透力是影响损伤的重要因素。例如，α粒子的电离密度较大，穿透力很弱，其主要危害是进入人体后的内照射，而外照射的作用很小；β粒子的电离能力较α为小，但高能β粒子具有穿透皮肤表层的能力；X射线和γ射线的穿透力远较β粒子强，尤其是高能X射线或γ射线，可穿透至组织深部或整个人体组织，具有强大的贯穿辐射作用。②剂量与剂量率：剂量越大，生物效应越强，剂量率大，效应也大。③照射部位：照射的几何条件不同，使机体各部位接受不均匀照射，从而影响吸收剂量。以腹部照射的反应最强，其次为盆腔、头颈、胸部和四肢。④照射面积：受照面积越大，作用越明显。

（2）机体因素：种系演化越高，机体组织结构越复杂，辐射易感性越强。组织对辐射的易感性与细胞的分裂活动呈正比，与分化程度呈反比。辐射敏感性还与细胞的DNA含量有关。具有增殖能力的细胞，所处的细胞周期不同，辐射敏感性也不同，以DNA合成期敏感性最高。

5．防护　放射防护的目标是防止对健康危害的确定性效应，同时采取积极措施，尽可能减少随机效应的发生率，使照射剂量达到可接受的安全水平。我国2002年制定的《电离辐射防护与辐射源安全基本标准》（GB 18871-2002）是现行的放射防护标准，包括行为准则和剂量限值两个部分。

（1）放射防护的要点：执行放射防护三原则：即任何照射必须具有正当理由；防护应当实现最优化；应当遵守个人剂量限值的规定。外照射防护必须具备有效的屏蔽设施、与辐射源保持一定的安全距离以及合理的工作时间。内照射防护主要采取防止放射性核素经呼吸道、皮肤和消化道进入人体的一系列相应措施，同时应十分重视防止核素向空气、水体和土壤逸散。

（2）辐射监测：为估算公众及工作人员所受辐射剂量而进行的测量，它是辐射防护的重要组成部分，是衡量公众和工作人员生活环境条件的重要手段。分为个人剂量监测和放射性场所监测。

（3）放射工作人员的健康检查：由放射卫生防护部门与指定的医院协同组织具有放射医学知识的医生为主，对放射工作人员进行健康检查。

（孟晓静）

第四章 营养与食品卫生

第一节 营养学基础知识

一、基本概念

（一）营养与营养学

1. 营养（nutrition） 是指人体摄取食物后，经过机体的消化、吸收和代谢过程，利用食物中对身体有益的物质构建机体组织器官，满足生命活动需要的生物学过程。

2. 营养素（nutritient） 指食物中具有特定生理作用，能维持机体生长、发育、活动、繁殖以及正常代谢所需要的物质。当这些物质缺乏时，会引起相应的缺乏症状。营养素包括蛋白质、脂类、碳水化合物、矿物质和维生素五大类。其中蛋白质、脂类、碳水化合物是宏量营养素（macronutrients），这三种营养素经体内氧化可以释放能量，又称为产能营养素（colorigenic nutrients）。矿物质、维生素称为微量营养素（micronutrients）。此外，食物中还存在其他对人体有益的膳食成分，包括水、植物化学物等物质。

3. 营养学 指研究食物中对人体有益的成分及人体摄取和利用这些成分以维持、促进健康的规律和机制，并提出改善措施的科学。

（二）食品卫生学

是指研究食品中可能存在的、危害人体健康的有害因素及其对机体的作用规律和机制，并提出预防措施的科学。

（三）膳食营养素参考摄入量（dietary reference intakes，DRIs）

是一组每日平均膳食营养素摄入量的参考值，它包括以下四个营养水平的指标：

1. 平均需要量（estimated average requirement，EAR） 指某一特定性别、年龄及生理状况群体中个体对某种营养素需要量的平均值。EAR 可以满足群体中 50% 个体对该营养素的需要。

2. 推荐摄入量（recommended nutrient intake，RNI） 是可以满足某一特定性别、年龄及生理状况群体中绝大多数（97% ~ 98%）个体需要量的摄入水平。长期摄入 RNI 水平，可以满足身体对该营养素的需要，维持组织中有适当的储备和保持健康。RNI 的主要用途是作为个体每日摄入该营养素的目标值。RNI 是以 EAR 为基础制订的。如果已知 EAR 的标准差，则 RNI 定为 EAR 加两个标准差，即 $RNI = EAR + 2SD$（SD：标准差）。如果关于需要量变异的资料不够充分，不能计算 SD 时，一般设 EAR 的变异系数为 10%，即 RNI 为 EAR 加 20%，这样 $RNI = 1.2 \times EAR$。

3. 适宜摄入量（adequate intake，AI） 在个体需要量的研究资料不足而不能计算 EAR，因而不能求得 RNI 时，可设定 AI 来代替 RNI。AI 是通过观察或实验获得的健康人群某种营养素的摄入量。制订 AI 时不仅考虑到预防营养素缺乏的需要，而且也纳入了减少某些疾病风险的概念。AI 值一般都超过 EAR，也有可能超过 RNI。

4. 可耐受最高摄入量（tolerable upper intake，UL） UL 是平均每日摄入营养素的最高限量。这个量对一般人群中的几乎所有个体不致引起有害健康的作用。当摄入量超过 UL 而进一步增加时，损害健康的危险性随之增大。

二、蛋白质

蛋白质（protein）是含氮的复杂的有机物，它既是一切生命物质的基本组成成分，也是生命的表现形式，没有蛋白质就没有生命。人体含有 10% ～ 15% 的蛋白质。人体中的蛋白质处于不断的更新之中，每日约有 3% 的蛋白质被更新。

（一）氨基酸

蛋白质分子是生物大分子，分子量多介于 5000 至数百万。蛋白质的基本构成单位是氨基酸（amino acid）。氨基酸至少含有一个氨基和一个羧基，氨基酸之间由一个氨基酸的氨基与另一个氨基酸的羧基结合形成的肽键连接。两个氨基酸连接在一起成为二肽（dipeptide），由 3 个氨基酸组成的肽称为三肽（tripeptide），4 ～ 9 个氨基酸的肽为寡肽（oligopeptide），含 10 个以上氨基酸的肽称为多肽。在肽链中，由于氨基酸的排列顺序不同、肽链的长短不一以及空间结构不同构成了功能各异的蛋白质分子。

1. 氨基酸及其分类

自然界中的氨基酸有 300 多种，但组成人体蛋白质的氨基酸只有 20 种。

（1）氨基酸的种类：氨基酸的基本结构碳原子连接一个氨基、一个羧基和侧链 R。基于侧链 R 的不同，氨基酸可分类脂肪族氨基酸、芳香族氨基酸和杂环氨基酸。侧链 R 含有苯环者称为芳香族氨基酸，包括苯丙氨酸和酪氨酸；R 含有杂环者称为杂环氨基酸，包括脯氨酸、组氨酸和色氨酸；R 无苯环或杂环结构者称为脂肪族氨基酸，包括甘氨酸、丙氨酸、缬氨酸、亮氨酸、异亮氨酸、丝氨酸、苏氨酸、半胱氨酸、蛋氨酸、天冬氨酸、谷氨酰胺、天冬氨酸、谷氨酸、精氨酸和赖氨酸共 15 种。其中半胱氨酸和蛋氨酸为含硫氨基酸。

（2）必需氨基酸与非必需氨基酸：基于人体是否能够合成及合成速度是否能满足人体需要分为必需氨基酸、条件必需氨基酸和非必需氨基酸。

必需氨基酸（essential amino acid）：是指人体不能合成或合成速度不能满足机体的需要，必须从食物中摄取的氨基酸。必需氨基酸有 9 种，它们是苏氨酸、缬氨酸、亮氨酸、异亮氨酸、苯丙氨酸、蛋氨酸、色氨酸、赖氨酸和组氨酸。其中，组氨酸是婴儿期的必需氨基酸。

条件必需氨基酸（conditionally essential amino acid）：人体可以通过蛋氨酸合成半胱氨酸，苯丙氨酸合成酪氨酸。如果膳食中半胱氨酸和酪氨酸的摄入量充足，则人体对蛋氨酸和苯丙氨酸的需要量可减少 30% 和 50%。半胱氨酸和酪氨酸分别可以减少人体对蛋氨酸和苯丙氨酸的需要，因此叫做条件必需氨基酸或半必需氨基酸。在计算必需氨基酸时，往往也将半胱氨酸和蛋氨酸、酪氨酸和苯丙氨酸合并计算。

非必需氨基酸（nonessential amino acid）：是指人体可以利用食物中提供的含氮化合物按需求合成的氨基酸，无须从食物中摄取。

2. 氨基酸模式与限制氨基酸　人体利用氨基酸来合成机体蛋白质时，对必需氨基酸的需要具有特定的比例，如每利用一份色氨酸则需要 5 份缬氨酸和 4 份苏氨酸。这种必需氨基酸之间的比例关系在营养学上称为氨基酸模式（amino acid pattern）。人体及食物蛋白质中色氨酸含量最少，以色氨酸为参照，计算出的所有其他必需氨基酸的量相对于色氨酸的比值，某种蛋白质的这些比值则称为该蛋白质的氨基酸模式。

食物蛋白质的氨基酸模式与人体需求的氨基酸模式越接近，其必需氨基酸被机体利用的程度就越高，该食物蛋白质的营养价值也就越高。绝大部分动物来源和大豆蛋白质的必需氨基酸种类齐全，比例接近人体需求（合理），这类蛋白质不仅能维持人体生命，也能促进儿童生长发育，故称为优质蛋白（或完全蛋白）。其中，鸡蛋蛋白质与人体需求的氨基酸模式最为接近，在评价其他蛋白质的营养价值时，常以它作为参考蛋白（reference protein）。

一些食物蛋白质虽然所含的必需氨基酸种类齐全，但比例不符合人体需求。这类蛋白质虽然可以维持人体的生命，但不能很好地促进生长发育，称为半完全蛋白。大多数植物来源的蛋白质都属于半完全蛋白。由于其中某一种或几种氨基酸含量相对低于人体需要，导致其他的必需氨基酸在体内不能用于合成机体的蛋白质，因此其蛋白质的营养价值较低。食物中某必需氨基酸/色氨酸比值低于人体该必需氨基酸/色氨酸的比值，则该必需氨基酸相对人体需求含量不足，这类氨基酸称为限制氨基酸，其中，相对最少者称为第一限制氨基酸，其余以此类推。植物性食物中相对缺乏的必需氨基酸有赖氨酸、蛋氨酸、苏氨酸和色氨酸。人类主食米和面中以赖氨酸的相对含量最少，为第一限制氨基酸。不同食物的限制氨基酸不同，将两种或多种不同食物蛋白质混合食用可以达到取长补短，提高膳食蛋白质营养价值。这种不同来源蛋白质相互补充其必需氨基酸不足的作用称为蛋白质的互补作用（complementary action），如动物性食物中有较充裕的赖氨酸以补充粮谷类赖氨酸的不足。食物的种类越多，种属差异越远，混合食用的时间越近，蛋白质的互补作用越好。

少部分食物蛋白质中的必需氨基酸种类不齐，这类蛋白质不能维持基本的生命，称为不完全蛋白，如玉米的胶蛋白、动物的胶原蛋白等。

（二）蛋白质的功能

食物中的蛋白质主要通过提供给机体氨基酸原料用于合成机体的蛋白质来起作用，此外也氧化提供能量。

1. 人体组织细胞的基本构成成分　蛋白质是人体任何细胞的基本构成和主要功能成分，因而也是所有组织和器官的重要组成。人体中瘦组织（lean mass），如肌肉和内脏所含蛋白质最高，是其主要构成；骨骼和牙齿中也含有较多的胶原蛋白；脂肪组织含蛋白质最少，但组织中的功能成分则为蛋白质。总之，蛋白质是任何细胞、组织和器官发挥应有功能所不可缺少的基本构成成分。

2. 参与生理功能　维持机体生命活动所必需的各种生理功能几乎都由蛋白质的主导或参与完成。如生物膜蛋白不仅是细胞信号的受体、通道，亦是膜内外物质转运所必需；食物的消化、人体内物质的合成与降解依赖的酶也是蛋白质；免疫蛋白维持机体的正常防御功能；部分激素，如垂体激素、甲状腺素、胰岛素及肾上腺素等是机体生理功能的重要调节物质；肌球蛋白完成身体的运动功能、心脏收缩和肠道的蠕动；血液中的蛋白质完成凝血，运输营养物质、氧气、部分代谢物质；调节渗透压，维持酸碱平衡等。

3. 供给能量　蛋白质为含碳的有机物，在降解为氨基酸后，经过脱氨基产生的代谢产物可以进入三羧酸循环进一步分解产能，1g 蛋白质在体内约产生 4kcal（16.7kJ）的能量。

（三）蛋白质的消化、吸收和代谢

膳食中蛋白质的消化始于胃。胃酸可使蛋白质变性，结构变得松散以利于消化，也可激活胃蛋白酶原形成胃蛋白酶，后者可对蛋白质进行初步消化。蛋白质的主要消化场所在小肠，胰腺分泌的胰蛋白酶是消化蛋白质的最主要消化酶。蛋白质在小肠内在胰蛋白酶、糜蛋白酶和弹性蛋白酶的作用下分解成氨基酸单体、二肽和三肽。

氨基酸单体可直接吸收进入血液，二肽、三肽和少量寡肽被小肠黏膜细胞吸收，在小肠细胞内寡肽酶或二肽和三肽酶的作用下进一步降解为氨基酸单体，吸收入血循环，随门静脉系统进入肝再运送至全身，为机体的组织器官所利用，用于各种组织细胞的生长与更新。不同组织更新的速率不一，肠黏膜及其他黏膜细胞、免疫细胞、骨髓造血细胞和毛囊组织更新最快，可几天内更新一次；肝组织中的蛋白质更新也较快；肌肉组织蛋白质更新较慢，但数量较多。

70kg 体重的成人每天摄入大约 90g 蛋白质，随消化液和脱落的肠黏膜细胞排入肠道的蛋白质约 70g，其中绝大部分和食物中的蛋白质一起从肠道吸收，共约吸收 150g，剩余 10g 未吸收的蛋白质从粪便中排出；从尿中排出相当于 75g 蛋白质的氮，皮肤等途径排泄约 5g 蛋白质的氮。由于蛋白质没有直接测定的方法，而人体中的氮几乎都来自蛋白质，故常用测定氮的含量，乘以 6.25 的蛋白质换算系数来推测蛋白质的量。氮平衡也常用于评价蛋白质的代谢。氮的摄入量和排出量之间的关系可用下式来表示：

B＝I－（U+F+S）。

B：氮平衡；I：摄入氮；排出氮（U：尿氮；F：粪氮；S：皮肤脱落细胞氮）

健康人通常是摄入氮与排出氮相等，维持零氮平衡；增长期儿童摄入氮多于排出氮，保持正氮平衡；一些老年人、患者和饥饿状态的人摄入氮少于排出氮，为负氮平衡。

（四）食物蛋白质营养价值的评价

食物蛋白质由于其氨基酸组成的差异以及食物共存成分的差异，其营养价值不同。一般来说动物蛋白质高于植物蛋白质。蛋白质营养价值的评价包括"量"与"质"两方面。"质"是通过能否被消化和吸收以及吸收之后被机体利用的程度来评价。

1. 食物蛋白质的量　蛋白质的含量是评价食物蛋白质营养价值的重要一环。没有量作保证，质也就变得毫无价值。蛋白质中含氮量稳定，通过测量氮的量即可估计蛋白质的量。目前蛋白质含量的测定一般采用凯氏（Kjeldahl）定氮法测定氮含量，再乘以蛋白质换算系数 6.25，以获得蛋白质的含量。

2. 蛋白质的消化吸收率　食物蛋白质消化率受到蛋白质的性质、物理形态（如大豆与豆腐）、膳食纤维的多少、多酚类物质或酶反应等因素的影响而不同。一般动物来源、颗粒较小、膳食纤维和多酚类物质少时消化率较高。蛋白质消化吸收率可反映食物蛋白质在消化道被分解和吸收的程度，它是指经过消化后吸收的蛋白质占摄入蛋白质的比例。可用动物或人体试验来测定，根据是否考虑内源性粪代谢氮，可分为表观消化率和真消化率两种。

蛋白质表观消化率（apparent digestibility）为不考虑内源性粪代谢氮的消化率。测定表观消化率时，吸收氮直接以摄入氮（I）和粪排出氮（F）之差来估计。

$$蛋白质表观消化率 = \frac{摄入氮 - 粪氮}{摄入氮} \times 100\%$$

蛋白质的真消化率（true digestibility）为考虑粪代谢氮时的消化率。粪便中排出的氮包括食物蛋白质未吸收的氮和来自脱落的肠道细胞及消化液等曾经吸收过的氮。成人每天粪代谢氮一般为 0.9～1.2g。蛋白质的真消化率应扣除这部分曾经吸收过的氮。计算公式如下：

$$蛋白质真消化率 = \frac{摄入氮 - （粪氮 - 粪代谢氮）}{摄入氮} \times 100\%$$

粪代谢氮为无氮膳食条件下经粪便排出的氮。

3. 食物蛋白质的利用率　利用率评价常用的方法包括生物价、蛋白质净利用率、蛋白质功效比值和氨基酸评分等。

（1）生物价（biological value，BV）：是反映吸收后的蛋白质被机体利用程度的指标。

$$蛋白质的生物价 = \frac{储留氮}{吸收氮} \times 100\%$$

（2）蛋白质净利用率（net protein utilization，NPU）：是考虑消化吸收与利用两方面的指标。

$$蛋白质净利用率 = 蛋白质真消化率 \times 生物价$$

（3）蛋白质功效比值（protein efficiency ratio，PER）：是以动物在生长期每消耗单位（g）重量的蛋白质其体重增长量（g）来评价。

$$蛋白质功效比值 = \frac{动物体重增加（g）}{摄入蛋白质（g）} \times 100\%$$

（4）氨基酸评分（amino acid score，AAS）：是通过比较待测食物和参考蛋白质中每克蛋白质中某氨基酸的含量。常用于比较限制氨基酸的相对含量。

$$氨基酸评分 = \frac{被测食物中每克蛋白质中氨基酸含量（mg）}{参考蛋白质中每克蛋白质中氨基酸含量（mg）} \times 100\%$$

（五）蛋白质营养不良及营养状况评价

长期蛋白质摄入不足可引起蛋白质营养不良，其表现分水肿型（Kwashiorkor症）与消瘦型（Marasmus症）。水肿型为蛋白质摄入不足但热能相对充足，主要表现为腹部或腿部水肿、虚弱、表情淡漠、生长滞缓、易感染等；消瘦型为蛋白质和热能均缺乏所致，主要表现为严重消瘦，常见为皮包骨样。

蛋白质的营养状况评价可通过测量血清蛋白质（如白蛋白、运铁蛋白、总蛋白等）、上臂肌围和血清氨基酸的比值来评价。

（六）蛋白质的参考摄入量及食物来源

按人体氨基酸模式来计算，理论上成人每日摄入约30g蛋白质达到氮平衡，但考虑消化吸收、利用及安全性，成人每日摄入0.8g/kg蛋白质为宜。我国轻、中、重体力劳动男性推荐量为75g/d、80g/d和90g/d，女性为65g/d、70g/d和80g/d。孕早、中和晚期分别增加5g/d、15g/d和20g/d，哺乳期妇女增加20g/d。

各种动物性食物、大豆是优质蛋白质的食物来源。动物的肉类蛋白质含量为10%～20%，奶约3.0%，大豆含30%～40%。粮谷类也是我国人群蛋白质的主要食物来源，含量为7%～10%。

三、脂类

脂类（lipids）主要包括甘油三酯（triglycerides）、磷脂（phospholipids）和固醇类（sterols）。食物中的脂类95%为甘油三酯，5%为其他脂类；人体中99%为甘油三酯。

（一）脂类的分类及其功能

1．甘油三酯 甘油三酯也称为中性脂肪或脂肪，来自动物的为脂，植物的为油，是由一个甘油和三个脂肪酸分子结合组成的酯。甘油三酯因其脂肪酸分子碳链的长度、饱和程度和空间结构不同而具有不同的特性和功能。

人体内的甘油三酯主要分布于皮下、腹腔和组织细胞间隙之间。其功能包括：①储存和提供能量：机体摄入能量过多时以脂肪形式储存，在需要时再分解产能；②维持正常体温：脂肪的导热性较差，皮下脂肪起隔热作用；③保护作用：内脏之间的脂肪可起支撑和缓冲保护的作用；④帮助机体有效利用碳水化合物及节约蛋白质；⑤内分泌作用：脂肪组织可以分泌许多细胞因子，如瘦素、雌激素、胰岛素样生长因子等，这些因子参与机体的代谢、免疫和生长发育等功能。

食物中甘油三酯主要为机体提供能量，另外也增加饱腹感、改善食物的感官性状和作为脂溶性维生素（A、D、E和K）的载体。

2．类脂 类脂包括磷脂和固醇类。

（1）磷脂（phospholipid）：磷脂是甘油三酯中一个或两个脂肪酸被磷酸或含磷酸的其他基团所取代的一类类脂。在体内磷脂以脑和神经组织含量最高，肝也含量丰富。磷脂按其结构可分为磷酸甘油酯和神经鞘脂，前者常见的有卵磷脂、脑磷脂、肌醇磷脂等。卵磷脂为一个含磷酸胆碱的基团取代甘油三酯中的一个脂肪酸而构成，具有亲水和亲脂的双重特征。磷脂的主要功能包括：①是生物膜双脂质层的主要成分；②乳化脂肪，促进脂肪的吸收、转运和代谢；③提供能量：磷脂中的脂肪酸和甘油可以氧化分解供能；④降低血液中脂质在血管内皮的沉积，降低血液黏度，因而可预防心血管病；⑤卵磷脂消化后可分解释放胆碱，后者可用于合成神经递质，改善神经功能。

（2）固醇类：固醇类是一类含有多个环状结构的类脂化合物。动物来源的为胆固醇，植物来源的为植物固醇。

①胆固醇（cholesterol）：胆固醇是体内最重要的固醇，它也是细胞膜的重要成分，是许多重要活性物质的前体。胆固醇可以合成胆汁、性激素（如睾酮）、肾上腺素，也可以转化为 7- 脱氢胆固醇，后者在紫外线的作用下可生成维生素 D_3。体内胆固醇来源包括食物提供和自身合成。肝细胞和肠壁细胞是合成胆固醇最旺盛的细胞，合成的速度受摄入的能量、胆固醇和脂肪的质和量的影响，也受激素，如甲状腺素、雌激素、胰岛素等的影响，以及体内胆固醇的反馈调节。食物中胆固醇以动物的脑和脊髓含量最高（＞ 3000mg/100g），其次是蛋黄、鱼卵（约 1500mg/100g），内脏（150 ～ 400mg/100g），肉类和脂肪 70 ～ 120mg/100g。体内胆固醇升高是引起动脉粥样硬化的重要因素，过高或过低均不利于身体健康。

②植物固醇（plant sterols）：是存在于植物中，结构与胆固醇类似的化合物，属于植物甾醇类。植物固醇的吸收率远远低于胆固醇，在血液中的浓度仅为胆固醇的 0.1% ～ 0.14%，可以干扰肠道对胆固醇的吸收，因而具有降低血胆固醇的作用。植物固醇主要来源于植物油、植物种子和坚果类食品。

（二）脂肪酸的分类及其功能

1. 脂肪酸的分类　脂肪酸（fatty acid）的分子结构为一个末端为羧基的碳链，基本分子式为：$CH_3[CH_2]nCOOH$。脂肪酸碳链中碳原子的数量大部分介于 4 ～ 24 个，以偶数为主，碳链中可以有一个或多个不饱和键。常用 Cn：m 表示，n 为碳原子数，m 为不饱和键的个数。脂肪酸可根据碳链长度、不饱和键的数量和位置以及碳链的空间结构进行分类。

（1）按碳链长度分类：按碳链长度，脂肪酸可分为：短链脂肪酸（short-chain fatty acids, SFCA），含 6 个以下碳原子；中链脂肪酸（medium-chain fatty acids, MCFA），含 8 ～ 12 碳；长链脂肪酸（long-chain fatty acids, LCFA），含 14 ～ 24 碳。食物中脂肪酸以 18 碳和 16 碳为主。碳链越长，熔点越低。

（2）按不饱和双键的数量分类：根据碳链中双键数量可分为饱和脂肪酸（saturated fatty acids, SFA）、单不饱和脂肪酸（monounsaturated fatty acids, MUFA）和多不饱和脂肪酸（polyunsaturated fatty acids, PUFA），碳链中含双键数分别为 0、1 和 2 个或以上。食物中最常见的饱和脂肪酸为棕榈酸（palmitoleic acid, C16：0）和硬脂酸（stearic acid, C18：0），最多见的单不饱和脂肪酸为油酸（oleic acid, C18：1），多不饱和脂肪酸为亚油酸（linoleic acid, C18：2）和亚麻酸（linolenic acid, C18：3）。不饱和程度越高，熔点越低。一般来讲，饱和脂肪酸的比例高低依序为畜类＞禽类＞鱼类＞植物油。但植物油中，椰子油、棕榈油和可可籽油含较多的饱和脂肪酸。

（3）按脂肪酸空间结构分类：可分为顺式脂肪酸（cis-fatty acid）和反式脂肪酸（trans-fatty acid）。在天然食物中，反式脂肪酸主要存在于反刍动物的脂肪（如牛油、奶油）。植物油在氢化过程中会产生大量的反式脂肪酸，如人造黄油可含 25% ～ 35% 的反式脂肪酸。反式脂肪酸可升高血胆固醇，增加心血管疾病的风险。

（4）按双键的位置分类：从碳链的甲基端的碳（为 ω 碳）来计算，第一个不饱和键位于第 3 ～ 4、6 ～ 7、9 ～ 10 个碳原子，则分别称为 ω-3、ω-6 和 ω-9 脂肪酸。国际上也用 n 代替 ω 来表示。

2．脂肪酸的功能

（1）必需脂肪酸：必需脂肪酸是指人体不可缺少而自身不能合成或合成不足，必须由食物提供的脂肪酸。人体的必需脂肪酸为亚油酸和亚麻酸，其功能如下：①是磷脂的重要成分，参与细胞膜的构成；②是前列腺素、血栓素的前体；③与胆固醇的代谢有关：胆固醇在体内约70%与脂肪酸结合。

必需脂肪酸的摄入量应不少于总能量的3%。缺乏可引起生长迟缓、生殖障碍、皮肤损伤以及肝、肾、神经和视觉等多种疾病。

（2）ω-3长链多不饱和脂肪酸：常见的ω-3长链多不饱和脂肪酸包括亚麻酸、二十碳五烯酸（eicosapentaenoic acid，EPA）和二十二碳六烯酸（docosahexenoic acid，DHA），在体内这些脂肪酸可以由必需脂肪酸转化而来。其作用与智力及认知功能有关，它们的缺乏也涉及心血管病及某些癌症的发病。食物来源以深海鱼油为多，其次为坚果类的油脂。

（3）中链脂肪酸：中链脂肪酸水溶性较好，不需要乳化即可直接被小肠吸收，吸收后直接通过门静脉进入肝，在细胞内可快速氧化产生能量，极少合成甘油三酯，不升高血胆固醇水平。

（三）脂类的消化、吸收和转运

成人每天摄入50～100g甘油三酯、4～8g磷脂和300～500mg胆固醇。脂肪的消化主要从小肠开始，婴儿口腔中的脂肪酶可分解少量的中短链脂肪酸。食物进入小肠后刺激胆囊排泄胆汁，乳化脂肪，生成颗粒极小的脂肪乳。另外，胆汁激活胰液分泌的脂肪酶。胰脂肪酶和肠道分泌的脂肪酶一起将甘油三酯水解成甘油和游离脂肪酸，继而后者被吸收，部分甘油一酯可直接被吸收。

脂肪水解后的小分子产物，如甘油、短链和中链脂肪酸可以直接吸收进入血液；甘油一酯和长链脂肪酸吸收后需要在小肠细胞中重新合成甘油三酯，并和磷脂、胆固醇和载脂蛋白结合形成乳糜微粒，经淋巴系统进入血循环；随着脂肪被机体利用，乳糜微粒逐步转化为极低密度脂蛋白（VLDL）和低密度脂蛋白（LDL）。LDL可以被血管内皮细胞吸收，引起动脉粥样硬化。机体还可以合成高密度脂蛋白（HDL），将体内的胆固醇和磷脂运送至肝合成胆盐通过肠道排泄。磷脂和胆固醇的吸收与甘油三酯类似。

（四）脂类的食物来源与参考摄入量

膳食脂肪主要来源于动物和植物的种子。动物脂肪含饱和脂肪酸和单不饱和脂肪酸较多。在动物脂肪中，饱和脂肪酸以畜类和奶类含量最高，禽类次之，鱼类最少，而海鱼尤其深海鱼含有较多的多不饱和脂肪酸。植物脂肪除棕榈油、椰子油、可可籽油等少数几种油中饱和脂肪酸含量很高外，大多数植物油含饱和脂肪酸较少，以不饱和脂肪酸为主。多不饱和脂肪酸在豆油、葵花籽油和玉米油中的含量接近60%，花生油和芝麻油中接近40%。

磷脂含量以动物的脑和脊髓最高，蛋黄、肝、大豆、麦胚和花生也含有较高的磷脂。胆固醇含量以动物的脑和脊髓最高，蛋黄和鱼卵次之，动物内脏较高，肌肉和动物脂肪相对较低，植物性食物不含胆固醇。

我国居民脂肪摄入日趋增加，脂肪过量导致肥胖症、心血管疾病、糖尿病和一些癌症的风险增加。中国营养学会推荐，成人脂肪供能比应控制在总能量摄入量的20%～30%，必需脂肪酸不少于总能量的3%。

四、碳水化合物

碳水化合物（carbohydrate）是由碳、氢和氧三种元素组成的一大类化合物。碳水化合物根据其基本单位数可分为单糖（monosaccharide）、双糖（disaccharide）、寡糖（oligosaccharide）和多糖（polysaccharide）。

（一）碳水化合物的分类及食物来源

1. **单糖**　单糖为糖的基本单位，含 3 ～ 7 个碳原子。天然食物中的单糖最多含 6 个碳原子，称为己糖，其中主要为葡萄糖（glucose）、果糖（fructose）和半乳糖（galactose）。食物中其他单糖还包括少量的戊糖，如核糖、脱氧核糖、阿拉伯糖和木糖，以及糖醇。

（1）葡萄糖：是最常见的单糖，在天然食物中相对较少，主要存在于水果、蜂蜜中，它是许多糖的基本构成单位，如蔗糖、麦芽糖、淀粉、糖原和纤维素等。

（2）果糖：果糖在天然食物中主要存在于水果和蜂蜜中，是甜度最高的糖。在体内需要转化为葡萄糖才被利用。

（3）半乳糖：食物中很少含半乳糖，它是乳糖的重要组成成分，在体内需要转化为葡萄糖后才能利用。

（4）糖醇：糖醇是单糖的重要衍生物，常见的有甘露醇、山梨醇、木糖醇和麦芽糖醇等。糖醇在体内消化吸收速度慢，其能量低于葡萄糖，是食品工业中较好的代糖。

2. **双糖**　双糖是由两个分子单糖脱水缩合而成，单糖之间由糖苷键连接。常见的双糖有蔗糖、乳糖和麦芽糖等。

（1）蔗糖（sucrose）：蔗糖是由一分子葡糖糖和一分子果糖以 α- 糖苷键连接而成。蔗糖易溶于水，甜度仅次于果糖，天然食物中以甘蔗、甜菜和蜂蜜中含量最高，植物的果实、叶、花和根茎中也含有蔗糖。

（2）乳糖（lactose）：乳糖由一分子葡萄糖和一分子半乳糖脱水缩合而成，主要存在于奶及其制品中，微甜，占鲜奶总量的 5%，提供 30% ～ 50% 的能量。

（3）麦芽糖（maltose）：麦芽糖是由两分子的葡萄糖以 α- 糖苷键连接而成。淀粉在酶的作用下可水解产生大量的麦芽糖，其甜度略低于蔗糖。

3. **寡糖**　寡糖（oligosaccharide）是指由 3 ～ 10 个单糖分子构成的低分子多糖，也称为低聚糖。比较重要的有大豆低聚糖、低聚果糖和麦芽低聚糖等。低聚糖通常不能被人体消化酶分解，但可以被大肠益生菌分解利用，有利于益生菌的繁殖，其发酵产物如短链脂肪酸具有重要的生理功能。

（1）大豆低聚糖：是豆类食品中一类低聚糖，如棉子糖（raffinose）和水苏糖（stachyose），前者为葡萄糖、果糖和半乳糖构成的三糖，后者在前者的基础上再加上一个半乳糖。大豆低聚糖在大肠被肠道细菌分解产生的气体可造成肠胀气。

（2）低聚果糖：是由一个葡萄糖和多个果糖结合而成的寡糖，存在于水果和蔬菜中，以洋葱和芦笋含量较高。

（3）麦芽低聚糖：主要存在于一些发酵食品中，如酒、酱油，含量低。

4. **多糖**　多糖是含有 10 个以上单糖分子的一类大分子糖类。营养学上有重要意义的多糖有淀粉、糖原和纤维素。多糖不溶于水，无甜味。

（1）淀粉（starch）：淀粉是人类碳水化合物的主要来源，存在于粮谷类植物的种子、根茎类蔬菜以及豆类和坚果类植物中。淀粉可分为可吸收淀粉和抗性淀粉。

①可吸收淀粉：是一类由数量不一的葡糖糖以 α-1，4 糖苷键连接和含有 α-1，6 糖苷键连接的大分子碳水化合物。仅有 α-1，4 糖苷键连接者为直链淀粉（amylose），含有 α-1，6 糖苷键者为支链淀粉（amylopectin）。两者在肠道均可被人体的消化酶分解吸收。直链淀粉一般占淀粉的 19% ～ 35%，一些杂豆类食物含量较多，煮熟后容易老化。常见食物中大多数淀粉为支链淀粉，以糯米含量最高，因而容易糊化。

②抗性淀粉（resistant starch）：抗性淀粉是膳食纤维的一种，是人体小肠中不吸收的淀粉及其降解产物。这类淀粉不能被人体消化酶分解，但可以被大肠细菌发酵，产生短链脂肪酸和 CO_2，有助于益生菌的生长，并降低肠道 pH。

（2）糖原（glycogen）：糖原是存在于动物组织（主要是肌肉和肝）中的多糖，又称为"动物淀粉"，由 3000 ~ 6000 个葡萄糖分子组成，含有较多的分支。在分子结构中，直链由 α-1，4 糖苷键连接，支链由 α-1，6 糖苷键连接。它是动物体内能源的储备形式，在体内能快速分解提供能量，但作为碳水化合物的食物来源意义不大。

（3）纤维（fiber）：纤维是存在于植物体中不能被人体消化吸收的多糖。纤维中的葡萄糖分子以 β- 糖苷键连接，不能被人体的消化酶水解，详见膳食纤维。

（二）碳水化合物的功能

1．体内碳水化合物的功能　人体内碳水化合物主要包括葡萄糖、糖原和含糖复合物（如糖蛋白、糖脂等），其功能包括：

（1）储存和提供能量：葡萄糖是人体供能的主要形式，脑和其他神经组织只能利用葡萄糖提供能量。糖原是肌肉和肝碳水化合物的储存形式。肝糖原可迅速水解成葡萄糖为机体所利用，肌糖原只能为肌肉运动供能。

（2）机体的构成成分：如细胞膜表面的糖蛋白、结缔组织中的黏蛋白、神经组织中的糖脂，以及 DNA 和 RNA 中所含的核糖等。

（3）节约蛋白质：体内碳水化合物充足时，可减少分解蛋白质供能。

（4）抗生酮作用：体内葡萄糖不足时，脂肪酸不能彻底氧化而生成酮体，影响机体的酸碱平衡。

2．食物中碳水化合物的功能

（1）提供能量：碳水化合物是人体主要的产热营养素，也是来源最广、使用最多和最经济的产热营养素。

（2）改善食物的色、香、味、形。

（3）提供膳食纤维。

（三）膳食纤维及其功能

1．膳食纤维及其分类　膳食纤维（dietary fiber）是一类不能被人体消化酶分解的多糖碳水化合物。根据其水溶性分为不溶性纤维（insoluble fiber）和可溶性纤维（soluble fiber）。

（1）不溶性纤维：这类膳食纤维主要包括纤维素（cellulose）、半纤维素（hemicellulose）和木质素（xylogen）。

①纤维素：纤维素是植物细胞壁的主要成分，由葡萄糖分子以 β-1，4 糖苷键连接，分子量 20 万 ~ 200 万，人体不能分解。

②半纤维素：绝大多数半纤维素是由 2 ~ 4 种不同的单糖或衍生单糖构成的杂多糖，为谷类纤维的主要成分。

③木质素：木质素是植物木质化过程中形成的非碳水化合物，由苯丙烷单体聚合而成，主要存在于蔬菜的木质化部分，如老化的萝卜。

（2）可溶性纤维：可溶性纤维溶于水，能被大肠微生物酵解。常见的有果胶、树胶等。果胶是以 D- 半乳糖醛酸为主要成分的多聚体。果胶常存在于植物细胞液和细胞间质中，在水果中含量较高，其中尤以柑橘类和苹果为多，蔬菜中含量相对较少。果胶均溶于水，与糖、酸在适当的条件下可形成果冻。

2．膳食纤维的特性　膳食纤维具有吸附性、被酵解、低或无能量三大特征。因其具有吸附性，膳食纤维可以吸水及吸附胆酸、葡萄糖、脂肪、矿物质和一些有毒有害物质。部分膳食纤维可被肠道细菌发酵分解产生短链脂肪酸（主要是乙酸、丙酸和丁酸）及气体（CO_2、H_2），短链脂肪酸可以被大肠上皮细胞作为能源物质。一般来说，可溶性纤维的吸附性和被酵解性优于不可溶纤维。

3．膳食纤维的功能

（1）改善大肠功能：膳食纤维通过吸水增加大便体积，缩短粪便在大肠的滞留时间，减少便秘；膳食纤维为肠道益生菌提供可发酵的底物，有益于肠道菌群生态，发酵产生的短链脂肪酸亦可为大肠提供能源。

（2）调节生糖反应：膳食纤维的吸附性可延缓淀粉的酶促水解和血糖的吸收，降低生糖指数。

（3）降低血胆固醇：膳食纤维降低胆固醇可能与减少小肠对胆酸的重吸收、减少食物胆固醇的吸收及降低肝胆固醇的合成有关。

（4）降低营养素的利用率：膳食纤维可降低矿物质如钙、铁、锌、铜等的吸收，可能与后者与膳食纤维中的植酸及其他螯合剂相结合有关。

（四）碳水化合物的消化、吸收及生糖指数

1．消化、吸收　食物中的碳水化合物要水解为单糖才能吸收入血循环。膳食中碳水化合物的消化始于口腔。唾液中的淀粉酶可将淀粉水解为短链多糖和麦芽糖，但食物在口腔停留时间短，进入胃后，在胃酸的作用下淀粉酶失活，故消化作用有限。碳水化合物的主要消化吸收场所是小肠，胰淀粉酶将淀粉分解为双糖，食物中的双糖和淀粉产生的双糖在小肠黏膜细胞刷状缘上，被麦芽糖酶、蔗糖酶和乳糖酶水解成单糖后吸收进入血液，进而被运送至肝代谢及供全身组织利用。一部分人乳糖酶的活性不足，不能完全分解乳糖，未吸收的乳糖进入大肠后在细菌的作用下产酸、产气，引起胀气、腹痛和腹泻等胃肠不适症状，称为"乳糖不耐受"（lactose intolerance）。克服乳糖不耐受可选择发酵乳，如酸奶。

2．生糖指数　FAO/WHO 专家组于 1997 年对生糖指数（glycemic index）的定义为：含 50g 碳水化合物食物的血糖应答曲线下面积与同一个体摄入 50g 碳水化合物的标准食物（葡糖糖或面包）相同时间内的血糖曲线下面积之比。血糖过快升高导致胰岛素的快速分泌，长期作用易导致胰岛细胞功能的衰减，形成 2 型糖尿病。生糖指数＞ 75 者为高，55 ～ 75 为中，＜ 55 为低。常见的米面类食物、白糖、麦芽糖、南瓜等为高生糖指数食物；糯米、土豆、西瓜、胡萝卜、菠萝、蜂蜜等为中等生糖指数食物；绝大部分水果、豆类、奶及其制品和大部分根茎类蔬菜为低生糖指数食物。一般来说，含膳食纤维越高的食物，生糖指数就越低。

（五）碳水化合物的参考摄入量

2000 年中国营养学会推荐我国成人碳水化合物的摄入量占总能量的比例为 55% ～ 65% 为宜，其中精制糖应占总能量的 10% 以下。

五、能量

（一）能量及单位

能量（energy）是食物中的蛋白质、脂肪和碳水化合物在人体代谢过程中产生的。国际上通用的能量单位为千焦耳（kJ）或焦耳（J），营养学上使用最多的是千卡（kcal）或卡（k），两类能量单位之间的换算方法是：1kcal=4.184kJ，1kJ=0.239kcal。

每克产能营养素在体内代谢分解后产生的能量称为该产能营养素的能量系数，碳水化合物、脂肪、蛋白质的能量系数分别为 16.81kJ（4kcal）、37.56kJ（9kcal）、16.81kJ（4kcal）。

（二）人体的能量消耗

人体的能量消耗主要用于维持基础代谢、体力活动、食物热效应以及生长发育等方面的需要。

1．基础代谢能量消耗（basic energy expenditure，BEE）　是用于维持机体最基本的生命活动所需要的能量消耗，即人体在安静和恒温条件下（20 ～ 25℃），禁食12h 后，静卧、放松而又清醒时的能量消耗。此时的能量消耗主要用于维持体温、呼吸、心脏搏动、血液循环以及

骨骼肌张力等基本生理功能的需要。基础代谢率的能量消耗受以下因素的影响：①体格构成：BEE 与人体的体表面积呈正比，同等体重下，瘦高者和肌肉发达者基础代谢能量消耗较高。②生理和病理状态：年龄和性别是影响基础代谢率的重要因素。婴儿时期组织生长旺盛，基础代谢率最高，以后随着年龄增长逐渐降低，30 岁以后，每 10 年下降约 2%，男性的基础代谢率比女性高 5% ~ 10%，但孕妇和乳母的基础代谢较高。此外，发热以及甲状腺功能亢进时基础代谢也增强。③生活和作业环境：寒冷、大量摄食、体力过度消耗以及精神紧张均可增加基础代谢水平。

2. 体力活动能量消耗　体力活动是影响人体能量消耗的主要因素，也是人体可控制的能量消耗。通常情况下体力活动所消耗的能量占人体总能量消耗的 15% ~ 30%，体力活动强度越大，持续的时间越长，能量消耗越多；工作熟练程度越高，能量消耗则越少。体力活动是人体保持能量平衡和维持健康的重要部分。

3. 食物热效应（thermic effect of food，TEF）　又称食物特殊动力作用（specific dynamic action，SDA），是人体因进食而引起能量消耗增加的现象。不同的产能营养素（碳水化合物、脂肪和蛋白质）的食物热效应不同，碳水化合物、脂肪和蛋白质分别为其本身产生能量的 5% ~ 6%、4% ~ 5% 以及 30% ~ 40%，一般混合性膳食的食物热效应占其本身产生能量的 10%。此外，进食量大，进食速度快，食物的热效应就较高；人体体力活动时的食物热效应比休息时大。

4. 生长发育等能量消耗　婴幼儿、儿童以及青少年的能量消耗还包括生长发育所需要的能量消耗，新生儿每公斤体重的能量消耗相当于成人的 2 ~ 3 倍。孕妇为保证胎儿的生长发育以及乳母泌乳等也需要额外的能量消耗。

（三）人体能量推荐摄入量与食物来源

中国营养学会修订的中国居民膳食营养素参考摄入量（DRIs）是按婴儿、儿童及成人分别修订的。我国成人膳食碳水化合物提供的能量应占总能量的 55% ~ 65%、脂肪占 20% ~ 30%、蛋白质占 10% ~ 12% 为宜。碳水化合物主要存在于粮谷类和薯类食物中，是人类最主要也是最经济的能量来源；脂肪主要来源于油料作物和动物性食物；蛋白质主要来源于动物性食物，植物性食物中的大豆提供优质蛋白质。

六、矿物质

（一）概述

人体组织中含有自然界的各种元素，这些元素中除了组成有机化合物的碳、氢、氧、氮外，其余的元素均称为矿物质（mineral），又叫做无机盐。按照化学元素在体内的含量多少，将含量大于体重 0.01% 的矿物质称为常量元素（macroelement），包括钙、磷、钾、钠、硫、磷、氯等；体内含量小于体重 0.01% 的矿物质则称为微量元素（microelement 或 trace element），分为三类：第一类是人体必需的微量元素（essential trace element），包括 8 种：铁、铜、锌、硒、铬、碘、钴和钼；第二类是人体可能必需的微量元素（probably essential trace element），包括 5 种：锰、硅、镍、硼、钒；第三种是具有潜在毒性（potential toxic），但在低剂量时对人体可能必需的微量元素，包括氟、铅、镉、汞、砷、铝、锡和锂 8 种。

矿物质的特点包括：①不能在体内合成，必须从食物或饮水中摄取。人体每天都要通过尿液、粪便、汗液、毛发、指（趾）甲和上皮脱落等过程排出一定量的矿物质，因此，矿物质必须不断地从膳食中得到补充。②在体内组织器官中的分布不均匀。例如钙和磷主要分布在骨骼和牙齿，铁分布在红细胞，碘集中在甲状腺。③相互之间存在协同或拮抗效应。例如摄入过量的铁和铜可以抑制锌的吸收和利用，但铁可以促进氟的吸收。④某些矿物质在体内的生理剂量与中毒剂量范围很接近，过量摄入容易产生毒性作用。

钙和铁是人体比较容易缺乏的矿物质，特殊的地理环境或条件、不合理加工食物以及不科学的饮食行为等因素也可造成碘、锌、硒等元素的缺乏。

（二）钙

钙（calcium，Ca）是人体内含量最多的无机元素，其中约99%的钙存在于骨骼和牙齿中，其余则以游离或结合形式存在于软组织、细胞外液和血液中，统称为混溶性钙池（miscible calcium pool），这部分钙与骨骼钙保持着动态平衡，维持体内细胞正常的生理功能。

1. 钙的生理功能

（1）构成骨骼和牙齿：骨骼和牙齿中的钙与混溶性钙池中的钙处在动态平衡，从而使骨骼不断更新。幼儿的骨骼每1～2年更新一次，以后随着年龄增大，更新速度减慢，40～50岁以后，骨钙溶出大于生成，骨密度逐渐降低，易出现骨质疏松。

（2）维持神经和肌肉的兴奋性：当血清钙含量过低，可使神经肌肉的兴奋性增高，引起手足抽搐和惊厥。

（3）参与血液凝固：钙离子是凝血因子IV。在钙离子的作用下，可溶性纤维蛋白原转变成纤维蛋白从而促进凝血。

（4）调节多种细胞代谢酶的活性：体内许多重要的酶，如脂肪酶、蛋白酶、腺苷酸环化酶等酶的活性需要钙的激活。

（5）其他：钙还参与激素的分泌、酸碱平衡以及维持细胞膜稳定性等作用。

2. 钙的吸收与代谢

（1）吸收：钙的吸收主要在小肠，一般食物中钙的吸收率为20%～40%。钙的吸收率受以下因素影响：①机体因素：钙的吸收受年龄的影响，随年龄的增长吸收率降低，老年人最低；孕妇、乳母以及婴幼儿对钙的需要量增大，钙吸收率高，男性钙吸收率高于女性。②膳食因素：维生素D或其衍生物1,25-二羟胆钙化醇可诱导钙结合蛋白的合成从而促进钙吸收；植酸和草酸与钙结合形成难溶的植酸钙和草酸钙，使钙的吸收率降低；膳食纤维能干扰钙的吸收；未被消化的脂肪与钙形成皂钙可降低钙的吸收；乳糖能降低肠道pH，与钙形成乳酸钙络合物，有利于钙的吸收；某些氨基酸（如精氨酸、赖氨酸和色氨酸等）可与钙形成可溶性的钙盐从而有利于钙的吸收。

（2）排泄和潴留：钙的排泄主要通过肠道与泌尿系统，也有少量从汗液中排出。每天从粪便中排出的内源性钙为100～150mg，从尿中排出的钙为160～200mg。钙在体内的潴留量与膳食摄入量呈正比，但若长期摄入过多的钠可增加尿钙的排泄，因而降低钙在骨骼中的潴留并降低骨密度。

3. 钙的缺乏与过量 长期钙和维生素D缺乏可导致：①佝偻病：表现为婴幼儿及儿童生长发育迟缓、骨结构异常，甚至出现"O"形或"X"形腿、肋骨串珠、鸡胸等佝偻病症状；②骨质疏松：老年人，尤其是老年妇女表现为骨质丢失加快、骨密度降低、骨脆性增加，因而增加骨折尤其股骨颈骨折的风险；③其他：怀孕和哺乳期妇女以及老年人，还容易出现腿部和脊柱的骨骼发生软化和变形，出现骨软化症。此外，当血清中钙水平降低时，还可引起手足痉挛症。

长期过量钙的摄入可增加患肾结石的危险，引起奶碱综合征。此外，过量钙还影响其他矿物质的吸收，如影响铁、锌、镁的吸收与利用。

4. 钙的供给量与食物来源 我国居民膳食以谷类食物为主，蔬菜摄入量也较多，但由于受植酸、草酸及膳食纤维的影响，钙的吸收率并不高。钙的良好食物来源为奶及奶制品，海产品、豆类及制品等含钙也较丰富。中国营养学会推荐成人钙的适宜摄入量：18～49岁为800mg/d，50岁及以上为1000mg/d；可耐受最高摄入量为2000mg/d。

（三）铁

铁（iron，Fe）是人体必需微量元素中含量最多的一种。人体内的铁 60% ~ 70% 存在于血红蛋白，3% 在肌红蛋白，1% 在含铁酶系（细胞色素、细胞色素氧化酶、过氧化物酶以及过氧化氢酶等）、辅助因子及运铁载体中，此类铁称为功能性铁。其余 25% ~ 30% 为贮存铁，主要以铁蛋白（ferritin）和含铁血黄素（hemosiderin）的形式存在于肝、脾和骨髓中。

1．铁的生理功能　①以血红蛋白、肌红蛋白和细胞色素酶的形式参与氧和二氧化碳的运送、交换和组织呼吸过程；②红细胞的形成和成熟：铁在骨髓造血组织中与卟啉结合形成高铁血红素，后者再与珠蛋白结合成血红蛋白；③维持正常的免疫功能；④催化 β- 胡萝卜素转化为维生素 A，参与嘌呤与胶原的合成、脂类转运及肝解毒等。

2．铁的吸收与代谢　铁的吸收主要在小肠（十二指肠和空肠），膳食中的铁以血红素铁（heme iron）和非血红素铁（nonheme iron）的形式存在。血红素铁主要存在于动物性食物中，可以直接被肠道黏膜吸收，吸收率较高，可达 10% ~ 20%。

非血红素铁存在于植物性食物中，主要以三价铁的形式存在，被还原为二价铁后才能被吸收，其吸收受许多因素的影响，吸收率较低，一般只有 5% ~ 10%。食物中的维生素 C、柠檬酸、维生素 A、胡萝卜素、动物蛋白和果糖等可以促进铁的吸收。植物性食物中的植酸、草酸、磷酸和单宁，茶叶中的鞣酸和多酚类物质，胃酸缺乏和抗酸类药物的使用等，都是不利于铁吸收的影响因素。

铁在体内的代谢过程中可反复被机体利用。机体内铁的丢失主要是由于胃肠道和皮肤细胞脱落以及失血所致，妇女在月经期间也损失较多的铁。

3．铁的缺乏与过量　铁缺乏是最常见的营养缺乏病之一。婴幼儿、孕妇和乳母对铁的需要量相对较大，青春期少女因月经失血，也易处于铁缺乏状态。铁缺乏的症状由轻到重一般可以分为三个阶段：①第一阶段为铁减少期（iron deficiency，ID），此阶段体内贮存铁减少，表现为血清铁蛋白下降，但无任何临床表现。②第二阶段为红细胞生成缺铁期（iron deficiency erythropoiesis，IDE），表现为血清铁蛋白、血清铁及运铁蛋白都下降，但红细胞、血红蛋白在正常范围，无临床表现。③第三阶段是缺铁性贫血期（iron deficiency anemia，IDA），此时血红蛋白和红细胞数量、血细胞比容均下降，并伴有缺铁性贫血的临床表现。主要临床表现为皮肤苍白、头晕、气短、心悸、食欲不振、乏力、毛发干燥、指甲变脆或反甲等。儿童铁缺乏表现为智力降低、注意力不集中、心理行为改变等。

铁摄入过量主要见于过量服用铁制剂，过量铁在体内长期储存会对储存铁的器官如肝等造成损害。铁还是一种强氧化剂，摄入过多会引发多种自由基反应而损害细胞。

4．铁的供给量与食物来源　成人铁的适宜摄入量为：男性 15mg/d，女性 20mg/d；可耐受最高摄入量为 50mg/d。膳食中铁的良好来源为动物肝、动物全血、畜禽肉类和鱼类，动物性食品铁的吸收率高于植物性食品。此外，桂圆、大枣、黑木耳、芝麻、坚果等含铁丰富，蔬菜、牛奶及奶制品铁含量不高，吸收率也较低。

（四）锌

锌（zinc，Zn）主要存在于骨骼，其次在皮肤、肌肉、牙齿、肝、睾丸和脑等器官中。尤其以视网膜、脉络膜和前列腺为最高。血液中的锌主要存在于红细胞，大部分与红细胞结合的锌存在于碳酸酐酶中。锌在体内作为许多酶的组成成分，广泛地参与机体的各种代谢活动。

1．锌的生理功能　①酶的组成成分：目前发现的含锌酶或含锌蛋白已有近百种，乳酸脱氢酶、碱性磷酸酶、乙醛脱氢酶的活性都与锌相关。它们在蛋白质、脂肪及核酸代谢中都有重要作用。②促进生长发育和组织再生：锌是 RNA 聚合酶、DNA 聚合酶产生活性所必需的，因此锌对细胞的生长、分裂和分化的各个过程都是必需的。③促进性器官和性功能的正常发育：

正常的锌摄入可促进男性第二性征发育和促进女性的生殖功能。④促进食欲：锌参与含锌蛋白 - 唾液蛋白的构成，对味觉及食欲起促进作用。⑤促进维生素 A 的代谢和生理作用：锌既可促进视黄醛的合成和变构，也能促进肝中维生素 A 的动员以维持血浆中维生素 A 的正常水平，对维持正常视觉及暗适应能力（dark adaptation）起重要作用。⑥参与免疫功能。

2．锌的吸收与代谢　锌的吸收主要在小肠，吸收入血的锌与血浆中的白蛋白和运铁蛋白结合，随血液分布至全身。食物中锌的吸收率一般为 20% ～ 30%，维生素 D、柠檬酸、组氨酸、半胱氨酸等可以促进膳食中锌的吸收；而植酸、草酸、膳食纤维以及过量的铁、钙、铜等会抑制膳食中锌的吸收。体内的锌经代谢后主要通过粪便排出，仅有少量随尿排出，汗液和毛发中也有少量排出。

3．锌的缺乏与过量　锌不同程度地存在于各种自然食物中，一般情况下完全可以满足人体对锌的基本需求而不会引起缺乏。锌缺乏症的发生主要有以下几种原因：①膳食中含有大量的植酸和纤维素从而影响锌的吸收；②生长发育期的儿童青少年及孕妇、乳母对锌的需求量大；③慢性肾病患者尿中锌排出量增多。锌缺乏可出现食欲不振、味觉及嗅觉功能不全和中枢神经功能异常等现象。此外，锌缺乏症还会引起生长发育迟缓、贫血、性器官发育不全、睾丸萎缩、创伤愈合延迟等症状。

因过量摄入锌而导致锌中毒则会产生恶心、呕吐、急性腹痛、腹泻、发热等症状。

4．锌的供给量与食物来源　中国营养学会建议我国成年男女锌的推荐摄入量分别为 15.0mg/d 和 11.5mg/d。锌在食物中的来源很广泛，但一般植物性食物和蔬菜水果中含量较低。贝壳类海产品、红色肉类和动物内脏都是锌的良好来源，干果类、谷类胚芽、麦麸、奶酪、虾、燕麦和花生等也富含锌。

（五）硒

我国科研人员于 20 世纪 70 年代发现补硒（selenium，Se）能有效地预防克山病，肯定了硒是人体必需的微量元素。硒广泛分布于所有的组织和器官中，肝和肾中硒的浓度最高，其次为肌肉、骨骼与血液。在肌肉中，心肌的硒浓度比骨骼肌高。

1．硒的生理功能　①抗氧化作用：硒是谷胱甘肽过氧化物酶（GSH-Px）的组成成分，该酶能消除脂质过氧化物，阻断活性氧和自由基的致病作用。②促进生长，保护视觉器官以及抗肿瘤的作用：硒是生长和繁衍必需的微量元素，可减少视网膜上氧化损伤、提高视力。此外，低硒可使机体对致癌物质作用的敏感性增加。③保护心血管和心肌作用：硒对多种动物的心肌纤维、小动脉及微血管的结构及功能均有重要保护功能。④对重金属毒性的拮抗作用：硒与重金属有很强的亲和力，形成金属硒蛋白复合物并将其排出体外，从而达到解毒作用。⑤免疫作用：硒能促进吞噬细胞的杀菌能力，增强 T 细胞和 NK 细胞对肿瘤细胞的破坏能力，并促使 IgM 产生，从而增强免疫功能。

2．硒的吸收与代谢　硒的吸收主要在小肠，吸收率大于 60%。硒的吸收率与其化学结构和溶解度有关，有机硒比无机硒更易吸收。硒代谢后主要通过尿排出，少量通过粪便排出，汗液和呼出气体也可排出少量的硒。

3．硒的缺乏与过量　1935 年在我国黑龙江省克山县首先发现的克山病已被证实与硒缺乏有关。2 ～ 6 岁儿童和育龄妇女为易感人群，临床上可见心脏扩大、心功能不全和各种类型的心律失常、心力衰竭甚至心源性休克。生化检查可见血浆硒含量和红细胞 GSH-Px 活力下降。服用亚硒酸钠对减少克山病的发病有明显的效果。大骨节病的发生也同缺硒有关。

硒摄入过多可致中毒。我国湖北的恩施县、陕西的紫阳县由于水土中富含硒，造成粮食、蔬菜中硒含量过高，以致发生地方性硒中毒。主要表现为头发变干、变脆、断裂，眉毛、胡须、腋毛、阴毛脱落，肢端麻木，抽搐，甚至偏瘫。

4．硒的供给量与食物来源　中国营养学会建议我国成年男女硒的推荐摄入量均为 50μg/d，成人硒的可耐受最高摄入量为 400μg/d。食物中硒含量的差别很大，同一产品不同地区也会有较大差异。如低硒地区大米含硒 2ng/g，而富硒地区大米可高达 20μg/g。一般情况下，海产品、动物内脏、奶及奶制品是硒的良好来源。在动物性食品中以硒半胱氨酸和硒蛋氨酸形式为主，植物性食物以硒蛋氨酸为主。

（六）碘

碘（iodine，I）是人体的必需微量元素之一，健康成人体内的碘总量约为 30mg（20 ～ 50mg），甲状腺的含碘量最高，为 8 ～ 15mg，其中甲状腺素（T_4）占 16.2%，三碘甲腺原氨酸（T_3）占 7.6%。

1．碘的生理功能　碘在体内主要参与甲状腺素的合成，因此，碘的生理功能都是通过甲状腺激素来完成的，目前的研究尚未发现碘的独立作用。甲状腺素在体内的生理功能如下：①调节蛋白质、脂肪和碳水化合物代谢：促进三羧酸循环和生物氧化作用，产生能量，保持体温和维持基本生命活动；②促进生长发育：促进蛋白质的合成，促进神经系统以及各组织的发育和分化，这些作用在人体的生长发育，尤其胚胎发育期和出生后的早期尤为重要；③调节组织中的水盐代谢：甲状腺素缺乏时可引起组织内水盐潴留，在组织间隙出现含有大量黏蛋白的组织液，从而使皮肤产生黏液性水肿的症状；④促进烟酸的吸收和利用，促进 β- 胡萝卜素转变为维生素 A。

2．碘的吸收与代谢　食物中的碘进入肠道转变为碘化物后可在约 3h 内完全被吸收，并转移到血浆，分布于全身各组织中，但只有甲状腺能利用碘合成甲状腺素。尿是碘排出的主要途径，此外，碘还可以由粪便排出，但很少从汗液排出。

3．碘的缺乏与过量　碘缺乏常具有地区性特点，内陆山区的土壤和水中含碘较少，食物碘的含量不高，当每日碘摄入量低于 150μg（即尿碘低于 100μg/L），患碘缺乏病（iodine deficiency disorders，IDD）的概率增高。表现为甲状腺代偿性增生、肥大，出现甲状腺肿。多见于青春期、妊娠期和哺乳期。胎儿期和新生儿期缺碘还可引起呆小症，又称克汀病。患儿表现为生长停滞、发育不全、智力低下、聋哑，形似侏儒。

长期大量摄入含碘高的食物，以及摄入过量的碘剂，可致高碘性甲状腺肿和高碘性甲状腺功能亢进。通常发生在饮水和食物中含碘量高的地区。

4．碘的供给量与食物来源　中国营养学会建议我国成年男女碘的推荐摄入量均为 150μg/d，我国成年居民碘的可耐受最高摄入量为 1000μg/d。

人体所需要的碘 80% ～ 90% 来自食物。碘含量丰富的食品为海产品，但海盐中碘含量极微小。海产食品碘含量大于陆地食物，动物性食物的碘含量大于植物性食物，水果和蔬菜中的碘含量最低。

我国政府实施食盐加碘政策以预防碘缺乏病，对高发病区，应优先供应海鱼、海带等富含碘的食物。

七、维生素

（一）概述

1．维生素（vitamins）的概念　维生素是一大类化学结构与生理功能各不相同的微量低分子有机化合物，虽然在体内含量甚微，但却是维持人体正常的生命活动所必需的。维生素大部分不能在人体内合成，或合成的数量不足，必须从食物中摄取。尽管人体对维生素的需要量很少，但如长期膳食中供给不足，将会出现缺乏症状，或对健康造成不良的影响。

2．维生素的命名　维生素有 3 个命名系统，一是按发现的顺序命名，如维生素 A、B_1、B_2、C、D、E；二是按生理功能和治疗作用命名，如抗干眼病因子、抗癞皮病因子、抗坏血酸等；三是根据化学结构命名，如视黄醇、硫胺素和核黄素等。

3．维生素的共同特点　①均以其本体的形式或可被机体利用的前体形式存在于天然食物中；②在人体内不能合成或合成微量，也不能大量地储存在组织中，所以必须经常由食物提供；③不构成人体成分，也不提供能量；④常以辅酶或辅基的形式参与酶的作用；⑤有几种维生素结构相近、生理作用相同但活性大小有区别，如维生素 A_1 与维生素 A_2，维生素 D_2 与维生素 D_3，α、β、γ、δ 生育酚等。

4．维生素的分类　营养学上一般按溶解性不同将维生素分为脂溶性和水溶性两大类。脂溶性的有维生素 A、D、E、K；水溶性的有 B 族维生素，包括维生素 B_1、维生素 B_2、烟酸、泛酸、叶酸、维生素 B_6、维生素 B_{12}、生物素、肉碱、胆碱等，另外还有维生素 C。水溶性维生素一般不在体内蓄积，摄入过多时，便从尿中排出，缺乏时出现症状较快，但长期大量摄入也会有副作用。脂溶性维生素易在体内蓄积，过量摄入容易引起毒副作用，但缺乏时出现症状较缓慢。

（二）维生素 A

维生素 A 又名视黄醇（retinol）或抗干眼病维生素，维生素 A 包括视黄醇（retinol）、视黄醛（retinal）、视黄酸（retinoic acid）等。β- 胡萝卜素及其他类胡萝卜素在体内转变成维生素 A，故称为维生素 A 原（provitamin A）。维生素 A 的单位用视黄醇当量（retinal equivalents，RE）表示，$1RE（μg）=$ 视黄醇（μg）+ 0.167×β- 胡萝卜素（μg）+ 0.084× 其他维生素 A 原（类胡萝卜素）（μg）。

1．维生素 A 的生理功能　①参与视网膜上视杆细胞内视紫红质（rhodopsin）的合成或再生，对维持暗光下的视觉功能非常重要；②免疫作用：维生素 A 增强免疫细胞的有丝分裂，增加机体对疾病的抵抗力；③促进上皮细胞的增生与分化：增强消化道和呼吸道的抗感染能力；④促进生长发育：由于维生素 A 参与成骨过程，可促进生长发育；⑤促进造血、维持生殖和抑制肿瘤的功能。

2．维生素 A 的缺乏与过量　维生素 A 缺乏病是欠发达国家人群特别是儿童的主要疾病之一。其缺乏的主要表现有：①眼部分症状：早期表现为暗适应能力下降，随后出现干眼病，严重者导致失明。儿童结膜上形成白色泡沫状聚积物，即毕脱斑（bitot's spots），是儿童维生素 A 缺乏最重要的临床体征。②皮肤症状：出现皮肤粗糙和干燥、毛囊角化或者蟾皮样改变。③细胞免疫功能下降：儿童易发生呼吸道感染及腹泻。维生素 A 过量可引起急性、慢性毒性和致畸作用。

3．维生素 A 的食物来源和参考摄入量　中国营养学会制订的成人维生素 A 推荐摄入量：男性为 800μg/d，女性为 700μg/d，可耐受最高摄入量为 3000μg。富含维生素 A 的食物有动物鱼油、肝、乳类、蛋黄。绿叶和红黄色蔬菜以及水果是 β- 胡萝卜素和其他类胡萝卜素的良好来源。

（三）维生素 D

维生素 D 又名抗佝偻病维生素，是一类具有钙化醇生物活性的化合物。食物中的维生素 D 主要有维生素 D_2（ergocalciferol）和维生素 D_3（cholecalciferol）。人体皮肤中含有的 7- 脱氢胆固醇经紫外线照射可以转变成维生素 D_3。无论是食物中摄取或还是真皮内形成的维生素 D，都首先在肝中转变为 25-(OH)-D_3，然后在肾中转变成 1,25-$(OH)_2$-D_3，后者是其主要的活性形式。

1．维生素 D 的生理功能　①促进小肠对钙的吸收与转运；②促进肾小管对钙、磷的重吸收，减少钙、磷的丢失；③促进成骨细胞的骨化作用；④维持血钙平衡；⑤调节生长发育、细胞分化、免疫、炎性反应等功能。

2．维生素 D 的缺乏与过量　膳食中缺乏维生素 D 和日光照射不足均可导致维生素 D 缺乏。维生素 D 缺乏时，儿童易患佝偻病（rickets），孕妇、乳母易患骨质软化症

（osteomalacia），老年人易患骨质疏松症（osteoporosis）。维生素 D 缺乏还可导致手足痉挛症。

一般认为，由膳食提供的维生素 D 不会引起中毒，但摄入过量的维生素 D 补充剂和强化维生素 D 的乳制品可引起中毒。维生素 D 中毒的表现有厌食、恶心、呕吐、头痛、嗜睡、腹泻、多尿、关节疼痛、弥漫性骨质脱矿化、软组织钙化等。

3．维生素 D 的食物来源和参考摄入量 维生素 D 的推荐摄入量在 11 ～ 18 岁的儿童、少年与成人相同，为 5μg/d，其余年龄组及孕妇、乳母均为 10μg/d。

不少动物性食品含维生素 D_3，海鱼的肝中含量最丰富，禽畜的肝、蛋类中含量也较丰富。多从事户外活动，接受日光照射，从而促进自身体内维生素 D 的合成是维生素的重要来源。

（四）维生素 E

维生素 E 又名生育酚，包括 α-、β-、γ-、δ- 生育酚和 α-、β-、γ-、δ- 生育三烯酚 8 种。其中 α- 生育酚活性最强。膳食中维生素 E 的含量用 α- 生育酚当量（tocopherol equivalents，α-TEs）表示。α-TEs（mg）= 1×α- 生育酚（mg）+ 0.5×β- 生育酚（mg）+ 0.1×γ- 生育酚（mg）+ 0.02×δ- 生育酚（mg）+ 0.3×α- 生育三烯酚（mg）。

1．维生素 E 的生理功能 ①维生素 E 能清除体内的自由基并阻断其引发的链反应，防止生物膜和脂蛋白受自由基的攻击而产生的过氧化损伤；②抑制脂质过氧化、抑制血小板黏附和凝集、保护血管内皮；③对胚胎发育和生殖的影响：维生素 E 为雌性大鼠生殖所必需；④对免疫功能的影响：可促进淋巴细胞的增殖，促进单核细胞分泌细胞因子；⑤抗肿瘤：其可能机制与提高免疫功能、阻断可致癌的自由基反应有关。

2．维生素 E 的缺乏与过量 人类维生素 E 缺乏较为少见。维生素 E 也是毒性最小的脂溶性维生素，但长期大剂量摄入可引起维生素 K 吸收和利用障碍。

3．维生素 E 的食物来源和参考摄入量 成人维生素 E 的适宜摄入量为 14mg α-TE/d。膳食维生素 E 的良好来源为麦胚油、棉籽油、玉米油、花生油、芝麻油等植物油，橄榄油及椰子油较少。谷物的胚芽、许多绿色植物、肉、鸡鸭肫、蛋、奶、奶油等都是维生素 E 较好的来源。

（五）维生素 B_1

维生素 B_1 即硫胺素（thiamin），因其具有预防和治疗脚气病（beriberi）的作用，又称为抗脚气病维生素、抗神经炎素。维生素 B_1 主要以焦磷酸硫胺素（thiamin pyrophosphate，TPP）形式存在于体内。

1．维生素 B_1 的生理功能 ①辅酶功能：TPP 是硫胺素发挥生理功能的主要辅酶形式，主要通过氧化脱羧作用和转酮醇作用两个途径参与机体的物质和能量代谢；②非辅酶功能：通过调控神经细胞膜上的某些离子通道以及影响某些重要的神经递质（如乙酰胆碱）的合成和释放来调节神经功能。

2．维生素 B_1 的缺乏与过量 硫胺素缺乏症又称为脚气病，多发于以大米为主食的地区，食用精白米增多所致。脚气病在成人和婴幼儿均可发生。维生素 B_1 缺乏在早期出现疲倦、体弱、消化不良和便秘等；此外，还可能表现为烦躁、健忘、失眠、工作能力下降等神经系统症状。脚气病的类型包括：①以多发性神经炎为主要症状，多表现为上行性周围神经炎，指（趾）端麻木、肌肉压痛和酸痛，腓肠肌表现较为明显；向上发展可累及上下肢肌群，出现垂腕、垂足症状；后期表现为肌肉萎缩、共济失调等；②湿性脚气病：多累及循环系统，因心血管功能障碍引起心悸、气促、心动过速、水肿等症状；③混合型脚气病：同时出现神经系统和心血管系统症状；④脑型脚气病：慢性酗酒者因硫胺素吸收下降、利用减少而出现缺乏症状，起病较急，表现为眼肌麻痹、共济失调、记忆丧失、精神错乱以及昏迷；⑤婴幼儿脚气病：多发于出生后 2 ～ 5 个月的婴儿。早期表现为食欲不振、腹泻或便秘等消化系统症状，继而出现脉速、气促、烦躁和水肿，晚期表现为心力衰竭。硫胺素过量摄入引起中毒很少见，超过推荐摄入量 100 倍以上的剂量才会有毒性表现。

3. 维生素 B_1 的参考摄入量和食物来源　中国营养学会建议维生素 B_1 的推荐摄入量为：成年男性 1.4 mg/d，女性 1.3 mg/d，可耐受最高摄入量为 50 mg/d。谷物是硫胺素良好的食物来源，杂粮、瘦肉、动物内脏、豆类、坚果等含量也较多，蛋类、奶类、蔬菜和水果的含量很少。需要注意的是，谷物过分精制加工、碱性烹调、高温均可引起硫胺素不同程度的损失。

（六）维生素 B_2

维生素 B_2 又称为核黄素（riboflavin），在体内转化为黄素单核苷酸（flavin mononucleotide，FMN）和黄素腺嘌呤二核苷酸（flavin adenine dinucleotide，FAD），参与氧化还原反应。

1. 维生素 B_2 的生理功能　①以 FMN 和 FAD 辅酶的形式，参与生物氧化和能量代谢；②参与维生素 B_6 转变为磷酸吡哆醛和色氨酸转变为烟酸的过程；③参与谷胱甘肽的氧化还原循环，发挥清除脂质过氧化物的保护作用；④参与红细胞合成、糖原合成和药物代谢等。

2. 维生素 B_2 的缺乏与过量　维生素 B_2 缺乏的早期症状有疲倦，乏力，口腔、唇、舌疼痛和压痛，眼部发痒和烧灼感，继而出现唇炎、口角炎、舌炎；鼻唇沟、眉间、阴囊等出现脂溢性皮炎；眼角膜血管增生等。这些表现称为"口腔 - 生殖系综合征"，并可伴有贫血、神经障碍。此外，由于核黄素参与维生素 B_6、叶酸的代谢，因而单纯核黄素缺乏极为少见，往往伴有其他 B 族维生素的缺乏。一般认为膳食核黄素摄入量超过推荐摄入量的许多倍都不会有明显的毒性。

3. 维生素 B_2 的参考摄入量和食物来源　中国营养学会推荐我国成人膳食核黄素的推荐摄入量为：男性 1.4mg/d，女性 1.2mg/d。各种肉类及肉制品、动物内脏、蛋类和奶类中核黄素含量较高，植物性食物如豆类、水果和绿叶蔬菜也含有丰富的核黄素，而谷类含量较少，我国居民核黄素主要来源于谷类和蔬菜。

（七）叶酸

叶酸（folic acid）是蝶酰谷氨酸及其衍生物的统称。其生物活性形式是四氢叶酸（tetrahydrofolyipoly-γ-glutamate，$H_4PteGlu$，THF）。随着叶酸缺乏与巨幼细胞贫血、出生缺陷、血管疾病以及癌症等相关研究的进展，叶酸对人类健康的重要性已引起高度重视。

1. 叶酸的生理功能　叶酸是一碳单位的载体，在体内参与氨基酸代谢、嘌呤和嘧啶的合成，同时参与体内重要的甲基化供体 S- 腺苷蛋氨酸的合成以及神经递质的合成。

2. 叶酸的缺乏与过量　①巨幼细胞贫血：是典型的叶酸缺乏症。叶酸缺乏时，骨髓中幼红细胞分裂增殖减慢，成熟受阻，细胞体积变大，出现巨幼细胞贫血。患者出现头晕、乏力、面色苍白、食欲下降以及腹泻等症状。②胎儿神经管畸形及其他出生缺陷：孕妇在孕早期缺乏叶酸是引起胎儿神经管缺陷（neural tube defect，NTD）的主要原因。③血管疾病：叶酸缺乏导致高同型半胱氨酸血症，是影响心血管疾病发病的一个危险因素。④癌症：叶酸缺乏通过干扰 DNA 的合成和甲基化而与某些肿瘤的发生有关。

叶酸大剂量（＞1mg/d）摄入时会产生毒副作用，如干扰抗惊厥药物的作用而诱发患者惊厥发作。

3. 叶酸的参考摄入量和食物来源　叶酸的膳食参考摄入量以膳食叶酸当量（dietary folate equivalence，DFE）来表示。由于叶酸补充剂比单纯来源于食物的叶酸的利用率高 1.7 倍，因此 DFE 由以下公式推算：DFE（μg）＝膳食叶酸（μg）＋ 1.7× 叶酸补充剂（μg）。

我国营养学会建议成人叶酸的推荐摄入量为 400μg DFE/d，孕妇和乳母分别为 600μg DFE/d 和 500μg DFE/d，可耐受最高摄入量为 1000μg DFE/d。

叶酸广泛存在于各类动植物食品中，在动物肝、肾、蛋类、奶类、豆类、绿叶蔬菜、水果和坚果中含量丰富。不同食物中叶酸的生物利用率相差较大。

（八）维生素 B_6

维生素 B_6 又称为吡哆素，其游离形式分别为吡哆醇（pyridoxin，PN）、吡哆醛（pyridoxal，PL）和吡哆胺（pyridoxamine，PM）。

1．维生素 B_6 的生理功能　①参与氨基酸代谢：维生素 B_6 主要以磷酸吡哆醛（PLP）的形式作为辅酶参与氨基酸代谢，如转氨基、脱羧、侧链裂解、转硫等作用，此外 PLP 还参与高同型半胱氨酸转化为半胱氨酸的代谢；②参与肌肉和肝中糖原转化为葡萄糖的分解代谢；③参与神经鞘磷脂的合成，以及花生四烯酸和胆固醇的合成和转运；④参与 5- 羟色胺、多巴胺和 γ- 氨基丁酸等神经递质的合成。

2．维生素 B_6 的缺乏与过量　单纯的维生素 B_6 缺乏很少见，多伴有其他 B 族维生素的缺乏。人体维生素 B_6 缺乏的典型症状包括：眼、鼻与口腔周围皮肤脂溢性皮炎，并可扩展到面部、前额、耳后、阴囊及会阴处。可伴有抑郁、易激惹、人格改变等神经精神症状。

经食物摄取大剂量维生素 B_6 没有毒副作用，但通过补充剂或药物长期摄入大剂量（500mg/d）维生素 B_6 会出现严重的毒副作用，主要表现为神经毒性和光敏感性。

3．维生素 B_6 的参考摄入量和食物来源　我国居民膳食维生素 B_6 的适宜摄入量，成人为 1.2mg/d；可耐受最高摄入量为 100mg/d。维生素 B_6 广泛存在于各种食物中，含量最高的食物为白色肉类，如鸡肉和鱼肉，其次是肝、豆类、坚果类。蔬菜和水果中维生素 B_6 的含量也较高。

（九）维生素 C

维生素 C 又称为抗坏血酸（ascorbic acid），是含有 6 个碳原子的 α- 酮基内酯的酸性多羟基化合物。

1．维生素 C 的生理功能　①作为羟化过程的底物和酶的辅助因子参与体内许多重要生物合成的羟化反应。参与结缔组织蛋白和胶原蛋白的合成，与创伤愈合和血管脆性密切相关。②抗氧化作用：作为重要的抗氧化剂，还原氧化型谷胱甘肽促进维生素 E 对不饱和脂肪酸的抗氧化。③增强机体的免疫力，增加膳食中非血红素铁的吸收率，促进胆固醇的代谢等。

2．维生素 C 的缺乏与过量　维生素 C 缺乏的早期症状表现为轻度疲劳，严重缺乏时会引起坏血病，它是一种以胶原结构受损和毛细血管广泛出血为特征的严重疾病，其典型症状表现为毛细血管脆性增加、牙龈肿胀、出血和萎缩，皮下瘀斑、紫癜、贫血，还可伴有骨钙化不全和伤口愈合迟缓等，晚期常因发热、痢疾、水肿、麻痹而死亡。

机体对维生素 C 具有较强的耐受力。与其他维生素相比，维生素 C 的毒性很低。长期摄入过多维生素 C 时可能会出现一些副作用，引起泌尿系统草酸结石的形成；可使铁过量吸收，从而出现恶心、腹泻、腹部绞痛等症状。

3．维生素 C 的食物来源和供给量　我国目前成人维生素 C 的推荐摄入量为 100 mg/d，可耐受最高摄入量值为 1000 mg/d。膳食中维生素 C 的主要来源是新鲜和深色的蔬菜和水果，动物性食品仅肝、肾含少量的维生素 C，肉、鱼、禽、蛋、奶类食品中含量最少。

八、植物化学物

植物生命活动所产生的初级代谢产物（primary metabolites）主要是碳水化合物、蛋白质和脂肪等大分子有机物，而其次级代谢产物（secondary metabolites）包括了种类繁多的微量低分子量化学物，其中除维生素外均为非传统营养素类物质。不少此类次级代谢产物对人体可产生多方面的生物学作用，统称为植物化学物（phytochemicals），亦称植物非营养素活性成分。植物化学物质不属于传统意义上的营养素，但对维护人体健康、调节生理功能和预防疾病可发挥重要作用。

植物化学物的种类繁多，总体说来包括多酚、类胡萝卜素、萜类化合物、有机硫化物、皂苷、植酸及植物固醇等。目前研究较多的植物化学物主要有类胡萝卜素、多酚类、植物固醇。此外，植物化学物还包括姜黄素、辣椒素、叶绿素以及吲哚等。

常见植物化学物的种类、食物来源以及生物活性如表 4-1 所示。

表4-1　常见植物化学物的种类、食物来源以及生物活性

名称	代表化合物	食物来源	生物活性
多酚	原儿茶酸、绿原酸、白藜芦醇、花色苷	各类植物性食物，尤其深色水果、蔬菜和谷类	抗氧化、抗炎、抗肿瘤、调节毛细血管功能
类胡萝卜素	胡萝卜素、番茄红素、玉米黄素	玉米、绿叶菜、黄色蔬菜及水果	抗氧化、增强免疫功能、预防眼病
萜类化合物	单萜、倍半萜、二萜、三萜	柑橘类水果	杀菌、防腐、镇静、抗肿瘤作用
有机硫化合物	烯丙基硫化物	大蒜、洋葱等	杀菌、抗炎、防腐、抑制肿瘤细胞生长
芥子油苷	异硫氰酸盐	十字花科蔬菜	杀菌、抑制肿瘤细胞生长
皂苷	甾体皂苷、三萜皂苷	酸枣、枇杷、豆类	抗菌、抗病毒及免疫增强作用
植物雌激素	异黄酮、木酚素	大豆、葛根、亚麻籽	雌激素样作用
植酸	肌醇六磷酸	各种可食用种子	抗氧化作用、抑制淀粉及脂肪的消化吸收
植物固醇	β-谷固醇、豆固醇	豆类、坚果、植物油	抗炎和退热作用、抑制胆固醇吸收

（朱惠莲）

第二节　合理营养与膳食

一、合理营养的概念

合理营养（rational nutrition）是全面而平衡的营养，即通过合理的膳食和科学的烹调加工，向机体提供足够数量的热能和各种营养素，并保持各营养素之间的数量平衡，以满足人体正常生理需要，保持人体健康。

二、合理营养的基本要求

合理营养应该满足以下基本要求：

1. 摄取的食物应供给足够的营养素和热能，能够满足不同生理阶段、不同环境状态和不同劳动强度下的需要，以确保机体正常的生理功能，促进生长发育和健康，预防疾病，适应环境，增强体质。

2. 摄取的食物保持各种营养素的平衡，包括摄入量和消耗量之间的平衡。

3. 食物通过合理的加工烹调，以提高营养素的消化吸收率，减少损失量，且在色、香、味等方面具有良好的感官性状，增进食欲。

4. 食物应对人体无毒害。食物应该符合饮食安全，不应该含有有毒有害物质，无微生物污染，无农药或其他化学物质污染，添加剂和强化剂要符合有关规定。

5. 要有合理的膳食制度。合理营养是一个长期坚持的过程，而且保证食物的多样化。

三、各类食物的营养价值

食物是人类获取热能和各种营养素的基本来源，但每种食物各有其营养优势。了解和掌握各类食物的营养价值是合理膳食和平衡营养的关键。根据《中国居民膳食指南》，按照食品的来源、性质以及营养特点可将食物分为五大类：粮谷类及薯类，豆类和坚果类，蔬菜、水果与菌藻类，动物性食物，纯能量食物。

（一）粮谷类

我国居民膳食中有 50% ~ 60% 的能量和 50% ~ 55% 的蛋白质由粮谷类供给，在我国膳食中构成比为 49.7%，占有重要地位。此外，粮谷类还是一些矿物质和 B 族维生素的来源。

1. 蛋白质　粮谷类含蛋白质为 7% ~ 15%，其氨基酸组成不平衡，赖氨酸含量很少。为提高谷类蛋白的营养价值，常采用氨基酸强化（0.2% ~ 0.3% 赖氨酸强化大米）和蛋白质互补（与大豆混合食用）来提高蛋白质的生物学价值。

2. 脂肪　含量低，一般为 1% ~ 2%，其中 70% 以上为不饱和脂肪酸。从玉米和小麦胚芽中提取的胚芽油含有丰富的亚油酸和维生素 E，是老年人和心血管患者良好的食用油来源。

3. 碳水化合物　粮谷类中碳水化物的含量达 70% ~ 80%，主要是淀粉，是人类最广泛、最经济的能量来源。

4. 矿物质　谷类含矿物质 1.5% ~ 3%，主要为钙、磷，存在于谷皮和糊粉层中，但加工时容易损失。

5. 维生素　谷类是 B 族维生素（维生素 B_1、维生素 B_2、泛酸、烟酸和维生素 B_6 等）的重要来源，但加碱、水煮、油炸可造成 B 族维生素的损失；玉米和小麦胚芽中还含有较多的维生素 E，玉米和小米中含少量胡萝卜素，但谷类中不含维生素 A 和维生素 C。

谷类的维生素、矿物质和含赖氨酸较高的蛋白质主要存在于谷胚及表层，因此，其含量受碾磨精度的影响较大。

（二）豆类及豆制品

豆类分大豆（黄豆、黑豆及青豆）和其他豆类（豌豆、蚕豆、绿豆等）两类，其中大豆营养素组成齐全，含较多生物活性物质，是人类健康不可缺少的重要食品。

1. 蛋白质　大豆含有 35% ~ 40% 的蛋白质，是天然食物中含蛋白质最高的食品，是唯一来自植物的优质蛋白，赖氨酸丰富，但蛋氨酸含量较少，与粮谷类食物混合食用，可发挥蛋白质的互补作用。

2. 脂肪　大豆含脂肪 15% ~ 20%，其中不饱和脂肪酸占 85%，以亚油酸为最多，达 52% ~ 57%，亚麻酸为 2% ~ 10%；此外，大豆油含 1.6% 的磷脂和较多的维生素 E，也是我国居民主要的烹调用油之一。大豆中的卵磷脂在 β 位上带有不饱和脂肪酸，在卵磷脂胆固醇酰基转移酶作用下，可使游离胆固醇酯化，不易在血管壁沉积，而且可以使血管壁上的胆固醇经酯化后移入血浆，因此有利于防止动脉粥样硬化斑块的发生。

3. 碳水化合物　大豆含碳水化合物 25% ~ 30%，其中 50% 为人体不能消化吸收的寡糖（棉籽糖和水苏糖），虽可引起腹胀，但能被肠道中的双歧杆菌等益生菌所利用，具有一定的保健作用。另一半为阿拉伯糖、半乳聚糖和蔗糖，淀粉含量较少。

4. 矿物质　含有丰富的钙、磷、钾、镁以及铁、锌、铜等微量元素。

5. 维生素　含有丰富的维生素 B_1、维生素 B_2、维生素 E，干豆类几乎不含维生素 C，但经过发芽后，其含量会明显提高。

大豆虽营养价值高，但由于存在蛋白酶抑制剂、植酸、皂苷、植物红细胞凝集素等抗营养因子，其蛋白质消化率只有 65%；但通过水泡、磨浆、加热、发酵、发芽等方法，制成豆制品，其消化率明显提高，如豆浆消化率为 85%，豆腐消化率可提高至 92% ~ 96%。

（三）蔬菜、水果与菌藻类

蔬菜和水果是我国居民膳食的重要组成部分，分别占 33.7% 和 8.4%，富含人体必需的维生素、无机盐和膳食纤维，同时含有多种生物活性酶类和植物化学物，对人体健康具有多种有益的生物学作用。

1. 蛋白质　大部分蔬菜水果蛋白质含量很低，一般为 1% ~ 2%，但菌藻类中的发菜、香菇和蘑菇等的蛋白质含量可达到 20% 以上，必需氨基酸含量较高而且组成较均衡。

2. 脂肪　蔬菜脂肪含量极低，一般不超过 1%。

3. 碳水化合物　一般含量为 4% 左右，其中包括糖、淀粉、纤维素和果胶等物质。其所含种类及数量因食物的品种不同而有很大差别。

4. 矿物质　其含量丰富，如钙、磷、铁、钾、钠、镁、铜等，是人体矿物质的重要来源，对维持机体酸碱平衡起着重要作用。绿叶蔬菜一般每 100g 含钙在 100mg 以上，含铁 1 ~ 2mg，如菠菜、雪里蕻、油菜等，但蔬菜中存在的草酸不仅影响本身所含钙和铁的吸收，而且还影响其他食物中钙和铁的吸收。草酸是一种有机酸，能溶于水，加热易挥发，故食用菠菜、苋菜、竹笋等含草酸多的蔬菜时，可通过水焯和爆炒等方式将其破坏，去除部分草酸，以利于钙、铁的吸收。

5. 维生素　新鲜蔬菜水果是抗坏血酸、胡萝卜素、核黄素和叶酸的重要来源。其含量与品种、鲜嫩程度和颜色有关。一般叶部含量高于根茎部，嫩叶高于老叶，深色高于浅色；胡萝卜素在绿色、黄色和红色蔬菜中含量较多，维生素 B_2、叶酸在绿色蔬菜中含量较多。

此外，蔬菜水果中还含有一些酶类、杀菌物质和具有特殊功能的生理活性成分。例如，苹果、柠檬中的有机酸能刺激人体消化腺的分泌，增进食欲；大蒜中含有植物杀菌素和含硫化合物，具有抗菌消炎、降低胆固醇的作用。苹果、洋葱、西红柿含有生物类黄酮，为天然抗氧化剂，能维持微血管的正常功能。蘑菇、香菇和银耳中含有多糖物质，具有提高人体免疫功能和抗肿瘤作用。黑木耳中的嘌呤核苷等，可抑制血小板凝聚，降低血液中胆固醇的含量。

（四）动物性食物

动物性食物包括畜禽肉、禽蛋、水产类和乳类，它们是人体优质蛋白质、脂肪、脂溶性维生素、B 族维生素和矿物质的主要来源（表 4-2）。

表4-2　各类动物性食物中营养素的含量

营养素	蛋白质	脂类	维生素	矿物质
蛋类	12% ~ 14%；生物价最高	12%；颗粒小，易消化，一定量的卵磷脂、胆固醇	A、D、B_1、B_2	钙、磷、铁丰富，但铁吸收率只有 3%
畜肉	10% ~ 20%；含氮浸出物	10% ~ 30%；饱和脂肪酸为主，内脏含胆固醇较多	B 族；肝中 A、B_2 较多	铁、磷丰富，铁吸收率高
禽肉	20%；质地细嫩，含氮浸出物较多	2% ~ 11%；易消化，含亚油酸 20%	B 族；肝中 A、B_2 较多，且维生素 E 较多	铁、磷丰富，铁吸收率高
水产类	15% ~ 25%；色氨酸偏低；易消化	1% ~ 10%；不饱和脂肪酸为主，尤其是 EPA、DHA	海鱼肝中 A、D 丰富蟹、鳝中 B_2 较多	钙、碘、铜
乳类	3%；生物价高，可达到 85%	颗粒小，易消化，含必需脂肪酸，少量的卵磷脂、胆固醇	B_2 的良好来源，维生素 D 含量不高	钙含量多，吸收率高，但铁含量少

EPA：二十碳五烯酸；DHA：二十二碳六烯酸

1．禽蛋类　蛋白质含量约占 12.8%，脂肪约占 11.1%，碳水化合物约占 1.3%，矿物质约占 1.0%。鸡蛋蛋白中必需氨基酸含量丰富，且比值符合人体需要，是人类食物中最理想的蛋白质之一，而生蛋清中含有抗生物素和抗胰蛋白酶，前者妨碍生物素的吸收，后者抑制胰蛋白酶的活力，但当蛋煮熟时，即已被破坏。蛋类的矿物质钙、磷、铁等多集中在蛋黄中，但蛋黄中含有卵黄磷蛋白，会影响铁的吸收。

2．畜禽肉类　肉类食品吸收消化率高、味美、饱腹作用强；肉类蛋白质含量为 10% ~ 20%，禽类为 15% ~ 20%；肉类 B 族维生素含量丰富，但在烹调过程中容易造成损失，例如炖肉只能保留 40%。肉类在水煮时，溶于水中的含氮物质称为"含氮浸出物"，它们是肉中香气的主要成分。一般成年动物肌肉中含氮浸出物较幼小动物多，禽肉的质地较兽肉细嫩且含氮浸出物多，故成年动物肉汤更浓厚，禽肉炖汤的味道比兽肉更鲜美。另外，由于动物刚刚宰杀后，其肉质呈弱碱性，之后肌肉中糖原和含磷有机化合物在组织酶的作用下，分解为乳酸和游离磷酸，食肉的酸度增加，当 pH 为 5.4 时，达到肌凝蛋白等电点，肌凝蛋白开始凝固，使肌纤维硬化而出现僵直。此时肉的味道较差，有不愉快气味，肉汤混浊，不鲜不香。此后，肉内糖原分解酶继续活动，pH 进一步下降，肌肉结缔组织变软，具有一定弹性，肉松软多汁，味美芳香，这个过程称为后熟，俗称排酸。另外，后熟可使畜肉表面因蛋白凝固而形成有光泽的膜，有阻止微生物侵入内部的作用。

3．鱼虾水产类　蛋白质含量一般为 15% ~ 25%，必需氨基酸比值接近肉类，而且含有丰富的不饱和脂肪酸，可达 80%。一些深海鱼中含有较高的二十碳五烯酸（EPA）和二十二碳六烯酸（DHA），具有调节血脂、防止动脉粥样硬化、辅助抗肿瘤等作用。鱼类矿物质含量为 1% ~ 2%，钙的含量高于肉类，例如虾皮中钙高达 990mg/100g；另外，鱼肝中含大量维生素 A，鱼子中胆固醇含量较高。

4．乳类及其制品　乳类是一种营养成分齐全、容易消化吸收的优质食品。牛乳中蛋白质含量为 2.8% ~ 3.3%，必需氨基酸含量及构成与鸡蛋近似，属于理想的蛋白质。脂肪含量为 3.0% ~ 5.0%，主要为甘油三酯，乳脂肪主要以微粒形式分散，消化吸收率高达 97%。乳类碳水化合物含量为 3.4% ~ 7.4%，主要为乳糖。乳糖有调节胃酸、促进胃肠蠕动、有利于维护正常菌群（乳酸杆菌）生长的作用。有个体因肠道缺乏乳糖酶，不能利用乳糖，进食牛奶后会出现腹痛、腹泻等症状，称为乳糖不耐症（lactose intolerance）。世界上完全没有乳糖不耐症的人仅占 30%。为了克服这种乳糖不耐受性，厂家往往将乳糖经乳糖酶分解后制成酸奶等产品进行销售。乳类含有丰富的钙、磷、钾，但几乎不含铁，属贫铁食品，因此，婴儿喂养 4 个月后，应注意补充含铁高的食物。同时，牛乳是 B 族维生素的良好来源。

（五）坚果类

坚果是指多种富含油脂的种子类食物。坚果一般分两类：一是树坚果，包括杏仁、腰果、榛子、核桃、松子、板栗、白果、开心果、夏威夷果等；二是种子，包括花生、葵花籽、南瓜子、西瓜子等。其特点是高脂肪、高能量，脂肪中以不饱和脂肪酸含量较高，同时富含维生素 E。

1．蛋白质　坚果中蛋白质含量为 12% ~ 25%，但有些必需氨基酸含量相对较低，影响其生物学价值。

2．脂肪　油脂含量可高达 47% ~ 70%，以不饱和脂肪酸为主。

3．碳水化合物　坚果中碳水化合物的含量与其种类之间有很大关系，例如鲜板栗 43.2%，榛子为 14.7%，核桃为 9.6%。

4．矿物质　坚果中矿物质含量比较丰富，是钾、钙、锌、铁、硒等元素的良好来源。

5．维生素　主要富含 B 族维生素（维生素 B_1、B_2、B_6）和维生素 E。

另外，坚果中的生物活性物质还具有较强的清除自由基、降低 2 型糖尿病的危险、降低心脏性猝死率、调节血脂等功能。

（六）纯能量食物

包括烹调油、淀粉、食用糖类和酒类等，这类食品主要提供能量。烹调油是提供人们所需脂肪的重要来源，包括植物油和动物油。动物油含脂肪 90% 左右，还含有胆固醇。植物油一般含脂肪 99% 以上，不含胆固醇，且是我国居民维生素 E 的首要来源。各类常用食用油及营养特点如表 4-3 所示。酒精饮料可以提供较多的能量，特别是高度的白酒。每克酒精含有 29kJ 的能量。虽然酒精在体内不能直接转换为脂肪，但其产生的能量可以替代食物中脂肪、碳水化合物和蛋白质产生的能量，当摄入能量大于消耗能量时，机体就会将由酒精所替换其他食物来源的能量转变为脂肪在体内储存。

表4-3 各类常用食用油及营养特点

种类	特点
橄榄油	富含单不饱和脂肪酸；必需脂肪酸中 ω-3 脂肪酸和 ω-6 脂肪酸的含量比例为 1∶4；烟点在 240～270℃，是最适合煎炸的油类。具有较高水平的稳定抗氧化成分，可降低胆固醇，预防冠状动脉粥样硬化；还有丰富的 β- 胡萝卜素及维生素 A、D、E、K 等多种脂溶性维生素。当今医学界把橄榄油公认为最益于健康的食用油之一
茶油	富含单不饱和脂肪酸；不饱和脂肪酸高达 90% 以上，油酸达到 80%～83%，亚油酸达到 7%～13%，其油酸及亚油酸的含量均高于橄榄油。可提高人体免疫力，增进胃肠道功能，富含蛋白质和维生素 A、D、E；所含山茶苷有强心和溶血栓作用，可预防与血管硬化有关的多种心脑血管疾病，而茶多酚则对降低胆固醇、预防肿瘤有辅助作用
菜籽油	富含单不饱和脂肪酸；饱和脂肪酸 6%，单不饱和脂肪酸 58%，多不饱和脂肪酸 36%；较高的单不饱和脂肪酸可减少心血管疾病，但安全性较差，菜籽油中含有较多可能对健康不利的芥酸
大豆油	富含多不饱和脂肪酸，即亚油酸、亚麻酸，以及卵磷脂，但不宜高温油榨，烟点低于 80 度，容易产生油烟，不能煎炸。维生素 E 可防止低密度脂蛋白的氧化；锌含量较高（1.09mg/100g，为食用油中最高）
玉米油	富含多不饱和脂肪酸，但缺少亚麻酸。含有丰富的维生素 E，可降低血中的胆固醇，增强新陈代谢功能，具有抗氧化作用，耐高温，烟点可达 245 度
花生油	富含多不饱和脂肪酸，因有一定香气被人喜欢，油脂稳定，适宜高温油炸。含较丰富的单不饱和脂肪酸及亚油酸，但是 α- 亚麻酸含量不高
葵花籽油	富含多不饱和脂肪酸，尤其是亚油酸，特别适合生长发育的儿童、青少年及孕产妇食用
麻油	富含多不饱和脂肪酸；饱和脂肪酸 16%，单不饱和脂肪酸 54%，多不饱和脂肪酸 30%；还含有蛋白质、芝麻素、维生素 E、卵磷脂、蔗糖、钙、磷、铁等矿物质，含有较多抗氧化剂，有独特的芝麻醇，是一种营养极为丰富的食用油
亚麻油	富含多不饱和脂肪酸；亚麻籽油含有丰富的亚麻酸（其含量可达到 57%）。亚麻酸在体内可以氧化成支配大脑运转的 DHA，提供给大脑充足的营养。亚麻籽油号称木酚素之王
芝麻油	富含多不饱和脂肪酸；有丰富的单不饱和脂肪酸及亚油酸，但是 α- 亚麻酸含量不高
棉籽油	富含多不饱和脂肪酸；含有大量必需脂肪酸，其中亚油酸的含量最高，可达 44%～55%。亚油酸能降低人体血液中胆固醇水平，有利于保护人体健康
猪油	富含饱和脂肪酸；饱和脂肪酸 42%，单不饱和脂肪酸 48%，多不饱和脂肪酸 10%；过多食用会使体内胆固醇增加，易导致心血管疾病，但可长时间高温烹调。
椰子油	富含饱和脂肪酸；椰子油中饱和脂肪酸高达 90%，无维生素 E，是人造奶油的上等原料

四、食物营养价值的评价

食物的营养学价值（nutritional value）是指某种食物所含营养素和能量满足人体营养需要的程度。食品营养价值的高低取决于食品中营养素的种类是否齐全、数量的多少、相互比例是否适宜及是否容易消化吸收。不同食品因营养素的构成不同，其营养价值也就不同，各有其营养特点；即使是同一种食品，由于品种、产地、部位、成熟程度和烹调加工方法等的不同，营养价值也存在一定差异。

评定食品的营养价值不仅可以全面了解各种食物的天然组成成分，充分利用食物资源，而且可以了解在加工过程中食品营养素的变化和损失，以充分保存营养素，指导人们科学选购食品及合理配制营养平衡膳食。评价食物的营养价值主要从以下几个方面进行。

1. 营养素的种类及含量　食品中所提供的营养素，其种类和营养素的相对含量越接近于人体需要或组成，该食品的营养价值就越高。

2. 营养素质量　食物的营养素质量体现在所含营养素被机体消化、吸收和利用的程度。例如同等重量的蛋白质，其所含必需氨基酸的种类、数量、比值不同，因而在促进机体生长发育方面作用也不同。在评价营养素质量时常用营养质量指数来衡量。

营养质量指数（index of nutrition quality，INQ）是指食物中营养素能满足人体营养需要的程度与该食物能满足人体能量需要的程度的比值，即营养素密度与能量密度的比值。INQ < 1 说明食物营养价值低。

$$INQ = \frac{某营养素密度}{能量密度} = \frac{某营养素含量／该营养素参考摄入量}{所产生能量／能量参考摄入量}$$

3. 营养素在加工烹调过程中的变化　营养素在烹调加工过程中营养的损失情况，以及消化吸收率等各个方面的变化，例如过度加工，一般会引起某些营养素损失，但某些食品，如大豆通过加工制作，可提高蛋白质的利用率。因此，食品加工处理应选用合理的加工技术。

另外，食物的抗氧化能力、血糖生成指数、食物中的抗营养因子等也可以作为评价食物营养价值的指标。

（王文军）

第三节　特殊人群的营养

一、孕妇营养

妊娠是一个复杂的生理过程，孕妇在妊娠期间需进行一系列的生理调整，以适应胎儿在体内的生长发育、吸收母体营养和排泄废物。

（一）孕期生理特点

1. 代谢改变　由于大量雌激素、黄体酮及催乳素等激素影响，孕期合成代谢增加、基础代谢升高，对碳水化合物、脂肪和蛋白质的利用增加。

2. 消化系统功能改变　消化液分泌减少，胃肠蠕动减慢，常出现胃肠胀气及便秘，孕早期常有恶心、呕吐等反应，影响食物的消化吸收。但妊娠期为满足母体和胎儿的需求，对某些营养素（如钙、铁、维生素 B_{12} 和叶酸）的吸收能力会增强。

3. 体重增长　健康妇女若不限制饮食，孕期一般增加体重 10.0～12.5kg。孕早期（1～3个月）增重较少，而孕中期（4～6个月）和孕后期（7～9个月）则每周稳定地增加 350～400g。

4. 肾功能改变　为排出母体自身及胎儿的代谢产物，肾负担加重。机体肾血浆流量可增加75%，肾小球率过滤增加约50%，但肾小管重吸收能力并不能相应增加，且葡萄糖、氨基酸、水溶性维生素等排出量增加。

5. 血容量及血流动力学变化　孕期血容量增加幅度大于红细胞增加的幅度，使血液相对稀释，可出现生理性贫血。孕早期即有血清总蛋白的降低，孕期除血脂及维生素 E 以外，几乎血浆中所有营养素均降低。血浆营养素水平降低的同时，胎儿得到来自母体的营养素，其中胎盘起着生化阀作用（营养素从母体进入胎盘后运至胎儿，而不能再由胎盘渗透回母体）而有利于胎儿的生长发育。

（二）孕期的营养需要

1．能量　总热能需要量增加，包括提供胎儿生长，胎盘、母体组织增长，孕期体重增长，蛋白质、脂肪储存以及增加代谢所需要的热能。我国建议的能量推荐摄入量中，孕中、后期妇女在非孕妇女的基础上每天增加 0.84MJ（200kcal）。

2．蛋白质　孕期对蛋白质的需要量增加，以满足母体、胎盘和胎儿生长的需要。推荐增加量在孕早期为 5g/d，孕中期为 15g/d，孕后期为 20g/d，其中优质蛋白质不低于总蛋白质的 1/3。

3．脂类　脂类是胎儿神经系统、脑细胞增殖和生长过程中的重要组成成分，但孕妇血脂较平时升高，脂肪摄入总量不宜过多。我国营养学会推荐妊娠期脂肪所占供能比为 20% ～ 30%。

4．矿物质　由于孕期的生理变化、血浆容量和肾小球滤过率的增加，使得血浆中矿物质的含量随妊娠的进展逐步降低。孕期膳食中可能缺乏的主要是钙、铁、锌、碘。

（1）钙：妊娠期间钙的吸收率增加，以保证胎儿对钙的需求，而不动员母体的钙。中国营养学会建议钙适宜摄入量在孕早期为 800mg/d，孕中期为 1000mg/d，孕后期为 1200mg/d。

（2）铁：妊娠期间机体对铁的需要量显著增加。另外，由于孕妇生理性贫血和胎儿储存铁的增加，缺铁性贫血在孕妇中是个普遍存在的营养问题。据调查我国孕妇贫血率平均为 30% 左右，孕末期更高。中国营养学会建议妊娠期妇女膳食铁适宜摄入量在孕早期为 15mg/d，孕中期为 25mg/d，孕后期为 35mg/d。

（3）锌：锌对孕早期胎儿器官的形成极为重要，而且可以促进胎儿的生长发育，预防先天畸形。因此孕期应增加锌的摄入量。推荐摄入量在孕早期为 11.5mg/d，孕中期和孕后期为 16.5mg/d。

（4）碘：孕妇碘缺乏可致胎儿甲状腺功能低下，从而引起以严重智力发育迟缓和生长发育迟缓为主要表现的呆小症。推荐摄入量整个孕期为 200μg/d。

5．维生素　孕期许多维生素在血液中的浓度是降低的，这与孕期的正常生理调整有关，并不一定反映明显的需要量增加。孕期特别需考虑维生素 A、D 及 B 族维生素的摄入量。

（1）维生素 A：摄入足够的维生素 A 可维持母体健康及胎儿的正常生长，并可在肝中有一定量的储存，但摄入过多或过少都可以引起胎儿的畸形。推荐摄入量在孕早期为 800μg RE/d，孕中期和孕后期为 900μg RE/d。

（2）维生素 D：孕期缺乏维生素 D 可影响胎儿的骨骼发育，也能导致新生儿低钙血症、手足搐搦、婴儿牙釉质发育不良及母亲骨质软化症。推荐摄入量在孕早期为 5μg/d，孕中期和孕后期为 10μg/d。

（3）维生素 B_1：由于维生素 B_1 参与体内碳水化合物的代谢，且不能在体内长期储存，因此足够的摄入量十分重要。整个孕期推荐摄入量为 1.5mg/d。

（4）维生素 B_2：整个孕期推荐摄入量为 1.7mg/d。

（5）烟酸：可以通过体内的色氨酸代谢转换而来。整个孕期推荐摄入量为 15mg/d。

（6）维生素 B_6：对核酸代谢及蛋白质合成有重要作用。整个孕期推荐摄入量为 1.9mg/d。

（7）叶酸：为满足快速生长的胎儿 DNA 合成，胎盘、母体组织和红细胞增加等所需的叶酸，孕妇对叶酸的需要量大大增加。孕早期叶酸缺乏已被证实是导致胎儿神经管缺陷的主要原因。孕期叶酸缺乏可引起胎盘早剥或新生儿低出生体重。整个孕期推荐摄入量为 600μg/d。

（8）维生素 C：维生素 C 对胎儿骨和牙齿的正常发育、造血系统的健全和机体的抵抗力等都有促进作用。孕期母血维生素 C 浓度会下降 50% 左右，为保证胎儿的需要，会消耗母体的含量。其推荐摄入量在孕早期为 100mg/d，孕中期和孕后期为 130mg/d。

（三）孕期营养不良对母亲和胎儿的影响

孕期营养不良不仅可以导致母亲营养性贫血、骨质软化、营养不良性水肿、妊娠合并症等，同时也会影响到胎儿生长发育，导致胎儿生长发育迟缓、先天性畸形、低出生体重、脑发育受损、巨大儿等。

二、乳母营养

乳母的营养状况非常重要。一方面要逐步补偿妊娠和分娩时所损耗的营养素储存，促进器官和各系统功能的恢复；另一方面要分泌乳汁，哺育婴儿，通过乳汁为婴儿提供生长和发育所需要的各种营养物质。如果乳母营养不足，将会影响乳母的健康、减少乳汁分泌量、降低乳汁质量，影响婴儿健康成长。

乳汁形成的物质基础是母体的营养，包括哺乳期母体通过食物摄入、动用母体的储备或分解母体组织（如脂肪组织分解）。如果乳母膳食中营养素摄入不足，则将动用母体中的营养素储备来维持乳汁营养成分的恒定，甚至牺牲母体组织来保证乳汁的质与量。如果母体长期营养不良，乳汁的分泌量也将减少。所以，母亲在哺乳期的营养需要大于妊娠期的营养需要，乳母的营养供给量也是保证乳汁质量与数量的物质基础。

1. 能量　与非孕期间相比，哺乳期的母体一方面要供给自身所需热能，另一方面乳汁分泌活动也消耗能量，因此哺乳期的能量额外需要部分与泌乳量呈正比。每 100ml 人乳的平均能量为 280～320kJ（67～77kcal）。乳母生乳的能量效率为 80%。一般情况下，母体每日泌乳量为 700～800ml，则母体为分泌乳汁要增加 2450～3200kJ（586～762kcal）的能量；其中孕期脂肪储备可为泌乳提供约 1/3 的能量，另外的 2/3 需由日常膳食提供。中国营养学会建议的乳母能量推荐摄入量，是在非孕育龄妇女的基础上增加 500kcal/d，轻体力劳动的哺乳期妇女能量推荐摄入量为 3000kcal/d，蛋白质、脂肪、碳水化合物的供能比分别为 13%～15%、20%～30%、55%～60%。

2. 蛋白质　当乳母膳食中蛋白质的质与量都不足时，虽然乳母可以动用组织蛋白以维持乳汁中蛋白质含量的稳定，保证乳汁中蛋白质组成变化不大，但乳汁的分泌量却大为减少。人乳中蛋白质平均含量约为 1.2g/100ml，正常情况下乳母平均每日从乳汁中排出的蛋白质约为 10g。母体膳食蛋白质转变为乳汁蛋白质的有效率为 70%，相当于每日需要摄入 14g 膳食蛋白质。但如果摄入的蛋白质质量较差、生物学价值不高，则转变率可能更低。中国营养学会建议乳母每日应多摄入 20g 膳食蛋白质，达到每日 85g，并建议乳母多食用蛋类、乳类、豆类等富含优质蛋白质的食物。

3. 脂类　人乳的脂肪含量在每次哺乳期间均有变化，当每次哺乳临近结束时，奶中脂肪含量较高，有利于控制婴儿的食欲。乳母能量的摄入和消耗相等时，乳汁中脂肪酸与膳食脂肪酸的组成相近，且乳汁中脂肪含量与乳母膳食脂肪的成分和摄入量有关。脂类与婴儿的脑发育有密切相关，尤其是其中的长链多不饱和脂肪酸。另外，脂肪有助于脂溶性维生素的吸收。母乳膳食中脂肪的摄入量占总热能的 20%～25% 为宜。

4. 碳水化合物　碳水化合物是最主要的能量来源，建议乳母每日膳食碳水化合物适宜摄入量所提供的能量占总能量的 55%～65%。

5. 矿物质

（1）钙：人乳中钙含量稳定，一般为 34mg/100ml。当膳食摄入钙不足时不会影响乳汁的分泌量及乳汁中的钙含量，但为了维持乳汁中钙含量的恒定，就要动用母体骨骼中的钙，则乳母常因缺钙而患骨质软化症。中国营养学会建议乳母膳食钙适宜摄入量为 1200mg/d，可耐受的最高摄入量为 2000mg/d。除多食用富含钙的食物外，可以使用钙剂等补充。

（2）铁：铁不能通过乳腺输送到乳汁，因此人乳中铁含量很少，仅为 0.05mg/100ml。哺乳期需补充含铁较高的膳食铁，目的是恢复孕期铁丢失（胎儿铁储备和产时出血）。中国营养学会建议乳母膳食铁适宜摄入量为 25mg/d，可耐受的最高摄入量为 50mg/d。由于膳食中铁的吸收率仅为 10% 左右，可考虑补充小剂量的铁以纠正和预防缺铁性贫血。

（3）碘：随着乳母的基础代谢率和能量消耗增加，碘的摄入量也随之增加，乳汁中碘的含量高于母体血浆中碘的含量，母亲摄入的碘会很快进入到乳汁中。中国营养学会建议乳母膳食碘适宜摄入量为 200μg/d，可耐受的最高摄入量为 1000μg/d。膳食中多食用海带、紫菜等富含碘的食物。

（4）锌：锌与新生儿发育和免疫功能密切相关，有助于增加乳母对蛋白质的吸收和利用，乳汁中锌的含量受到乳母饮食的影响。中国营养学会建议乳母膳食锌适宜摄入量为 21.5mg/d，可耐受的最高摄入量为 35mg/d。

6. 维生素

（1）维生素 A：维生素 A 可以通过乳腺输送到乳汁，尤其是产后 2 周内的初乳富含维生素 A，随着成熟乳汁的产生而逐渐下降。但如果乳母膳食维生素 A 含量丰富，则乳汁中维生素 A 的含量也会随之增高。当乳母膳食维生素 A 较长时间供给不足时，将导致乳汁中的含量下降。因此，乳母膳食中必须相应增加维生素 A 的摄入量，以维持乳母健康，并满足婴儿生长发育的需要。中国营养学会建议乳母维生素 A 的推荐摄入量为 1200μg RE/d，可耐受最高摄入量为 3000μg RE/d。

（2）维生素 D：由于维生素 D 几乎不能通过乳腺，故母乳中维生素 D 的含量很低，为 4～100IU/L。中国营养学会建议乳母维生素 D 的推荐摄入量为 10μg/d（400IU/d），可耐受最高摄入量为 50μg/d。同时建议乳母和婴儿多进行户外活动，必要时可补充维生素 D 制剂。

（3）维生素 B_1：维生素 B_1 是乳母膳食中极为重要的一种维生素，能增进食欲，促进乳汁分泌。每 100ml 母乳中维生素 B_1 的含量为 0.02mg。乳母膳食中维生素 B_1 约有 50% 变为乳汁中的维生素 B_1，若乳母维生素 B_1 严重摄入不足则婴儿易患维生素 B_1 缺乏症。中国营养学会建议乳母维生素 B_1 的推荐摄入量为 1.8mg/d，膳食中增加瘦肉、粗粮和豆类等富含维生素 B_1 的食物。

（4）维生素 C：我国母乳中维生素 C 含量平均为 4.7mg/100ml。乳母维生素 C 含量水平随母亲摄入的维生素 C 量而有所波动。为使母乳中含有足够量的维生素 C，母亲身体的维生素 C 含量应尽可能维持在接近饱和的较高浓度。中国营养学会建议乳母维生素 C 的推荐摄入量为 130mg/d，可耐受最高摄入量为 1000mg/d。建议乳母经常吃新鲜蔬菜与水果，特别是鲜枣与柑橘类等富含维生素 C 的食物。

（5）维生素 E：维生素 E 有促进乳汁分泌的作用，尤其是体内处于缺乏状态时，应大量补充，可以使乳汁分泌量增加。中国营养学会建议乳母维生素 E 的适宜摄入量为 14mgα-TE/d。

7. 水　乳母水的摄入量与乳汁分泌量有密切关系，乳母平均每日泌乳量 800ml，则每天要比非孕期多摄入 1000ml 的水。因此乳母的膳食应充分补充流质及汤类食物。

三、婴幼儿营养

（一）婴幼儿生长发育特点

1. 婴儿期生长发育特点　婴儿期是人类生命生长发育的第一高峰期，12 月龄时婴儿体重增加至出生时的 3 倍，身长增加至出生时的 1.5 倍。婴儿期的头 6 个月，脑细胞数目持续增加，至 6 个月龄时脑重增加至出生的 2 倍（600～700g），后 6 个月脑部发育以细胞体积增大、树突增多和延长为主，神经髓鞘形成并进一步发育，该阶段是大脑和智力发育的关键时期。至1岁时，脑重达 900 ~ 1000g，接近成人脑重的 2/3。但婴儿消化器官幼稚，功能亦不完善，不恰当的喂养易致功能紊乱和营养不良。

2. 幼儿期生长发育特点 幼儿是指 1 ~ 3 岁的儿童，该阶段生长发育虽然不及婴儿期，但与成人相比亦非常旺盛，体重每年增加约 2kg，身长第 2 年增加 11 ~ 13cm，第 3 年增加 8 ~ 9cm，这一时期智能发育较快，语言和思维能力增强。

（二）婴幼儿的营养需要

1. 能量 婴幼儿能量消耗包括基础代谢、食物特殊动力作用、各种动作消耗和生长发育四个方面。婴儿基础代谢占到总能量的 60%，约 55kcal/（kg·d），以后随年龄增长逐渐减少；食物特殊动力作用，婴儿期占总能量的 7% ~ 8%，幼儿期占 5% 左右；1 岁内婴儿活动较少，平均每天消耗能量为 15 ~ 20 kcal/（kg·d）；出生头几个月，生长发育所需能量占到总能量的 25% ~ 30%，机体每增加 1g 新组织需要能量为 4.4 ~ 5.7 kcal。排泄消耗约占基础代谢的 10%。我国推荐婴儿能量摄入量为 95kcal/（kg·d）。

2. 蛋白质 婴幼儿处于发育最快的阶段，生长迅速，需要较多的优质蛋白质用于构成机体组织。按体重计算，婴幼儿对蛋白质的需要量比成年人大，在满足必需氨基酸需要的同时，还必须有足够的非必需氨基酸来合成组织蛋白质。然而，婴幼儿胃、肠、肝、肾等器官尚未发育完善，如果蛋白质摄入过多，会增加各器官的负担。因此，要注意蛋白质的质量，适当增加蛋、鱼、肉、豆类等优质蛋白。我国营养学会建议蛋白质推荐摄入量：婴儿为 1.5 ~ 3.0g/（kg·d），1 ~ 2 岁幼儿为 35g/d，2 ~ 3 岁为 40g/d。

3. 脂类 脂类是婴幼儿能量和必需脂肪酸的重要来源。必需脂肪酸对婴儿神经系统的发育较为重要。婴幼儿对必需脂肪酸的缺乏比较敏感，膳食中缺乏容易导致皮肤干燥或发生脂溶性维生素缺乏。我国推荐婴幼儿脂肪能量来源占总能量的适宜比例：6 月龄内为 45% ~ 50%，7 月龄到 2 岁为 35% ~ 40%，2 岁以上为 30% ~ 35%。

4. 碳水化合物 为主要供能营养素，而且是为脑和某些重要脏器提供能量的主要物质。由于 3 月龄以下婴儿缺乏淀粉酶，淀粉类食物的添加应该在 3 ~ 4 月龄后。婴儿期碳水化合物供能占总能量的 40% ~ 50%，随着年龄增长，供能比例上升至 50% ~ 60%。

5. 钙、磷 是婴幼儿生长发育的重要成分，婴幼儿应有充足的钙、磷供应，以保证骨骼和牙齿生长所需的钙。钙、磷的适宜摄入量：0 ~ 6 个月：钙 300mg/d、磷 150 mg/d；7 ~ 12 个月：钙 400mg/d、磷 300 mg/d；1 ~ 4 岁：钙 600mg/d、磷 450 mg/d。

6. 铁 婴儿体内有一定量的储备铁，尤其是出生前 1 个月，体内储存铁含量达到最高水平，但只能满足出生后 4 ~ 6 个月内的需要。而母乳、牛乳均属于贫铁食物，故应从 4 ~ 6 个月开始添加含铁丰富的食品，如蛋黄等。每天适宜摄入量 10 ~ 12mg。

7. 维生素 各类维生素对婴幼儿的生长发育都极为重要，如果母亲的膳食营养较充足，婴儿在头 4 ~ 6 个月内大多数维生素均可从母乳中满足需要。但随着婴幼儿生长，除母乳提供外还，必须通过食物补充来满足需要，例如婴幼儿对胡萝卜素吸收能力差；早产儿产前维生素 K 储备不足，而且出生后肠道吸收不好；人工喂养还应注意维生素 C 和维生素 E 的补充。

（三）母乳喂养

对人类而言，母乳是世界上唯一的营养最全面的食物，是婴儿的最佳食物。母乳喂养有以下几方面的优点。

1. 母乳中营养素齐全，能满足婴儿生长发育的需要 充足的母乳喂养所提供的热能及各种营养素的种类、数量、比例优于任何代乳品，并能满足 4 ~ 6 月龄以内婴儿生长发育的需要。母乳中的营养素与婴儿消化功能相适应，亦不增加婴儿肾的负担，是婴儿的最佳食物。

（1）含优质蛋白质：虽蛋白质总量低于牛乳，但其中的白蛋白比例高，酪蛋白比例低，在胃内形成较稀软的凝乳，易于消化吸收。牛乳蛋白被肠黏膜吸收后可作为过敏原而引起过敏反应，母乳喂养则不容易发生过敏反应，另外含有较多的牛磺酸，以满足婴儿生长发育需要。

（2）含丰富的必需脂肪酸：母乳中所含脂肪高于牛乳，且含有脂酶而易被婴儿消化吸收。母乳含有大量的亚油酸（LA）及 α- 亚麻酸（ALA），可防止婴儿湿疹的发生。母乳中还含有花生四烯酸（AA）和 DHA，可满足婴儿脑部及视网膜发育的需要。

（3）含丰富的乳糖：乳糖是母乳中唯一的碳水化合物，它有利于"益生菌"的生长，有利于婴儿肠道的健康，并可促进钙的吸收。

（4）无机盐：母乳中钙含量低于牛乳，约 30mg/100ml，但这与婴儿的肾溶质负荷相适应，而且钙磷比例适宜，有利于婴儿吸收并能满足其需要。母乳及牛乳中铁的含量均较低，但母乳中铁的吸收率可达到 75%。母乳中钠、钾、磷、氯均低于牛乳，但足够婴儿的需要。

（5）维生素：乳母膳食营养充足时，婴儿头 6 个月内所需的维生素如硫胺素、核黄素等基本上可从母乳中得到满足。维生素 D 在母乳中含量较少，但若能经常晒太阳亦很少发生佝偻病。每 100ml 母乳中含维生素 C 4mg，可满足婴儿的需要，而牛乳中的维生素 C 常因加热被破坏。

2．母乳中丰富的免疫物质可增加母乳喂养儿的抗感染能力　初生婴儿免疫系统处于生长和发育阶段，就非特异性免疫功能而言，婴儿肠壁通透性高，含酸少而杀菌力弱；淋巴结功能尚未成熟，屏障作用差；血清补体含量低。就特异性免疫功能而言，婴儿血中 IgM 水平低，1 岁时可达成人的 75%；出生 3 周的婴儿开始少量合成 IgA，1 岁时才达成人的 13%；分泌型 IgA 在婴儿时也较低，1 岁时达成人水平的 3%。因此，婴儿时期易发生消化道和呼吸道感染。母乳中还有各种免疫球蛋白，包括 IgA、IgC、IgM、IgD，其中 IgA 占总量的 90%，且多为分泌型 IgA，能够提高母乳喂养儿对消化道及呼吸道感染的抵抗力。

3．哺乳行为可增进母子间情感的交流，促进婴儿智力发育　哺乳是一个有益于母子双方身心健康的活动。哺乳有利于婴儿智力及正常情感的发育和形成，同时有利于母亲子宫的收缩和恢复。

另外，母乳是最经济、最方便、最卫生的喂养方式，母乳喂养还可以预防母亲乳腺癌，预防儿童超重或肥胖，降低婴儿的患病率和死亡率等。

（四）辅食添加

虽然母乳可满足婴儿最初几个月的营养需要，但随着婴儿的生长发育，单纯母乳喂养已不能满足婴儿生长所需要的能量和营养素的需求，必须添加辅食。给婴儿添加辅食应遵循由稀到稠，由少到多，先谷类、水果、蔬菜，后鱼、蛋、肉；先单一食物，后混合食物的原则。另外，添加时应该在婴儿健康、消化功能正常的时候添加辅食，同时避免高糖、高盐等调味过重的食物。具体添加顺序如下：

2 ～ 4 周起：添加鱼肝油；

5 ～ 6 周：添加含维生素 C 的果汁、菜汁；如人工喂养，应提前 3 ～ 4 周添加；

4 个月：添加含铁丰富的食物；

5 个月：添加米糊、奶糕，并逐渐加菜泥、果泥、鱼泥、豆腐、动物血等；

6 ～ 9 个月，可加饼干、面条、肝泥、水果泥等，训练幼儿咀嚼食物的能力；

10 ～ 12 个月，添加稀粥、面包、馒头、肉末、碎菜等。

（五）幼儿膳食

幼儿由于消化器官尚未发育成熟，咀嚼肌远不如成人，咀嚼能力较差；另外各种消化酶的活力和消化液的分泌量均不足，消化吸收能力差。因此结合我国膳食特点，幼儿膳食要注意以谷类为主的平衡膳食，注意合理的烹调加工方式，另外每日三餐外，可增加 1 ～ 2 次的点心或加餐，进食应该有规律性。早餐占一日能量和营养素的 25%，中餐占 35%，晚餐占 30%，零食和加餐占 5% ~ 10%。

（六）婴幼儿常见的营养缺乏病

1. **佝偻病**　以 3 ~ 18 个月的婴幼儿最多见。主要由于缺乏维生素 D 导致骨质缺钙所致。为预防佝偻病，可从 2 周开始添加鱼肝油，同时适当晒太阳，以增加皮下产生维生素 D，每日晒 1h 一般可达到预防效果。

2. **缺铁性贫血**　多发生于出生 5 个月后，6 个月至 1 岁半为高峰。从 4 个月以后补充含铁食物，以肝泥和肉末较好，同时应增加蔬菜、水果等富含维生素 C 的食物，以促进铁的吸收。

3. **锌缺乏症**　多数为边缘性锌缺乏，表现为：生长发育迟缓、食欲不佳、味觉减退、异食癖、复发性口腔溃疡。为预防锌缺乏，可在膳食中增加含锌丰富的动物性食品，如猪肝、鱼、海产品。

4. **蛋白质营养不良**　严重的蛋白质营养不良现在很少见，多为轻度蛋白质缺乏症，因此应提高优质蛋白质的摄入量。

四、老年人营养

人体衰老是一个不可逆转的发展过程。随着年龄的增加，人体各种器官的生理功能都会有不同程度的减退。合理的营养有助于延缓衰老、促进健康以及预防慢性退行性疾病。而营养不良或营养过剩、紊乱则有可能加速衰老的进程。因此，根据老年人的生理代谢与营养需求，坚持合理膳食对延年益寿、提高生活质量十分重要。

（一）老年人的生理代谢特点

1. **基础代谢和代谢功能降低**　基础代谢随着年龄的增长而逐渐减低，代谢速率减慢、代谢量减少；与中年人相比，老年人的基础代谢降低 15% ~ 20%。此外，由于合成代谢降低、分解代谢增高，使体内代谢失去平衡，引起细胞功能下降。

2. **机体成分改变**　老年人随年龄增长，体内脂肪组织不断增加，脂肪外组织不断减少，突出表现在：细胞量下降，肌肉组织的重量减少而出现肌肉萎缩；机体水分减少，主要为细胞内液减少；骨组织矿物质减少，尤以钙减少为突出，出现骨密度降低，易发生不同程度的骨质疏松症及骨折。

3. **器官功能改变**　主要是消化功能、心脏功能、脑功能、肾功能及肝代谢能力均随年龄增高而有不同程度的下降，影响到消化、吸收和代谢功能。

4. **体内氧化损伤加重**　随着衰老的进程，人体氧化反应所产生的自由基堆积，作用于多不饱和脂肪酸形成脂质过氧化物，例如脂褐素可在皮肤、心肌、脑等组织中沉积，影响机体功能。另外，自由基还可以引起一些酶蛋白变性，因而其活性降低或丧失。

5. **免疫功能下降**　老年人由于胸腺萎缩，T 淋巴细胞数目减少，免疫功能明显下降，易患各种疾病。

（二）老年人的营养需要

1. **能量**　由于基础代谢下降、体力活动减少和体内脂肪组织比例增加，使老年人对能量的需要量相对减少，因此每日膳食总热能的摄入量应适当降低。能量的摄入主要以体重来衡量，以达到并维持理想体重或 BMI 在 18.5 ~ 23.9 为宜，以免发胖。热能摄入量 60 岁后应较青年时期减少 20%，70 岁以后减少 30%。一般而言，每日热能摄入 1600 ~ 2000kcal 即可满足需要。

2. **蛋白质**　老年人因体内的分解代谢增加、合成代谢减少，容易出现负氮平衡，另外由于肝、肾功能减弱，蛋白质摄入过多容易增加肝、肾的负担。摄入量按照每天每公斤体重 1.0 ~ 1.2g 供给，其中优质蛋白质占 1/3 以上为宜，蛋白质供能占总能量的 12% ~ 14%。

3. 脂类   由于老年人胆汁和胰脂肪酶分泌减少，对脂肪的消化功能降低，因此脂肪的摄入不宜过多，占总能量的 20% ～ 30% 为宜。其中以饱和脂肪酸占 6% ～ 8%、单不饱和脂肪酸占 10%、多不饱和脂肪酸占 8% ～ 10%，且胆固醇摄入小于 300mg/d 比较合适。

4. 碳水化合物   由于老年人糖耐量低、胰岛素分泌减少，且对血糖的调节作用减弱，易发生血糖增高。有报告认为蔗糖摄入多可能与动脉粥样硬化等心血管病及糖尿病的发病率增高有关，因此老年人不宜食含蔗糖高的食品；过多的糖在体内还可转变为脂肪，并使血脂增高。建议碳水化合物占总能量的 55% ～ 65% 为宜，而且降低单糖、双糖和甜食的摄入量。但水果和蜂蜜中所含的果糖，既容易消化吸收，又不容易在体内转化成脂肪，是老年人理想的糖源。

5. 矿物质   矿物质在体内具有十分重要的功能，不仅是构成骨骼、牙齿的重要成分，还可调节体内酸碱平衡，维持组织细胞的渗透压，维持神经肌肉的兴奋性，构成体内一些重要的生理活性物质。

（1）钙：老年人对钙的吸收率一般在 20% 以下。钙的摄入不足易使老年人出现钙的负平衡，体力活动的减少又可降低钙在骨骼中的沉积，以致骨质疏松症及股骨颈骨折发生比较多见。因此，钙的充足供应十分重要，我国营养学会推荐膳食钙的供给量为 1000mg/d，可耐受最高摄入量为 2000mg/d。

（2）铁：老年人对铁的吸收利用能力下降，造血功能减退，血红蛋白含量减少，易出现缺铁性贫血，因此铁的摄入量也需充足。我国营养学会推荐老年人膳食铁的供给量为 15mg/d，可耐受最高摄入量为 50mg/d。

（3）钠：钠盐的摄入过高可导致高血压和心血管疾病，老年人钠盐摄入以小于 6g/d 为宜，高血压和冠心病患者以小于 5g/d 为宜。

6. 维生素   维生素在调整和促进机体代谢、延缓机体功能衰退、增强抗病能力等方面都有重要的作用，但老年人由于食量减少、生理功能减退，对维生素的利用率降低，易出现维生素缺乏。因此各种维生素的每日供应量应有充足保证。对老年人建议的一些营养素适宜摄入量：维生素 A 男性和女性分别为 800μg RE/d 和 700μg RE/d，维生素 E 为 1.4 mgα-TE；推荐摄入量：维生素 D 为 10μg/d，维生素 C 为 100mg/d，维生素 B_1 为 1.3mg/d，维生素 B_2 为 1.4mg/d。

7. 膳食纤维   膳食纤维能增加肠蠕动，起到预防老年性便秘的作用；能改善肠道菌群，使食物容易被消化吸收；膳食纤维尤其是可溶性纤维对血糖、血脂代谢都起着改善作用。随着年龄的增长，非传染性慢性病如心脑血管疾病、糖尿病、癌症等发病率明显增加，而膳食纤维的充分摄入有利于预防这些疾病。粗粮及蔬菜中含有大量的膳食纤维，老年人应注意加强这方面食品的摄入。

（王文军）

第四节   食品污染与食源性疾病

一、食品安全概述

食品是人类生存和发展的基本需求之一，它不仅提供了人体生长发育、维持生命以及进行各种活动所需的能量和营养物质，而且兼具满足人们日益增长的饮食文化和社会活动需求的功能。因此，食品与人们的生活息息相关，食品安全对人体健康至关重要。食用安全的食品可以促进健康，同时也是一个基本的人权问题；相反，如果食用不安全的食品，则会使食源性疾病的发生率增加，严重影响人群健康。

食品安全事件自古以来一直威胁着人类的健康和生命安全。公元943年，法国发生麦角中毒，造成4万人死亡；20世纪40—50年代，日本因工业废弃物造成食品污染，发生了震惊世界的"痛痛病"和"水俣病"等公害事件。近年来我国众多的食品安全事件，诸如奶粉中违法添加三聚氰胺、假冒伪劣奶粉、食品中加入致癌物苏丹红、猪肉中检出瘦肉精、多宝鱼抗生素残留超标、餐饮业用地沟油进行烹调、大米重金属检测超标等，也在不断敲响食品安全的警钟。世界范围内，由于自然选择造成微生物变异形成新的病原体，新资源食品的开发以及人类社会的迅猛发展、工业化产品的增加和人们生活方式的转变等因素影响，食源性疾病和食品安全已成为一个不断扩大的公共卫生问题，得到世界各国的高度重视。

有关食品安全的概念，WHO将其定义为"食品在规定的食用方式和用量条件下长期食用，对食用者健康不产生危害的一种担保"。2009年我国颁布实施的《中华人民共和国食品安全法》中对食品安全（food safety）的定义是："食品无毒、无害，符合应当有的营养要求，对人体健康不造成任何急性、亚急性或者慢性危害。"

与传统上沿用的"食品卫生"的概念不同的是，目前"食品安全"的外延更广，它既包括生产安全，也包括经营安全；既包括结果安全，也包括过程安全；既包括现实安全，也包括未来安全。由于食品从"农田到餐桌"的整个过程中受到各种不安全因素的影响，要求食品绝对安全是不现实的，因此食品安全应该是一个相对的概念，是在可接受的危险度下不会对人体健康造成危害。

二、食品中常见污染物与预防

食品污染（food contamination）是指在各种条件下，导致外源性有毒有害物质进入到食物，或食物成分本身发生化学反应而产生有毒有害物质，从而造成食品安全性、营养性和（或）感官性状发生改变的过程。食品从原料的种植、养殖到生产、加工、贮存、运输、销售、烹调直至餐桌的整个过程中的各个环节，都有可能受到各种有毒有害物质污染，以致降低食品卫生质量或对人体造成不同程度的危害。

（一）食品污染的分类

食品的污染物按其性质可分成如下三类：

1．生物性污染　食品的生物性污染包括微生物、寄生虫及昆虫的污染。微生物污染主要有细菌与细菌毒素、霉菌与霉菌毒素以及病毒等的污染。出现在食品中的细菌有引起食物中毒、人畜共患传染病等的致病菌和引起食品腐败变质的非致病菌；病毒污染主要包括肝炎病毒、口蹄疫病毒等。寄生虫和虫卵主要是患者、病畜的粪便通过水体或土壤间接污染食品或直接污染食品。昆虫污染主要包括粮食中的甲虫、蛾类以及动物食品和发酵食品中的蝇、蛆等。

2．化学性污染　食品的化学性污染涉及范围较广，情况也较复杂。主要包括：①来自生产、生活和环境中的污染物，如农药、兽药、有毒金属、多环芳烃化合物、N-亚硝基化合物、杂环胺、二噁英、三氯丙醇等；②食品容器、包装材料、运输工具等接触食品时溶入食品中的有害物质；③滥用食品添加剂；④在食品加工、贮存过程中产生的物质，如酒中有害的醇类、醛类等；⑤掺假、制假过程中加入的物质，如在奶粉中掺入三聚氰胺等。

3．物理性污染　主要有：①来自食品产、储、运、销的污染物，如粮食收割时混入的草籽、液体食品容器池中的杂物、食品运销过程中的灰尘等；②食品的掺杂使假，如粮食中掺入的沙石、肉中注入的水、奶粉中掺入大量的糖等；③食品的放射性污染，主要来自放射性物质的开采、冶炼、生产、应用及意外事故造成的污染。

食品污染造成的危害，可以归结为：①影响食品的感官性状和营养价值；②造成食物中毒；③引起机体的慢性危害；④对人类的致畸、致突变和致癌作用。

（二）常见食品污染物与控制措施

1. 黄曲霉毒素　黄曲霉毒素（aflatoxin，AF）是黄曲霉菌和寄生曲霉菌的代谢产物，是一组化学结构类似的化合物，目前已分离鉴定出 20 余种，包括 B_1、B_2、G_1、G_2、M_1、M_2、P_1、Q、H_1、GM、$B_{2\alpha}$ 和毒醇等。黄曲霉毒素的基本结构为二呋喃环和香豆素，其毒性与结构密切相关，凡二呋喃环末端有双键者毒性较强并有致癌性。黄曲霉毒素 B_1 的毒性及致癌性最强，比氰化钾大 100 倍。黄曲霉毒素具有耐热的特点，裂解温度为 280℃，在水中溶解度很低，几乎不溶于水，能溶于油脂和多种有机溶剂。但在碱性条件下（如加 NaOH），黄曲霉毒素的内酯环破坏形成香豆素钠盐，可溶于水被洗脱掉。

黄曲霉毒素污染可发生在多种食品中，其中以玉米、花生及其制作的食用油最易受到污染，其次是稻谷、小麦、大麦、豆类等。除粮油食品外，我国还有干果类食品，如胡桃、杏仁、榛子；动物性食品，如奶及奶制品、肝、干咸鱼等以及干辣椒中也有黄曲霉毒素污染的报道。大规模工业生产的发酵制品，如酱、酱油中一般无污染，但家庭自制发酵食品曾报告有黄曲霉毒素产生。在我国南方高温、高湿地区，一些粮油及其制品容易受到黄曲霉毒素污染，而华北、东北和西北除个别样品外，受到黄曲霉毒素污染的概率比较小。

黄曲霉毒素具有很强的急性毒性，也有明显的慢性毒性和致癌性。黄曲霉毒素具有较强的肝毒性，对肝有特殊的亲和性并具有致癌作用。黄曲霉毒素是一种剧毒物质，对鱼、鸡、鸭、鼠类、兔、猫、猪、牛、猴及人均有极强的毒性。鸭雏和幼龄的鲑鱼对黄曲霉毒素 B_1 最敏感，其次是鼠类和其他动物。黄曲霉毒素引起人的急性中毒，最典型事例为 1974 年印度两个邦中 200 个村庄暴发了黄曲霉毒素中毒性肝炎。此次中毒发病人数近 400 人，症状为发热、呕吐、厌食、黄疸，以后出现腹水、水肿甚至死亡，在尸检中可见到肝胆管增生。急性毒性主要表现为肝细胞变性、坏死、出血以及胆管增生，患者在几天或几十天内死亡。这些村民中毒都是因食用了霉变的玉米所致，检测发现这些霉变玉米中黄曲霉毒素 B_1 的含量为 6.25 ～ 15.6mg/kg。推算每人每天平均摄入黄曲霉毒素 B_1 的量为 2 ～ 6mg。长期小剂量摄入黄曲霉毒素还会产生慢性毒性，主要表现为动物生长障碍，肝出现亚急性或慢性损伤，肝功能减退，出现肝硬化。其他症状表现为体重减轻、生长发育迟缓、食物利用率下降、母畜不孕或产仔减少等。黄曲霉毒素是目前发现较强的化学致癌物质之一，其致肝癌强度比二甲基亚硝胺诱发肝癌的能力大 75 倍。实验证明许多动物小剂量反复摄入或大剂量一次摄入皆能引起癌症，主要是肝癌。黄曲霉毒素不仅可诱发肝癌，还可诱发其他部位肿瘤，如胃腺癌、肾癌、直肠癌及乳腺、卵巢、小肠等部位肿瘤。在亚非国家及我国的肝癌流行病学调查结果显示，某些地区人群膳食中黄曲霉毒素水平与原发性肝癌的发生率呈正相关。尽管有人认为乙肝病毒感染是原发性肝癌的重要原因，但最近的研究表明，在原发性肝癌发病机制中黄曲霉毒素接触水平与乙肝病毒的感染及流行程度具有更强的相关性。

预防黄曲霉毒素污染和中毒的主要措施包括：①食品防霉：是预防食品被黄曲霉毒素污染的最根本措施。从田间防霉开始，到收获时控制粮食水分，低温保藏，注意通风，也可采用辐照保藏的方式防霉。②去除毒素：主要是用物理、化学或生物学方法将毒素去除或破坏毒素。常用的方法有：a. 挑选霉粒法；b. 碾轧加工法：主要适用于受污染的大米；c. 植物油加碱去毒法：碱炼本身就是油脂精炼的一种加工方法，黄曲霉毒素在碱性条件下，其结构中的内酯环被破坏形成香豆素钠盐，后者溶于水，故加碱后再用水洗可去除毒素；d. 物理去除法：含毒素的植物油可加入活性白陶土或活性炭等吸附剂，然后搅拌静置，毒素可被吸附而达到去毒作用；e. 加水搓洗法等。③制订食品中黄曲霉毒素最高允许量标准：限定各种食品中黄曲霉毒素含量也是减少毒素对人体危害的重要措施。

2. 农药　农药（pesticide）是指用于预防、消灭或者控制危害农业、林业的病、虫、草和其他有害生物以及有目的地调节植物、昆虫生长的化学合成或者来源于生物、其他天然物质的一种物质或者几种物质的混合物及其制剂。农药分类方法有几种：按用途分为杀虫剂、杀菌剂、除草剂、植物生长调节剂和熏蒸剂等；按化学组成和结构分为有机氯类、有机磷类、氨基甲酸酯类、拟除虫菊酯类、汞制剂、砷制剂等。

农药残留（pesticide reisdues）指任何由于使用农药而在食品、农产品和动物饲料中出现的特定物质，包括农药本身的残留以及被认为具有毒理学意义的农药衍生物，如农药转化物、代谢物、反应产物和杂质的残留。

由于农药品种和使用量不断增加，有些农药又不易分解，使农作物（如蔬菜、瓜果、茶叶等）及畜禽、水产等动植物体内受到不同程度农药残留的污染，通过食物链最终进入人体，给人类健康带来潜在危害。由于农药的化学性质不同，在环境中的降解度不同，对人体的影响也不同。环境中的农药，可通过消化道、呼吸道和皮肤等多种途径进入人体。其中有机磷农药、有机氯农药污染是造成人体急性或慢性中毒的主要污染物。有机氯农药慢性中毒表现为肝病变、血液和神经系统损害，还可以对人体和动物造成内分泌系统、免疫功能、生殖功能等广泛影响。此外，经动物实验证明它们还具有致突变、致畸和致癌作用。有机氯农药于 1984 年禁止使用，但由于其在环境中化学性质稳定和残留时间长，目前环境中残留的仍然可通过食物链对人体造成危害。目前广泛使用的农药是有机磷农药，它是一种神经毒剂，化学性质不稳定，易于降解而失去毒性，故不容易发生长期残留，但急性毒性较大，容易导致食物中毒。

控制食物总农药残留的主要措施包括：①加强对农药生产和经营的管理。许多国家有严格的农药管理和登记制度，我国国务院于 1997 年发布的《农药管理条例》中规定，由国务院农业行政主管部门负责全国的农药登记和农药监督管理工作，国务院农业行政主管部门所属的农药检定机构负责全国的农药具体登记工作。《农药管理条例》中还规定我国实行农药生产许可制度，即生产已依法取得农药登记的农药还必须报国务院化学工业行政管理部门批准。未取得农药登记和农药生产许可证的农药不得生产、销售和使用。《农药管理条例》同时也强调了对农药经营的管理。我国已颁布的《农药登记毒理学试验方法》（GB 15670-1995）和《食品安全性毒理学评价程序》（GB 15193-2003），则对农药及食品中农药残留的毒性试验方法和结果评价作了具体的规定和说明。②安全合理使用农药。我国已颁布《农药安全使用标准》（GB 4285-1989）和《农药合理使用准则》（GB 8321-1987），对主要作物和常用农药规定了最高用药量或最低稀释倍数、最多使用次数和安全间隔期（最后一次施药距收获期的天数），以保证食品中的农药残留不超过最大允许限量标准。同时也应注意对农民的宣传和指导，加强安全防护工作，防止农药污染环境和农药中毒事故的发生。③制订和严格执行食品中农药残留限量标准。我国农药残留限量标准的制订工作始于 20 世纪 70 年代，至 1999 年已制订了 126 种农药的残留限量标准，2005 年修订的《食品中农药最大残留限量标准》（GB 2763-2005）包括了136 种农药的最大残留限量（MRLs），并且已经制订了数十种农药残留量的分析方法标准。

3. 有毒重金属　有毒重金属（poisonous heavy metal）主要包括汞、镉、铅、砷、铬等，主要来自未经处理或处理不彻底的工业废水和生活污水对农田、菜地的灌溉。一般情况下，废水或污水中的有害有机物经过无害化处理后，可减少甚至消除，但以重金属毒物为主的无机有毒成分或中间产物可能通过废水或污水灌溉农作物造成严重污染。食品加工、储存、运输和销售过程中使用或接触的机械、管道、容器，以及添加剂中含有的有毒金属元素也可能导致食品的污染。食用了含重金属的食品后，重金属会在人体内蓄积而达到较高浓度，引发多种疾病，通常以慢性中毒和远期效应（如致癌、致突变、致畸等）为主。例如铅可通过消化系统进入血液，儿童体内含有少量的铅，就会影响其身体和智力的发育，出现多种疾病。镉蓄积到一定数量，可引发癌症。汞会引发汞中毒，可导致头痛、口臭、咳嗽、胸痛、呼吸困难、发绀，甚至损害肾。日本曾发生的"水俣病"（minamata disease）、"痛痛病"（osteodynia disease）等，就是由于含汞、镉的工业废水污染水体、农田，造成农渔产品严重污染所致。

预防重金属毒物污染食品及其对人体危害的一般措施包括：①消除污染源：是降低有毒有害金属元素对食品污染的主要措施。如控制工业三废排放，加强污水处理和水质检验；禁用含汞、砷、铅的农药和劣质食品添加剂；金属和陶瓷管道、容器表面应作必要的处理；发展并推广使用无毒或低毒食品包装材料等。②制订各类食品中有毒有害金属的最高允许限量标准，并加强经常性的监督检测工作。③妥善保管有毒有害金属及其化合物：防止误食误用以及意外或人为污染食品。④对已污染食品的处理：应根据污染物的种类、来源、毒性大小、污染方式、程度和范围、受污染食品的种类和数量等不同情况作不同的处理。处理原则是在确保食用人群安全性的基础上尽可能减少损失。可用的处理方法包括剔除污染部分、使用特殊理化或食品加工方法破坏或去除污染物、限制性暂时食用、稀释、改作他用、销毁等。

4．N-亚硝基化合物　N-亚硝基化合物（N-nitroso compound，NOC）是对动物具有较强致癌作用的一类化学物质，根据分子结构的不同，N-亚硝基化合物可分为 N-亚硝胺（N-nitrosamine）和 N-亚硝酰胺（N-nitrosamide）两大类。低分子量的亚硝胺（如二甲基亚硝胺）在常温下为黄色油状液体，高分子量的亚硝胺多为固体，溶于有机溶剂。亚硝酰胺的化学性质活泼，在酸性和碱性条件中均不稳定。

N-亚硝基化合物可以由 N-亚硝基化合物的前体物于适宜条件下在天然食品或人体内（主要在唾液、胃、膀胱中）合成而来。作为 N-亚硝基化合物前体物的硝酸盐、亚硝酸盐和胺类物质，广泛存在于环境和食品中。其中：①硝酸盐和亚硝酸盐：是自然界中最普遍的含氮化合物，一般蔬菜中的硝酸盐含量较高，而亚硝酸盐含量较低。但腌制不充分的蔬菜、不新鲜的蔬菜含有较多的亚硝酸盐（其中的硝酸盐在细菌的作用下，转变成亚硝酸盐）。硝酸盐和亚硝酸盐也作为食品添加剂广泛应用于肉制品的加工。②胺类物质：含氮的有机胺类化合物，也广泛存在于食物中，在自然界中含量比较高的有以下几种：海产品、肉制品、啤酒、不新鲜的蔬菜等。

人类许多肿瘤都与 N-亚硝基化合物有关，如胃癌、食管癌、结直肠癌、膀胱癌、肝癌。引起肝癌的环境因素，除黄曲霉毒素外，亚硝胺也是重要的环境因素之一。肝癌高发区的副食以腌菜为主，对肝癌高发区的腌菜中亚硝胺的检出率为 60%。亚硝胺和亚硝酰胺的致癌机制并不完全相同，亚硝胺较稳定，对组织和器官的细胞没有直接的致突变作用。但是，与氨氮相连的 α-碳原子上的氢受到肝微粒体细胞色素 P450 酶系的作用，被氧化形成羟基；此化合物不稳定，进一步分解和异构化，生成烷基偶氮羟基化合物，后者是具有高度活性的致癌剂。N-亚硝基化合物除致癌性外，还具有致畸作用和致突变作用。亚硝酰胺对动物的致畸作用存在剂量-效应关系；而亚硝胺的致畸作用很弱。

防止 N-亚硝基化合物污染和中毒的主要措施包括：①防止食物霉变或被其他微生物污染。由于某些细菌或霉菌等微生物可以还原硝酸盐为亚硝基盐，而且许多微生物可分解蛋白质，生成胺类化合物，因此可能具有酶促亚硝基化作用。同时食品应冷藏，以保证食品的新鲜度，防止鱼、肉、贝壳等腐败变质后蛋白质分解生成大量低分子有机胺类。②控制食品加工中硝酸盐或亚硝酸盐用量，这可减少亚硝基化前体的量从而减少亚硝胺的合成。③增加维生素 C 等亚硝基化反应阻断剂的摄入量。维生素 C 有较强的阻断亚硝基化反应的作用，许多流行病学调查表明，在食管癌高发区，维生素 C 摄入量很低，故增加维生素 C 摄入量可能有重要意义。除维生素 C 外，许多食物成分，如维生素 E、酚类及黄酮类化合物等也有较强的抑制亚硝基化反应的作用，故茶叶、猕猴桃、沙棘果汁等对预防亚硝胺的危害有较好的效果。④制订有关食品卫生标准并加强监测。应加强对食品中 N-亚硝基化合物含量的监测，严禁食用 N-亚硝基化合物含量超标的食物。

5．多环芳烃化合物　多环芳烃化合物（polycyclic aromatichydrocarbons，PAHs）是有机高分子化合物等有机物不完全燃烧时产生的挥发性碳氢化合物，是重要的环境和食品污染物。

目前已鉴定出数百种多环芳烃化合物，其中有相当一部分具有致癌性，如苯并（a）芘、苯并（a）蒽等。

人类在工农业生产、交通运输和日常生活中大量使用的煤炭、石油、汽油、木柴等燃料的燃烧，可以通过多种途径导致食物受到多环芳烃的污染。大气、土壤和水中不同程度的污染，可以直接沾染蔬菜、水果、谷物和露天存放的粮食表面；农作物可以从受多环芳烃污染的土壤及灌溉水中聚集多环芳烃化合物；甲壳类动物由于降解多环芳烃的能力较差，体内可积聚相当多的苯并（a）芘；食品在熏制和烘烤等加工过程中也可以产生大量的多环芳烃。

多环芳烃［例如苯并（a）芘］是一种较强的致癌物，对多种动物有肯定的致癌性，主要导致上皮组织产生肿瘤，如皮肤癌、肺癌、胃癌和其他消化道癌等。人群流行病学研究表明，食品中苯并（a）芘含量与胃癌等多种肿瘤的发生有一定关系。如在匈牙利西部一个胃癌高发地区的调查表明，该地区居民经常食用家庭自制的含苯并（a）芘较高的熏肉是胃癌发生的主要危险因素之一。冰岛也是胃癌高发国家，其胃癌死亡率亦较高，据调查当地居民食用自己熏制的食品较多，其中所含多环芳烃或苯并（a）芘明显高于市售同类制品。用当地农民自己熏制的羊肉喂大鼠，亦可诱发出胃癌等恶性肿瘤。

预防多环芳烃化合物污染和中毒的主要措施包括：①防止污染、改进食品加工烹调方法。加强环境治理，减少环境苯并（a）芘的污染，从而减少其对食品的污染；熏制、烘烤食品及烘干粮食等加工过程应改进燃烧过程，避免使食品直接接触炭火，使用熏烟洗净器或冷熏液；不在柏油路上晾晒粮食和油料种子，以防沥青玷污；食品生产加工过程中要防止润滑油污染食品，或改用食用油作润滑剂。②采用去毒吸附法可去除食品中的一部分苯并（a）芘，活性炭是从油脂中去除苯并（a）芘的优良吸附剂；此外，用日光或紫外线照射食品也能降低其苯并（a）芘含量。③制订食品中允许含量标准。一般认为人体每日苯并（a）芘摄入量不应超过10μg。

三、食品添加剂与非法添加物

（一）食品添加剂的定义及分类

食品添加剂（food additives）是指为改善食品品质和色、香、味以及为防腐和加工工艺的需要而加入食品中的化学合成或者天然物质。营养强化剂在我国也属于食品添加剂的管理范围。

食品添加剂按其来源可分为天然和化学合成两大类。①天然食品添加剂是指利用动植物或微生物的代谢产物等为原料，经干燥、粉碎、提取所获得的天然物质。这类食品添加剂品种少、价格较高、工艺性能差。②化学合成食品添加剂是指采用化学手段，使元素或化合物通过氧化、还原、缩合、聚合、成盐等反应而得到的物质。其工艺性能好，用量少，但毒性往往大于天然添加剂，特别是混杂有害杂质或用量过大时，易对人体造成危害。

按不同的功能，我国食品添加剂分为：酸度调节剂、抗结剂、消泡剂、抗氧化剂、漂白剂、膨松剂、胶姆糖基础剂、着色剂、护色剂、乳化剂、酶制剂、增味剂、面粉处理剂、被膜剂、水分保持剂、营养强化剂、防腐剂、稳定和凝固剂、甜味剂、增稠剂、食用香料及其他共22类。

（二）我国常用的食品添加剂

1. 甜味剂（sweetener）　是指赋予食品甜味的食品添加剂，是世界范围内使用最多的一类添加剂。按其来源甜味剂可分为两大类，一类是天然甜味剂，有蔗糖、果糖、葡萄糖、麦芽糖、麦芽糖醇、山梨糖醇、木糖醇、甜菊糖苷和甘草等。它们可按正常生产需要加入食品中，安全、无毒害。另一类是人工合成甜味剂，无任何营养价值，但甜度比蔗糖高数十倍甚至数百倍，如糖精钠、甜蜜素（环己基氨基磺酸钠）和阿斯帕坦（天门冬酰苯丙氨酸甲酯）等，近年来陆续发现其对人体具有潜在的危害性。

2. 防腐剂（preservative）　是指抑制食品中微生物繁殖，并防止食品腐败变质，延长食品保存期的物质。防腐剂对微生物的作用主要在于抑制微生物的代谢，使微生物发育减缓或停止。其主要原理可能包括：改变细胞膜的渗透性，使微生物细胞内物质外泄，或影响与膜有关的呼吸链电子传递系统；或作用于遗传物质，影响其复制、转录、蛋白质翻译等；或作用于酶或功能蛋白，干扰正常代谢。一般将防腐剂分为酸型、酯型和生物型，常见的有苯甲酸（及其钠盐）、山梨酸（及其钾盐）、二氧化硫、焦亚硫酸钠（钾）盐、丙酸、对羟基苯甲酸乙酯、对羟基苯甲酸丙酯、脱氢醋酸等。防腐剂的毒性较低，其中苯甲酸、山梨酸参与机体的正常代谢，以马尿酸和葡萄糖苷酸的形式从尿排出。但一些企业将防腐、抑菌、消毒等多种工序合并，可能加大防腐剂的使用剂量，其产品可对人体造成一定损害，如方便面、酱油和酱菜等许多食品中普遍存在苯甲酸过量添加的现象。

3. 着色剂（colour additive）　指通过使食物着色后改善其感官性状、增进食欲的一类物质。这类物质本身有色泽，故又称为色素。按其来源和性质可分为天然色素和合成色素两大类。天然色素是利用一定的加工方法所获得的来自于天然物质（主要是来源于动植物或微生物代谢产物）的有机着色剂，常见的有红曲色素、焦糖、姜黄、甜菜红、β-胡萝卜素等。天然色素长期以来作为人们食物的成分，多数是安全的，但个别的具有毒性，如藤黄有剧毒不能用于食品；另外，天然色素在加工制作过程中可能被杂质污染或化学结构发生改变而产生毒性，因此也需要进行毒性试验以确保其安全性。天然色素还存在难溶、着色不均、稳定性差和成本高等缺点。合成色素主要指用人工合成的方法从煤焦油中制取或以苯、甲苯、萘等芳香烃化合物为原料合成的有机色素，又称煤焦油色素或苯胺色素。由于人工合成色素一般较天然色素鲜艳、稳定、着色力强、可任意调色、价格低廉、使用方便，因此在食品工业中得到了广泛的应用。但自20世纪50年代发现不少食用合成色素具有致癌、致畸作用以后，各国对合成色素的使用进行了严格的控制。许多合成色素除本身或代谢产物有毒性外，在生产合成过程中可能由于原料不纯或受到有害金属（如铅、砷等）污染以及产生有毒的中间产物而使毒性增加，因此为达到安全使用合成色素的目的，需进行严格的毒理学评价。我国允许使用的人工合成色素有苋菜红、胭脂红、赤鲜红、诱惑红、新红、柠檬黄、日落黄、靛蓝、亮蓝以及它们的铝色淀和叶绿素铜钠盐、二氧化钛等22种，而且对生产规范和允许添加的食品种类等也进行了约束。

4. 护色剂（colour lixative）　又称为发色剂，是指添加于食品原料中，使制品呈现良好色泽的非色素物质。我国允许使用的护色剂有硝酸盐和亚硝酸盐，只能用于肉类罐头和肉类制品。硝酸盐在肉类腌制过程中经硝酸盐还原菌的作用，还原成亚硝酸盐，后者在酸性条件下（pH为5.5～6.5）由细菌分解为亚硝酸，进而转化为一氧化氮。一氧化氮再与肉中肌红蛋白反应生成鲜红色亚硝基肌红蛋白，使肉类制品具有良好的感官性状；并有增强肉制品风味和抑菌作用，特别对肉毒杆菌抑菌效果更好。因为亚硝酸盐对机体存在大量的有害作用（包括潜在的致癌性），因此在保证色泽良好的条件下，护色剂的用量应限制在最低水平。

5. 抗氧化剂（antioxidant）　指能延缓食品成分氧化变质的一类物质。食品中如果含有大量脂肪（特别是含有大量多不饱和脂肪酸）时，很容易氧化酸败，降低食用价值并产生对机体有毒的产物。抗氧化剂则可防止或延缓食品氧化，提高食品的稳定性并延长储存期。抗氧化剂包括油溶性抗氧化剂和水溶性抗氧化剂，我国允许使用的有丁基羟基茴香醚（BHA）、二丁基羟基甲苯（BHT）、没食子酸丙酯（PG）、茶多酚（维多酚）和L-抗坏血酸等。

6. 增味剂（flavor enhancer）　指补充、增进、改善食品中原有的口味或滋味及提高食品风味的物质，又称为鲜味剂。增味剂可能本身并没有鲜味，但能使食品的风味增加而引起强烈的食欲。增味剂按化学性质不同，分为氨基酸系列和核苷酸系列两种。氨基酸系列有L-谷氨酸钠、L-天门冬氨酸钠、氨基己酸、DL-氨基丙酸等；核苷酸系列有5′-鸟苷酸二钠、5′-肌苷酸二钠。我国最常用的鲜味剂是谷氨酸钠（俗称味精），是世界上除食盐外耗用量最多的调味剂。

（三）食品添加剂的使用原则

食品添加剂对于改善食品感官性状、增加食物多样性及增强食品流通性等方面都发挥了重要作用，因此在食品工业中的应用非常广泛，但其安全性和有效性是使用过程中应特别关注的两个问题。我国《食品添加剂使用标准》（GB2760-2011）不仅规定了食品添加剂允许使用的品种、范围、最大使用量和最大残留量，而且还制订了使用原则。食品添加剂的使用原则包括以下四个方面：

1. 食品添加剂应当符合相应的质量规格要求。

2. 在以下情况下可使用食品添加剂　①保持或提高食品本身的营养价值；②作为某些特殊膳食用食品的必要配料或成分；③提高食品的质量和稳定性，改进其感观特性；④便于食品的生产、加工、包装、运输或者贮藏。

3. 食品添加剂使用时应符合的基本要求　①不应对人体产生任何健康危害；②不应掩盖食品的腐败变质；③不应掩盖食品本身或加工过程中的质量缺陷，或以掺杂、掺假、伪造为目的而使用食品添加剂；④不应降低食品本身的营养价值；⑤在达到预期目的的前提下尽可能降低在食品中的使用量。

4. 食品添加剂带入原则　在下列情况下食品添加剂可以通过食品配料（含食品添加剂）带入食品中：①根据《食品添加剂使用标准》（GB2760-2011），食品配料中允许使用该食品添加剂；②食品配料中该添加剂的用量不超过允许的最大使用量；③应在正常生产工艺条件下使用这些配料，并且食品中添加剂的含量不应超过由配料带入的水平；④由配料带入食品中的该添加剂的含量应明显低于直接将其添加到该食品中通常所需的水平。

（四）食品的非法添加物

我国对食品添加剂实行许可证管理制度，凡是未被批准作为食品添加剂而向食品中添加的非食用物质都属于食品的非法添加物（illegal additives）。食品非法添加物的主要表现有：

1. 使用未经国家批准使用或禁用的品种　如将荧光增白剂掺入面粉、粉丝等食品用于增白，而这些增白剂中二苯乙烯三嗪衍生物会直接对人体健康造成危害；吊白块用于面粉漂白；甲醛用于海产品防腐等。

2. 添加剂使用超出规定范围　卫生部明确规定了各种食品添加剂的使用范围，若不按规定范围添加，也属于非法添加。如婴儿食品中不准添加人工合成色素、糖精和香精等。

3. 使用工业级添加剂代替食品级的添加剂　国家规定食品加工必须使用食品级规格的食品添加剂，不准使用工业级产品，因其杂质多、毒性大而危及人类健康。

四、食源性疾病

（一）食源性疾病的概念

食源性疾病（foodborne disease）是指通过摄取食物而使各种致病因子进入人体，从而引起具有感染或中毒性质的一类疾病。食源性疾病包括三个基本要素和特征：即食物是传播疾病的媒介；食物中的病原体是食源性疾病的致病因子；疾病的临床特征可以表现为感染性和中毒性两种主要类型。

人们对食源性疾病的认识最开始是从食物中毒开始的，之后随着人们对疾病认识的深入，其范畴也不断扩大。目前认为食源性疾病既包括传统的食物中毒，也包括食源性肠道传染病、食源性寄生虫病、人畜共患传染病以及食物过敏。广义的食源性疾病除含有以上食物安全内涵外，还可以包括由于食物营养不平衡而引起的某些慢性非传染性疾病（如心脑血管疾病、糖尿病、肿瘤等），食物中某些有毒有害物质引起的以慢性损害为主的疾病（包括致癌、致突变、致畸）等也属于广义食源性疾病的范畴。

（二）食源性疾病的病原因子

1987 年 WHO 在欧洲开展的食源性疾病和食物中毒监测规划中，把食源性疾病的病原因子分为以下几类：

1. 细菌及其毒素　包括沙门菌，蜡样芽胞杆菌，肉毒杆菌，产气荚膜梭状芽胞杆菌，伤寒沙门菌，副伤寒沙门菌甲型、副伤寒沙门菌乙型、副伤寒沙门菌丙型、志贺菌，金黄色葡萄球菌，霍乱弧菌以及其他一些细菌。近年来，国际报道并关注较多的细菌还有肠出血性大肠埃希菌 O157：H7、单核细胞增生性李斯特菌、多重耐药性沙门菌、空肠弯曲菌等。

2. 寄生虫和原虫　包括囊尾蚴（绦虫）、棘球属、毛线虫（旋毛虫）、弓形虫以及其他寄生虫。

3. 病毒和立克次体　包括甲型和未分型肝炎病毒、轮状病毒、诺瓦克病毒以及脊髓灰质炎病毒等。

4. 有毒动物　包括有毒鱼类（河豚）、有毒贝类（麻痹性贝类）和其他有毒动物。

5. 有毒植物　包括毒蕈、苦杏仁及木薯、粗制棉籽油等。

6. 真菌毒素　包括黄曲霉毒素、伏马菌素、棕曲霉毒素、脱氧雪腐镰刀菌烯醇、雪腐镰刀菌烯醇、玉米赤霉烯酮、T-2 毒素和展青霉毒素等。

7. 化学性污染物　主要包括农药残留、兽药（抗生素）残留、环境污染物或环境雌激素（二噁英、生物毒素、氯丙醇、氯化联苯）和重金属等。

8. 目前尚未明确的病原因子。

（三）常见的食源性疾病类型

1. 食物中毒　食物中毒是最早被人们认识的食源性疾病类型，其预防和控制在降低食源性疾病发生率的工作中占有举足轻重的地位，有关食物中毒及其防治，详见本书第十一章。

2. 食源性寄生虫病　常见污染食物的寄生虫有绦虫（包括囊尾蚴）、旋毛虫、肝片形吸虫、姜片虫、弓形虫和华支睾吸虫等，其中囊尾蚴和旋毛虫等常寄生于畜肉中，鱼贝类中常见的寄生虫有华支睾吸虫（肝吸虫病）、阔节裂头绦虫等，而姜片虫常寄生于水生植物的表面，蔬菜瓜果可引起蛔虫病的传播，生食鱼片（生鱼干）则易得肝吸虫病。

3. 人畜共患传染病　人畜共患传染病是指人和和脊椎动物由共同病原体引起的，又在流行病学上有关联的疾病。该病原体既可存在于动物体内，也可存在于人体内，既可由动物传染给人，也可由人传染给动物，是人类和脊椎动物之间自然传播的疾病。大多数人畜共患传染病通常是由动物传染给人，由人传染给动物的比较少见。常见的人畜共患传染病包括：炭疽、口蹄疫、结核病、布氏菌病、牛海绵状脑病（疯牛病）、猪链球菌病和禽流感等。

4. 食物过敏（food allergy）　是指摄入体内的食物中的某些组分作为抗原诱导机体产生免疫应答而发生的一种变态反应性疾病。临床表现主要为摄入某些食物后引起一些不适症状，如皮肤瘙痒、哮喘、荨麻疹、胃肠功能紊乱等。

引起食物过敏的食品约有 160 多种，但常见的致敏食品主要有 8 类：①牛乳及乳制品（干酪、酪蛋白、乳糖等）；②蛋及蛋制品；③花生及其制品；④大豆和其他豆类以及各种豆制品；⑤小麦、大麦、燕麦等谷物及其制品；⑥鱼类及其制品；⑦甲壳类及其制品；⑧坚果类（核桃、芝麻等）及其制品。

目前已知结构的过敏原都是蛋白质或糖蛋白，分子量常为 10 ~ 60kDa。任何食物都可能是潜在的过敏原；食物过敏原具有一定的可变性，如加热可使得一些次要的过敏原的过敏性降低，但主要的过敏原一般对热不敏感。一般情况下，酸度的增加和消化酶的存在可减少食物的过敏性。由于许多蛋白质具有共同的抗原决定簇，从而使过敏原可能具有交叉反应性，如对牛奶过敏者对山羊奶也过敏；对鸡蛋过敏者可能也对其他鸟蛋过敏；对大豆过敏者也可能对豆科类的其他植物过敏。不同年龄阶段，主要的致敏食物会有所不同，如儿童常见的致敏食物为牛奶、蛋类、花生、小麦和坚果类；而成人则主要是花生、坚果类、黄豆、鱼及虾蟹类。

（四）食源性疾病的现状与管理

由于食源性疾病的种类繁多、分布广泛，其对发展中国家和发达国家人群健康都存在严重威胁，是当今世界上备受人们关注的公共卫生问题之一。由自然选择造成的微生物变异而产生的新病原体，可能对人类造成新的威胁；近年来，由于国际旅游和贸易的增加，人口和环境的变化，食品生产、加工方式的改变，人类生活方式及行为改变等原因，全球食源性疾病发病率不断上升，且有数次严重暴发流行。即使在发达的工业化国家，每年亦有多达 30% 的人口感染食源性疾病，如美国每年约有 7600 万例食源性疾病发生，造成 3.25 万人住院和 5000 人死亡。然而由于目前世界上只有少数几个国家建立了食源性疾病年度报告制度（即美国、英国、加拿大、日本，其中美国食源性疾病监测系统最完善，报告资料最多、最完整），且漏报率相当高，所以很难准确估计全球食源性疾病的发病率。据 WHO 报告，食源性疾病的实际病例数要比报告的病例数多 300 ~ 500 倍，报告的发病率不到实际发病率的 10%。

世界卫生大会在 2000 年通过了《食品安全决议》，制订了全球食品安全战略，将食品安全列为公共卫生的优先领域，并要求成员国制订相应的行动计划，最大限度地减少食源性疾病对公众健康的威胁。我国已于 2009 年 6 月起正式实施《中华人民共和国食品安全法》，为加强食物安全工作、预防食源性疾病，提供了法制保障。

（练雪梅）

第五章　社会与心理因素对健康的影响

随着社会的发展、医学科学技术的进步及医学模式的转变，人们对健康及其影响因素的认知也发生了巨大转变。人具有生物和社会双重属性，人类的健康不仅受到化学、物理和生物因素的影响，同时也受到社会因素和心理行为因素的影响。因此，深入研究社会因素、心理行为因素对人群健康的影响，对全面认识疾病、制定防治策略和增进人类健康是非常必要的。

第一节　社会因素与健康

一、概述

社会因素（social factors）是构成社会环境各个要素的总称，包括政治、经济、文化、人口、社会关系和卫生制度等。社会因素对健康的影响不像生物因素那样明确，其各因素之间存在相互影响，很难确定因果关系。社会因素对健康的影响有以下特点：

1. **广泛性**　社会因素对健康的影响具有非特异性，即很难用单一的社会因素来解释某种健康状况的成因。例如，贫困地区婴儿死亡率高，可能是营养不良、母亲缺乏婴儿喂养知识及医疗卫生条件差等原因引起。社会因素是普遍存在的，所以社会因素对人们健康的影响非常广泛。对个体而言，一种社会因素可同时导致全身多个系统发生功能变化。

2. **持久性**　社会因素广泛存在于人们的现实生活中，只要人类社会存在，社会因素对健康的影响就持久存在，它对健康的影响是无形、缓慢而持久的。

3. **累积性**　社会因素是以一定的时间顺序作用于人体的，可形成累加作用，包括反应的累加、功能损害的累加和健康效应的累加。

4. **交互作用**　社会因素对健康的影响有的是直接的作用，有的是间接的作用，大多数社会因素是间接作用，各因素之间相互影响并最终产生健康结果。

5. **双向性**　社会因素对人类健康起着促进或制约作用，反过来，健康水平的高低也可以影响社会经济和文化教育的发展。据文献报道，人均期望寿命每增长 0.1 岁，可带动国内生产总值（GDP）增长 1 个百分点，世界经济增长中 8% ~ 10% 归因于健康的人群。

二、社会制度与健康

社会制度（social institutions）是为了满足人类基本的社会需要，在各个社会中具有普遍性以及在相当一个历史时期里具有稳定性的社会规范体系。它是由一组相关的社会规范构成的，也是相对持久的社会关系的定型化。社会制度分为三个层次：一是指总体社会制度，也称为社会形态，如资本主义制度和社会主义制度；二是指一个社会中不同领域里的制度，如经济制度和教育制度等；三是指导人们具体行动的行为规则，如考勤制度和审批制度等。社会制度关系到社会对公众健康的关心程度、经济投入以及社会对健康维护活动的参与，也影响医疗保健体制和社区卫生服务的组织形式。

社会制度对人群健康的影响，主要通过社会分配制度、社会卫生政策和社会规范体现其对健康的影响。

1. **分配制度对居民健康的影响**　社会制度决定了社会财富及卫生资源能否合理分配。合理的分配有助于人群健康，贫富分化必然会影响到人群健康。Hildebrand 和 VanKerm（2004）研究发现，在控制了绝对收入对自评健康的影响后，收入不平等与自评健康状况之间呈显著的负相关，并且这种相关关系在所有女性群体中更明显，而收入不平等对低收入家庭的男性健康危害更大。从世界范围来看，各国贫富差距悬殊，卫生资源分配不合理，这也是 WHO 提出的"21 世纪人人享有卫生保健"全球战略目标的主要原因。

近年来，随着居民收入的增加，收入差距也在不断扩大，包括农村内部收入差距的扩大和城乡收入差距的扩大。2012 年中国的基尼系数为 0.474，已突破 0.40 的国际警戒线；中国收入最高的 10% 家庭与收入最低的 10% 家庭的人均收入相差 65 倍。从图 5-1 可以看出，我国各省份平均预期寿命与城乡收入比之间存在较明显的负相关关系。由此可见，收入差距的扩大不利于我国城乡居民健康。

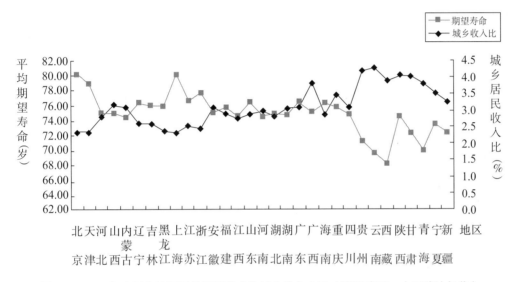

图 5-1　2008 年中国各地区平均预期寿命和城乡收入之比（资料来源：中国统计年鉴）

2．社会制度对卫生政策的决定作用　提高人群健康水平，经济是基础，卫生政策的导向作用是决定因素。社会制度对卫生政策及人群健康影响最广泛、最深远的是政治经济制度。政治经济制度对人群健康的影响，主要表现在国家所制定和实施的各种方针、政策、法律、法令对人民的社会地位、经济水平和医疗卫生事业方面的作用。政治经济制度不同的国家所制定和实施的卫生工作方针是不同的。我国尽管经济水平不高，但人群健康水平已经接近中等发达国家水平，其主要原因是社会制度的优越性。新中国成立 60 多年来，特别是改革开放以来，中国卫生事业取得了显著成就，覆盖城乡的医药卫生服务体系基本形成，疾病防治能力不断增强，医疗保障覆盖人口逐步扩大，卫生科技水平迅速提高。目前，居民健康状况不断改善。从反映国民健康状况的重要指标看，中国居民的健康水平已处于发展中国家前列。2010 年人均期望寿命达到 74.8 岁，其中男性 72.4 岁，女性 77.4 岁；孕产妇死亡率从 2002 年的 51.3/10 万下降到 2011 年的 26.1/10 万；婴儿死亡率及 5 岁以下儿童死亡率持续下降，前者从 2002 年的 29.2‰下降到 2011 年的 12.1‰，后者从 2002 年的 34.9‰下降到 2011 年的 15.6‰，已提前实现联合国千年发展目标。

3．社会制度对健康行为的影响　社会制度实质上是一种社会规范体系，它对人的行为具有广泛的导向和约束调适作用。人生活在社会中，其行为必然受到社会制度的制约，社会规范通过规定的行为模式，提倡或禁止某些行为，可保持和促进社会的协调发展，如禁毒、控烟和禁止酒驾等。Frieden TR 等报告，2002 年纽约市健康和精神卫生局（DOHMH）面对吸烟的威胁，启动了多项控烟法律。控烟行动后，2002—2007 年成人吸烟率从 21.5% 下降到 16.9%，

10 岁人群吸烟率从 17.6% 下降到 8.5%。经精确计算，该计划使纽约市居民吸烟相关年龄调整死亡率下降 17%。可见制定相应的法律、法规对维护和促进人群健康有深远的作用。

三、社会经济与健康

社会经济的发展决定了国民的收入、阶层、受教育程度以及医疗保健等状况，进而影响人群的健康。同时，健康也已经成为反映社会经济、生态、人口、社会卫生状况的一个重要方面，是衡量社会进步的一个重要指标。因此，社会经济发展与人群健康具有双向作用，是相互促进的，两者具有辩证统一的关系。

1. 经济发展对人群健康的促进作用　分析经济因素对健康的影响，常用反映经济发展的指标及居民健康指标进行综合分析。衡量经济发展的主要指标是国民生产总值（gross national product，GNP）、人均国民生产总值与国内生产总值（gross domestic product，GDP）、人均国内生产总值等。反映居民健康状况的常用指标有出生率、死亡率、婴儿死亡率和平均期望寿命等。

从人类发展史特别是近三百年的历史来看，经济发展和科技进步对人类健康的促进作用是显而易见的。经济发达的国家和地区，人们的生活和工作条件好，营养水平高，用于教育和医疗保健的投资多，人群健康状况有很大提高，疾病谱发生显著变化，平均期望寿命显著增长。经济欠发达国家和地区的人们温饱都难以保障，用于医疗、教育的投入相对较少，威胁其健康的主要因素仍是传染病和营养缺乏性疾病等。2008 年，世界银行统计资料显示，不同经济水平的国家之间健康水平存在明显差异（表 5-1），说明经济发展对健康存在决定性的影响。从中国的不同地区来看，经济发达的上海、北京、天津在 2010 年居前三位，人均期望寿命分别达到 80、80、79 岁，而经济发展水平落后的贵州、云南、西藏则居最后三位，分别只有 71、69、68 岁。

表5-1　经济状况与居民健康指标的关系（2008年）

收入群组	婴儿死亡率（‰）	成人死亡率（‰）	出生期望寿命（岁）	出生健康期望寿命（岁）
低收入	76	310	57	49
中低收入	44	178	67	61
中上收入	19	194	71	61
高收入	6	87	80	70
全球	45	180	68	59

资料来源：世界卫生组织《2010 年世界卫生统计》

2. 经济发展对人群健康的负面作用　经济发展有利于健康水平提高，但在经济发展过程中，由于对环境的破坏和人们生活方式的改变，也会产生一些负面效应，带来一些新的健康问题。

（1）环境污染和生态环境破坏。环境污染是经济发展在一定历史时期出现的影响健康的重大问题，尤其在发展中国家走向现代化的过程中表现得尤为突出。改革开放三十多年来，我国在经济高速发展的同时，付出了高昂的环境代价。不惜代价地片面追求经济发展和 GDP 增长，对空气、水源、土壤等自然环境造成了严重破坏，环境污染造成了许多"致癌、致畸、致突变"的隐患，对国民健康带来了损害。中国疾病预防控制中心专家团队经过 8 年的研究，首次证明了癌症高发与水污染的直接关系。例如，淮河一级支流沙颍河流经河南沈丘县境内，是污染的中心。2004 年到 2006 年，当地的儿童（恶性）肿瘤死亡率是 188.81/10 万，同期全国平均水平是 120/10 万左右。工业化、都市化进程导致大量的植被破坏，汽车尾气及噪声成为现代城市环境污染的主要来源，由此产生的健康问题和潜在危害广泛存在。

（2）现代社会病的产生。相对于环境污染而言，经济发展通过影响人们的生活方式，对国民健康带来的不利影响则更为隐蔽，更容易被人们忽视。经济发展水平的提高引致人们生活水平的提高，进而改变了人们的饮食结构和行为方式；不良的生活方式，如吸烟、酗酒、不良饮食及睡眠习惯、缺乏运动等越来越普遍，直接对人类健康产生有害的影响，导致了超重和肥胖人口增长，高血压、高血脂、高胆固醇和高血糖的人口比例增加。《中国慢性病防治工作规划（2012—2015 年）》指出，我国现有确诊慢性病患者 2.6 亿人，慢性病导致的死亡已经占到我国总死亡的 85%，导致的疾病负担已占总疾病负担的 70%。加之电子、电器产品的广泛应用，产生了现代文明病，如空调综合征、网络依赖症和手机依赖症等。另外，吸毒、性传播疾病的发生率不断上升，给人群健康带来了新的威胁。若不及时有效控制，将带来严重的社会经济问题。

（3）心理健康问题增加。随着经济发展水平的提高，竞争压力和工作生活节奏大大加快，各种社会和生活风险也大大增加。焦虑、紧张、刺激和心理压力，给人们的身心健康带来了不良影响，如心身疾病、精神疾病、自杀等现象增多。心理健康问题已日益凸显，成为现代人的又一个健康问题。

（4）社会负性事件增多。经济发展不平衡造成贫富差距加大、家庭关系紧张和教育功能失调，以致青少年犯罪、少女妊娠等社会负性事件增多。来自中国青少年犯罪研究会的统计资料表明，近年来，青少年犯罪总数已经占到了全国刑事犯罪总数的 70% 以上，其中十五六岁少年犯罪案件又占到了青少年犯罪案件总数的 70% 以上。

（5）社会人口特征剧变。随着社会经济的发展，我国的人口增长模式从过去高生育率、低死亡率、高增长率的"高、低、高"的模式，很快过渡到目前的低生育率、低死亡率、低增长率的"低、低、低"的模式。在这样"三低"的模式下，中国人口总量的增长速度放缓，老龄人口比重增加，少儿的比重在缩小。同时工业化、城镇化进程的不断加速，我国社会流动人口显著增加，尤其是大批农村劳动力流入城市。这些社会人口的新特征使疾病谱发生改变，妇幼保健工作难度增加，给社会卫生服务提出新的挑战。

3．人群健康对经济发展的促进作用　在经济水平对健康产生决定性作用的同时，人群的健康水平对社会经济发展也具有很大的促进作用。经济发展从根本上说是生产力发展的结果，生产力的核心是具有一定体力、智力和劳动技能的人，人的健康与智能对生产力的发展起着重要的、不可替代的作用。人群寿命的延长，体力、耐久力、精力的维持，能延长工作时间，有利于提高社会劳动生产率。据文献研究，人均期望寿命每增长 0.1 岁，可带动 GDP 增长 1 个百分点，世界经济增长中 8%～10% 归因于健康的人群。新中国成立以来，我国居民的平均期望寿命从 35 岁增加到现在的 70 岁以上，以 60 岁退休计算，平均每个劳动者延长 25 年的工作时间。BhMgava 等研究证实，健康指标每提高 1%，国家经济增长率提高 0.05%。我国学者测算 1950—1980 年间，我国国民生产总值的增加，至少有 20% 是通过人群健康状况改善而获得的。在一定的社会经济条件下，人群健康对于经济发展具有积极的促进作用。

四、社会文化与健康

文化（culture）常被划分为广义文化和狭义文化。广义的文化指人类创造的一切物质产品和精神产品的总和。狭义的文化专指语言、文学、艺术及一切意识形态在内的精神产品，包括思想意识、文学艺术、科学技术、宗教信仰、风俗习惯、教育、法律、道德规范等。

文化对人们健康的影响具有广泛性和持久性。一是教育、风俗习惯、宗教信仰等对健康的影响是对整个人群，它的广泛程度要大于生物、自然因素；二是文化对人的思想意识、观念的影响和作用不是短期内可以消失的。文化对健康的影响有时是直接的，有时是间接的，通过不同的方式与途径表现出来。

1. 教育对人群健康的影响　教育水平是反映一个国家和民族文化水平及素质的重要指标。从一定程度上讲，人所受教育程度不同，其生活方式、健康观、价值观也存在差异。受教育程度较高的人能够更好地获取疾病和医疗信息，采取更健康的生活方式，并利用先进技术克服吸烟等不良生活习惯，从而更有效地防治疾病。

受教育水平不同的个体或群体，其健康水平也存在着明显的差异，教育水平与人群健康水平呈正相关，受教育程度越高，死亡率越低，出现疾病和伤残的可能性越小，期望寿命越长。美国哈佛大学医学院 1990—2000 年间的调查结果显示，美国人获得高中或以下文凭的人寿命长短没有变化，但接受过高等教育的人平均寿命延长了约 1.6 年，受教育程度越高，寿命越长。

此外，受教育水平不仅与自身的健康有着密切的关系，对下一代健康也有明显的影响。美国的一项研究表明，受 16 年以上教育的母亲低体重新生儿发生率为 4.9%，受教育不足 9 年者为 9.9%，文盲妇女低体重新生儿发生率是受 10 年以上教育妇女的 2.5 倍。受过教育的母亲，其婴儿和儿童死亡率低，可能原因是：受过教育的妇女容易放弃传统的观念，接受科学的孕产妇及儿童保健知识。

2. 风俗习惯对健康的影响　风俗习惯指个人或集体的传统风尚、礼节、习性。是特定社会文化区域内历代人们共同遵守的行为模式或规范。它与人们的日常生活联系最为紧密，涉及人的衣、食、住、行、娱乐、体育和卫生等各个环节。风俗习惯是历代相沿的规范文化，是一种无形的力量，约束着人们的行为，从而对健康发生着重要的影响。

良好的风俗习惯有益于健康，如中国的茶文化与人的身体健康、心理健康、社会健康的关系都很密切。不良的风俗习惯可导致不良的行为，直接危害人群的健康，如新几内亚东部高地的 Fore 人有一种风俗，人死后家人及亲属参加葬礼并吞食死者的肉以示对死者的哀悼，这种风俗习惯导致一种以小脑病变为特征的中枢神经系统疾病——库鲁病（Kuru）的流行，几乎使 Fore 人灭绝。

3. 宗教对健康的影响　宗教是支配人们日常生活的自然力量和社会力量在人们头脑中的主观反映，是以对神的崇拜和神的旨意为核心的信仰和行为准则的总和。它包括三个层面：一是宗教的思想观念及感情体验（教义）；二是宗教的崇拜行为及礼仪规范（教仪）；三是宗教的教职制度及社会组织（教团）。宗教通过伦理及教义的灌输，影响人的心理过程及行为。

宗教对健康的影响具有双面性。信仰任何一种主流宗教的人，不论男女，他们的平均寿命均比其他人长、免疫系统功能比其他人好；他们患卒中、抑郁症、心脏病和产生焦虑不安情绪的可能性也比其他人小，他们自杀的可能性更是远小于非信仰者。美国杜克大学医学中心对信仰主流教派的人群进行了调查研究，结果显示：很少参加宗教活动会对人的寿命缩短产生极大的影响，这种危害与每天抽一包烟、连续抽 40 年造成的危害等同。另一项研究发现，在耶路撒冷，没有宗教信仰的以色列成年人患心脏疾病的概率要比那些信仰宗教的成年人大得多。目前研究者给出了多种解释，一是得益于各教派的禁忌，比如禁酒、禁咖啡因、禁烟等。二是精神信仰行为通过倡导健康合理的生活方式而有助于健康。三是认为宗教信仰与人的精神健康状况有关。从某种意义上讲，宗教不仅可以发挥有益的精神安慰作用，而且还能帮助信徒们掌握摆脱压力和焦虑的办法，精神压力的减轻反过来促进了身体健康。四是某些宗教仪式客观上促进了人们的健康，如犹太教在对男性婴儿洗礼时都要举行割礼，即包皮环切仪式，因此，犹太人几乎没有阴茎癌；有研究表明斋戒对于清理肠胃、防止消化系统疾病、维护身体健康有益。

但是，教徒的盲目信仰对健康也会带来危害。例如世界上曾发生过的 6 次古典霍乱大流行都源于印度，原因是印度教教徒视恒河为"圣河"，信奉在生前饮其水，死后用其洗身可消除一切罪孽。于是教徒常常千里迢迢聚集于恒河饮水，并在河中洗浴死人，然后将尸体或就地焚烧，或任其随水漂流，使恒河水终年污染严重。此外，某些邪教经常披着宗教的外衣，蒙骗群众，有病不去求医，而是去求主保佑，导致一些患者延误治疗，对人群和社会健康的危害极大。

五、社会关系与健康

所谓社会关系（social relations），是指人们在生产和共同生活过程中形成的人与人之间的关系。人是生活在由一定社会关系结合而成的社会群体之中，包括家庭、邻里、朋友和工作团体等，这些基本社会群体共同构成社会网络。人在社会网络中的相互协调、相互支持，是健康的影响因素，同时也是保证健康的基础。

1．人际关系与健康　人际关系指人类社会中人与人之间在相互交往、相互联系与作用的过程中形成的各种关系。融洽的人际关系缩短人与人心理上的距离，使人心情舒畅、精神振奋、身体健康；不良的人际关系增大人与人的心理距离，会引起心理状态的改变和情绪紧张，致使中枢神经系统、内分泌系统和免疫系统的正常生理功能受到影响。如果一个人长期处在这种状态中，会导致健康受损和疾病。美国犹他州杨百翰大学的研究者发现，与没有社会关系支撑的人相比，社会关系良好者的早死概率要低 50%。

2．家庭关系与健康　家庭是由婚姻、血缘或收养关系所组成的社会组织的基本单位。家庭是人成长过程的第一个社会关系。按照家庭的规模可以将家庭划分为：①核心家庭：由一对父母和未成年子女组成的家庭；②扩展家庭：分为主干家庭和扩大 / 联合家庭；③非传统家庭结构：包括单亲家庭、单身家庭、重组家庭、丁克家庭和空巢家庭等。家庭的功能主要是养育子女、生产和消费、赡养、休息与娱乐。家庭结构、家庭功能、家庭成员间关系正常与否都是影响健康的重要因素。家庭可以通过遗传、生活习惯、家庭支持、家庭环境和情感反应等途径影响个人的健康或疾病的发生、发展和转归。日本厚生省统计，同家庭生活美满的家庭相比，男性离婚者平均寿命缩短 12 年，女性缩短 5 年。

六、人口与健康

人口（population）不仅是社会存在和发展最基本的要素，而且与人类健康息息相关。人口的规模、结构、区域分布，既取决于生育率、死亡率和人口流动情况，又对健康及保健工作有重要影响。

1．人口数量和结构与健康　人口增长过快，生产积累减少，生活水平下降，健康水平降低；还会造成自然环境的破坏，加重环境污染，对健康造成威胁。

人口数量过多，使劳动力人口超出了现行经济发展的需要，从而造成失业、居民收入下降，最终损害人们的身心健康。

人口结构中年龄及性别结构与人群健康密切相关。衡量人口年龄结构的指标主要有老年人口比例和儿童少年人口（15 岁以下人口）比例。目前，人类所面临的人口问题是双方面的，即人口老龄化和儿童少年人口比例下降，这必将带来诸多新的健康问题。老年人口增多使患病率升高，卫生资源消耗量增大，社会经济负担加重。而儿童少年人口比例下降，将来可能出现劳动力的短缺，会直接影响社会经济的发展和人群的健康水平。

性比例是用来评价人口性别结构是否平衡的指标，一般国家性比例为 103 ～ 107。性比例失调是滋生社会问题的根源之一。

2．人口素质与健康　人口素质是身体素质、文化素质和思想道德素质的综合体现。身体素质的提高是人群健康水平整体提高的表现，也是人口素质提高的基础。具有较高文化素质的人群对健康有更为深入的理解和重视，保健意识高，能够更自觉地选择健康的生活方式，从而享有更高的健康水平。公民思想道德素质的提高有利于在全社会形成良好的社会关系网络，人与人之间相互信任、关怀、帮助，有利于全社会人群身心健康整体水平的提高。

3. 人口流动与健康　人口流动是指人口在地理空间位置上的变动和阶层职业上的变动。在我国，随着改革开放的深入，人口流动将更为普遍。社会环境、自然条件及人口特点决定了人口流动对人群健康造成的影响程度及性质。人口流动可促进社会经济的发展，给人群健康带来有利影响。但是，人口流动也会出现一些新的健康问题，如传染病的控制、生殖健康及留守人员的心理问题等。

七、卫生事业发展与健康

卫生事业是一项与人群健康关系密切的事业，卫生事业的发展是社会发展的重要组成部分之一，是维护及促进人群健康的重要保障。

卫生事业通过提供卫生服务影响人的健康，卫生服务的功能可分为两个方面，保健功能和社会功能。卫生服务的保健功能是指医疗卫生服务通过预防、治疗、康复和健康教育等措施，降低人群的发病率和死亡率，通过生理、心理及社会全方位的保健措施，维护人群健康，提高生命质量。卫生服务的社会功能主要体现在医疗保健服务使患者康复、恢复劳动力、延长寿命、延长劳动时间，从而提高生产力水平。

卫生资源的投入及其分配对人群健康有很大的影响。在发展中国家及不发达国家，卫生资源投入不足的现象极为普遍。卫生资源投入不足将影响卫生服务工作的开展，从而影响人群健康。卫生资源的分配不公，不能保障大多数人的健康，不利于群体健康水平的提高。

一定的资源投入是开展卫生服务必备的基本条件，但如何使用卫生资源，即如何组织实施卫生服务，是获得理想的健康投资效益至关重要的因素。合理使用卫生资源，科学组织实施卫生服务，将有利于人群健康水平的提高。

第二节　心理因素与健康

现代心理学研究表明，人的心理活动是与人的全面生理状态相关的，因而是与人的健康状况相适应的。美国著名生理学家坎农在 21 世纪初就做过大量实验，结果表明：当人处于焦虑、忧郁时，会抑制胃肠蠕动，抑制消化液的分泌，导致食欲减退。当人处于发怒或突然受惊时，会导致呼吸短促、加快、心跳加剧、血压升高、血糖增加，血液中的含氧量也会增加。突然的惊恐，有时还会导致暂时性的呼吸中断，心电图波形发生明显变化。

现代社会竞争激烈、人们心理压力增加，与社会心理因素相关的疾病在增多，如恶性肿瘤及心脑血管病已上升到前三位，而与心理社会因素更为密切的心理疾病（精神疾病）则上升得更为明显。

一、个性心理特征与健康

个性心理特征（mental characteristics of individual）指个人身上经常表现出来的本质的、稳定的心理特征。主要包括气质、性格和能力。目前研究较多的与健康相关的个性心理是气质和性格。

1. 气质与健康　气质（temperament）是个体表现在心理活动的强度、速度、灵活性与指向性等方面的一种稳定的心理特征，也就是性情、秉性和脾气。心理学家将人类的气质分为四种类型，即多血质、胆汁质、黏液质和抑郁质。不同气质类型的人在行为方式和对事物反应方面有差别。通常情况下，多血质类型的人活泼、好动、敏感、反应迅速、喜欢与人交往、注意力容易转移、兴趣容易变换等；胆汁质类型的人直率、热情、精力旺盛、情绪易于冲动、心境变换剧烈等；黏液质类型的人安静、稳重、反应缓慢、沉默寡言、情绪不易外露、注意力稳定但又难以转移、善于忍耐等；抑郁质类型的人孤僻、行动迟缓、体验深刻、善于觉察别人不易觉察的细小事物等。这四种气质类型属于极端形式，实际生活中大多数人接近或类似某种气质。

人的气质会影响人的身心健康。从各种气质类型的心理特征来看，具有极端典型的某种气质类型的人，在他们的心理过程和行为活动中容易出现"七情致病"现象。胆汁质的人，易激怒，控制不了自己的情绪发作，易"怒伤肝"；多血质的人，容易为一件事而喜不自禁，发作起来强度极高，易"喜伤心"；黏液质的人，情绪一般比较平衡，一旦被激起了缓慢的怒气，则持续时间长久，易出现多方面的身心疾病；抑郁质的人，心情比较低沉、多疑、易焦虑，所以最易患心身疾病。

2．性格与健康　性格（character）是人对现实的稳定态度和习惯化的行为方式中所表达出的具有核心意义的个性心理特征。心理学家把人的性格分为 A、B、C、D、E 五种类型。A 型性格最大特点是外向、办事节奏快、争强好胜、固执急躁、人际关系紧张和容易激惹等；B 型性格的最大特点是悠闲自得、随遇而安和不易激惹等；C 型性格好忍气吞声，过度压抑自己的情绪，负性情绪体验过多；D 型性格最大的特点就是有浓厚的消极情感和社会退缩倾向；E 型性格内向、易伤感、自卑多虑、爱生闷气、少言寡欢。每种性格特点都和疾病有着密切的关系，它既是很多疾病的发病基础，又可以改变许多疾病的发展过程。

性格与健康的关系研究较多的是 A、C、D 三种性格。医学研究发现 A 型性格是患冠心病的主要原因之一，A 型性格冠心病的发病率是 B 型性格的 2 倍。C 型性格是大多数癌症患者具有的一种普遍性格特征。D 型性格的人易患心血管类疾病，且康复起来速度慢，而且特别容易再次发作，且死亡率比其他患者高。改变性格不能消除疾病，但至少可以改变自己的心态，只要心情保持积极乐观，任何疾病的发展都可以得到减缓。

二、情绪与健康

情绪（mood）是人对客观事物是否符合自己的需要而产生的态度体验，是客观事物同主观需要关系的反映，它有喜、怒、哀、惧等不同表现形式，情绪有积极和消极之分。大量研究成果表明，情绪不仅对人的心理健康有影响，且对人的身体健康也有直接的影响。积极乐观情绪能激活免疫系统功能，抑制有害微生物和癌细胞生长，还能调节内分泌，排除生理障碍，从而使人体细胞活性增强，抗病能力提高。而愤怒、悲伤、忧虑、思念和恐惧等消极情绪过度或长期压抑心中，可导致各种功能紊乱，引起疾病，如高血压、冠心病、慢性胃炎、胃十二指肠溃疡、经前期综合征、神经症、精神分裂症、癌症等。因此，为了避免情绪不良造成疾病，应尽量保持乐观情绪，做到心胸开阔、豁达，对不良精神刺激要冷静对待，善于解脱，节制过分思虑，学会自我安慰，尽早从不良情绪的阴影中走出来，从而增强机体免疫力。

三、应激与健康

应激（stress）是个体对作用于自身的内外环境刺激做出认知评价后，产生生理和心理反应的过程。应激包括刺激（应激源）、认知评价和反应（应激反应）三个环节。应激来源有生活中遭遇的重大变故，如亲人离世、失业、离婚等；日常生活中的困扰，如交通阻塞、邻居争吵等；工作相关应激源，如劳动条件、工作负荷等；环境因素，如地震、洪水、火灾、风暴、战争、社会动乱、政治变革、环境污染、城市治安等。应激与健康的关系可以从两个方面来看，应激既可以有害于健康，也可以有利于健康，关键在于应激的种类、性质、强度、频度、持续时间和个体的先天素质、经历、知识、能力以及社会环境等因素。适度的应激是个体成长与发展的必要条件，是维持个体正常功能活动的必要条件。它可使机体维持一定的唤醒水平，排除寂寞与无聊，调动个体的能动性，提高工作效率。高强度的或者持续时间久的应激，超过个体的适应能力时将对个体健康产生危害。与应激关系比较密切的疾病有胃肠疾病、心肌梗死、高血压、脑卒中、糖尿病、癌症、肺部疾病及感冒等疾病。

第三节　生物 - 心理 - 社会医学模式与健康观

一、医学模式概念

医学模式（medical model）是在医学科学的发展过程中和医学实践中形成的健康观，是人类在与疾病斗争和认识生命自身规律的过程中得出的对医学总体的认识，又称为医学观，是人们考虑和研究医学问题时所遵循的总的原则和总的出发点，包括健康观、疾病观、诊断观、治疗观等。它是哲学思想在医学中的反映，也是人类对健康和疾病问题观察、处理方法的宏观概括，决定着人们对人的生理、病理、心理、预防、保健、治疗等问题的基本看法。医学模式一经形成，便会影响医学实践。

二、医学模式的发展

医学模式不是一成不变的、僵死的教条，而是随着医学科学的发展与人类健康需求的不断变化而演变。历史上，由于受哲学思想、社会文化、经济水平、政治制度、科学技术的制约和影响，形成了不同的医学模式。

纵观历史，医学模式经历了神灵主义、自然哲学、机械论、生物医学和生物 - 心理 - 社会医学模式五个阶段的转变。

1. 神灵主义医学模式（spiritualism medial model）　在古代，由于当时生产力水平低下，科学技术思想尚未确立，人们对健康和疾病的理解与认识是超自然的。人们认为人类的生命与健康是神灵所赐，疾病和灾祸是天谴神罚，而死亡不过是天神召回灵魂。人们对健康的保护和疾病的防治主要依赖求神、问卜、诅咒和祈祷，以求神灵的宽恕与保佑。神灵主义医学模式是一种原始的医学模式，但在当今世界的某些落后地区或某些特殊人群中仍有不可忽视的影响力。

2. 自然哲学医学模式（nature philosophical medical model）　是运用朴素的辩证法和唯物主义观解释健康和疾病现象，把哲学思想与医疗实践联系起来，以直观的自然现象说明生理病理过程的一种医学模式。它是脱离于神灵主义医学模式的自体物质平衡观，如古希腊的"四液体"论、印度的"三元素"论和中国的"阴阳五行"理论等。

3. 机械论医学模式（mechanistic medical model）　15 世纪以后，欧洲文艺复兴推动了自然科学技术的进步，带来了工业革命的高潮和实验科学的兴起，机械论有了长足发展，出现了机械论医学模式。这种模式用机械运动解释生命，把疾病比作机械故障，把治疗疾病比拟为维修机器。其代表作品是《动物是机器》（笛卡儿）和《人是机器》（拉美特利）。机械论对生命现象的解释在医学科学摆脱宗教、经院哲学的影响中起到了积极的作用。但是机械论者把机体的一切复杂运动简单归纳为机械运动，忽视了人体的社会性和生物复杂性，导致了对机体观察的片面性与机械性。

4. 生物医学模式（biomedical model）　18 世纪下半叶到 19 世纪早期，由于城市化的进程加快，传染病的蔓延，推动了细菌学研究，形成了疾病的细菌学病因理论。同时，生物学、解剖学、组织学、胚胎学、生物化学、病理学、免疫学和遗传学等一大批生命科学相继形成，推动了整个医学由经验走向科学。这样就形成了"单因单病"和"病在细胞"的生物医学模式，并在此基础上提出了病因、宿主、环境三者的动态平衡概念，对现代医学的影响最大，但其过分强调了人类的自然属性和生物学特点（"在它的框架内没有给病患的社会、心理和行为方面留下余地"——恩格尔）。

5．生物-心理-社会医学模式（bio-psycho-social medical model）　20世纪50年代以来，由于医学科学的进步，传染性疾病得到了有效控制，死因谱和疾病谱发生巨大变化，危害人类健康的主要原因从传染病转向慢性非传染性疾病（如心脑血管疾病、恶性肿瘤、糖尿病）和意外死亡等。这些疾病的病因已不是单纯的生物病因所能解释，还有许多社会环境因素、行为生活方式和遗传因素等的综合作用。医学模式也逐步由生物医学模式转变为生物-心理-社会医学模式。

随着社会的进步、医学科学的发展，人们对健康与疾病认识的加深，还会有新的医学模式被提出。最近就有人提出"自然-生物-心理-社会医学模式"、"生物-心理-社会-伦理医学模式"。

三、生物-心理-社会医学模式的健康观

所谓健康观是指人们如何看待健康。健康观是建立在一定医学模式基础上，随着医学模式的更新而改变。一般分为两种：消极的健康观和积极的健康观。

1．消极的健康观　消极的健康观认为能吃、能睡、能工作，没有疾病就是健康。这仅仅是对健康这一概念的直观的、通俗的理解。在传染病被控制以前，人们认为传染病的发生和传播是宿主、致病因素和环境三者之间的平衡被破坏。细菌侵入人体引起了疾病，人们便失去了健康，医学的任务就是要消灭细菌，从而消除疾病，使人们恢复到原来的健康水平。这种以传染病的发生、发展和转归的关系为依据的健康观是单因单果的健康疾病表现形式，是生物医学模式下的健康观。消极的健康观仅从外表观察，忽略了疾病和健康之间的过渡状态及人们的情绪和社会需要。比如一个表面上"健康"的个体，本来对某种物质过敏，但如果一生不接触过敏源可能被认为是健康的，而一旦接触则可发生过敏反应甚至死亡。

2．积极的健康观　现代健康的含义并不仅仅是传统所指的身体没有疾病。WHO早在1948年成立之初制订的《宪章》中就指出"健康不仅是没有疾病或虚弱，而且是身体、心理和社会适应上的一种良好状态。"它具有三个特点：一是它指向健康而不是指向疾病；二是它涉及人类生命的生物、心理和社会三个基本侧面，使医学将人当做整体的人看待；三是它注意从群体层面考虑健康问题。

随着社会的发展，健康的内涵也在丰富和完善。1989年WHO提出了21世纪健康新概念："健康不仅是没有疾病，而且包括身体健康、心理健康、社会适应能力良好和道德健康。"也就是说，作为21世纪的健康人，应该是生理、心理、社会适应和道德的完美结合。有人对这几方面的健康作了如下解释。

（1）躯体健康：一般指人体生理的健康。

（2）心理健康：一般有以下三个方面的标志。

第一，具备健康心理的人，人格是完整的，自我感觉是良好的，情绪是稳定的，积极情绪多于消极情绪，有较好的自控能力，能保持心理上的平衡。有自尊、自爱、自信心以及有自知之明。

第二，一个人在自己所处的环境中，有充分的安全感，且能保持正常的人际关系，能受到大多数人的欢迎和尊重。

　　第三，健康的人对未来有明确的生活目标，能切合实际不断地进取，有理想和事业的追求。

　　（3）社会适应良好：指一个人的心理活动和行为，能适应当时复杂的环境变化，为他人所理解，为大家所接受。

　　（4）道德健康：健康的人具有辨别是与非、善与恶、美与丑、荣与辱的能力，不以损害他人利益来满足自己的需要，在行为上能掌握自我，并在现实生活中止恶扬善。

　　由此可见，健康应该是确保高质量生活的一种最佳身心状态、一种健康的感觉与高质量的生活方式，并能为社会作出贡献，这才是真正意义上的健康。

（庞淑兰）

第二篇

健康促进

第六章 社区卫生与预防保健

对确定人群开展预防服务是预防医学的一项重要措施。这里的确定人群，首先指的是一个群体而不是个体，因此所采取的措施一般是公共卫生的措施。但与宏观的公共卫生措施不同，它主要是针对某一确定的人群，如某一居住区域的人群、某一企业、某一单位和某一学校的人群。

第一节 社区卫生服务

一、社区的概念

（一）社区的含义

社区（community）是一个社会学概念。它是指由一定数量，具有共同意愿、相同习俗和规范的社会群体结合而成的生活共同体。社区有着相对独立的社会管理体系和服务设施，是相对独立的地域性社会。社区是宏观社会的缩影，家庭是社区的基本单位。社会中的各种现象和特征均可通过社区而反映出来，社区具有如下社会作用：

1. 社区是人们从事生产和日常生活的基本环境。人群的社会生活多在所属的社区范围内进行，社区内的学校、机关、商店、医院等社会机构有着特定的社会功能，为社区的基本生活需求提供服务，并促进社区的协调发展和稳定。

2. 社区具有管理和制约的作用。社区内的行政管理体系、管理制度、文化习俗、社区群体意识与行为规范在不同方面制约和干预社区人群的生活和行为，发挥着教育和督促人们遵守社会规范、维护社会秩序、提高社会公德及惩罚反社会准则行为的功能。

3. 社区具有凝聚、促进社区成员间的协作和支持的作用。通过社区组织动员，激发社区群众的归属感和责任感，实现个人、家庭、社会团体的自助与互助。

4. 社区是最基层的政权单位，贯彻政府各项方针政策，代表群众的基本利益，同时又与群众建立守望相助的密切关系，反映群众的需求和意愿，动员他们参与社区各项活动。

社区范围的界定，要因地制宜，切实符合社区形态。WHO对社区的具体描述是：一个有代表性的社区，其人口在10万～30万，面积在0.5万～5万平方公里。在我国的社区卫生服务中，城市社区是指街道、居委会；农村社区则指乡镇、村。社区卫生服务中心一般以街道办事处（乡、镇）所辖范围设置，服务人口为3万～5万人。

社区不完全等同于"行政区域"，两者有联系，也有区别。两者的联系在于：有的行政区与社区在地域上可能是重合的，如我国城市街道和农村的镇，因为它们既是行政区，又由于其主要社会生活是同类型的，所以，我国常把它们称为社区。其区别在于：行政区是依据政治、经济、历史文化等因素，为了实施社会管理，人为地划定的，边界比较清楚；而社区则是人们在长期共同的社会生产和生活中自然形成的，其边界比较模糊。有时同一社区可划分为不同的行政区，或同一行政区包含不同的社区。在我国，常常把人们居住的行政区域称为"生活社区"，人们工作学习等区域称为"功能社区"，如企业、单位、学校和医院等。

（二）社区健康

社区健康是指社区居民这一特定群体的健康状况。社区是个人及其家庭日常生活、社会活动和维护自身健康的重要场所和可用资源，也是影响个人及其家庭健康的重要因素。社区人群特定的生物学特征，如年龄、民族、遗传危险性等；社区所处的自然、社会环境；社区卫生服务的提供与利用；以及社区居民的行为习惯和生活方式，是影响社区健康的重要因素。上述因素的综合作用，影响着社区居民的疾病状况和健康水平。群体健康的评价指标，如生育率、儿童营养与发育、死亡率、死因构成比、发病率、患病率及伤残率、期望寿命、生活质量指数等，从不同侧面反映了社区健康的水平。

社区是有组织的社会实体，众多疾病和社会卫生问题通过社区卫生状况反映出来，并且，这些问题需要通过具体有效的社区行动才能得以解决。社区健康是社区发展的重要目标之一，也是社区综合实力的重要标志。社区领导不仅是社会经济生活的组织者，也是城乡社区卫生服务的组织者和管理者。维护和促进社区健康，是各级政府和社区各有关部门、社区卫生工作者义不容辞的责任。

就预防工作来讲，服务的群体一般都是以周围人群为对象的，有它特定的服务半径和范围，许多疾病的传播和流行常带有地域性，当地环境条件的优劣直接影响人的健康。从文化上讲，一定区域有着特定的风土人情，也会影响人的健康行为等。所以，以社区为范围开展健康促进和疾病防治就有非常明确的针对性。从卫生服务上来讲，以社区为范围，便于医患交往，便于家庭、亲属对患者的照顾。对卫生资源消费来说，加强社区卫生也有利于减轻患者的负担。更为重要的是，通过社区服务网络，能有组织地动员群众参与，依靠社区群众自身的力量，改善社区的卫生环境，加强有利于群体健康发展的措施，达到提高社会健康水平的目的。

二、社区卫生服务

（一）社区卫生服务的概念与基本内容

1．社区卫生服务的概念　社区卫生服务（community health service）是社区建设的重要组成部分，是在政府领导、社区参与、上级卫生机构指导下，以基层卫生机构为主体，合理使用社区资源和适宜技术，以人的健康为中心、以家庭为单位、以社区为范围和以需求为导向，以妇女、儿童、老年人、慢性病患者和残疾人等为重点，以解决社区主要卫生问题、满足基本卫生服务需求为目的，融预防、医疗、保健、康复、健康教育和计划生育技术服务等为一体的，有效、经济、方便、综合和连续的基层卫生服务。

2．社区卫生服务的基本内容

（1）预防服务：包括两大部分，传染病和非传染病的预防、卫生监督和管理。

（2）医疗服务：除在医院开展门诊、住院服务外，根据社区居民的需要，开展家庭病床、临终关怀等医疗服务。

（3）康复服务：对社区慢性病患者进行医院、社区、家庭的康复工作。

（4）保健服务：对社区居民进行保健合同制管理，实施儿童保健、围生期保健等服务。

（5）健康教育服务：是社区卫生服务其他各项内容的基础和先导，贯穿于预防、医疗、保健和康复等各项服务之中。

（6）计划生育技术指导：对社区育龄人群进行生殖健康、计划生育和优生优育指导。

（二）社区卫生服务的特点

1．公益性　社区卫生服务除了基本医疗服务以外，其他康复等服务都属于公共卫生的服务范围，因此具有公益性。

2．全面性　从服务对象看，社区卫生服务为社区全体居民提供服务。除了患者以外，亚健康人群和健康人群也是它的服务对象。从服务内容看，包含预防、保健、医疗和康复等全方位的服务。

3．综合性　服务内容具有综合性，是六位一体的服务，包括基本医疗、预防、保健、康复、健康教育及计划生育技术指导等。

4. 连续性 居民从出生到临终，社区卫生服务全程都提供服务，体现其连续性。

5. 可及性 从距离看，社区卫生服务中心的服务半径以居民步行 15min 就能到达为准，居民就诊比较方便。从价格看，社区卫生服务提供基本医疗服务，药品是基本药品，技术是适宜技术，从经济上保证了服务是居民能够承担得起的。

（三）社区卫生服务实施的原则

社区卫生服务是人群健康的策略和原则在社区水平上的具体应用，即根据社区全体居民的健康和疾病的问题，开展有针对性的健康保护、健康促进以及疾病预防的项目，促进社区人群健康水平和生活质量的提高，实现人群健康的均等化。社区全体居民健康的改善和维持应突出强调社区预防，强调通过社区公共卫生服务，针对社区需优先解决的健康问题，以全体社区居民为对象开展疾病预防和健康促进活动来促进社区的整体健康。

在促进社区全体居民健康的实践中应遵循以下原则：

1. 以健康为中心 人群健康策略的第一要素是关注全体人群的健康。确定社区预防服务以人的健康为中心，意味着社区卫生服务应超越治疗疾病的范围，用更宽广的眼光去关注人群的健康问题。另外，健康不仅是卫生部门的责任，也是全社会的共同责任，所有部门都要把自己的工作和社区居民的健康联系起来，树立"健康为人人，人人为健康"的正确观念，努力维护和增进健康，促进社会的发展。对卫生部门来讲，需要调整卫生服务方向，将工作重点从疾病治疗转移到预防导致疾病的危险因素上来，从根本上促进健康和预防疾病。

2. 以社区全人群为对象 强调社区预防服务应以维护社区内的整个人群的健康为准则。如以提高社区人群的健康意识，改变不良生活方式为特点的社区健康教育、社区计划免疫、妇幼和老年保健、合理营养等，都是从整个社区人群的利益和健康出发的。

3. 以需求为导向 社区预防服务应该在社区诊断（需求评估）的基础上开展，以需求为导向强调了服务的针对性和可及性。由于每个社区都有其特定的文化背景和环境条件，社区预防服务应针对社区本身的实际情况和客观需要，确定居民所关心的健康问题是什么，哪些是他们迫切想解决的问题，然后确定应优先解决的健康问题，寻求解决问题的方法，并根据居民的经济水平以及社区自己所拥有的资源，发展和应用适宜的技术为居民提供经济有效的卫生服务；另外，通过社区诊断，制订适合自己社区特点的社区卫生项目，在执行项目过程中加强监测和评价，这样就会符合社区本身的需求。

4. 多部门合作 由于影响健康的宏观层面因素复杂多变，解决健康问题也必然涉及各个不同的部门，如仅靠卫生部门是无能为力的；再者，社区内许多部门如民政、教育、体育、计划生育和商业等都在从事与健康有关的工作。但可利用的资源总是有限的，只有通过建立有效的合作程序，明确各自的职责，避免重复，才能产生更高的效率和更优的效果。因此，解决社区的任何一个健康问题都需要打破部门的界限，社区内相关部门要增进了解，明确职责，齐心协力，优势互补，共同促进社区卫生和人群健康工作。

5. 人人参与 社区健康的重要内涵是支持社区确定它们自己的卫生需求，帮助群众解决自己的健康问题。因此，动员全社区的参与是社区预防服务的关键环节。要社区居民参与首先要让他们明确与其切身利益密切相关的健康问题，行使自己的权利去改造环境，控制与健康有关的因素以确保健康的生活和促进健康。人人参与要提倡社区居民参与到确定社区的健康问题、制订社区预防服务计划和评价等决策活动中来。这样既能有效地提高服务的水平和扩大服务的覆盖面，同时又能激发个人和社区对促进和改善健康的责任感，以及提高社区居民促进健康以及自我保健的能力。

三、国家基本公共卫生服务

（一）概述

2009 年，在医疗卫生改革的大背景下，国家开始实施基本公共卫生服务项目，以促进基本公共卫生服务逐步均等化，这是我国公共卫生制度建设的重要组成部分。国家基本公共卫生服务是由政府根据特定时期危害国家和公民的主要健康问题的优先次序以及当时国家可供给能力（筹资和服务能力）综合选择确定的非营利的卫生服务。

自 2009 年启动以来，已在城乡基层医疗卫生机构得到了普遍开展，取得了一定的成效。随着经济社会发展、公共卫生服务需要变化和财政承受能力提高，国家基本公共卫生服务的内容也在不断调整。到目前最新版的《国家基本公共卫生服务规范（2011 年版）》包括 11 项内容，即：城乡居民健康档案管理、健康教育、预防接种、0～6 岁儿童健康管理、孕产妇健康管理、老年人健康管理、高血压患者健康管理、2 型糖尿病患者健康管理、重性精神疾病患者管理、传染病及突发公共卫生事件报告和处理以及卫生监督协管服务。地方各级卫生行政部门可以根据此《规范》的基本要求，结合当地实际情况制订本地区的基本公共卫生服务规范。人均基本公共卫生服务经费补助标准也在逐渐增加，2011 年已达到人均每年 25 元。

国家基本公共卫生服务项目的执行主体是乡镇卫生院、村卫生室和社区卫生服务中心（站）等城乡基层医疗卫生机构。村卫生室、社区卫生服务站分别接受乡镇卫生院和社区卫生服务中心的业务管理，并合理承担基本公共卫生服务任务。城乡基层医疗卫生机构开展国家基本公共卫生服务需接受当地疾病预防控制、妇幼保健、卫生监督等专业公共卫生机构的业务指导。因此，国家基本公共卫生服务主要是在社区实施的公共卫生服务项目。国家制订的《基本公共卫生服务规范》可作为为居民免费提供基本公共卫生服务的参考依据，也可作为各级卫生行政部门开展基本公共卫生服务绩效考核的依据，考核指标标准由各地根据本地实际情况自行确定。

（二）主要内容

《基本公共卫生服务规范》分别对各项服务项目的服务对象、内容、流程、要求、考核指标及服务记录表等作出了规定。下面简单地陈述国家基本公共卫生服务。

1. 城乡居民健康档案管理　建立辖区内常住居民，包括居住半年以上的户籍及非户籍居民的健康档案，并以 0～6 岁儿童、孕产妇、老年人、慢性病患者和重性精神疾病患者等人群为重点。居民健康档案内容包括：①个人基本情况，包括姓名、性别等基础信息和既往史、家族史等基本健康信息；②健康体检，包括一般健康检查、生活方式、健康状况及其疾病用药情况、健康评价等；③重点人群健康管理记录，包括国家基本公共卫生服务项目要求的 0～6 岁儿童、孕产妇、老年人、慢性病和重性精神疾病患者等各类重点人群的健康管理记录；④其他医疗卫生服务记录，包括上述记录之外的其他接诊、转诊、会诊记录等。

2. 健康教育　对辖区内居民开展针对性的健康教育。内容包括：宣传普及《中国公民健康素养——基本知识与技能（试行）》；对青少年、妇女、老年人、残疾人、0～6 岁儿童家长和农民工等人群进行健康教育；开展合理膳食、控制体重、适当运动、心理平衡、改善睡眠、限盐、控烟、限酒、控制药物依赖、戒毒等健康生活方式和可干预危险因素的健康教育；开展高血压、糖尿病、冠心病、哮喘、乳腺癌和宫颈癌、结核病、肝炎、获得性免疫缺陷综合征（艾滋病）、流感、手足口病和狂犬病、布氏菌病等重点疾病的健康教育；开展食品安全、职业卫生、放射卫生、环境卫生、饮水卫生、计划生育、学校卫生等公共卫生问题的健康教育；开展应对突发公共卫生事件应急处置、防灾减灾、家庭急救等健康教育；以及宣传普及医疗卫生法律法规和相关政策。

3. 预防接种　根据国家免疫规划疫苗免疫程序，对辖区内适龄儿童进行常规接种。在部分省份对重点人群接种出血热疫苗；在重点地区对高危人群实施炭疽疫苗、钩端螺旋体疫苗应急接种。根据传染病控制需要，开展乙肝、麻疹、脊髓灰质炎等疫苗强化免疫、群体性接种工作和应急接种工作。负责预防接种的管理以及疑似预防接种异常反应的处理。

4. 0～6 岁儿童健康管理服务　服务对象为辖区内居住的 0～6 岁儿童。服务内容包括新生儿家庭访视，新生儿满月健康管理，婴幼儿健康管理，学龄前儿童健康管理，以及对健康管理中发现的营养不良、贫血、单纯性肥胖等情况进行处理。

5. 孕产妇健康管理服务　对辖区内居住的孕产妇开展孕早期健康管理、孕中期健康管理、孕晚期健康管理、产后访视以及产后 42 天健康检查。

6. 老年人健康管理服务　对辖区内 65 岁及以上常住居民每年提供 1 次健康管理服务，包括生活方式和健康状况评估、体格检查、辅助检查和健康指导。

7. 高血压患者健康管理服务　服务对象是辖区内 35 岁及以上原发性高血压患者。服务内容包括：①对辖区内 35 岁及以上常住居民首诊测血压以进行高血压筛查，和进一步的确诊，以及对高危人群的生活方式指导；②对辖区内 35 岁及以上原发性高血压患者每年要提供至少4 次面对面的随访；③根据原发性高血压患者的情况进行分类干预；④对原发性高血压患者结合随访每年进行 1 次较全面的健康检查。

8. 2 型糖尿病患者健康管理服务　服务对象是辖区内 35 岁及以上 2 型糖尿病患者。服务内容包括：①对工作中发现的 2 型糖尿病高危人群建议其每年至少测量 1 次空腹血糖，并接受医务人员的健康指导；②对确诊的 2 型糖尿病患者，每年提供 4 次免费空腹血糖检测，至少进行 4 次面对面随访；③对确诊的 2 型糖尿病患者结合其情况进行分类干预；④并结合随访每年进行 1 次较全面的健康体检。

9. 重性精神疾病患者管理服务　对辖区内诊断明确、在家居住的重性精神疾病患者（包括精神分裂症、分裂情感性障碍、偏执性精神病、双相障碍、癫痫所致精神障碍、精神发育迟滞伴发精神障碍）进行信息管理；随访评估；分类干预；以及在患者病情许可的情况下，征得监护人与患者本人同意后，结合随访每年进行 1 次健康检查。

10. 传染病及突发公共卫生事件报告和处理服务　包括传染病疫情和突发公共卫生事件风险管理、发现、登记、信息报告和处理工作。

11. 卫生监督协管服务　包括食品安全信息报告、职业卫生咨询指导、饮用水卫生安全巡查、学校卫生服务、非法行医和非法采供血信息报告。

第二节　社区预防服务项目的实践

社区预防保健服务除了一些常规的工作以外，通常也会承担或者设立一些项目。项目的实践是一个严谨的设计、实施到评价的管理过程。在制订社区预防服务项目计划时，首先要考虑的是人群的需求，他们需要解决哪些问题；哪些问题是最为迫切的、需要优先解决的、与健康密切相关的问题，为此要准确地了解需求信息，需要有群众的广泛参与，详细地掌握和分析资料；然后在此基础上制订项目计划、实施计划和评价总结项目的效果和经验。本节将就这一过程进行简要介绍。

一、社区诊断

（一）概述

在传统的医学中，"诊断"是临床医生的专用名词，通过对患者各种体征和生化指标的收集、整理和综合判别分析，给患者所患疾病作出专业的结论。医生的临床诊断不是他们的最终目标，而是通过临床诊断，为后续的临床医学干预提供依据。

社区诊断借用了临床上"诊断"这个名词，而且思维方式也是一致的。社区诊断（community diagnosis）是通过一定的定性与定量的调查研究方法、方式和手段，收集必要的资料，通过科学、客观的分析确定并得到社区人群认可的该社区主要的公共卫生问题，摸清本社区内疾病的分布情况，找出影响本社区人群的主要健康问题及其影响因素。同时，了解社区环境支持、卫生资源和服务的提供与利用情况，为社区卫生服务计划的制订提供科学依据。因此，社区诊断也称为社区需求评估。

其目的在于：①确定社区的主要公共卫生问题；②寻找造成这些公共卫生问题的可能原因和影响因素；③确定本社区卫生服务要解决的健康优先问题与干预重点人群及因素；④为社区卫生服务效果的评价提供基线数据。

社区诊断在社区卫生服务计划中具有重要的地位和作用。社区诊断是在开展社区卫生服务工作中非常重要的第一步。首先摸清本社区的慢病基本情况，找出本社区优先需解决的健康问题。根据社区诊断的结果，制订切实可行和富有成效的社区卫生计划，治理社区卫生问题，无疑是一种治疗社会疾病的"社会处方"。所以说，社区诊断是制订卫生计划和开展社区卫生服务工作的基础与前提。

（二）社区诊断的步骤与内容

1. 社会诊断　社会诊断的重点内容主要是社区人群的人口学特征，人群的生产、生活环境和社会环境，人群的生活质量。

人口学特征包括人口的规模（数量）、流动人口的比例等；人口的年龄、性别、文化程度、民族、职业、就业状态、抚养人口等，以及动态人口学特征如人口增长率、人口构成的变化和发展趋势等。

自然环境包括社区的地形、地貌、地理位置、自然资源等。社会环境包括经济状况如人均收入和消费支出构成、就业、教育、交通、住房状况；社会政策环境、社会文化环境、宗教、风俗习惯；卫生服务系统特征，如卫生机构的数量和特征、医疗费用的支付方式、支付数量等，以及可利用的资源情况，包括社会的卫生资源和非卫生资源。

人群生活质量是社会诊断的重要内容，界定和测量生活质量指标包括主观指标和客观指标两个方面。客观指标即社会性指标，如失业率、缺勤率、非婚生人口数、犯罪、交通、教育、经济等，也包括一些物理环境指标如居住密度及空气质量等。主观性指标指社区居民对生活满意程度的主观感受。

2. 流行病学诊断　流行病学诊断与社会学诊断具有互补性，两者可以结合进行。社会诊断的主要目的是从分析广泛的社会问题入手，了解社会问题与健康问题的相关性。流行病学诊断的主要任务是要客观地确定目标人群的主要健康问题，为在社区有针对性地开展预防服务提供依据。流行病学诊断要描述人群的躯体健康问题、心理健康问题、社会健康问题以及相对应的各种危险因素的发生率、分布、频率和强度等。

流行病学诊断的内容包括：①传染病、慢性非传染性疾病、各类伤害的死亡率、死因构成和死因顺位以及不同病因的疾病负担状况等；②居民疾病现患情况，包括人群慢性病现患率及其系统和病种顺位、居民两周患病率及其系统和病种顺位、两周患病的就诊情况分析、住院情况分析、居民利用卫生服务的费用、发生情况和保险制度的补偿情况等；③从人口动力学角度分析人群中的主要健康问题及分布特征，包括婴幼儿死亡率、孕产妇死亡率、潜在寿命损失率、老年病死亡率、儿童和青少年生长发育情况、居民营养状况等；④卫生服务的选择意向与满意度，包括居民针对急性病、慢性病、门诊和住院服务、长期保健服务、急诊服务的医疗服务选择意向、意见和态度及满意度。

经过流行病学诊断，我们可以发现哪些疾病对人群健康的威胁最大，即哪些疾病发病率高，受累人群比例大，致残、致死率高，疾病的危险因素分布广等。这样的疾病就是需要优先干预的疾病。例如，近年来，糖尿病在我国的发病趋势迅猛增加，患病率呈现快速升高趋势，在死因顺位上逐步靠前，因此，糖尿病已经成为社区预防服务的重点之一。

3. 行为与环境诊断　行为与环境诊断是在流行病学诊断所确定的优先干预的健康问题上，分析影响该健康问题的行为因素和环境因素有哪些。行为因素包括社区居民关于常见疾病和慢性疾病的知识、态度、行为现状，与慢性病有关的危险因素分布现状，包括吸烟、饮酒、超重、不参加体育锻炼、不合理膳食结构、高血压、高血脂、生活与工作的紧张度、性格特征等情况的分布情况。

环境因素包括自然环境，如地理、地貌、自然植被、气象、生态、生物和自然灾害等；生产、生活环境，如居住条件、卫生设施、饮用水、生活用燃料、工作环境污染和大气环境污染等；社会环境，如法规制度、社会经济、文化和医疗卫生等。

对所找出的行为因素和环境因素进行评价，找出具有可干预性的因素，可干预的因素具有如下特点：①该因素是明确的与健康问题相关的因素；②该因素是预防措施之一，且有明确的健康效益；③该因素的干预措施操作简便易行，易为干预人群所接受；④该因素的干预措施符合成本效益原则。

对于找出的行为因素，要区别重要行为与不重要行为，重要的行为通常与健康问题有明确的因果关系而且是经常发生的行为。以心血管疾病的相关行为为例，吸烟与心血管疾病的相关性极强，而且吸烟者为数众多，因而吸烟就成为心血管疾病重要的危险行为。同时，还要从改变行为的难易程度判断高可变性行为与低可变性行为，高可变性行为通常具有以下特征：①正处在发展时期或刚刚形成的行为；②与文化传统或传统的生活方式关系不大；③在其他计划中已有成功改变的实证；④社会不赞成的行为。

4. 教育与组织诊断　教育与组织诊断的任务是找到哪些因素影响行为和环境，从而为制订社区干预策略提供依据。影响健康相关行为和环境的因素很多，一部分来源于个体，如个人的心理行为特性、认知、价值观等；另外，还有个体的小环境，如亲属、朋友、老师、同事、所处组织的态度与评价，这种影响还来源于教育和文化环境，如宗教文化、传统社会风俗习惯等。这些因素可以成为教育的切入点。

从组织的角度看，社区行政管理组织、机构及其功能分工，与社区卫生服务相关的主要组织或机构，社区组织间在工作中如何相互合作及可能遇到的阻力，以及针对社区卫生提供系统的诊断，包括人员现状分析、固定资产分析、设备和设施分析、经济状况和效益分析、服务量分析等，也需要进行评估和诊断。

5. 管理与政策诊断　管理与政策诊断的核心是评估开展社区的资源与环境，包括组织资源、外部力量，以及政策环境。

在管理诊断中，主要从组织内部和组织间两方面进行分析。组织内分析包括本组织机构的人力资源情况，以往工作经验，目前是否同时在进行其他项目，组织机构拥有的设备、技术力量，时间与经费是否充足等；组织间分析包括本地区是否有其他开展类似工作的组织机构，他们开展哪些工作，有哪些成功的经验和失败的教训，可以发展成为合作伙伴的组织机构有哪些等。政策诊断主要分析项目与当地卫生规划的关系，是否有国家、地方政府有关政策支持类似项目，地方政府、卫生部门对社区卫生工作的重视程度以及投入的资源情况，社区人群接受和参与社区卫生项目的意愿，社区是否存在志愿者队伍等。

（三）社区诊断的方法

在社区诊断的资料收集中，经常采用社会学调查方法，也可以选择适当的医学检验方法，或者利用现有的资料。

社区诊断所采用的社会学调查方法，通常采用定性研究方法与定量研究相结合，才能比较完整地反映人群和社区的情况。定性调查如召开座谈会、个人访谈、专题小组讨论、观察等；定量调查是指采用量化方法和技术，并需要做统计分析的调查研究方法，如问卷调查、体检等。

现有的资料包括各类统计报表、经常性工作记录和既往做过的调查研究报告，可以利用政府和卫生机构的统计资料（如疾病统计资料、健康调查资料、医学管理记录等），进行进一步的分析，从而确定疾病或健康问题的流行情况。社会诊断中卫生系统有关的资料可以从卫生部门获取，如死亡统计资料、疾病监测数据、妇幼保健记录、医院病案资料和既往在本社区开展的各种专项调查资料；其他与社会发展相关的资料可以从劳动和社会保障部门、计划部门、财政部门、统计部门、民政部门、公安部门、交通部门和环保部门等获取，也可以从相关的文献回顾中获取对社会诊断有价值的信息。

二、社区预防服务项目计划的制订、实施和评价

通过社区诊断，找到社区需要解决的健康问题及其影响因素，接下来就需要制订相应的社区预防服务计划，包括制订计划的目标、确定干预策略与实施方法、明确监测与评价内容等。

（一）制订计划的目标

确定目标是计划制订的核心内容之一，它是制订项目干预策略和活动的基础，也是计划实施和效果评价的根据。如果缺乏明确的目标，整个计划将失去意义。计划的目标分为总体目标和具体目标。

1. 计划的总体目标（goal，又称计划的目的）　计划的总体目标是指计划执行后预期达到的最终结果，总目标是宏观的、长远的，描述项目总体上的努力方向。例如，在社区高血压防控计划中，其总目标可以是"通过高血压的防治提高居民健康水平"。

2. 计划的具体目标（objective，又称计划的目标）　计划的具体目标是为实现总体目标设计的、具体的、量化的、可测量的指标。是对总体目标更加具体的描述，用于解释和说明计划总目标的具体内涵。其要求可归纳为 SMART 5 个英文字母，即具体的（special）、可测量的（measurable）、可实现的（achievable）、可信的（reliable），以及有时间性的（time bound）。计划的具体目标应该能够对以下问题做出回答：

Who——对谁？

What——实现什么变化（行为、发病率、患病率等）？

When——在多长时间内实现这种变化？

Where——在什么范围内实现这种变化？

How much——变化程度多大？

例如，通过某社区高血压防治计划实施 3 年后，使社区内高血压患者的血压控制率由计划执行前的 20% 提高到 40%。

上面这个例子中，计划的目标具体回答了："对谁？"——某社区高血压患者；"实现什么变化？"——血压控制率；"在多长时间内实现这种变化？"——执行计划 3 年；"在什么范围内实现这种变化？"——某社区；"变化程度多大？"——由计划执行前的 20% 提高到 40%。

3. 具体目标的分类制订　根据预期的项目效果，又可以将具体目标分为教育目标、行为目标、健康目标以及环境与政策目标四类，每一类都可以与社区诊断的结果相呼应，也就是说，这些目标都源于社区诊断所发现的问题。

例如，某社区经过社区诊断后，确定心脑血管病是影响社区居民生活质量的主要健康问题，重点干预的行为包括改变高盐、高脂饮食，定期测量血压、血脂，以及高血压患者遵从医嘱服药。其具体目标可以包括：

（1）教育目标：在项目执行 3 年后，

● 使项目地区 85% 的成年人了解正常的血压水平和血脂水平

- 使项目地区 85% 的成年人相信改变高危行为有助于控制血压
- 使项目地区 80% 的成年人掌握测量血压的技术

（2）行为目标：在项目执行 3 年后，

- 使项目地区 75% 的成年人能做到每年测量一次血压
- 使项目地区 80% 的高血压患者能遵从医嘱服药

（3）健康目标：在项目执行 3 年后，使项目地区成人高血压患者的血压控制率达到 80%。

（4）环境与政策目标：该项目开始执行后，社区卫生中心实行免费为居民测血压的服务。

由于许多社区卫生服务项目有一定的周期性，而通过行为改变导致疾病患病、死亡发生变化，往往是一个较长期的过程，可能在项目周期内看不到疾病发病率和死亡率的改变。此外，疾病发病率与死亡率的影响因素较多，如预防手段的改善以及医疗服务技术，而不单纯取决于行为生活方式的变化。因此，在确定项目的健康目标时，需要根据实际情况选择适宜的测量指标，例如对于 3 年周期的高血压防治健康教育项目，可以将"高血压患者的血压控制率"作为健康目标中的测量指标，而为期 10 ～ 20 年的同类项目，则可以将高血压发病率、脑卒中发病率等指标设定为具体的健康目标。

（二）社区预防保健计划的实施

在社区需求评估，确定优先项目以及制订目标基础上，需要制订出在社区内实施的干预策略。社区预防服务的项目需要因地制宜地选择干预策略和措施。在社区诊断过程中，我们已经知道影响健康和健康行为的因素很多，归纳起来可以包括目标人群的认知和技能，物质环境如生活条件、资源、服务等，社会环境如政策、文化等三大方面，为此干预策略可以从上述各方面加以思考，分别采取健康教育策略、环境支持策略和社会政策策略来解决。

干预策略依赖于计划的实施过程来实现。计划的实施就是将科学的计划落实为具体操作的过程，是社区预防项目耗费时间最长、动用经费和人力最多的环节，是一个多部门合作、协调行动的复杂过程，也是实现项目目标的关键。通常，我们在社区项目的实施阶段，要完成五个方面的工作：组建实施项目的组织机构、制订实施的工作时间表、培训相关工作人员、配置必要的设备和物件、进行项目活动的质量控制。

1. 组织机构建设　项目取得成功需要有具备良好技能的项目工作人员，同时多部门合作、组织保障以及政策环境的支持也不可缺少。因此，形成项目实施的组织网络是必不可少的环节。组织网络建设要包含以下内容：①建立项目领导机构，全面对项目工作进行管理和协调；②项目执行机构是具体负责实施和运行各项项目活动的机构，一般情况下由具体的业务机构担任；③组织间协调，需要动员多部门的参与，并协调有关部门在项目中发挥积极作用；④政策与环境支持，通过项目领导小组和协调机制，有效利用和制订有益于项目实施以及卫生工作发展的政策，并通过政策动员资源投入、发展合作伙伴，营造有益于项目实施的环境。

2. 制订实施的工作时间表　项目实施时间表中，通常要明确列出以下内容：①活动内容；②活动指标即活动应该达到的要求和标准；③活动时间；④负责人员；⑤活动资源即活动需要的经费、设施设备。工作时间表参考表 6-1 制订。

表6-1　XX项目实施时间表

实施时间（2013.8—2014.7）												工作内容	负责人	指标	预算（元）	设备物件与材料	说明
8	9	10	11	12	1	2	3	4	5	6	7						
▬												项目启动会	XXX XXX	文件	500		会议室
▬												材料制作	XXX X X	材料3种	25 000	录音带2000盘	分发到社区
	▬	▬										社区医生培训2期	XXX XXX	总结和名单	5000	教材50本、教室	准备测试题
		▬	▬	▬	▬	▬	▬					大众传播	XXX	传播活动记录	500		提供稿件材料
			▬	▬	▬	▬	▬	▬				人际传播	XXX XXX	传播活动记录	20 000	传单折页	
		▬	▬	▬	▬	▬	▬	▬				监测	XXX	监测报告	1800	自行车5辆	
					▬							中期效果评估	XXX X X	评估报告	3600	自行车12辆	半定量方法
								▬				终期效果评估	XXX X X	评估报告	8000	汽车2辆、20名工作人员	定量调查
									▬			总结报告	XXX	报告材料	200		

3．实施人员培训　项目实施人员进行培训，可以为项目的成功建立并维持一支有能力、高效率的工作队伍。在确定适宜的人员队伍后，制订全面的技能发展培训计划，有组织、有步骤地对相关人员进行培训。培训的内容通常包括以下几方面：①项目背景与目标，帮助项目工作人员对项目的意义、目的有比较全面的了解与理解以增加其能动性；②专业知识与技能，尤其是与特定项目相关的专业理论、知识和技能；③项目管理知识与技能。

4．设施设备与材料　项目实施阶段，为了确保项目工作与活动的顺利进行，相关设施设备是必要的条件。这些设施设备通常分为以下几类：①运用于目标人群的设施设备：这类设施设备因项目不同而可能存在比较大的差异，如社区高血压预防控制项目可能需要血压计、盐勺、体重计、计步器、健身设施等，而婴幼儿辅食添加项目则需要身高体重计、软尺等。②运用于人员培训的设备与设施：笔记本电脑、多媒体投影仪、黑板、幻灯机、激光笔等。③日常办公用品：电话机、传真机、照相机、录音机（笔）、摄像机、复印机、电脑、打印机、文具纸张等。④交通工具：各类车辆。⑤健康教育材料：材料的类型较多，包括音像材料（录像带、录音带、光盘等）、印刷材料（招贴画、折页、传单、小册子等）、实物模型（牙齿模型、食物模型等），以及承载健康相关信息的日常用品（如水杯、扑克、围裙、纸巾、笔记本、日历等）。

5．实施的质量控制　质量控制的目的是确保项目各项活动的质量都达到要求，符合质量标准。在项目实施的全过程中，通过对活动质量的监测、及时了解项目进展及各项活动的质量，从而进行质量控制，并最终确保项目在预定的时期内完成，达到质量要求，这样才能确保项目目标的实现。健康教育/健康促进项目活动质量监测通常包含以下几方面内容：进度监测、内容监测、数量（健康教育材料或受众）与覆盖范围监测、费用监测以及目标人群监测。

（三）社区预防保健项目计划的评价

评价是管理的重要环节，准确的评价可以帮助社区卫生工作者客观地理解工作的成绩与不足。计划的评价通常包括形成评价（在项目形成之初，通过社区诊断和需求评估来完成，评价项目的科学性和合理性）、过程评价和效果评价。本部分重点讲述过程评价和效果评价。

1. 过程评价　过程评价（process evaluation）指对计划实施过程进行的评价，起始于计划实施开始之时，贯穿计划实施的全过程。过程评价着重关注项目是否按计划的数量和质量执行，包括项目计划执行涉及的各个方面；同时还有修正项目计划，使之更符合实际情况的功能，这样才能有效保障项目目标的实现。

针对目标人群的参与情况、活动的组织情况，要进行下述内容的评价：①哪些个体参与了活动？②在干预中运用了哪些干预策略和活动？③这些活动是否在按计划进行？计划是否做过调整？为什么调整？是如何调整的？④目标人群对干预活动的反应如何？是否满意并接受这些活动？⑤目标人群对各项干预活动的参与情况如何等。评价指标可以选择项目活动执行率、干预活动覆盖率、目标人群参与率和目标人群的满意度等。

2. 效果评价　效果评价（effectiveness evaluation）用来评估项目导致的目标人群健康相关行为及其影响因素、环境因素、疾病状况等的变化。目标人群的卫生保健知识，对健康相关行为的态度、信念、健康相关行为的变化等相对于健康结局来说，可以在相对短的时间内发生改变，所采用的指标包括卫生知识均分、卫生知识知晓率（正确率）、健康信念持有率、行为流行率和行为改变率等。而目标人群健康状况乃至生活质量的变化需要更长时间才能发生改变。评价的指标就是反映健康状况的生理、心理健康指标，如身高、体重、体质指数、血压、血脂和血糖等生理指标；人格、抑郁等方面的变化即心理指标。生活质量的变化需要运用一些专门的工具来反映，如日常活动量表（activities of daily life）等。从人群角度来讲，疾病的发病率、患病率等指标也可以反映项目的效果。

第三节　特殊人群的社区保健

一、孕产妇

《国家基本公共卫生服务规范（2011年版）》规定了社区卫生机构对孕产妇、婴幼儿等特殊人群的服务内容和服务要求。孕12周之前在医院建立档案，12周后要定期检查，《规范》中建议至少进行5次产前检查。全过程见图6-1。如有高危因素，如孕妇年龄过小或是高龄产妇、有不良妊娠史、有疾病遗传史或有内外妇科疾病等，应增加检查次数。通过每次产前检查和及时筛查，能够及时发现高危因素，如孕妇本人基本情况（如年龄、体重和身高等）、不良孕产史、内科合并症及产科并发症等。

（一）孕早期

1. 建档及首次产检。孕12周前由孕妇居住地的乡镇卫生院、社区卫生服务中心建立《孕产妇保健手册》，并进行第一次产前检查：询问既往史、家族史、个人史等，观察体态、精神等，并进行一般体检、妇科检查和血常规、尿常规、血型、肝功能、肾功能、乙型肝炎检查，有条件的地区建议进行血糖、阴道分泌物、梅毒血清学试验、HIV抗体检测等实验室检查。根据检查结果填写第1次产前随访服务记录表，对具有妊娠危险因素和可能有妊娠禁忌证或严重并发症的孕妇，及时转诊到上级医疗卫生机构，并在2周内随访转诊结果。

2. 开展孕早期个人卫生、心理和营养保健指导。特别要强调避免致畸因素和疾病对胚胎的不良影响，同时进行产前筛查和产前诊断的宣传告知。

妊娠早期是胚胎细胞分裂活跃、神经系统发育的关键期，也是胚胎最敏感的时期，应该避免接触有毒物质（如农药）、X 线等。妊娠早期要避免工作场所和生活环境中的不良因素，如噪声、辐射、高温、装修材料黏合剂等。在妊娠期应该避免感染疾病，治疗疾病需要在医生指导下慎重用药。

孕妇要适当补充营养、保持良好心态，避免吸烟、饮酒和过量摄入咖啡因。《中国居民膳食指南》（2007）指出孕早期妇女应注意的事项包括：①膳食清淡、适口；②少食多餐；③保证摄入足量富含碳水化合物的食物；④多摄入富含叶酸的食物并补充叶酸；⑤戒烟、禁酒。建议每日服用适量叶酸和维生素 B_{12} 等，以预防神经管缺陷的发生。孕妇的情绪与婴儿的发育有着密切的联系。妊娠早期的过度不安可能会导致胚胎发育不良、流产并引起胎儿畸形。孕妇应该以喜悦的心情接受怀孕，学会自我心理调节，善于缓解不健康的情绪，保持稳定、乐观、良好的心态，使胎儿有一个良好安全的生长环境。

（二）孕中期

孕 16 ～ 20 周、21 ～ 24 周各进行 1 次随访，对孕妇的健康状况和胎儿的生长发育情况进行评估和指导。通过询问、观察、一般体格检查、产科检查、实验室检查对孕妇健康和胎儿的生长发育状况进行评估，识别需要做产前诊断和需要转诊的高危重点孕妇。对未发现异常的孕妇，除了进行孕期的个人卫生、心理、运动和营养指导外，还应进行预防出生缺陷的产前筛查和产前诊断的宣传告知。对发现有异常的孕妇，要及时转至上级医疗卫生机构。出现危急征象的孕妇，要立即转至上级医疗卫生机构。

在妊娠中期，孕妇要适当休息，每天保证充足的睡眠（8 ～ 10h），取左侧卧位，改善胎儿的供氧。妊娠中期每天应该做孕妇体操，活动关节，锻炼肌肉，同时可以缓解因妊娠期中姿势失去平衡而引起身体某些部位的不舒适感。妊娠中期坚持每天锻炼能够松弛韧带和肌肉，使身体以柔韧而健壮的状态进入妊娠晚期和分娩。妊娠中期的膳食应广泛选择和食用新鲜的乳、蛋、禽、鱼、肉、蔬菜和水果等，以保证母体和胎儿对营养素的需求。妊娠期的营养不良使胎儿的生长发育延缓，早产儿发生率及围生期新生儿死亡率增加，脑发育受损。但如果孕妇营养过剩、体重增加过度，易出现巨大儿，增加难产的危险性。

（三）孕晚期

孕晚期管理内容包括：督促孕产妇在孕 28 ～ 36 周、37 ～ 40 周去有助产资质的医疗卫生机构各进行 1 次随访。开展孕产妇自我监护方法、促进自然分娩、母乳喂养以及孕期并发症、合并症防治指导。对随访中发现的高危孕妇应根据就诊医疗卫生机构的建议督促其酌情增加随访次数。随访中若发现有意外情况，建议其及时转诊。

妊娠晚期的重点是监测胎儿发育，防治妊娠并发症，做好分娩前的准备。有条件的地区，孕 28 ～ 36 周每 2 周去医院检查 1 次，孕 37 周以后每周检查 1 次，包括常规保健内容（产科检查和辅助检查）、骨盆测量、胎儿监测。

全妊娠期体重增长的最佳标准是 12.5 公斤。妊娠晚期的营养应该在妊娠中期的基础上适当调整。妊娠晚期合理控制总热量，多食纤维食物、高质量蛋白质、新鲜蔬菜，补充维生素及矿物质，可少食多餐，必要时监测空腹及餐后 2h 血糖。需要增加蛋白质、必需脂肪酸的摄入，多吃动物蛋白和大豆蛋白，多吃瘦肉、海鱼等。补充钙的摄入，每日需要钙 1200 ～ 1500mg，可多喝牛奶，多吃鱼和虾。妊娠晚期，胎儿肝要贮存铁，孕妇需要多吃动物肝和血豆腐。妊娠晚期的热能不能补充太多，尤其是最后 1 个月，要适当限制饱和脂肪酸和碳水化合物、肥肉和谷物的过多摄入，以免胎儿过大，影响分娩。

（四）产后访视

乡镇卫生院、村卫生室和社区卫生服务中心（站）在收到分娩医院转来的产妇分娩信息后，应于 3 ～ 7 天内到产妇家中进行产后访视，进行产褥期健康管理，加强母乳喂养和新生儿护理指导，同时进行新生儿访视。

通过观察、询问和检查，了解产妇一般情况、乳房、子宫、恶露、会阴或腹部伤口恢复等情况。对产妇进行产褥期保健指导，对母乳喂养困难、产后便秘、痔疮、会阴或腹部伤口等问题进行处理。发现有产褥感染、产后出血、子宫复旧不佳、妊娠合并症未恢复者以及产后抑郁等问题的产妇，应及时转至上级医疗卫生机构进一步检查、诊断和治疗。通过观察、询问和检查了解新生儿的基本情况。

乳母每天分泌 600～800ml 乳汁来喂养婴儿。当营养不足时，需动用母体营养储备来维持乳汁成分的恒定。哺乳期膳食原则是保证供给足够的能量，多吃富含优质蛋白质的食物，同时多吃富含膳食纤维的食物防止便秘，还要适量补充维生素和铁剂。乳母每天应多喝牛奶以补充钙。

哺乳期妇女需要注意乳房的护理，包括热敷、按摩和挤奶等，以减轻乳房胀痛和维持乳汁的继续分泌。如喂奶姿势不正确或使用肥皂水、酒精等清洗乳房，都容易引起乳头干裂而产生疼痛，一旦发生可每次挤少量乳汁涂于乳头上。哺乳期淤乳引起的急性乳腺炎早期要积极治疗，做好乳房按摩，对疏通乳管、消肿散结，起到重要作用。伴有乳头破裂感染的应及时治疗。

哺乳期用药要谨慎，一些药物如磺胺类、四环素类、阿托品、苯巴比妥等，可经乳汁排出，哺乳期妇女用量过多，可以导致婴儿中毒受害。

产妇可能会发生产后抑郁，多发生在产后 6 周内，一般持续到产后 6 个月。其临床表现与

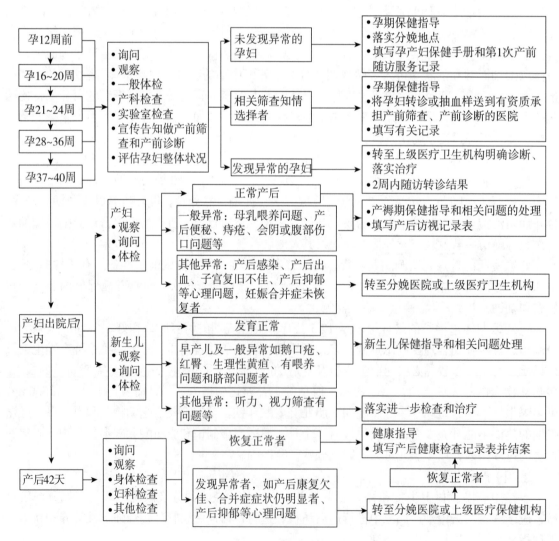

图 6-1　孕产妇服务流程

一般抑郁症状类似，预后较好。治疗上以心理治疗为主。

（五）产后 42 天健康检查

乡镇卫生院、社区卫生服务中心为正常产妇做产后健康检查，异常产妇到原分娩医疗卫生机构检查。通过询问、观察、一般体检和妇科检查，必要时进行辅助检查对产妇恢复情况进行评估。对产妇应进行性保健、避孕、预防生殖道感染、母乳喂养和婴幼儿营养等方面的指导。

二、婴幼儿

婴幼儿生长发育迅速，但各个系统发育不均衡，消化、呼吸系统发育不完善，这些特征与婴幼儿的健康密切相关，使得婴幼儿对呼吸系统和消化系统疾病易感。婴幼儿期主要在家庭的环境中，因此，家庭环境的洁净，亲属的情感，家庭主体的生活方式、行为，喂养方式等都会影响婴幼儿的发育和成长。因此，对这个特殊人群的随访管理是非常重要的。《国家基本公共卫生服务规范（2011 年版）》对婴幼儿的健康管理提出了要求，大体流程见图 6-2。

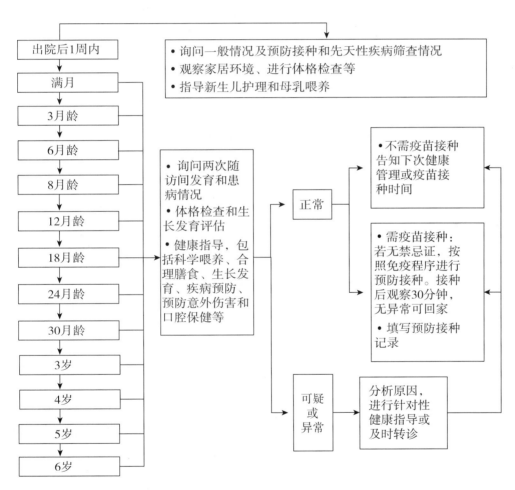

图 6-2　婴幼儿社区预防服务流程

（一）新生儿家庭访视

新生儿出院后 1 周内，医务人员到新生儿家中进行，同时进行产后访视。了解出生时情况、预防接种情况，在开展新生儿疾病筛查的地区了解新生儿疾病筛查情况等。观察家居环境，重点询问和观察喂养、睡眠、大小便、黄疸、脐部情况、口腔发育等。为新生儿测量体温，记录出生时体重、身长，进行体格检查，同时建立《0 ~ 6 岁儿童保健手册》。根据新生儿的具体情况，有针对性地对家长进行母乳喂养、护理和常见疾病预防指导。如果发现新生儿未接种卡介苗和第 1 剂乙肝疫苗，提醒家长尽快补种；如果发现新生儿未接受新生儿疾病筛查，告知家长到具备筛查条件的医疗保健机构补筛。对于低出生体重、早产、双多胎或有出生缺陷的新生儿应根据实际情况增加访视次数。母乳是天然的喂养方式，具有营养素齐全、比例合适、含有特异性免疫物质和非特异性免疫物质，可以使婴儿有效地抵御致病菌及病毒的侵袭，在访视中要鼓励母乳喂养。

新生儿满 28 天后，结合接种乙肝疫苗第二针，在乡镇卫生院、社区卫生服务中心进行随访。重点询问和观察新生儿的喂养、睡眠、大小便、黄疸等情况，对其进行体重、身长测量，体格检查和发育评估。

（二）婴幼儿健康管理

1. 随访时间和内容　满月后的随访服务均应在乡镇卫生院、社区卫生服务中心进行，偏远地区可在村卫生室、社区卫生服务站进行，3 个月至 3 岁期间时间分别在 3、6、8、12、18、24、30、36 月龄时随访，共 8 次。有条件的地区，建议结合儿童预防接种时间增加随访次数。服务内容包括询问上次随访到本次随访之间的婴幼儿喂养、患病等情况，进行体格检查，做生长发育和心理行为发育评估，进行母乳喂养、辅食添加、心理行为发育、意外伤害预防、口腔保健、中医保健和常见疾病防治等健康指导。在婴幼儿 6 ~ 8、18、30 月龄时分别进行 1 次血常规检测。在 6、12、24、36 月龄时使用听性行为观察法分别进行 1 次听力筛查。值得注意的是，在每次进行预防接种前均要检查有无禁忌证，若无，体检结束后才可接受疫苗接种。

婴儿 4 个月内鼓励纯母乳喂养，在婴儿 4 ~ 6 个月时，母乳喂养已经不能完全满足婴儿生长发育的需要，应添加断奶食物作为母乳的补充。辅食食物添加的顺序为先单纯后混合，先液体后固体，先谷类、水果、蔬菜，后鱼、蛋、肉。断奶过渡期通常从 4 月龄开始持续 6 ~ 8 个月或更长，期间母乳照常喂养直到断母乳。

4 ~ 6 岁儿童每年提供一次健康管理服务。散居儿童的健康管理服务应在乡镇卫生院、社区卫生服务中心进行，集体儿童可在托幼机构进行。服务内容包括询问上次随访到本次随访之间的膳食、患病等情况，进行体格检查、生长发育和心理行为发育评估，血常规检测和视力筛查，进行合理膳食、心理行为发育、意外伤害预防、口腔保健、中医保健和常见疾病防治等健康指导。同样，在每次进行预防接种前均要检查有无禁忌证，若无，体检结束后接受疫苗接种。

2. 常见病防治

（1）维生素缺乏性佝偻病：常由于内源性维生素 D 不足、维生素 D 摄入不足、生长过速、消化系统疾病等原因引起。临床表现为易激惹、夜惊、多汗，出现枕秃、方颅、前囟增大、出牙延迟，严重者可出现郝氏沟、串珠肋、鸡胸、脊柱畸形、O 形或 X 形腿及体格发育迟缓。患病后及时就医，通常采用口服维生素 D 来进行治疗。该病的预防主要是补充维生素 D 和钙剂，提倡母乳喂养，合理添加辅食，多晒太阳，同时加强宣传工作，包括对孕妇围生期和乳儿期的佝偻病预防知识的宣教。

（2）营养不良：营养不良是营养素的缺乏或过多及其代谢障碍造成的机体营养失调，主要表现为营养缺乏或营养过剩。营养缺乏症包括维生素缺乏、蛋白质缺乏、微量元素缺乏等，表现为体重和皮下脂肪厚度低于正常值。如因消化道慢性疾病或急慢性感染引起，应及时治疗，并调整饮食及补充营养。其预防主要是指导母亲喂养，合理辅食添加，培养婴幼儿良好的饮食习惯，监测生长发育情况。营养过剩是机体摄取的营养素超过了本身的需要，多余部分在体内蓄积并引起病理状态，克服营养过剩的主要措施是加强普及营养学知识，宣传平衡合理营养的重要意义，建立良好的饮食习惯，避免摄入过多的营养素，安排一定的体育运动，改变不良的生活习惯。

（3）营养缺乏性贫血：常由于摄入不足、损失过多、吸收障碍引起。临床表现为皮肤黏膜苍白、营养不良、生长迟缓、毛发易脱落等。一般采用口服铁剂治疗，以补充铁的储存量。预防措施主要是及时添加动物类食品的辅食及铁强化食品，注意合理搭配膳食。同时，乳母也要注意补铁。

（4）锌缺乏症：也通常由摄入不足、患病等原因引起。可以服用锌剂治疗。预防锌缺乏症主要是注意添加辅食，保证辅食中有一定比例的动物性食品，尤其是海产品；培养孩子不挑食的习惯。

（三）计划免疫

中国有比较完善的儿童计划免疫程序和制度。从出生开始，就为新生儿接种了卡介苗、乙肝疫苗，建立计划免疫登记卡及预防接种证。《国家基本公共卫生服务规范（2011 版）》推荐的婴幼儿期计划免疫以及其他疫苗免疫程序见表 6-2。

表6-2 疫苗免疫程序

疫苗	接种对象月（年）龄	接种剂次	接种部位	接种途径	接种剂量/剂次	备注
乙肝疫苗	0、1、6 月龄	3	上臂三角肌	肌内注射	酵母苗 5μg/0.5ml，CHO 苗 10μg/1ml、20μg/1ml	出生后 24 小时内接种第 1 剂次，第 1、2 剂次间隔 ≥ 28 天
卡介苗	出生时	1	上臂三角肌中部略下处	皮内注射	0.1ml	
脊髓灰质炎疫苗	2、3、4 月龄，4 周岁	4		口服	1 粒	第 1、2 剂次，第 2、3 剂次间隔均 ≥ 28 天
百白破疫苗	3、4、5 月龄，18～24 月龄	4	上臂外侧三角肌	肌内注射	0.5ml	第 1、2 剂次，第 2、3 剂次间隔均 ≥ 28 天
白破疫苗	6 周岁	1	上臂三角肌	肌内注射	0.5ml	
麻风疫苗（麻疹疫苗）	8 月龄	1	上臂外侧三角肌下缘附着处	皮下注射	0.5ml	
麻腮风疫苗（麻腮疫苗、麻疹疫苗）	18～24 月龄	1	上臂外侧三角肌下缘附着处	皮下注射	0.5ml	
乙脑疫苗（减毒）	8 月龄，2 周岁	2	上臂外侧三角肌下缘附着处	皮下注射	0.5ml	
流脑 A 疫苗	6～18 月龄	2	上臂外侧三角肌附着处	皮下注射	30μg/0.5ml	第 1、2 剂次间隔 3 个月
流脑 A+C 疫苗	3 周岁，6 周岁	2	上臂外侧三角肌附着处	皮下注射	100μg/0.5ml	2 剂次间隔 ≥ 3 年；第 1 剂次与 A 群流脑疫苗第 2 剂次间隔 ≥ 12 个月
甲肝疫苗（减毒）	18 月龄	1	上臂外侧三角肌附着处	皮下注射	1ml	
出血热疫苗（双价）	16～60 周岁	3	上臂外侧三角肌	肌内注射	1ml	接种第 1 剂次后 14 天接种第 2 剂次，第 3 剂次在第 1 剂次接种后 6 个月接种

续表

疫苗	接种对象月（年）龄	接种剂次	接种部位	接种途径	接种剂量/剂次	备注
炭疽疫苗	炭疽疫情发生时，病例或病畜间接接触者及疫点周围高危人群	1	上臂外侧三角肌附着处	皮上划痕	0.05ml（2滴）	病例或病畜的直接接触者不能接种
钩体疫苗	流行地区可能接触疫水的7～60岁高危人群	2	上臂外侧三角肌附着处	皮下注射	成人第1剂0.5ml，第2剂1.0ml 7～13岁剂量减半，必要时7岁以下儿童依据年龄、体重酌量注射，不超过成人剂量1/4	接种第1剂次后7～10天接种第2剂次
乙脑灭活疫苗	8月龄（2剂次），2周岁，6周岁	4	上臂外侧三角肌下缘附着处	皮下注射	0.5ml	第1、2剂次间隔7～10天
甲肝灭活疫苗	18月龄，24～30月龄	2	上臂三角肌附着处	肌内注射	0.5ml	2剂次间隔≥6个月

注：1. 乙型肝炎基因重组（CHO）疫苗用于新生儿母婴阻断的剂量为20μg/ml。

2. 未收入药典的疫苗，其接种部位、途径和剂量参见疫苗使用说明书。

（孙昕霙）

第七章　传染病预防控制

WHO 在 1996 年世界卫生报告中明确指出："我们正处于一场传染性疾病全球危机的边缘，没有哪一个国家可以免受其害，也没有哪一个国家可以对此高枕无忧。"据联合国艾滋病规划署、WHO 和卫生部联合专家组评估，截至 2011 年年底，中国存活 AIDS 感染者和患者约 78 万。我国将 AIDS 和病毒性肝炎等重大传染病防治列入"十一五"国家重大科技专项。2006 年国务院发布《艾滋病防治条例》。同时，我国是世界上 22 个结核病高负担国家之一。结核病患者数量居世界第二位，80% 的患者在农村，每年死亡 13 万人。乙型肝炎在中国广泛流行，据调查推算，全国约有 1 亿人长期携带乙肝病毒，慢性乙肝患者约 2000 万，每年约有 28 万人死于与乙肝病毒感染相关的肝硬化或肝癌。由此可见，传染病仍然是一个主要的公共卫生问题，传染病对人类健康是一个持久存在的威胁。

第一节　传染病的流行特征与预防控制

WHO 于 1980 年宣布国际监测传染病天花已在全世界范围内根除，脊髓灰质炎在绝大多数国家也已被消灭。然而，2009—2010 年，23 个曾经实现无脊髓灰质炎状态的国家因为病毒输入再次感染。近年来传染病流行出现了新的形势，主要表现为：新传染病不断出现，旧传染病死灰复燃，重新对人类构成威胁。因此，传染病的预防和控制仍然是各国卫生工作的一个重点。

一、传染病的概念与特征

（一）传染病的概念

传染病（communicable diseases）是由各种病原体引起的能在人与人、动物与动物或人与动物之间相互传播的一类疾病。

由于传染病能够通过相互传染而对人们的健康甚至生命造成严重威胁，所以各国都对传染病加以严格控制和管理。我国为传染病防治工作专门立法，并制定了相关的卫生法规，如《传染病防治法》《国境卫生检疫法实施细则》《病原微生物实验室生物安全管理条例》等。根据国家规定，目前有 39 种传染性疾病被列为必须报告的传染病即法定传染病。最常见的如流行性感冒、肝炎、细菌性痢疾、流行性脑脊髓膜炎、结核病、流行性出血热、风疹和流行性腮腺炎等；严重急性呼吸综合征（传染性非典型肺炎，SARS）发生后，国家又将这种疾病列入了法定传染病的管理范围之内。

传染病有许多种分类方法。按病原体的不同，可以分为病毒性传染病、细菌性传染病、衣原体性传染病等；根据传播途径的不同，可以分为呼吸道传染病、肠道传染病、皮肤性传染病、人畜共患性传染病；根据病程的长短，可分为急性和慢性传染病等。

（二）传染病的基本特征

1. 有病原体　每一种传染病都有它特异的病原体，例如水痘的病原体是水痘病毒，猩红热的病原体是溶血性链球菌。病原体主要分为细菌、病毒、真菌、原虫、蠕虫、衣原体、支原体和立克次体等。

2. 有传染性　病原体从宿主排出体外，通过一定的途径到达新的易感染者的体内，呈现出一定传染性。其传染强度与病原体种类、数量、毒力、易感者的免疫状态等有关。

3. 有免疫性 免疫性通常是指机体对感染性疾病有高度的抗性。实际上机体免疫性不仅只是对疾病因子表现抗性，而且对所有能被机体免疫系统识别的物质，包括外来的生物因子和非生物因子，以及机体自身的一些组分都表现出抗性。大多数患者在传染病痊愈后，都会产生不同程度的免疫力，在一定时间内甚至终身都不会再得这种传染病。

4. 有流行性、地方性、季节性 传染病能在人群中流行，其流行过程受自然因素和社会因素的影响，并表现出多方面的流行特征，如发病的时间、季节，容易患病的人群，容易得病的地方等。

5. 可预防性 这是传染病的重要特点之一。通过控制传染源、切断传播途径、增强人的抵抗力等措施，可以有效地预防传染病的发生和流行。

二、传染病流行过程的基本条件

传染病的流行过程就是传染病在人群中的发生、发展和转归的过程，即病原体从感染者排出，经过一定的传播途径，侵入易感者机体而形成新的感染，并不断发生、发展的过程。

传染病的流行必须具备三个基本条件，也称三个环节：传染源、传播途径和人群易感性。三个环节必须同时存在，方能构成传染病流行，缺少其中的任何一个环节，新的传染病不会发生，不可能形成流行。

（一）传染源

传染源（reservoir of infection）是指体内带有病原体，并不断向体外排出病原体的人和动物。可以是传染病的患者、病原携带者和受感染的动物。

1. 患者 患者（patient）是重要的传染源。因为患者体内的病原体数量多，而且某些症状有利于病原体向外播散，如病原体可通过患者的咳嗽、喷嚏、呕吐、腹泻等方式排出体外，使易感者增加受感染的机会。有些无病原体携带状态的传染病，如麻疹、水痘等，患者是唯一的传染源。

患者的病程一般分为三个阶段：潜伏期、临床症状期和恢复期。由于患者在各期是否排出病原体及排出病原体的数量和频率各不相同，因此各期患者作为传染源的意义也不尽相同。一般传染病在发病初期的传染性最强，如麻疹、病毒性肝炎等。有些传染病如白喉、伤寒在恢复期还有传染性。

（1）潜伏期（incubation period）：指从病原体侵入人体起，至首发症状的时间。不同传染病其潜伏期长短各异，短至数小时，长至数月乃至数年；同一种传染病，各种患者的潜伏期长短也不尽相同。通常细菌潜伏期短于蠕虫病；细菌性食物中毒潜伏期短，短至数小时；狂犬病潜伏期可达数年。通常所说的潜伏期是指常见的潜伏期，即平均潜伏期。

潜伏期的流行病学意义：①根据潜伏期的长短推算患者受感染的时间，以此追踪传染源，确定传播途径。②根据潜伏期确定接触者的留验、检疫或医学观察期限。一般传染病以常见潜伏期加 12 天，危害严重的传染病按最长潜伏期予以留验或检疫。③根据潜伏期确定接触者的应急免疫接种时间。④根据潜伏期可评价预防措施效果。⑤潜伏期的长短影响疾病的流行特征。一般潜伏期短的传染病一旦流行常形成暴发，潜伏期长的传染病流行持续时间较长。

（2）临床症状期（clinical stage）：指传染病患者出现特有临床症状和体征的时期。该时期的流行病学意义是：由于此期患者体内病原体大量繁殖，又有某些症状有利于病原体排出，因此临床症状期的患者传染性最强。

（3）恢复期（convalescent period）：指患者的临床症状已消失，机体所遭受的损伤处于逐渐恢复时期。此期患者的免疫力开始出现，体内病原体被清除，一般不再起传染源的作用，如水痘、麻疹等。但有些传染病，如痢疾、伤寒、乙型肝炎等，在恢复期仍可排出病原体，某些传染病患者排出病原体的时间可能很长，有的甚至终身排出病原体，如伤寒。

2．病原携带者　病原携带者（carrier）是指受到感染后无明显症状与体征，但能够排出病原体的人。常因为其无症状与体征而未被发现、未被隔离，故其是更重要的传染源。病原携带者可按其携带状态和临床分期的不同分为三类：潜伏期病原携带者、恢复期病原携带者和健康病原携带者。

（1）潜伏期病原携带者（incubatory carrier）：指在潜伏期内携带病原体并可向体外排出病原体的人。只有少数传染病存在这种病原携带者，如麻疹、白喉、痢疾、水痘、甲型病毒性肝炎和霍乱等，其多在潜伏期后期排出病原体。

（2）恢复期病原携带者（convalescent carrier）：指临床症状消失后，仍能持续排出病原体的人。某些传染病，如伤寒、霍乱、白喉、乙型病毒性肝炎和流行性脑脊髓膜炎等的部分患者可有这种病原携带现象。通常将临床症状消失后，3 个月内仍有病原体排出的人称为暂时性病原携带者，超过 3 个月者称为慢性病原携带者。慢性病原携带者多具有间歇性排出病原体的现象，往往引起传染病的暴发或流行，必须加强管理。一般要连续检查 3 次均为阴性时，才能确定病原携带状态已消除。

（3）健康病原携带者（healthy carrier）：指既往未曾出现明显临床症状和患病史，却能排出病原体的人。健康病原携带者排出病原体数量较少、时间较短，其流行病学意义相对较小。但也有些传染病的健康病原携带者为数较多，则是非常重要的传染源，如流行性脑脊髓膜炎、脊髓灰质炎、流行性乙型脑炎和乙型病毒性肝炎等。

病原携带者作为传染源的意义，不仅取决于排出病原体数量和携带时间长短，更重要的是取决于病原携带者的职业、个人卫生习惯以及卫生防疫措施等。

3．受感染的动物　人类有许多传染病来自动物（包括家畜和野生动物），其中以鼠类最为重要，因为它能传播多种疾病如鼠疫、出血热和钩端螺旋体病等。人类罹患以动物作为传染源的疾病，称为动物性传染病（zoonosis），又称为人兽共患病，如炭疽、布氏菌病、狂犬病、流行性出血热、钩端螺旋体病等。这些动物性传染病可以由动物传染给人，但人与人之间一般不相互传染（鼠疫可在人与人之间传播）。

（二）传播途径

传染病传播途径（route of transmission）即病原体从传染源排出体外，经过一定的传播方式，到达与侵入新的易感者的过程。传染病可通过一种或多种途径传播，常见的传播途径如下。

1．经空气传播　经空气传播（airborne transmission）包括下列三种方式：

（1）经飞沫传播（droplet transmission）：呼吸道传染病的病原体存在于呼吸道黏膜表面的黏液中或纤毛上皮细胞的碎片里，当患者呼气、大声说话、咳嗽、打喷嚏时，可从鼻咽部喷出大量含有病原体的黏液飞沫。飞沫传播的范围仅限于患者或携带者周围的密切接触者。流行性脑脊髓膜炎、流行性感冒和百日咳等均可经此方式传播。

（2）经飞沫核传播（droplet nucleus transmission）：飞沫核是飞沫在空气中失去水分后由剩下的蛋白质和病原体所组成。飞沫核可以气溶胶的形式漂流到远处，在空气中存留的时间较长，一些耐干燥的病原体如白喉杆菌、结核分枝杆菌等可以此方式传播。

（3）经尘埃传播（dust transmission）：含有病原体的分泌物以较大的飞沫散落在地面，干燥后成为尘埃，易感者吸入后即可感染。凡耐干燥的病原体，皆可经此方式传播，如结核分枝杆菌、炭疽芽胞杆菌等。

经空气传播传染病的流行特点包括：①传播途径易实现，传播广泛，发病率高。②大多有季节性升高的特点，一般多见于冬春季。③以儿童、少年多见，故常称为"儿童传染病"。④无有效免疫条件下，人群发病呈周期性。⑤与人口密度、居住条件有关。

2．经水传播　经饮水传播的疾病有霍乱、伤寒、细菌性痢疾及甲型肝炎等。它的流行强度取决于水源类型、供水范围、水受污染的强度及频度、病原体在水中存活时间的长短、饮水卫生管理是否完善及居民卫生习惯等。

经水传播（waterborne transmission）包括两种传播方式：一类是由于饮用水被污染之后而引起的疾病，另一类是由于与"疫水"（感染的水体）接触而引起的疾病。

（1）经饮水传播：是由于饮用水通过各种方式被污染之后而引起的传染病。其流行特征包括：①病例分布与供水范围相一致，有饮用同一水源的历史。②除哺乳婴儿外，无年龄、性别、职业差异，即各种特征人群均可以发病。③水源一次严重污染后可呈暴发，多数患者发病日期集中在同一个潜伏期内。若水源经常被污染，患者则可终年不断，病例呈散发状态。④一旦对污染源采取处理措施，并加强饮用水的净化和消毒后，疾病的暴发或流行能迅速得到控制。

（2）经疫水传播：是指通过接触含有病原体的疫水所引起的传播，病原体经过皮肤、黏膜侵入机体，如血吸虫、钩端螺旋体病等。此类疾病的流行特征包括：①患者有接触疫水的历史，如在流行区游泳、洗澡、捕鱼、收获、抢险救灾等暴露于疫水而遭受感染。②发病有一定的地区性、职业性和季节性。③大量易感人群进入疫区可以引起暴发或流行。④加强个人防护和对疫水采取措施后，可控制疾病的发生。

3．经食物传播　经食物传播（foodborne transmission）是指食物本身含有病原体或食物被污染之后而引起的传染病传播。所有肠道传染病、某些寄生虫病及个别呼吸道病（如结核病、白喉等）可经食物传播。食物传播与食物性质、污染程度、饮食习惯及食品生产、加工、运输、贮存有关。经食物传播的传染病的流行特征包括：①发病者吃过污染的食物，不吃者不发病。②一次大量污染易形成暴发。③停止供应污染食物后，暴发即可平息。④暴发持续时间较短，不形成慢性流行。

4．经接触传播　接触传播（contact transmission）包括两类传播方式：

（1）直接接触传播（direct contact transmission）：指未经任何外界因素参与，易感者与传染源直接接触所造成的传播，例如性病、狂犬病和鼠咬热等。

（2）间接接触传播（indirect contact transmission）：又称日常生活接触传播，是指易感者接触了被传染源的排泄物或分泌物污染的日常生活用品而造成的传播。例如，接触被肠道传染病患者的手污染的食品经口可传播痢疾、伤寒、霍乱、甲型肝炎；洗脸用被污染的毛巾可传播沙眼、急性出血性结膜炎等。

间接接触传播疾病的流行特征包括：①病例多呈散发，亦可形成家庭或同室内传播。②无明显季节性，流行亦较缓慢。③通常在卫生条件较差的地方或个人卫生习惯不良的人群中发病较多。④如切实改善公共卫生条件及个人卫生习惯后，可以减少或制止发病。

5．经节肢动物传播　节肢动物传播（arthropodborne transmission）指经节肢动物如苍蝇、蚊子、虱子、跳蚤、蜱和螨等作为媒介所造成的传播，也称为虫媒传播。包括机械携带和生物性传播。

（1）机械携带（mechanical vector）：肠道传染病的病原体如伤寒杆菌、痢疾志贺菌等可以在苍蝇、蟑螂等体表和体内存活数天。节肢动物通过接触、反吐和粪便排出病原体，污染食物或餐具，感染接触者。

（2）生物性传播（biological vector）：指病原体必须在节肢动物体内生长发育到一定的时期或繁殖到一定数量或完成生活史中某些环节之后才具有感染性，并通过这种节肢动物感染新宿主。这种传播方式具有生物的特异性，其特点是一种病原体只能通过一定种属的媒介节肢动物进行传播，如疟原虫在按蚊体内进行有性生殖，然后感染易感者。节肢动物自吸入病原体至能够感染易感者，需要经过一段时间，称为外潜伏期（extrinsic incubation period）。换言之，吸血节肢动物感染病原体后，不立即具有传染性，必须经过一个外潜伏期后，方有传播能力。

经吸血节肢动物传播的疾病为数极多，除鼠疫、疟疾、丝虫病、流行性乙型脑炎和登革热等疾病外，还包括200多种虫媒病毒传染病。

节肢动物传播的疾病流行特征包括：①节肢动物的孳生繁殖和活动受自然条件的制约，所以节肢动物传播的传染病的发病率一般均具有地区性和季节性升高。②有些节肢动物传播的传染病具有明显的职业特点（例如森林脑炎多见于伐木工人）。③发病年龄有差异，新疫区各年龄组发病无差异，老疫区多集中于儿童。④一般无人与人之间的相互传播。

6．经土壤传播　经土壤传播（soilborne transmission）指易感人群通过各种方式接触了被病原体污染的土壤所致的传播。经土壤传播的疾病主要是传播一些肠道寄生虫病及能形成芽胞的细菌所致感染。有些肠道寄生虫病的生活史中有一段时间必须在土壤中发育至一定阶段才能感染人，例如蛔虫卵、钩虫卵等。某些细菌的芽胞可在土壤中长期生存，例如破伤风梭菌、炭疽杆菌等。这些被污染的土壤经过破损的皮肤使人们获得感染。

经土壤传播疾病的发生，取决于病原体在土壤中的存活时间、人与土壤接触的机会与频度、个人卫生习惯和劳动条件等。皮肤伤口被土壤污染易发生破伤风和气性坏疽；赤脚在未加处理的人粪施肥土地上劳动，易被钩蚴感染；儿童在泥土中玩耍，易感染蛔虫病。

7．医源性传播　医源性传播（iatrogenic transmission）是指在医疗、预防工作中，人为地造成某些传染病传播，称为医源性传播。医源性传播有两种类型，一类是易感者在接受治疗、预防或检验（检查）措施时，由于所用器械、针筒、针头、针刺针、采血器、导尿管受医护人员或其他工作人员的手污染或消毒不严而引起的传播；另一类是由于输血或所使用的生物制品和药品受污染而引起传播，如患者在输血时感染丙型肝炎或 AIDS 等。

从广义上说，这两类传播方式均属于间接接触传播，是由于消毒不严、管理不善所造成的。目前，第一种传播方式以乙型肝炎多见，此外，AIDS 亦可通过此方式传播；第二种传播方式与第一种相比，虽较少见，但一旦发生，往往波及人群数量较多，故危害也较大。

8．垂直传播　垂直传播（vertical transmission）是指病原体通过母体传给子代的传播，或称母体传播。垂直传播可包括下列几种方式：

（1）经胎盘传播：指受感染的孕妇经胎盘血液将病原体传给胎儿而引起宫内感染，称为经胎盘传播。经胎盘传播的有风疹、乙型肝炎、腮腺炎、麻疹、水痘、巨细胞病毒感染及虫媒病毒感染、梅毒等病。

（2）上行性传播：指病原体经孕妇阴道通过子宫颈口到达绒毛膜或胎盘引起宫内感染，称为上行性传播，如葡萄球菌、链球菌、大肠埃希菌、肺炎球菌及白念珠菌等均可通过此方式传播给胎儿。

（3）分娩时传播：指分娩过程中胎儿暴露于母亲严重污染的产道时所受到的感染，如淋球菌、疱疹病毒等可通过该方式传播。

（三）易感人群

有了传染源和适宜的传播途径，没有易感者的存在，仍然不可能发生新的病例，造成传染病的流行。因此易感者的存在是发生新发病例的必要条件之一。

对某种传染病缺乏免疫力而易受感染的人群称为易感人群。人群作为一个整体对传染病的易感程度称为人群易感性（herd susceptibility）。人群易感性以人群中非免疫人口占全部人口的百分比表示。与之相对应的是群体免疫力（herd immunity），即人群对于传染病的侵入和传播的抵抗力，可以群体中有免疫力的人口占全人口的比例来反映。当人群中的免疫个体足够多时，尽管此时尚有相当比例的易感者存在，但易感个体"接触"具有传染性的已感染个体，进而获得感染的概率下降至非常低，从而阻断了传染病的流行。群体免疫的获得受到病原体特征和人工免疫方案及其覆盖程度的影响，那些传播易于实现的疾病通常要求较高的群体免疫水平来阻断其流行。

1．影响人群易感性升高的主要原因

（1）新生儿的增加：出生 6 个月以上未经人工免疫的婴儿，由于他们体内缺乏特异性免疫力，对许多传染病都易感。

（2）易感人口的迁入：某些地方病或自然疫源性疾病的流行区，当地居民病后或隐性感染而获得对该病的免疫力。当非流行区居民迁入使流行区的人群易感性增高。

（3）免疫人口的死亡使人群易感性相对升高。

（4）免疫人口免疫力自然消退：有些传染病如天花、麻疹等病后有长期免疫力，有的能维持终身。一般传染病病后或人工免疫后，其免疫力逐渐下降，最后又成为易感者，使人群易感性增高。

2. 影响人群易感性下降的主要原因

（1）预防接种：对易感人群施行人工免疫是降低人群易感性最积极的方法。人工免疫所获得的免疫力不能维持终身，故对易感人群必须有计划地进行免疫接种。

（2）流行后免疫人口增加：经过一次流行后，大部分易感者因发病或隐性感染而获得免疫力，但这种免疫力因病种不同而持续时间不同。

三、传染病的流行特征

（一）强度特征

传染病流行强度是指某种传染病在某一地区、某一时间内人群中存在数量的多少，以及各病例之间的联系强度。传染病的流行强度可分为：散发、暴发、流行及大流行。

1. 散发   某病发病率历年来呈一般水平，病例以散在形式发生，在发病时间及地点上没有明显联系的发病称为散发。散发是指该病在较大的地区（指县、市、省和国家）内疾病发生的情况。要确定是否散发，应根据当地当年该病发病率与前3年发病率对比，如未显著超过，则可确定为散发。

2. 暴发   指某地区某病在短时间内（一般以小时、天、周或月计算）发病数突然增多时称暴发。暴发常因共同接触同一致病因子所引起，常见有食物中毒、伤寒、痢疾、病毒性肝炎等急性传染病。

3. 流行   在某一地区，某病发病率显著超过历年（散发发病）水平时（一般为前3年平均发病率的3～10倍）称流行。

4. 大流行   某病在短时间内迅速蔓延，其发病率显著超过该地区历年流行水平，且流行范围超过省、国，甚至洲界时称为大流行。例如以往的霍乱、流行性感冒和当前的 AIDS 世界性大流行。

（二）地区特征

某些传染病和寄生虫病只限于一定地区和范围内发生，自然疫源性疾病也只限于一定地区内发生，此类传染病因有其地区特征，均称为地方性传染病。

（三）季节特征

是指传染病的发病率随季节的变化而升降，不同的传染病大致上有不同的季节性。季节性的发病率升高，与温度、湿度、传播媒介因素、人群流动有关。

（四）职业特征

某些传染病与所从事职业有关。这种因在特殊工作场所感染细菌或病毒而患的传染病，也称职业性传染病，多为人畜共患传染病。目前，我国法定的职业性传染病有布氏菌病、森林脑炎和炭疽。布氏菌病（简称布病）新发患者主要以家畜养殖、加工人员居多。森林脑炎主要发生在森林调查员、林业工人和筑路工人等与森林有关的人员。

（五）年龄特征

某些传染病，尤其是呼吸道传染病，儿童发生率高。

四、传染病的影响因素

传染病的发生、发展和传播是病原体和宿主、病原体和外界环境相互联系、相互作用的结果。传染病的流行既是生物现象，也是社会现象。只有在一定的社会因素和自然因素的影响下，流行过程才能发生与发展。自然因素和社会因素是通过作用于传染源、传播途径及易感人群而影响到传染病的流行过程。

（一）社会因素

社会因素是指社会各分子之间所表现的交互关系和共同行为的构成要素。社会因素包括人类的一切活动，如人们的卫生习惯、卫生条件、医疗卫生状况、生活条件、居住环境、人口流动和社会动荡等。近年来新发、再发传染病的流行很大程度上受到了社会因素的影响。

1. 抗生素和杀虫剂的过度使用。加速了细菌和病毒抵抗能力的发展，出现高抗性的超级病菌。现代医疗及其相关的实践活动削弱了人们对病原体的抵抗能力。

2. 人口激增与流动。随着世界人口数量的不断增长，人类所需的居住范围也在随之扩大，导致传染病发生。社会卫生状况恶化，传播媒介滋生，增加了人群传染病的易感性，均利于疾病的传播和流行。

3. 由于贫穷、文盲、妇女地位低下、缺乏防治传染病的基本知识以及无法得到与防治有关的医疗服务等因素，传染病在贫穷国家的发病率要高于发达国家。例如，全世界约95%的AIDS患者来自防治能力非常有限的发展中国家，并且95%的AIDS死亡率也发生在这些国家。

4. 开垦荒地、森林砍伐和修建水坝等经济建设，常常导致生态环境改变，引起传染病的流行。例如，埃及在尼罗河上修大坝后，使80万公顷可用耕地经常被淹，形成了许多蚊虫孳生地，1977年流行裂谷热，发病人数约20万，死亡598人。

5. 生物战争和恐怖主义。随着美国遭受"911"恐怖袭击以及炭疽热的扩散，原先不被普通人所认识的"生物武器"得到越来越多的关注。生物武器具有面积效应大、有传染性、难以发现和预防等特点。生物武器已成为21世纪全人类的威胁。

6. 全球化的生产方式，使仅限于一地的传染病会随着快捷的交通工具很快地传播到世界各地，如2003年SARS在短短几个月的时间内扩展到世界30多个国家或地区，近千人死亡。

（二）自然因素

自然因素包括气候、地理、河流、土壤、动植物等。影响传染病流行过程的自然因素很多，其中最明显的是气候因素与地理因素。

全球生态环境的破坏、温室效应、频繁的自然灾害，对病原微生物、虫媒和宿主动物的组成、数量会产生直接的影响，如气温、湿度和雨量与疟疾、流行性乙型脑炎的流行明显相关。

地理因素对传染病流行也有很大影响，例如，我国嗜盐菌食物中毒多见于沿海地区；血吸虫病分布于我国南方13个省、市、区；由于血吸虫的生活史诸环节都在有水的条件下完成，故此病为沿水系地理分布；丝虫病在我国未被消灭之前，主要分布在黄河以南15个省、市、区，而且不同丝虫虫种（班氏与马来丝虫）的地理分布也有很大差异。

自然因素对易感人群亦有一定作用。寒冷季节，人群室内活动多、接触密切，常出现呼吸道疾病的季节性高峰。

传染病发生和流行的影响因素有很多种。因此，应该考虑把对传染病影响因素的监测纳入传染病监测系统，把传染病监测的模式转向"生物 - 医学 - 社会 - 环境"的综合模式，以提高监测系统的早期预警能力和应对传染病的能力。

五、相关概念

（一）疫源地

1. 疫源地的概念　疫源地（epidemic focus）是指传染源及其排出的病原体向四周播散所能波及的范围，即可能发生新病例或新感染的范围称为疫源地。它包括传染源停留的场所和传染源周围区域以及可能受到感染威胁的人。一般是指将范围较小的或单个传染源所构成的疫源地，称为疫点；而较大范围的疫源地或连成片的若干个疫源地，如一个或几个村、居委或街道，称为疫区。

疫源地包括传染源，还包括被污染的物体、房屋、牧地、活动场所、可疑感染动物和储存宿主等。疫源地消毒是切断传染病传播途径的有效措施之一，在处理疫情时应依据流行病学调查结果，及时、准确地确定疫源地，采取有效的措施，以便彻底控制、消灭疫情。

2. 形成疫源地的条件　构成疫源地有两个不可缺少的条件：传染源的存在和病原体能够继续传播。疫情发生时，为了采取有效的防疫措施，查清疫源地的范围和存在的时间是很有必要的。疫源地范围大小因病而异，传染病的疫源地范围取决于三个因素：①传染源的活动范围。②传播途径的特点。③周围人群的免疫状况。如疟疾的疫源地范围为传染源周围以按蚊飞行距离为半径的范围，而麻疹的疫源地则为传染源周围比较小的范围。当传染源活动范围较大、传播距离较远（如水传播）时，当周围易感者比例较高时，疫源地的范围也相应较大。同种传染病在不同条件下的疫源地范围也不同。如麻疹患者只限于家庭内生活，则疫源地范围只限于其家庭；但如果麻疹患者患病后，还去托幼机构，则疫源地的范围就扩大了。

3. 消灭疫源地必须具备的条件　包括：①传染源已被移走（住院或死亡）或消除了排出病原体的状态（治愈）。②通过各种措施消灭了外环境的病原体。③所有的易感接触者从可能受到传染的最后时刻算起，经过该病最长潜伏期而无新病例或新感染者。具备了这三个条件，针对疫源地的各种防疫措施即可结束。

（二）感染性疾病和传染性感染病

感染是一种个体现象，指在一定环境条件影响下，病原体侵入机体，与机体相互作用、相互斗争的过程。其必备条件是：病原体、宿主和适宜的环境。

传染反映传染源与易感者之间的关系，前者使后者发生感染。根据被传染者发病数量的多少，表现为散发和流行。

感染性疾病（infectious diseases）即感染病，泛指各种生物性病原体寄生人体所引起的疾病。感染病可以分为传染性感染病（communicable infectious diseases）和非传染性感染病（noncommunicable infectious diseases）。传染性感染病即传染病（communicable diseases），是指病原微生物（细菌、真菌、病毒、衣原体、立克次体、螺旋体等）和寄生虫感染人体所导致的、具有一定传染性的、在一定条件下可造成流行的疾病，寄生虫病属于传染病的范畴。

（三）新发传染病

新发传染病的危害程度令世人震惊。如 AIDS 被列为"世纪瘟疫"；埃博拉出血热在非洲以其极强的传染性、极高的死亡率而被称为"死亡天使"；莱姆病已遍及 5 大洲 70 多个国家，在美国其危害仅次于 AIDS；在英国出现的牛海绵状脑病（疯牛病）已导致约 20 万头牛受到感染，特别是与其相关的高死亡率的人类新型克雅病的出现，触发了全球性危机，引起了国际社会的震惊；其他如军团病、禽流感等都曾在一些国家和地区发生较大规模的暴发或流行，造成了严重的危害。

1. 新发传染病（emerging infectious disease, EID）的定义　自 20 世纪 60 年代以来，在人群中新出现或新认识到的感染病，或是过去已经认识到的，但发病率或发病地域范围已经或是将会迅速增加的感染病。新发传染病可分为两种，一种为早已被人们所认识，过去基本被消灭或控制，近几年又死灰复燃的疾病；另一种为过去根本不存在，近几年才出现的传染性疾病。

2．我国新发传染病的种类　我国已有报道的新发传染病种类包括：

（1）病毒性疾病：AIDS、SARS、禽流感、新型肝炎（甲、丙、丁、戊、庚、输血传播性肝炎）、毛细血管白血症、肾综合征出血热、慢性溶血性贫血、登革热及登革出血热、病毒性腹泻、特发性皮疹、卡波西肉瘤、小儿肠炎。

（2）细菌性疾病：下呼吸道感染、军团病、消化性溃疡、结核病、O157：H7 出血型肠炎、莱姆病、中毒性休克、小肠结肠炎耶尔森菌感染、人类猪链球菌感染、单核细胞增生李斯特菌食物中毒、O139 型霍乱、空肠弯曲菌肠炎。

（3）其他：肺炎衣原体感染、急性小肠结肠炎、猫抓病、疟疾。

3．尚未传入我国的新发传染病种类　通过大量国内外文献可知，国外已有病例报道，但尚未传入我国的新发传染病有：人类新型克雅病、埃博拉出血热、西尼罗热或西尼罗脑炎、黄热病、马尔堡出血热、拉沙热、汉坦病毒心肺综合征、尼帕病毒感染、亨德拉病毒感染、猴痘、立夫特山谷热、金迪普拉病毒感染、委内瑞拉出血热和巴西出血热。

六、传染病的预防控制对策

（一）预防为主

预防为主是我国的基本卫生工作政策。传染病的预防就是在疫情尚未出现，针对可能暴露于病原体并发生传染病的易感人群或传播途径采取措施。

1．加强人群免疫　免疫预防是控制具有有效疫苗免疫的传染病发生的重要策略。全球消灭天花、脊髓灰质炎活动的基础是开展全面、有效的人群免疫。实践证明，许多传染病都可通过人群大规模免疫接种来控制流行，或将发病率降至相当低的水平。

2．改善卫生条件　保护水源、提供安全的饮用水，改善居民的居住条件，加强粪便管理和无害化处理，加强饮食卫生监督和管理等，都有助于从根本上杜绝传染病的发生和传播。

3．加强健康教育　健康教育可通过改变人们不良的卫生习惯和行为切断传染病的传播途径。

（二）加强传染病监测

传染病监测是疾病监测的一种，其监测内容包括传染病发病、死亡，病原体型别、特性，媒介昆虫和动物宿主种类、分布和病原体携带情况；人群免疫水平及人口资料等；必要时开展对流行因素和流行规律的研究，并评价防疫措施效果。

我国的传染病监测包括常规报告和哨点监测。常规报告覆盖了甲、乙、丙三类共 39 种法定报告传染病。

（三）建立传染病预警机制

国家建立传染病预警制度。国务院卫生行政部门和省、自治区、直辖市人民政府根据传染病发生、流行趋势的预测，及时发出传染病预警，根据情况予以公布。

（四）加强传染病预防控制的管理

一是制订严格的标准和管理规范，对从事病原生物的实验室、传染病菌种和毒种库等进行监督管理。二是加强血液和血液制品、生物制品、病原生物有关的生物标本等的管理。三是加强对从事传染病相关工作人员的培训。

（五）传染病的全球化控制

传染病的全球化趋势越来越明显，特别是一些新发传染病如 AIDS、禽流感、SARS 等在世界各地的传播流行，预示传染病已成为全球性危机。应对传染病全球化的政策包括三个方面：首先，各国政府需要改善其公共卫生体系，建立危机预警和应对机制；其次，各国之间需要加强政策协调，确立相应的组织机构、规则和惯例，以促进国际间的合作；最后，除了各国政府的努力之外，必须调动所有相关的资源和力量，尤其是包括非政府组织的参与，共同防范传染病的全球化。

七、传染病的预防控制措施

传染病的预防控制措施包括传染病的报告和针对传染源、传播途径和易感人群的多种措施。

（一）传染病报告

1. 报告病种类别　传染病报告是传染病监测的手段之一，也是控制和消除传染病的重要措施。根据我国 2004 年颁布的《传染病防治法》的规定：法定报告传染病分为甲、乙、丙三类共 37 种。2008 年，增加了手足口疾病。2009 年，卫生部（现称国家卫生和计划生育委）将甲型 H1N1 流感纳入国家传染病防治法规定的乙类传染病。自 2013 年 11 月 1 日起，国家卫生和计划生育委将人感染 H7N9 禽流感纳入 2 类传染病，将甲型 H1N1 流感从乙类调整为丙类，并纳入现有流行性感冒进行管理。目前法定传染病共计 39 种。

甲类传染病（2 种）：鼠疫、霍乱。

乙类传染病（26 种）：人感染 H7N9 禽流感（新增）、SARS、AIDS、病毒性肝炎、脊髓灰质炎、人感染高致病性禽流感、麻疹、流行性出血热、狂犬病、流行性乙型脑炎、登革热、炭疽、细菌性和阿米巴性痢疾、肺结核、伤寒和副伤寒、流行性脑脊髓膜炎、百日咳、白喉、新生儿破伤风、猩红热、布氏菌病、淋病、梅毒、钩端螺旋体病、血吸虫病、疟疾。

丙类传染病（11 种）：流行性感冒（含甲型 H1N1 流感）、流行性腮腺炎、风疹、急性出血性结膜炎、麻风病、流行性和地方性斑疹伤寒、黑热病、包虫病、丝虫病，除霍乱、细菌性和阿米巴性痢疾、伤寒和副伤寒以外的感染性腹泻病、手足口病（新增）。

其中 SARS、炭疽中的肺炭疽由于其传染性强、危害大，规定可以直接采取甲类传染病的预防、控制措施。

2. 建立疫情报告、通报和公告制度　传染病疫情报告遵循属地原则。医疗机构和采血机构及其执行职务的人员，发现法定传染病或者发现其他传染病暴发、流行以及突发原因不明的传染病时应当遵循疫情报告属地管理的原则，按照国务院或者国务院卫生行政部门规定的内容、程序、方式和时限报告。县级以上人民政府卫生主管部门应当及时向本行政区域内的疾病预防控制机构和医疗机构通报传染病疫情以及监测、预警的相关信息，并规范了传染病疫情的公布制度。

3. 网络直报　根据《传染病防治法》和《突发公共卫生事件应急条例》等法律法规的规定，责任报告单位和责任疫情报告人发现甲类传染病和乙类传染病中的肺炭疽、SARS、脊髓灰质炎、人感染高致病性禽流感患者或疑似患者时，或发现其他传染病和不明原因疾病暴发时，应于 2h 内将传染病报告卡通过网络报告；未实行网络直报的责任报告单位应于 2h 内以最快的通讯方式（电话、传真）向当地县级疾病预防控制机构报告，并于 2h 内寄送出传染病报告卡。

对其他乙、丙类传染病患者，疑似患者和规定报告的传染病病原携带者在诊断后，实行网络直报的责任报告单位应于 24h 内进行网络报告；未实行网络直报的责任报告单位应于 24h 内寄送出传染病报告卡。

县级疾病预防控制机构收到无网络直报条件责任报告单位报送的传染病报告卡后，应于 2h 内通过网络进行直报。

获得突发公共卫生事件相关信息的责任报告单位和责任报告人，应当在 2h 内以电话或传真等方式向属地卫生行政部门指定的专业机构报告，具备网络直报条件的要同时进行网络直报，直报的信息由指定的专业机构审核后进入国家数据库。不具备网络直报条件的责任报告单位和责任报告人,应采用最快的通讯方式将《突发公共卫生事件相关信息报告卡》报送属地卫生行政部门指定的专业机构。接到《突发公共卫生事件相关信息报告卡》的专业机构,应对信息进行审核,确定真实性,2h 内进行网络直报,同时以电话或传真等方式报告同级卫生行政部门。

(二)针对传染源的措施

1. 患者 应做到早发现、早诊断、早报告、早隔离、早治疗。患者一经确诊,应按传染病防治法规定实行分级管理,防止传染病在人群中的传播蔓延。

甲类传染病患者和乙类传染病中的 AIDS、肺炭疽患者必须实施隔离治疗。必要时可请公安部门协助。乙类传染病患者根据病情可在医院或家中隔离,隔离通常应至临床或实验室证明患者已痊愈为止。对传染源作用不大的肾综合征出血热、钩端螺旋体病、布氏菌病患者可不必隔离。丙类传染病中的瘤型麻风患者必须经临床和微生物学检查证实痊愈才可恢复工作、学习。

传染病疑似患者必须接受医学检查、随访和隔离措施,不得拒绝。甲类传染病疑似患者必须在指定场所进行隔离观察、治疗。乙类传染病疑似患者可在医疗机构指导下治疗或隔离治疗。

2. 病原携带者 对病原携带者应做好登记、管理和随访至其病原体检查 2 ~ 3 次阴性后。在饮食、托幼和服务行业工作的病原携带者须暂时离开工作岗位,久治不愈的伤寒或病毒性肝炎病原携带者不得从事威胁性职业。AIDS、乙型和丙型病毒性肝炎、疟疾病原携带者严禁献血。

3. 接触者 凡与传染源有过接触并有受感染可能性者都应接受检疫。检疫期为最后接触日至该病的最长潜伏期。

留验:即隔离观察。要求在指定场所进行观察,限制活动范围,实施诊察、检验和治疗。甲类传染病接触者应留验。

医学观察:即在正常工作、学习的情况下,接受体格检查、病原学检查和必要的卫生处理。乙类和丙类传染病的接触者应实施医学观察。

应急接种和药物预防:对潜伏期较长的传染病如麻疹可对接触者施行预防接种。此外,还可采用药物预防,如服用乙胺嘧啶或氯喹预防疟疾等。

4. 动物传染源 对危害大且经济价值不大的动物传染源应予彻底消灭。对危害大的病畜或野生动物应予捕杀、焚烧或深埋,如患狂犬病的狗、患牛海绵状脑病(疯牛病)和炭疽的家畜。对危害不大且有经济价值的病畜可予以隔离治疗。此外,还要做好家畜和宠物的预防接种和检疫。

(三)针对传播途径的措施

对传染源污染的环境,必须采取有效的措施,去除和杀灭病原体。不同的传播途径,采取的措施也有所不同。如肠道传染病通过粪便等污染环境,因此应加强被污染物品和周围环境的消毒;AIDS 可通过注射器和性活动传播,因此应大力推荐使用避孕套、杜绝吸毒和共用注射器等。

消毒是用化学、物理、生物的方法杀灭或消除环境中致病性微生物的一种措施,包括预防性消毒和疫源地消毒两大类。

1. 预防性消毒 是指未发现传染源情况下,对可能受到病原微生物污染的场所和物品施行消毒,如乳制品消毒、饮水消毒等。

2. 疫源地消毒 对现有或曾经有传染源存在的场所进行消毒。其目的是杀灭传染源排出的病原微生物。疫源地消毒分为随时消毒和终末消毒。

(1)随时消毒(current disinfection):是当传染源还存在于疫源地时所进行的消毒。

(2)终末消毒(terminal disinfection):是当传染源痊愈、死亡或离开后对疫源地所做的彻底消毒，从而完全消除传染源所播散、留下的病原微生物。只有对外界抵抗力较强的病原微生物才需要进行终末消毒，如霍乱、鼠疫、病毒性肝炎、伤寒、炭疽、结核病和白喉等。对外界抵抗力较弱的疾病如水痘、流感、麻疹等一般不需要进行终末消毒。

（四）针对易感者的措施

1. 免疫预防　传染病的免疫预防包括主动免疫和被动免疫。其中计划免疫是预防传染病流行的重要措施，属于主动免疫。此外，当传染病流行时，被动免疫可以为易感者提供及时的保护抗体，如注射胎盘球蛋白和丙种球蛋白预防麻疹、流行性腮腺炎、甲型肝炎等。高危人群应急接种可以通过提高群体免疫力来及时制止传染病的大面积流行。

2. 药物预防　药物预防也可以作为一种应急措施来预防传染病的传播，但药物预防作用时间短、效果不巩固，易产生耐药性，因此其应用具有较大的局限性。

3. 个人防护　接触传染病的医务人员和实验室工作人员应严格遵守操作规程，配置和使用必要的个人防护用品。有可能暴露于传染病生物传播媒介的个人需穿戴防护用品如口罩、手套、护腿和鞋套等。

（五）传染病暴发、流行的紧急措施

根据传染病防治法规定，在有传染病暴发、流行时，当地政府需立即组织力量防治，报经上一级政府决定后，可采取下列紧急措施：

1. 限制或停止集市、集会、影剧院演出或者其他人群聚集活动。
2. 停工、停业、停课。
3. 控制或者扑杀染疫野生动物、家畜家禽。
4. 封闭可能造成传染病扩散的场所。
5. 封闭被传染病病原体污染的公共饮用水源、食品以及相关物品。

在采用紧急措施防止传染病传播的同时，政府卫生部门和科研院所的流行病学、传染病学和微生物学专家，各级卫生防疫机构的防疫检疫人员，各级医院的临床医务人员和社会各相关部门应立即组织开展传染病暴发调查，并实施有效的措施控制疫情，包括隔离传染源，治疗患者尤其是抢救危重患者，检验和分离病原体，采取措施消除在暴发调查过程中发现的传播途径和危险因素，如封闭可疑水源、饮水消毒、禁食可疑食物、捕杀动物传染源和应急接种等。

八、计划免疫及其评价

计划免疫（planed immunization）是根据某些特定传染病的疫情监测和人群免疫状况分析，按照规定的免疫程序，有计划、有组织地利用疫苗进行免疫接种，以提高人群免疫水平，达到预防、控制乃至最终消灭相应传染病的目的。全球"无脊髓灰质炎行动"的最重要手段，就是强化脊髓灰质炎口服疫苗的免疫。预防接种（vaccination）是将生物制品（抗原或抗体）接种到机体，使机体获得对传染病的特异免疫力，从而保护易感人群，预防疾病的发生。例如，接种卡介苗预防肺结核、接种牛痘疫苗预防天花等。

（一）实施计划免疫的制订原则

接种疫苗是预防和控制传染病最经济、有效的方法之一。实施计划免疫的制订原则包括：

1. 考虑接种疫苗的实效性和可行性。
2. 应以最合适的初始免疫年龄、最少的接种次数、最合理的针刺间隔时间设计免疫程序，充分发挥出疫苗的免疫效果。
3. 易于实施，为接种当事人所能接受。

（二）计划免疫方案

1974 年 WHO 根据消灭天花和不同国家控制麻疹、脊髓灰质炎的经验，开展了全球扩大免疫规划（expanded program on immunization，EPI）活动。我国于 1981 年正式加入 EPI 活动，

并按期实现了普及儿童免疫的各项目标。《中国儿童发展纲要（2001—2010）》要求全国儿童免疫接种率以乡（镇）为单位达到90%以上。2007年12月卫生部（现称国家卫生和计划生育委）颁布了《扩大国家免疫规划实施方案》。该方案规定，在现行全国范围内使用的乙肝疫苗、卡介苗、脊髓灰质炎疫苗、百白破疫苗、麻疹疫苗、白破疫苗等6种国家免疫规划疫苗的基础上，以无细胞百白破疫苗替代百白破疫苗，将甲肝疫苗、流脑疫苗、乙脑疫苗、麻腮风三联疫苗纳入国家免疫规划，对适龄儿童进行常规接种。在重点地区对重点人群进行出血热疫苗接种。发生炭疽、钩端螺旋体病疫情或发生洪涝灾害可能导致钩端螺旋体病暴发流行时，对重点人群进行炭疽疫苗和钩端螺旋体病疫苗应急接种。目前通过接种上述疫苗可以预防15种疾病。

我国疫苗分为两大类：一类疫苗和二类疫苗。一类疫苗是国家免费提供的，所有适龄儿童都应按规定接种；二类疫苗是自费并自愿接种的。

免疫程序（immunization programs）是指儿童应该接种疫苗的先后次序、起始月（年）龄、剂量、间隔时间和要求，以达到合理使用疫苗的目的。目前我国实施的儿童基础免疫程序见表6-2。

（三）计划免疫的评价指标

疫苗免疫效果的评价指标包括免疫效果评价指标、流行病学效果评价指标及计划免疫管理评价指标。

1．免疫效果评价指标　免疫效果评价指标主要通过测定接种后人群抗体阳转率、抗体平均滴度和抗体持续时间等指标进行评价。

2．流行病学效果评价指标　采用随机双盲的现场实验，计算疫苗保护率和疫苗效果指数。

3．计划免疫管理评价指标　计划免疫工作质量的考核包括组织设备和人员配备、免疫规划和工作计划、计划免疫实施的管理和各项规章制度、冷链装备及运转情况、人员能力建设及宣传动员、监测及疫情暴发控制等。具体考核指标为：

（1）建卡率：使用WHO推荐的两阶段整群抽样法，调查12～18月龄儿童建卡情况，要求建卡率达到98%以上。

（2）接种率：指12月龄儿童的疫苗接种情况，接种率越高越好。

（3）四苗覆盖率：指四种疫苗的全程接种率。

（4）冷链设备完好率：所谓冷链（cold chain）是指疫苗从生产、保存、运输直至接种，全程都按照疫苗保存要求妥善冷藏，以保持疫苗的效价不受损害的特殊供应链系统。是保证疫苗质量的重要措施之一。

第二节　高传染性/高致病性传染病新病种的特征和应对策略

一、高传染性/高致病性传染病的界定

高传染性/高致病性传染病的定义目前还未见到。根据我国2004年颁布的《病原微生物实验室生物安全管理条例》，将微生物按照危害程度分为4级，其中，一类病原微生物：能引起人或动物非常严重疾病的，以及中国尚未发现或者已经宣布消灭的微生物；二类病原微生物：能引起人或动物严重疾病，比较容易直接或者间接在人与人、动物与人、动物与动物间传播的微生物。

第一、二类病原微生物统称为高致病性病原微生物。具体病原微生物的分类详见《人间传染的病原微生物名录》，其中包括人类免疫缺陷病毒（HIV）、SARS冠状病毒、结核分枝杆菌、

鼠疫杆菌、炭疽杆菌、霍乱弧菌、高致病性禽流感病毒、汉坦病毒、天花病毒等。

根据国家的有关规定，重大传染病疫情是指在一定区域内、一定时间段内，发生一定数量的传染病，造成或者可能造成社会公众健康严重损害的传染病疫情，即为重大传染病疫情。具体来讲，甲类和乙类当中按照甲类管理的传染病每发生 1 例就构成重大传染病疫情。主要指鼠疫、霍乱、SARS、炭疽中的肺炭疽和人感染高致病性禽流感。

根据新发传染病定义，自 20 世纪 60 年代以来，在人群中新出现或新认识到的感染病对人类健康产生巨大的影响。所以作为高传染性／高致病性传染病新病种并已经对我国公众健康造成严重损害的传染病可以暂时归纳为 SARS、炭疽中的肺炭疽和人感染高致病性禽流感。目前，国外新发传染病尚未流入我国的新病种主要有牛海绵状脑病（疯牛病）、埃博拉出血热、西尼罗病毒、汉坦病毒肺综合征及猴痘等。这些新发传染病，或传染性强，或传播速度快，或病死率高。相信随着科学的发展和人类对疾病的认识，此部分内容会更加丰富与完善。

二、高传染性／高致病性传染病新病种的特征

（一）高传染性／高致病性传染病新病种的流行特点

1. 新发传染病种类繁多　高传染性／高致病性新发传染病种类繁多，其中有 3/4 是人畜共患病。近些年，新发传染病有 75% 以上为人畜共患性，表现为动物感染疾病，在与人接触后发生基因变异，导致人被感染。

2. 传播途径多样、感染方式复杂多变　如携带西尼罗河出血热病毒的鸟类因迁徙而将病毒传播至世界；2003 年一位因输血而感染牛海绵状脑病（疯牛病）的患者，使学者认识到，牛海绵状脑病（疯牛病）不仅仅是经食物链感染。

3. 潜伏期长、预防及诊治困难　根据英国医学家的统计，牛海绵状脑病（疯牛病）的潜伏期最长可达 10 年之久，出现症状的半年到 1 年内即可造成患者死亡。新发传染病的病原涉及细菌、病毒、立克次体等多种病原微生物，具有较强的隐蔽性，常为预防及诊治带来巨大困难。

4. 人类普遍缺乏对新发传染病的免疫力　新发传染病的早期发现及诊断较为困难，人类普遍易感，并缺乏特异的预防和治疗方法。

5. 病原微生物有较强的变异性　病原微生物可随着环境的变化而出现新的宿主，可抵抗人体免疫系统及抗病毒药物。较强的变异性使防治工作更加困难。

（二）典型高传染性／高致病性传染病新病种

高传染性／高致病性传染病新病种有很多，其中有代表性的疾病如高致病性禽流感、SARS、猴痘等。

1. 高致病性禽流感　由禽流感病毒（avian influenza virus，AIV）引起的禽类急性、烈性、高度接触性传染病。1878 年首先发生于意大利，1900 年其病原体首次被发现，1955 年证实属甲型流感病毒。不同禽流感病毒亚型，甚至同一亚型不同病毒株之间对不同宿主的毒力亦有很大差别，一般认为 H5 和 H7 是具有高致病力的亚型。其中由 H5N1 亚型禽流感病毒引起的大流行，已造成大批禽类死亡和重大经济损失，其对禽类致死率通常可以达到 100%，并且是迄今发现可从病禽直接感染人的主要毒株。据 WHO 统计，截至 2006 年 5 月 12 日，禽流感病毒已经导致全球 208 人感染，115 人死亡，死亡率高达 55.3%。禽流感病毒作为流感病毒的一个重要组成部分，尤其是 H5N1 高致病性禽流感与人类生活密不可分，对人类的生活和健康构成了严重威胁。

禽流感病毒可以分为高致病性禽流感病毒、低致病性禽流感病毒和无致病性禽流感病毒。高致病性禽流感病毒目前只发现 H5 和 H7 两种亚型。禽流感病毒只在偶然情况下感染人，已经确认对人有感染性的禽流感病毒有 H5N1\H5N2 和 H7N9（新发现）。

高致病性禽流感（highly pathogenic avian influenza，HPAI）是由正黏病毒科流感病毒属 A 型流感病毒引起的禽类烈性传染病。世界动物卫生组织（OIE）将其列为 A 类动物疫病，我国将其列为一类动物疫病。

2. **严重急性呼吸综合征（SARS）** 由 SARS 冠状病毒（SARS coronavirus，SARS-Cov）引起，是 21 世纪出现的第一个严重的和易于传播的新发传染病。我国的第一个 SARS 病例于 2002 年 11 月中旬出现在广东省。从 2002 年冬季开始，SARS 在一些国家和地区的人群中快速蔓延，于 2003 年春季在东南亚、北美和欧洲暴发。2003 年 3 月，WHO 正式命名这种传染病为严重急性呼吸综合征（severeaeute respiratory syndrome，SARS），又称传染性非典型肺炎（atypical pneumonia）。SARS 传染性极强，在半年多的时间里，全球 30 多个国家和地区有该病流行的报道，至 2003 年 8 月 7 日发病 8422 人，死亡 916 人，我国受到的影响尤为严重，很多省市成为重疫区。该病的流行，对全球经济发展造成严重的影响，仅东南亚地区的直接经济损失达 300 亿美元。

SARS 以传染性强、具有较高的病死率而引起世界各国科学家的普遍关注。SARS 冠状病毒以前从未在人类身上发现过，这是病毒得以在人群中迅速传播的重要原因。目前人们对 SARS 冠状病毒的起源尚不清楚，多数人认为 SARS 冠状病毒很久以前就已存在，只是在近期某种特殊的环境条件下发生变异或重组，从某种野生动物宿主传染到人类，导致人群感染发病。

美国及 WHO 的专家所做的试验表明：猪、羊、牛、狗、猫以及鸡、鸭和鹅等家畜和家禽体内，SARS 冠状病毒的繁殖以及生长受到抑制，在天鹅、中华梅花鹿和西藏野生羚羊等野生动物物种体内可以相当好地繁殖。中国学者已经在果子狸等野生动物中分离到类 SARS 冠状病毒。

3. **猴痘** 由猴痘病毒（monkeypox virus）引起，1997 年在非洲首次出现，主要分布在非洲和美国，地理范围较广；死亡率变化幅度较大，为 1.5% ～ 17%；据 WHO 的统计，人患猴痘的死亡率为 1% ～ 10%。主要通过密切接触感染。无特异性的治疗方法，可以用天花疫苗预防，但有效率为 85%。1980 年 WHO 向全世界郑重宣布人类消灭了天花，我国随后也宣布消灭天花，自此我国不再常规接种天花疫苗。猴痘病毒与天花病毒同属正痘病毒科，天花免疫性可以保护人类免受猴痘病毒的感染。因此一旦猴痘病毒传入，由于停止接种天花疫苗使大量的易感人群积聚，将引起广泛传播，危害严重。

三、传染性 / 高致病性传染病新病种的应对策略

传染性 / 高致病性传染病新病种的病原体，特别是病毒，在世界范围传播流行，使人们意识到增强新病种应对能力的迫切需要。健全的卫生系统则可以有效控制新病种的危害。

亚太地区等组织制定了新发传染病预防控制战略、策略或措施，以期从中找出值得借鉴的内容，为我国新发传染病预防控制提供参考。

（一）亚太区域新发传染病战略

东南亚地区和西太平洋地区是 WHO 的两个区域，二者联合制定了一项战略，用于应对新发传染病的威胁，即亚太区域新发传染病战略。

《亚太区域新发传染病战略》的远期目标是降低新发传染病对亚太地区健康、经济和社会的影响，该战略的目标及其预期结果参见表 7-1。制订该战略的目的是发现、鉴定、监测新发传染病，了解影响其出现和传播的因素，制订有效的传染病预防控制措施。该战略按计划实施 5 年，5 年后各国家和地区要进行经验总结，制订各自的未来计划。

表7-1　亚太区域新发传染病战略的目标及其预期结果

目标	预期结果
目标 1 降低新发传染病造成的危害	1. 通过战略性沟通、社区参与，降低新发传染病的风险； 2. 降低医疗感染风险； 3. 降低实验室感染风险； 4. 降低动物源性新发传染病的发病风险； 5. 抑制抗菌药耐药性的产生。
目标 2 加强新发传染病疫情的监测能力	1. 加强预警系统建设； 2. 建设、加强实验室的公共卫生功能； 3. 协调和整合各监测系统； 4. 提高新发传染病早期监测的信息管理能力； 5. 提高地方监测和风险评估的能力。
目标 3 提高新发传染病的响应能力	1. 建立新发传染病的响应系统； 2. 加强新发传染病的响应能力； 3. 加强风险沟通； 4. 加强新发传染病的响应信息管理系统建设。
目标 4 加强对新发传染病的准备工作	1. 加强人力资源开发； 2. 加强公共卫生事件响应的准备工作。
目标 5 在亚太地区实施技术合作	发展和加强亚太地区技术合作。

（二）我国传染性 / 高致病性传染病新病种应对策略

借鉴不同组织、不同国家对新发传染病的防控策略和对策的共同点，对我国传染性 / 高致病性传染病新病种应对策略的重点，总结如下：

1. 建立传染性 / 高致病性传染病新病种监测系统　传染性 / 高致病性传染病新病种的出现有一定的经济社会因素，如人口增长、城市化进程过快、旅游业的发展、人们生活习惯的改变等。传染病新病种的发生具有不确定性，不能预测其发生的时间、地点、强度和病原体的种类，因此监测显得格外重要，建立持续有效的监测系统，可以在第一时间发现异常，迅速采取行动，将危害控制在最低水平。

2. 提高对传染性 / 高致病性传染病新病种的反应能力　从 SARS 的暴发即可明显地看出，快速有效的反应是控制传染病暴发的关键环节。面对 SARS、高致病性禽流感或其他传染病，单靠监测预警远远不够，必须具备快速反应并采取有效行动的能力。反应能力的提高，有赖于很多方面，如提高基本用品和设备的储存、促进传染性 / 高致病性传染病新病种的研究、加强实验室能力建设和加强人员培训等。

3. 加强信息共享与风险沟通　促进传染性 / 高致病性传染病新病种信息的共享，包括疫情暴发情况、病原体检测方法和疾病预防控制措施等各方面的内容，提高国际新发传染病防控的整体能力。有效的风险沟通，可以提高公众的信任程度，让公众和其他利益相关者参与到疫情控制中来，减轻公众的恐慌心理，降低疾病暴发对政治、经济和社会带来的影响。

4. 加强合作　由于传染性 / 高致病性传染病新病种的发生不受国界的限制，因此应当加强各国之间的合作，包括信息共享和人力、物力和财力支援等多方面。此外，国家内部也要加强合作，包括区域间、部门间以及学科间的合作。

（唐玄乐）

第八章　慢性非传染性疾病防治

慢性非传染性疾病（non-communicable diseases，NCDs）简称慢性病，不是特指某种疾病，而是对一组起病时间长，缺乏明确的病因证据，一旦发病即病情迁延不愈的非传染性疾病的概括性总称。其主要特点包括：①病因复杂，其发病与不良行为和生活方式密切相关。②潜伏期较长，没有明确的得病时间。③病程长，随着疾病的发展，表现为功能进行性受损或失能，对健康损害严重。④很难彻底治愈，表现为不可逆性。随着中国人口老龄化进程的加快和人们生活方式的改变，慢性非传染性疾病已经成为中国居民面临的最主要的健康问题。本章将介绍该类疾病的流行现状、主要的危险因素以及原发性高血压、糖尿病等常见慢性病的预防和管理。

第一节　慢性非传染性疾病概述

一、流行现状

慢性病已成为全世界几乎所有国家成年人的最主要死因。2005 年 WHO 估计，慢性病每年使 3600 多万人失去生命，其中 80% 发生在中低收入国家，900 多万人发生在 60 岁之前，而心脏病、脑卒中、癌症、慢性呼吸道疾病和糖尿病等慢性病占所有死亡的 60%。未来 10 年，慢性病死亡人数将增加 17%，也就是说，到 2015 年因各种疾病因而死亡的 6400 万人中，4100 万人将死于慢性病，亟须采取紧急行动加以控制。

在我国，随着人口的老龄化以及社会经济发展所引起的人们生活方式与习惯的变化，慢性病已成为影响人民健康和死亡的首要原因。《2011 中国卫生统计提要》公布的 2009 年部分市县前十位疾病死亡率及死亡原因构成（合计）显示：恶性肿瘤、脑血管病、心脏病、呼吸系统疾病、内分泌营养和代谢疾病、神经系统疾病和精神障碍占据了死亡原因的较大比例。2008 年第四次国家卫生服务调查显示：调查地区居民慢性病患病率（按病例数计算）为 20.0%（其中城市 28.3%，农村 17.1%），与 2003 年调查相比，患病率增加 4.9 个百分点，农村增加比例略高于城市。2010 年中国慢性病及其危险因素监测报告显示，我国 18 岁以上居民高血压患病率为 33.5%。2010 年"中国糖尿病和代谢综合征研究组"关于我国糖尿病患病率调查结果显示：我国 20 岁以上成年人糖尿病患病率已达 9.7%，其中男性和女性分别为 10.6% 和 8.8%。同期糖尿病前期的患病率高达 15.5%。因此推算，我国糖尿病总患者数达 9200 万以上，糖尿病前期人数达 1.48 亿以上。糖尿病患病率在青中年人群增长更加迅猛，与 1994 年全国调查相比，25 ~ 34 岁的人群糖尿病患病率增加了 8 倍，55 ~ 64 岁的人群增加了 3 倍。

另外，2010 年全国疾病监测结果显示：18 岁及以上居民的高胆固醇血症患病率为 3.3%，超重率为 30.6%，肥胖率为 12.0%。目前吸烟率为 28.3%，其中男性 53.3%，女性 2.5%。饮酒率为 36.4%，其中男性 57.7%，是女性 14.5% 的 4.0 倍。饮酒者日均酒精摄入量为 20.3 克，其中男性 24.0 克，是女性 4.7 克的 5 倍。2010 年，居民家庭人均每日食盐摄入量 10.6 克，农村 11.5 克高于城市 9.1 克。共有 80.9% 的家庭人均每日食盐摄入量超过 5 克，72.6% 的家庭超过 6 克，27.5% 的家庭超过 12 克，18.1% 的家庭超过 15 克。居民家庭人均每日烹调用油摄入量 49.1 克，城乡无明显差异；共有 83.4% 的家庭人均每日食用油摄入量超过 25 克，35.2% 的家庭超过 50 克。人均每日蔬菜水果摄入量不足 400 克的比例为 52.8%。经常锻炼（每周至少 3

次、每次至少 10 分钟业余锻炼）的比例仅为 11.9%，从不锻炼的比例为 83.8%。监测结果显示，膳食不合理、身体活动不足及吸烟是造成多种慢性病的三大行为危险因素。

二、慢性病的社会危害

（一）慢性病严重危害人群身心健康

慢性病不仅发病率高，患病后死亡率不断上升，而且病程长，多数为终身性疾病，预后差并常伴有严重并发症及残疾。我国现存的 600 万脑卒中患者中，75% 有不同程度的劳动力丧失，40% 重度致残；随着糖尿病患者寿命的延长，糖尿病慢性并发症的发生率显著上升，糖尿病致盲率是一般人群的 25 倍，糖尿病致肾衰竭的发生率比非糖尿病高 17 倍。

慢性病对人群健康的影响还表现在造成患者的心理创伤和对家庭的压力。慢性病首次发作，可使患者产生不同程度的心理反应，轻者出现适应障碍、主观感觉异常和焦虑等，重者可出现愤怒、失助和自怜等心理过程。在慢性病反复发作或出现严重的功能障碍时，又出现失望、抑郁甚至自杀倾向等。慢性病对家庭的影响是长期的，当家中出现一个长期卧床不起的患者，长时间的陪护、转诊，帮助料理生活起居，患者种种异常心理的发泄等都会严重影响家庭成员，消耗家庭经济积蓄和家人精力。

（二）慢性病导致经济负担日益加重

我国慢性病死亡率占总死亡率的比例已由 1991 年的 73.8% 上升到 2000 年的 82.9%，其中城市和农村分别为 85.3% 和 79.5%，导致伤残调整生命年（disability adjusted life years，DALYs）损失近 70%。随之而来的则是个人、家庭及社会所面临的沉重医疗和经济负担。在某些地区，慢性病与贫困的恶性循环，将使人们陷入"因病致贫、因病返贫"的困境。据科学推算，2003 年我国仅缺血性脑卒中一项的直接住院负担即达 107.53 亿元，脑卒中的总费用负担为 198.87 亿元，分别占国家医疗总费用和卫生总费用的 3.79% 与 3.02%。目前我国每年用于癌症患者的医疗费用已近千亿元，换来的却是中晚期患者对治疗效果的不满意。据 WHO 估计，2005—2015 年 10 年间，我国由于心脏病、脑卒中和糖尿病导致过早死亡而损失的国民收入将达 5580 亿美元。

第二节 慢性非传染性疾病的主要危险因素及三级预防

一、慢性病的危险因素

根据生物 - 心理 - 社会医学模式对全球人类的主要死因进行归类，1991 年 WHO 调查显示：生物遗传因素占 15%，环境因素占 17%，行为生活方式占 60%，医疗卫生服务因素占 8%。慢性病的致病因素与前三者有关，而卫生服务因素与慢性病的治疗和康复的关系更密切。

（一）生物遗传因素

人体的基本生物学特征是健康的基本决定因素，遗传素质影响不同个体的健康问题和疾病状况。生物遗传因素包括病原微生物、遗传、生长发育、衰老等。病原体感染与慢性病的关系也很密切，其中病毒感染与肿瘤之间关系的研究较多。流行病学研究发现，有 15% ~ 20% 的癌症与病原体感染，特别是病毒的感染有关。与恶性肿瘤关系密切的有：幽门螺杆菌感染与胃癌；乙肝病毒（HBV）与原发性肝细胞癌；人乳头瘤病毒（HPV）与宫颈癌；Epstein-Barr 病毒（EBV）与各种 B 淋巴细胞恶性肿瘤、鼻咽癌；人类免疫缺陷病毒（HIV）与非霍奇金淋巴瘤等。有些疾病与遗传因素有直接关系，如血友病、镰状细胞贫血等，发育畸形、寿命长短也不排斥有遗传方面的原因，同属生物性致病因素范畴。多数疾病，如高血压、糖尿病、部分肿瘤等则是遗传因素与环境因素、行为生活方式综合作用的结果。有很多研究已经证实，家属史是癌症、心脑血管病、糖尿病、慢性阻塞性肺疾病、精神疾病的重要危险因素。

（二）环境因素

环境因素是指以人为主体的外部世界，或围绕人们的客观事物的总和，包括自然环境和社会环境。2004年WHO报告显示：102类主要疾病、疾病组别和残疾中，有85类的疾病负担是由环境风险因素导致的。全球大约有24%的疾病负担（健康寿命损失年）和23%的所有死亡（早逝）可归因于环境因素。

1. 自然环境因素　自然环境是人类赖以生存的物质基础，存在着大量的健康有益因素和危害因素。生态遭到破坏会减少有益因素，增加危害因素，使水、空气、土壤、食物等受到细菌、病毒、寄生虫、生物毒物、化学物质的污染。环境污染必然对人体健康造成危害，其危害机制一般具有低浓度、长周期、慢效应、大范围、人数多、后果严重，以及多因素协同作用等特点。生产环境中的有害因素，如各种生产性毒物、粉尘、农药等均可对人类健康构成威胁。

2. 社会因素　社会因素是指社会的各项构成要素，包括一系列与社会生产力和生产关系有密切联系的因素，即以生产力发展水平为基础的经济状况、社会保障、环境、人口、教育和科学技术以及以生产关系为基础的社会制度、法律体系、社会关系、卫生保障和社会文明等。

社会因素对健康有着重大影响。例如，在各类收入水平的国家中，健康水平与社会地位密切相关，社会经济地位越低，健康水平越差。经济发达国家，由于人们的生活工作条件、卫生状况、保健水平都随着经济水平的提高有显著改善，危害人群健康的疾病主要是慢性非传染性疾病，而传染病、寄生虫病的发病率明显下降。经济不发达国家，人们的衣食住行和医疗保健等方面都存在较大困难，营养缺乏性疾病、传染病等成为威胁人群健康的主要卫生问题。

3. 心理因素　心理因素是指影响人类健康和疾病过程的认知、情绪、人格特征、价值观念以及行为方式等的一系列因素。一般认为心理因素使个体赋予某些易病倾向，从而在社会文化等环境因素作用下易于表现出某些心理障碍和躯体疾病。人在精神上出现问题的时候，身体就会患病；而身体患病时，精神上也会痛苦。遭受精神创伤可以使机体免疫力下降，导致感染性疾病乃至癌症的发生。

（三）行为生活方式因素

生活方式是个人或群体在长期的社会化进程中形成的一种行为倾向或行为模式，这种行为模式受个体特征和社会关系的制约，是在一定的社会经济条件和环境等多种因素相互作用下形成的。2002年WHO在"减少风险、延长健康寿命"的报告中阐述了行为危险因素和健康的关系，提出10大危险因素导致的死亡率占全球死亡率的1/3以上。在发达国家和工业化程度高的国家，疾病负担中至少有1/3归因于吸烟、过度饮酒、高血压、高胆固醇和肥胖等因素。更有甚者，全球最大死因的心血管疾病有3/4以上归因于吸烟、高血压或高胆固醇，有的则是三种因素并存。各种危险因素多与行为生活方式密切相关，可以通过改变行为与生活方式来降低和消除。改变或调整行为生活方式能有效地降低与生活方式相关的疾病的发病率。

慢性病的发生与不健康的行为生活方式密切相关。心脑血管疾病、肿瘤、糖尿病及慢性呼吸系统疾病等常见慢性病的发生都与吸烟、不健康饮食（过多摄入饱和脂肪酸、糖、盐，水果蔬菜摄入不足）、饮酒、静坐生活方式等几种共同的行为生活方式危险因素有关（表8-1）。据WHO估计，每年至少有490万人死于吸烟，260万人死于超重或肥胖，440万人死于高胆固醇，710万人死于高血压。

表8-1　主要慢性病的共同危险因素

危险因素	心脑血管疾病	糖尿病	肿瘤	呼吸道疾病
吸烟	✓	✓	✓	✓
饮酒	✓	✓		
营养	✓	✓	✓	✓
静坐生活方式	✓	✓	✓	✓
肥胖	✓	✓	✓	✓
高血压	✓	✓		
血糖	✓	✓	✓	
血脂	✓	✓	✓	

1．吸烟　吸烟可以引起多种慢性病，如心脑血管病；肺癌、食管癌、膀胱癌、胃癌、唇癌、口腔癌、咽喉肿瘤、胰腺癌；慢性阻塞性肺疾病等。

2．饮酒　饮酒与很多癌症、肝脏疾患、心血管疾病有关。在大量饮酒的人群中，肝癌的死亡率可增加50%；在中度严重饮酒者中，高血压的患病率远高于正常人群；酗酒可以增加脑出血的危险性。

3．不合理膳食　①食物中脂肪过多，与心血管疾病和多种癌症的发生有密切关系。每天脂肪摄入量超过80克，发生乳腺癌、结肠癌的危险性明显增加。饱和脂肪酸的摄入水平与冠心病发病呈正相关。②维生素缺乏。近期发现摄入的维生素不足与某些癌症的发病有关，例如，食物中维生素A含量低，与乳腺癌、肺癌、胃癌、肠癌以及皮肤癌、膀胱癌的多发有关；相反，摄入维生素含量高的新鲜蔬菜和水果比例高的人群，其食管癌、胃癌、结肠癌、直肠癌、肺癌、乳腺癌、膀胱癌的发病率降低。③食物中纤维素摄入量不足，结肠癌、直肠癌等发病率增高。

4．肥胖与超重　肥胖与超重可以引起如冠心病、高血压、脑卒中、糖尿病等疾病。在超重者中，高血压的患病率是正常体重者的4倍。在癌症中，与超重密切相关的为停经后的乳腺癌、子宫内膜癌、膀胱癌与肾癌。

5．缺少体力活动　缺乏体力活动是慢性病主要危险因素之一，与冠心病、高血压、脑卒中、糖尿病、多种癌症、骨质疏松等的发生有关。缺乏体力活动会导致人体超重与营养分布不均衡，充足的体力活动可以对体重、血脂、血压、血栓形成、葡萄糖耐量、胰岛素抗性、某些内分泌激素的水平等发挥影响，使其产生有利于机体健康的变化，从而减少发病的危险。

从广义上讲，慢性病是在多个遗传基因轻度异常的基础上，加上长期紧张疲劳、不健康的生活方式及饮食习惯、环境污染物的暴露、忽视自我保健和心理应变平衡逐渐积累而发生的疾病。其中，生活方式是其主要原因，即使有慢性病（如高血压）的遗传背景，发病与否很大程度上决定于生活方式。

（四）卫生服务因素

卫生服务的工作状况直接影响人群的健康水平。卫生服务是指卫生机构和卫生专业人员为了防治疾病、增进健康，运用卫生资源和各种手段，有计划、有目的地向个人、群体和社会提供必要服务的活动过程。卫生服务有两个方面的功能，即保健功能和社会功能。卫生服务的保健功能是指医疗卫生服务通过预防、治疗、康复及健康教育等措施，降低人群的发病率和死亡率；通过生理、心理及社会全方位的保健措施，维护人群健康，提高生命质量。卫生服务的社会功能包括三方面：一是提供医疗保健服务，使患者康复，恢复躯体和社会功能，延长寿命，有效地提高生产力水平；二是消除患者对疾病的焦虑和恐慌，维护人群健康，有利于社会安定；

三是良好及时的卫生服务对患者是一种心理支撑，使人们体验到社会网络之存在，有利于社会凝聚力的增强。

以人为本、以健康为中心的健全的医疗卫生机构，完备的服务网络，一定的卫生经济投入以及合理的卫生资源配置，均对人群健康有促进作用；反之，如果卫生服务和社会医疗保障体系存在缺陷，如医疗资源的不合理布局、初级卫生保健网络的不健全、重治疗轻预防的倾向和医疗保健制度不完善等，就不可能有效地防治疾病、促进健康。

二、危险因素的分层及与疾病的关系

依据危险因素可否干预，可分为可改变的危险因素和不可改变的危险因素。可改变的危险因素见图 8-1，如吸烟、饮酒、饮食、体力活动、心理精神因素等，这些行为危险因素是健康教育和干预的重点；不可改变的危险因素有年龄、性别、种族和遗传等固有因素，这些危险因素虽然无法改变、干预，但对疾病风险的预测有很大的参考意义，因为不同的年龄段，男性和女性，不同的民族、种族和家族间患病的风险可能有很大的差别。从危险因素与疾病的时间顺序上看，我们把肥胖、高血压、高胆固醇血症称为中间危险因素，它们本身是疾病，起因于前述固有因素及行为危险因素积累到一定时期；但相对于糖尿病、冠心病和脑卒中这些严重的疾病来说，肥胖、高血压、高胆固醇血症又是危险因素。干预和控制中间危险因素对于降低心血管疾病的死亡率以及糖尿病的并发症有很大的意义。除此之外，社会经济因素、自然环境因素都与疾病存在密切的关联。社会经济的发展，使人们生活水平不断提高，劳动条件的改善（例如坐在电脑前面可以完成工作），也使人们的生活方式发生了很大的变化，造成身体营养过剩、活动量减少，增加了慢性病的患病风险。同一生态环境下，不同地区的健康和疾病流行状况存在差异。

各种危险因素之间以及各种慢性病之间的内在关系已经明确，往往是一因多果、一果多因、多因多果。如肥胖可以导致高血压、高血脂、糖尿病和乳腺癌等患病率的增加，但高血压、高血脂和糖尿病的危险因素除肥胖之外，还有长期的精神紧张和心理压力、体力活动少、饮食不合理（高盐、脂肪和能量摄入过剩）、年龄的增加等，乳腺癌的危险因素还有家族史、月经初潮早、停经晚、无生育史、有生育但未哺乳、未婚或无性生活、晚婚晚育、曾接受过雌激素替代治疗等。总之，从人群角度看往往是多种危险因素引发多种慢性疾病。

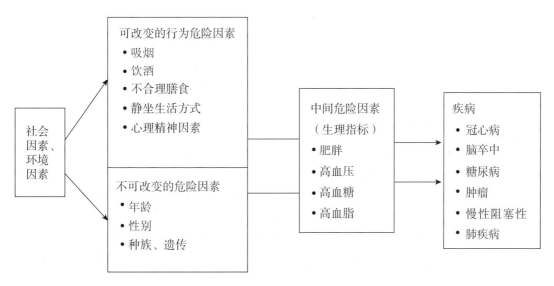

图 8-1　常见慢性病及其共同危险因素之间的内在关系

三、慢性病的三级预防

2006 年 WHO 发布的《预防慢性病———一项至关重要的投资》中指出：各国政府和民众应当走出慢性病不可预防的误区，积极地投资和致力于慢性病预防。我们将疾病从发生到结局（死亡或痊愈等）的全过程称为疾病自然史（natural history of disease），其中有几个明确的阶段：①病理发生期；②症状发生前期，从疾病发生到出现最初症状或体征；③临床期，机体出现形态或功能上的明显异常，从而出现典型的临床表现；④结局，疾病可以发展至缓解、痊愈、伤残或死亡。早期诊断、干预和治疗可以改变疾病的自然史。某些疾病可能有一定的先兆，早于病理改变阶段，表现出对某种疾病的易患倾向，如血清胆固醇升高可能是冠心病的先兆。一个人从健康→疾病→健康（或死亡）可以认为是一个连续的过程，我们称其为健康疾病连续带（health-disease continuum，HDC）。

基于疾病自然史的几个阶段以及健康疾病连续带的理论，危险因素作用于机体到疾病临床症状的出现，有一个时间的过程。人的健康问题的出现，是一个从接触健康危险因素、机体内病理变化从小到大，最后导致临床疾病发生和发展的过程。根据疾病发生发展过程以及健康决定因素的特点，把预防策略按等级分类，称为三级预防策略（prevention strategies at three levels）。慢性病的预防不仅仅是指阻止疾病的发生，还包括疾病发生后阻止或延缓其发展，最大限度地减少疾病造成的危害。慢性病的预防实践证明，慢性病的发生和流行可通过三级预防加以控制。三级预防体现在个体或群体慢性病发生前后的各个阶段（图 8-2）。

（一）慢性病的一级预防

一级预防（primary prevention）又称病因预防。慢性病一级预防的目的是消除疾病的危险因素、预防疾病的发生和促进健康，其主要手段是健康促进和健康保护。开展慢性病一级预防常采用双向策略（two pronged strategy），即把对整个人群的普遍预防和对高危人群的重点预防结合起来。前者称为全人群策略（population strategy），旨在降低整个人群对疾病危险因素的暴露水平，它是通过健康促进实现的；后者称为高危策略（high risk strategy），旨在消除具有某些疾病的危险因素人群的特殊暴露，突出高危人群的预防有利于提高慢性病一级预防的效率，它是通过健康保护实现的。

第一级预防中针对健康个体的措施，首先体现在：①个人的健康教育，注意合理营养和体格锻炼，培养良好的行为与生活方式；②有组织地进行预防接种，提高人群免疫水平，预防疾病；③做好婚前检查和禁止近亲结婚，预防遗传性疾病；④做好妊娠和儿童期的卫生保健；⑤某些疾病的高危个体服用药物来预防疾病的发生，即预防性用药。

其次是针对公众健康所采取的社会和环境措施，如制定和执行各种与健康有关的法律及规章制度、有益于健康的公共政策，利用各种媒体开展的公众健康教育，防止致病因素危害公众的健康，提高公众健康意识和自控能力。又如清洁安全饮用水的提供，针对大气、水源、土壤的环境保护措施，食品安全，公众体育场所的修建，公共场所禁止吸烟等。

（二）慢性病的二级预防

二级预防（secondary prevention）又称"三早"预防。在慢性病的自然史中属临床前期，是防止或减缓疾病发展而采取的措施。慢性病大多病因不完全清楚，因此要完全做到一级预防是不现实的。但由于慢性病的发生、发展大都是致病因素长期作用的结果，因此做到早发现、早诊断和早治疗是可行的。早期发现的措施包括普查、筛检、定期健康检查以及设立专门的防治机构等，如乳腺癌的筛查、子宫颈刮片脱落细胞学检查、糖尿病专科门诊等。某些肿瘤还可通过个人的自我检查达到早期发现的目的。例如，通过乳房自检可以早期发现乳腺癌。达到"三早"的根本办法是宣传，从而提高医务人员的诊断水平并建立灵敏而可靠的疾病监测系统。对于某些有可能逆转、停止或延缓发展的疾病，早期检测和预防性体格检查则显得更为重

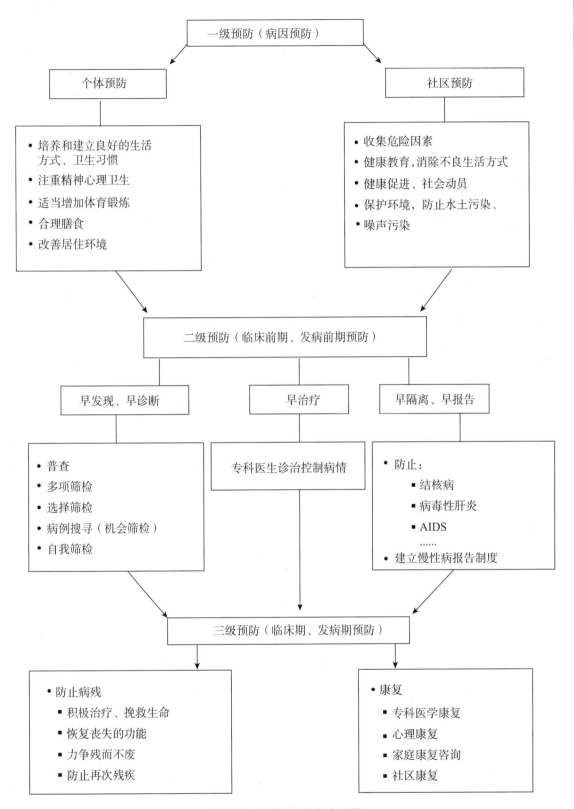

图 8-2　三级预防的各个阶段

要。对于传染病，除了做到"三早"，还需做到疫情早报告及患者早隔离，即"五早"。

做好慢性病二级预防的关键是：①向群众宣传防治慢性病的知识和有病早治的好处；②提高医务人员对慢性病"三早"的业务水平，并建立灵敏且可靠的疾病监测系统；③开发慢性病适宜的筛检方法及检测技术。

（三）慢性病的三级预防

三级预防（tertiary prevention）又称临床预防，是为了减少疾病的危害而采取的措施，其目的是防止伤残和促进功能恢复、提高生存质量、延长寿命、降低病死率。主要包括对症治疗和康复治疗两个阶段。对症治疗的目的在于改善症状、促进康复、防止病情恶化、预防并发症、防止伤残等。康复治疗阶段是在病情控制后，促进患者躯体、功能、心理进一步康复，使其恢复劳动力，争取病而不残或残而不废，保存其创造经济价值和社会价值的能力。

慢性病的预防保健对于疾病本身而言属于第三级预防的范畴，但对于提高慢性病患者的身心状况、预防其他疾病的发生则属于第一级预防。因此慢性病的医疗必须与预防保健相结合，特别是与自我预防保健相结合。医务工作者要通过健康教育增加患者对慢性病知识的了解，提升患者的自我预防保健意识，使其愿意并且有能力对自身健康负责，积极配合预防保健人员和医务人员，并能使患者从自我预防保健中体会到自我努力对防治慢性病的有益作用。

对不同类型的疾病，有不同的三级预防策略。但任何疾病或多数疾病，不论其致病因子是否明确，都应强调第一级预防。如大骨节病、克山病等，病因尚未肯定，但综合性的第一级预防还是有效的。又如肿瘤更需要第一级和第二级预防。有些疾病，病因明确而且是人为的，如职业因素所致疾病、医源性疾病，采取第一级预防，较易见效；有些疾病的病因是多因素的，则要按其特点，通过筛检、及早诊断和治疗会使预后较好，如心脑血管疾病、代谢性疾病，除针对其危险因素、致力于第一级预防外，还应兼顾第二和第三级预防；对那些病因和危险因素都不明，又难以觉察预料的疾病，只有施行第三级预防这一途径。

对于许多慢性病来讲，健康的决定因素的作用往往是长期累积的结果。健康生命全程路径（life course approach to health）就是基于上述的理论基础，研究孕期、婴幼儿期、青少年期以及成年期接触各种因素对健康的长期影响。健康生命全程路径对人群健康的实践意义是，采用预防措施越早，其保护和促进人群的健康效益就越大。我们可以通过把人生划分为几个明确的阶段（"围生和婴幼儿期、青少年期、成年工作期和晚年期"四个时期），针对这些不同年龄组的人群在不同的场所（家庭、学校、工作场所、社区）中实施连续性预防服务措施，积极地有针对性地开展预防，就可以有效地避免那些有害因素对健康的危害，充分地发挥人的生命潜能、保护劳动力、延长生命期限和改善生活质量；并且也能保证人生的不同阶段既能有效地获得有针对性的卫生服务，又不会造成不必要的重复或遗漏，达到促进人群健康既高效又节省的目的。所以它被认为是保证整个人群健康、促进健康老龄化的最佳途径。

三级预防措施的落实，可根据干预对象是群体或个体，分为社区预防服务和临床预防服务。社区预防服务是以社区为范围、以群体为对象开展的预防工作，参见本书第六章。临床预防服务是在临床场所，以个体为对象实施个体的预防干预措施，参见本书第十章相关内容。

四、慢性病自我管理

慢性病的防治是个综合的系统工程，社区卫生服务和临床卫生服务分别在社区和医院实施，其中慢性病的防治工作占有相当大的比例，相应的内容可以参见第六章和第十章。本节介绍慢性病的自我管理，重点在于个体管理自己的健康，即强调把患者看做是卫生保健服务的主要提供者而不是卫生保健服务的消费者，将一些卫生保健活动转交给患者，并不断增强患者积极参与自身保健活动的能力。

（一）慢性病自我管理概念

慢性病自我管理（chronic disease self-management，CDSM）是指用自我管理方法来控制慢性病，即在卫生保健专业人员的协助下，个人承担一些预防性或治疗性的卫生保健活动。它通过系列健康教育课程教给患者自我管理所需的知识、技能、信心以及和医生交流的技巧，从而帮助慢性病患者在得到医生更有效的支持下，主要依靠自己来解决慢性病给日常生活带来的各种躯体和情绪方面的问题。另外，自我管理亦被定义为任何有长期健康问题的人可以通过自我管理，制订目标或方针，去面对和处理因疾病导致的处境并与它共存。慢性病自我管理按健康教育课程的指导者不同可分为：卫生专业人员教授的自我管理项目和非卫生专业人员指导的自我管理项目。按照涉及病种的多少，可分为单一疾病的慢性病自我管理项目和覆盖多个疾病的普适性慢性病自我管理项目。

（二）慢性病自我管理的理论基础

慢性病自我管理的理论基础主要是自我效能理论，此概念可参考第十章第二节行为改变理论。自我效能指个体对自己执行某一特定行为的能力的主观判断，即个体对自己执行某一特定行为并达到预期结果的能力的自信心。自我效能是人类行为动机、健康和个体成就的基础。由于绝大多数慢性病都无法通过临床治疗而治愈，需要患者长期承担对自己所患慢性病的自我管理、自我保健任务。所以患者要较好地完成此任务，必须掌握自我管理的知识、具有相应的技能和信心，三者缺一不可。斯坦福大学首创的适合各种慢性病患者的普适性慢性病自我管理项目（chronic disease self-management programme，CDSMP）就是以自我效能理论为理论框架进行设计的，通过一系列措施着重提升患者管理疾病的自信心（自我效能）。

（三）慢性病自我管理内容与模式

CDSMP包含为期6周、每周2.5小时的课程。课程形式是以小组为基础的活动，由经过培训的小组长和卫生保健专业人员带领。课程内容包括如何进行疼痛和疲劳的管理，正确理解治疗方案，管理愤怒、恐惧和挫败情绪，解决健康相关问题，以及如何与医生更好地沟通等内容。

以高血压自我管理为例，简要介绍小组活动的课程内容。该课程旨在培养和建立患者对自己健康负责和高血压可防可控的信念，提高患者对治疗和随访管理的依从性能力。①掌握病因、分级标准及并发症和危险因素。②了解目前的治疗方案和随访计划、遵守治疗方案和随访管理计划的重要性。③了解血压、体重等指标的重要意义。④掌握药物治疗的一般知识、各类降压药物的治疗要点及注意事项。⑤掌握自我监测血压的技能和初步自我评估能力。⑥能识别急性并发症的征兆，了解紧急救护的求助和基本处理。⑦了解就医和寻求帮助的渠道，提高就医能力，恰当选择医疗机构。⑧具备寻求防治知识和技能、获取资源的能力。⑨掌握外出旅行注意事项等。

美国护理协会杂志上发表的一篇论文介绍了慢性病自我管理的模式，如图8-3所示。

我国学者在20世纪90年代中期，借鉴美国斯坦福大学慢性病自我管理项目（CDSMP）的成功经验，建立了中国本土化的慢性病自我管理健康教育项目——上海慢性病自我管理项目。以"专业人员集中授课＋疾病管理技能训练＋病友相互交流防病经验、相互教育"为模式的自我管理教育形式开始出现，该项目得以成功实施并取得较好效果，增加了参加者的自我管理知识，学会了自我管理，培养了健康的行为习惯，树立了管理疾病的信心和对未来的积极态度，改善了机体功能和情绪，提高了生活质量。以社区为基础的、由志愿非专业人员授课的、适合所有慢性病患者的慢性病自我管理健康教育项目可以克服传统的慢性病管理模式覆盖面小、成本较高、受益人数有限的不足，尽快改变人们普遍缺乏自我管理知识、技能的不良局面。若能广泛推广，可部分解决我国社区慢性病预防与控制的问题。慢性病自我管理的长期效果评估以及在文化水平相对较低的农村地区是否可行等方面还有待进一步研究证实。

（四）社区卫生服务和临床服务中对自我管理项目的支持

在自我管理小组活动中，如果由志愿非卫生人员（如患者）主导，那么社区卫生工作者需要给予技术支持，其他可能的潜在力量也需要动员起来以起到辅助支持作用。

1. 支持原则

（1）提供有针对性和有效性的自我管理教育材料，如病情、危险因素、文化背景、社会

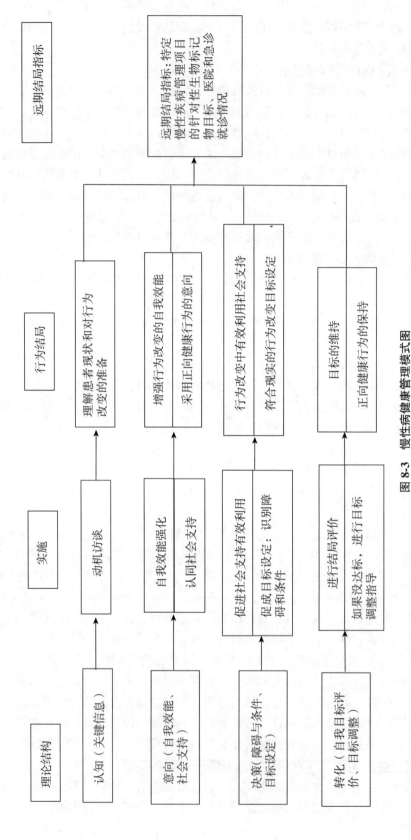

图 8-3　慢性病健康管理模式图

[来源：M.Christina Esperat, Debra Flores, Linda McMurry, et al. A patient navigation model for chronic disease self-management. Online J Issues Nurs, 2012, 17（2）]

经济、家庭环境、意愿和期望、行为障碍等。

（2）人员培训，要对志愿者进行培训，内容包括如何指导患者产生信念、促进行为改变、如何进行咨询和人际沟通、如何提高依从性等。

（3）激发患者在自我过程中的中心角色作用，激发患者自身的健康潜能，树立对自己负责的信念。

（4）充分发挥家庭成员和社区的支持作用，如提醒随访、饮食治疗、运动治疗和认同、情感支持等。

（5）在患者需要时，及时提供必要的支持。

（6）根据患者的时间、经济、文化背景、意愿和期望目标，提供个体化的、多种形式的支持。

2．建立社区支持系统

（1）自我管理支持的有效策略，包括制订计划、设立目标、评价、解决问题和随访。

（2）支持系统的组织机构，包括综合医院、社区、疾病控制中心、居委会、妇联、企业等。

（3）支持系统组成员：医生、护士、有经验的患者、家庭成员、志愿者及其他。

（4）支持形式：讲座、咨询、指导、热线电话、患者俱乐部、网络、家庭病床等。

总之，慢性病自我管理方法作为一种基本干预措施，既符合我国国情，又具有成本效益好、能同时覆盖大量慢性病患者等优点，不失为一种慢病社区防治的适宜推广技术。只有在研究和实践中不断探索慢性病患者自我管理的新途径，逐步提高患者自我管理水平，才可能使慢性病自我管理在我国广泛推广。

第三节 常见慢性非传染性疾病

一、高血压病

高血压是一种以动脉血压持续升高为特征的进行性心血管损害的疾病，是全球人类最常见的慢性病，是心脏病、脑血管病、肾病发生和死亡的最主要的危险因素。原因不明的高血压称为原发性高血压，大都需要终身治疗。由某些疾病引起的血压增高称为继发性高血压，占高血压的 5% ~ 10%，其中许多可经特异性治疗获得根治。

（一）高血压概述

1．诊断 临床上高血压诊断标准为：经非同日 3 次测量血压，收缩压 ≥ 140 mmHg 和（或）舒张压 ≥ 90 mmHg。初诊高血压时，应尽可能排除继发性高血压。白大衣性高血压是指患者到医疗机构测量血压高于 140/90 mmHg，但动态血压 24h 平均值 < 130/80 mmHg 或家庭自测血压值 < 135/85 mmHg。隐性高血压是指患者到医疗机构测量血压 < 140/90 mmHg，但动态血压 24h 平均值高于 130/80 mmHg 或家庭自测血压值高于 135/85 mmHg。

血压测量有三种方式，即诊室血压、自测血压、动态血压。一般来讲，诊室血压水平高于自测血压和动态血压 24h 平均水平。自测血压水平接近动态血压 24h 平均水平。诊室血压是指患者在医疗单位由医护人员测量的血压。目前，高血压诊断一般以诊室血压为准。

家庭自我测量血压（自测血压）是指受测者在诊室外的其他环境（通常是家庭）所测量的血压。自测血压可获取日常生活状态下的血压信息，帮助排除白大衣性高血压、检出隐性高血压，对增强患者诊治的主动参与性、改善患者治疗依从性等方面具有优点。对新诊断的高血压，建议家庭自测血压连续 7 天，每天早晚各 1 次，每次测量 3 遍；去掉第 1 天血压值，仅计算后 6 天血压值，根据后 6 天血压平均值，为治疗决定提供参考。血压稳定后，建议每周固定一天自测血压，于早上起床后 1h，服降压药前测坐位血压。血压不稳定或未达标的，建议增加自测血压的频率。推荐使用符合国际标准（ESH、BHS 和 AAMI）的上臂式全自动或半自动电子血压计。一般而言，自测血压值低于诊室血压值。正常上限参考值为 135/85 mmHg。

动态血压是指患者佩戴动态血压监测仪记录的 24h 血压。动态血压测量应使用符合国际标准（ESH、BHS 和 AAMI）的监测仪。动态血压的正常值国内参考标准为：24h 平均值＜130/80 mmHg，白昼平均值＜135/85 mmHg，夜间平均值＜125/75 mmHg。正常情况下，夜间血压均值比白昼血压值低 10% ~ 15 %。动态血压监测在临床上可用于诊断白大衣性高血压。

2．血压分类　《中国高血压防治指南（2005 年修订版）》将 18 岁以上成人的血压按不同水平进行分类（表 8-2），将高血压分为 1、2、3 级；将收缩压≥ 140mmHg 而舒张压＜ 90mmHg的单列为单纯性收缩期高血压；将 120 ~ 139/80 ~ 89mmHg 列为正常高值，血压处于此范围内者，应认真改变生活方式，及早预防，以免发展为高血压病。

表8-2　《中国高血压防治指南（2005年修订版）》中高血压定义和分类

类别	收缩压（mmHg）	舒张压（mmHg）
正常血压	＜ 130	＜ 85
正常高值	120 ~ 139	80 ~ 89
高血压	≥ 140	≥ 90
1 级高血压（"轻度"）	140 ~ 159	90 ~ 99
2 级高血压（"中度"）	160 ~ 179	100 ~ 109
3 级高血压（"重度"）	≥ 180	≥ 110
单纯收缩期高血压	≥ 140	＜ 90

注：若收缩压与舒张压分属不同级别时，则以较高的分级为准。

3．高血压的危险分级　确诊高血压后，要首先进行临床评估，确定高血压病因、潜在危险大小及适宜的治疗措施等。高血压患者的治疗决策不仅根据血压水平，还要根据以下诸方面：①其他心血管危险因素的数量和程度；②靶器官损害；③并存临床情况如心脑血管病、肾病及糖尿病；④患者个人情况及经济条件等。根据高血压患者的血压分级，结合危险因素、靶器官损害以及并存的临床情况等影响预后的因素（表 8-3）确定危险分级。

表8-3　影响高血压患者预后的因素（1999年，WHO/ISH）

心血管疾病的危险因素	靶器官损害	并存的临床情况
Ⅰ．用于危险性分层的危险因素 （1）收缩压和舒张压的水平（1 ~ 3 级） （2）男性＞ 55 岁 （3）女性＞ 65 岁 （4）吸烟 （5）总胆固醇＞ 5.72mmol/L（220mg/dl） （6）糖尿病 （7）早发心血管疾病家族史（发病年龄：男＜ 55 岁，女＜ 65 岁） Ⅱ．加重预后的其他危险因素 （8）高密度脂蛋白胆固醇降低 （9）低密度脂蛋白胆固醇升高 （10）糖尿病伴微白蛋白尿 （11）葡萄糖耐量减低 （12）肥胖 （13）以静息为主的生活方式 （14）血浆纤维蛋白原增高	1．左心室肥厚（心电图、超声心动图或 X 线） 2．蛋白尿和（或）血浆肌酐浓度轻度升高：106 ~ 177μmol/L（1.2 ~ 2.0mg/dl） 3．超声或 X 线证实有动脉粥样斑块（颈、髂、股或主动脉） 4．视网膜普遍或灶性动脉狭窄	脑血管疾病 （1）缺血性卒中 （2）脑出血 （3）短暂性脑缺血发作（TIA） 心脏疾病 （1）心肌梗死 （2）心绞痛 （3）冠状动脉血运重建 （4）充血性心力衰竭 肾脏疾病 （1）糖尿病肾病 （2）肾衰竭（血肌酐浓度＞ 177μmol/L 或 2.0mg/dl） 血管疾病 （1）夹层动脉瘤 （2）症状性动脉疾病 重度高血压性视网膜病变 （1）出血或渗出 （2）视乳头水肿

按危险因素、靶器官损伤及并存临床情况的合并作用，将危险量化为低危、中危、高危、很高危四层（表8-4）。

低危层：高血压1级、无其他危险因素者。

中危层：高血压2级或1～2级，同时有1～2个危险因素者。

高危层：高血压1～2级，同时有3种或更多危险因素，或兼患糖尿病或靶器官损伤者；或高血压3级而无其他危险因素者。

很高危层：高血压3级，同时有1种以上危险因素或靶器官损害，或高血压1～3级并有临床相关疾病者。

表8-4　高血压危险分层

其他危险因素和病史	血压（mmHg）		
	1级 SBP 140～159 或 DBP 90～99	2级 SBP 160～179 或 DBP 100～109	3级 SBP ≥ 180 或 DBP ≥ 110
Ⅰ 无其他危险因素	低危	中危	高危
Ⅱ 1～2个危险因素	中危	中危	很高危
Ⅲ ≥3个危险因素或 靶器官损害或糖尿病	高危	高危	很高危
Ⅳ 并存临床情况	很高危	很高危	很高危

注：SBP：收缩压；DBP：舒张压

（二）高血压发病的危险因素

高血压发病机制尚未明确，现有研究认为与遗传和环境因素有关。大部分高血压发生与环境因素有关，环境因素主要指不良生活方式。高血压的危险因素较多，比较明确的是超重/肥胖或腹型肥胖、高盐饮食、长期过量饮酒、长期精神过度紧张。以上为可改变的危险因素，而性别、年龄和家族史是不可改变的危险因素。

1. **体重超重和肥胖**　中国成人正常体质指数（BMI：kg/m^2）为19～24，体质指数 ≥ 24 为超重，≥ 28 为肥胖。其中男性腰围 ≥ 90cm、女性腰围 ≥ 80cm 者称为腹型肥胖。我国24万成人数据汇总分析表明，BMI ≥ $24kg/m^2$ 者患高血压的危险是体重正常者的3～4倍，男性腰围 ≥ 85cm、女性 ≥ 80cm 者患高血压的危险为腰围低于此界限者的3.5倍。

2. **饮酒**　按每周至少饮酒一次来计算，我国中年男性人群饮酒率为30%～66%，女性为2%～7%。男性持续饮酒者比不饮酒者4年内患高血压的危险增加40%。

3. **膳食高钠盐**　我国人群食盐摄入量高于西方人群。北方人群食盐摄入量每人每天12～18g，南方为7～8g。膳食钠摄入量与血压水平呈显著相关性，北方人群血压水平高于南方。在控制了总热量后，膳食钠与收缩压及舒张压的相关系数分别达到0.63及0.58。人群平均每人每天摄入食盐增加2g，则收缩压和舒张压分别升高2.0mmHg及1.2mmHg。

4. **其他危险因素**　高血压的其他危险因素还有：遗传、性别、年龄、工作压力过重、心理因素、高脂血症等。例如父母均患高血压，其子女的高血压发生率可达46%；父母中一人患高血压，子女高血压发生率为28%；父母血压正常，子女高血压发生率仅为3%。女性在更年期以前，患高血压的比例较男性略低，但更年期后则与男性患病率无明显差别，甚至高于男性。

二、2型糖尿病

糖尿病是由多种病因引起的代谢紊乱，其特点是慢性高血糖，伴有胰岛素分泌不足和

（或）作用障碍，导致碳水化合物、脂肪、蛋白质代谢紊乱，造成多种器官的慢性损伤、功能障碍或衰竭。

按照 WHO 及国际糖尿病联盟（IDF）专家组的建议，糖尿病可分为 1 型、2 型、其他特殊类型及妊娠糖尿病四种。1 型糖尿病患病率远低于 2 型糖尿病，其发病可能与 T 细胞介导的自身免疫导致胰岛 β 细胞的选择性破坏，胰岛素分泌减少和绝对缺乏有关。本节主要介绍 2 型糖尿病，其发病除遗传易感性外，主要与生活方式有关。

（一）糖尿病的诊断

血糖的正常值和糖代谢异常的诊断切点主要依据血糖值与糖尿病并发症的关系来确定。1999 年 WHO 提出了基于空腹血糖水平的糖代谢分类标准（表 8-5）。

表8-5　糖代谢分类［WHO（1999年），单位：mmol/L］

糖代谢分类	FBG	2hPBG
正常血糖（NGR）	< 6.1	< 7.8
空腹血糖受损（IFG）	6.1- < 7.0	< 7.8
糖耐量减低（IGT）	< 7.0	≥ 7.8- < 11.1
糖尿病（DM）	≥ 7.0	≥ 11.1

注：FBG：空腹血浆葡萄糖；2hPBG：餐后 2h 血浆葡萄糖。IFG 或 IGT 统称为糖调节受损（IGR，即糖尿病前期）。

糖尿病常用的诊断标准和分类有 WHO（1999 年）标准和美国糖尿病学会（ADA）（2003 年）标准。我国目前采用 WHO（1999 年）糖尿病诊断标准，即血糖升高达到下列三条标准中的任意一项时，就可诊断患有糖尿病。

（1）糖尿病症状 + 任意时间血浆葡萄糖水平 ≥ 11.1mmol/L（200mg/dl）或：

（2）空腹血浆葡萄糖（FPG）水平 ≥ 7.0mmol/L（126mg/dl）或：

（3）OGTT 试验中，餐后 2h 血浆葡萄糖水平 ≥ 11.1mmol/L（200ng/dl）。

糖尿病诊断应尽可能依据静脉血浆血糖，而不是毛细血管血的血糖检测结果。近年来倾向将糖化血红蛋白（HbA1C）作为筛查糖尿病高危人群和诊断糖尿病的一种方法。HbA1C 结果稳定，不受进食时间及短期生活方式改变的影响；变异性小；检查不受时间限制，患者依从性好。2010 年 ADA 指南已将 HbA1C ≥ 6.5% 作为糖尿病诊断标准之一。但 HbA1C < 6.5% 也不能排除糖尿病，需进一步进行糖耐量检查。

（二）2 型糖尿病的危险因素

2 型糖尿病主要是由遗传和环境因素引起外周组织（主要是肌肉和脂肪组织）胰岛素抵抗（insulin resistance，IR）和胰岛素分泌缺陷，导致机体胰岛素相对或绝对不足，使葡萄糖摄取利用减少，从而引发高血糖，导致糖尿病。遗传因素是糖尿病发生的潜在原因，具有遗传易感性的个体在环境因素如肥胖、体力活动减少、高能膳食、纤维素减少及生活水平迅速提高等因素的作用下，更易于发生 2 型糖尿病。

1．遗传因素　2 型糖尿病有很强的家族聚集性，糖尿病亲属中的患病率比非糖尿病亲属高 4 ~ 8 倍。中国人 2 型糖尿病的遗传度为 51.2% ~ 73.8%，一般高于 60%。许多研究提示，与西方人群相比，我国人群对 2 型糖尿病的易感性更高。

2．肥胖（或超重）　肥胖是 2 型糖尿病最重要的易患因素之一。大量的横断面研究和纵向研究都表明体质指数（BMI）与发生 2 型糖尿病的危险性呈正相关关系，无论男女性别和不同种族都如此。我国 11 省市的调查发现，糖尿病和 IGT 患病率随着体重的增加而上升，超重者患糖尿病的相对危险度（RR）为正常人的 2.36 倍，而肥胖者的 RR 达 3.43。

3．体力活动不足　许多研究发现体力活动不足会增加糖尿病发病的危险，活动最少的人与最爱活动的人相比，2 型糖尿病的患病率相差 2 ~ 6 倍。有规律的体育锻炼能增加机体对胰岛素的敏感性和改善糖耐量。

4．膳食因素　高能饮食是明确肯定的 2 型糖尿病的重要膳食危险因素。目前认为，摄取高脂肪、高蛋白、高碳水化合物和缺乏纤维素的膳食也可能与发生 2 型糖尿病有关。

5．早期营养　有人提出生命早期营养不良可以导致后来的代谢障碍和增加发生 IGT 和 2 型糖尿病的危险。低体重新生儿较高体重新生儿在成长期更容易发生糖尿病，母亲营养不良或胎盘功能不良可以阻碍胎儿胰腺 β 细胞的发育。

6．糖耐量减低（IGT）　是指患者血糖水平介于正常人和糖尿病之间的一种中间状态。WHO 咨询报告和 IDF-WPR 委员会在 1999 年公布的新的糖尿病诊断标准与分型方案中，已正式将 IGT 看成 2 型糖尿病的一个高危因素。在 IGT 患病率高的人群，糖尿病患病率一般也高。研究发现，IGT 在诊断后 5 ~ 10 年进行复查时，大约有 1/3 的人发展为糖尿病，1/3 转化为血糖正常，1/3 仍维持 IGT 状态。如果 IGT 伴有以下因素，即原空腹血糖 ≥ 5.0mmo/L，餐后 2h 血糖 ≥ 9.4mmo/L，BMI > 25，腹部肥胖和空腹胰岛素水平增加等，更易转化为糖尿病。而改善膳食和增加体力活动有利于降低 IGT 向糖尿病的转化率。

7．胰岛素抵抗（IR）　胰岛素抵抗是指机体对一定量的胰岛素的生物学反应低于预期正常水平的一种现象，常伴有高胰岛素血症。空腹胰岛素水平高的人更易发展为 IGT 或 2 型糖尿病。肥胖者发展成 2 型糖尿病前，先有胰岛素抵抗出现。

8．社会经济状况　糖尿病与社会经济状况紧密相关。富裕国家的糖尿病患病率高于发展中国家。即使在不发达国家，富人的糖尿病患病率也明显高于穷人。我国 1994 年的调查亦发现，糖尿病的患病率随收入的增加而增加；而且经济收入越高、文化程度越低者发生糖尿病的危险性越大。

9．高血压及其他易患因素　许多研究发现高血压患者发展为糖尿病的危险比正常血压者高。其他如文化程度、社会心理因素、出生及 1 岁时低体重、服药史、心血管疾病史也可能是 2 型糖尿病的易患因素。

三、冠状动脉粥样硬化性心脏病

冠状动脉粥样硬化性心脏病，简称冠心病，又称缺血性心脏病，是由于冠状动脉发生严重粥样硬化性狭窄或阻塞，或在此基础上合并痉挛以及血栓形成，引起冠状动脉供血不足、心肌缺血或梗死的一种心脏病。

（一）冠心病的分型、临床表现和诊断方法

1979 年 WHO 将冠心病分为 5 型：①无症状性心肌缺血；②心绞痛；③心肌梗死；④缺血性心肌病；⑤猝死。近 10 余年来趋于将本病分为急性冠脉综合征和慢性冠脉病两大类。前者包括不稳定型心绞痛、非 ST 段抬高性心肌梗死和 ST 段抬高性心肌梗死，也有将冠心病猝死也包括在内；后者包括稳定型心绞痛、冠脉正常的心绞痛、无症状性心肌缺血和缺血性心力衰竭（缺血性心肌病）。

如出现典型的心绞痛，或发生心肌梗死，临床上可基本明确冠心病的诊断。典型心绞痛的特点有：①诱因：常由于体力活动、情绪激动、饱餐、寒冷或心动过速而诱发，也可发生于夜间。②部位及放射部位：典型部位为胸骨体上中段的后方，也可在心前位，常放射至左肩、内侧臂至小指及无名指，或至颈部、咽部、下颌骨，少数可放射于其他不典型部位或放射部位疼痛更显著。心前区疼痛范围如手掌大小、界限不清。③性质：压迫、紧缩或发闷，有时有窒息和濒死感，疼痛可轻可重，重者伴焦虑、冷汗。④持续时间及缓解：疼痛出现后，常逐渐加重，1 ~ 5min 而自行缓解，偶尔可长达 15min，休息或舌下含化硝酸甘油而缓解。在有临床症状的冠心病患者中，1/3 ~ 1/2 以急性心肌梗死为首发表现。急性心肌梗死临床症状差异极

大，有 1/3 的患者发病急骤，极为严重，未到医院就已死于院外；有 1/4 ~ 1/3 的患者无自觉症状或症状很轻未就诊。

冠心病的诊断根据典型的临床表现、特征性心电图改变和血清酶学的升高，一般并不困难。对无急性心肌梗死病史，也无典型心绞痛的患者，需要综合考虑冠心病危险因素、年龄、性别、临床病史，排除其他心脏病等，但确诊需要有冠状动脉狭窄的病理解剖学依据。目前诊断冠状动脉狭窄的金标准仍为冠状动脉造影检查。近年来，多层螺旋 CT（multislice computed tomography，MSCT）冠状动脉成像日益成为冠状动脉检查的一项重要检查手段。临床上，通常在冠状动脉狭窄程度 ≥ 50% 的患者中进行运动可诱发心肌缺血，故一般将 ≥ 50% 的冠状动脉狭窄称为有临床意义的病变。

（二）冠心病危险因素

1．高血压　高血压是发生冠心病的重要因素，无论是收缩压还是舒张压增高，发生冠心病的危险性都随之增高。血压越高，动脉粥样硬化程度越严重，发生冠心病或心肌梗死的可能性也越大。我国上海工厂工人的队列研究结果提示，无论男性或女性，高血压病例组各年龄组的冠心病患病率均高于对照组。按人年发病率计算，男性高血压患者发生冠心病的相对危险度为 3.87，女性为 4.21。

2．血脂异常和高胆固醇血症　人群血清总胆固醇水平与冠心病的发病率和死亡率呈正比。胆固醇在体内与蛋白质结合成脂蛋白，其中低密度脂蛋白胆固醇（LDL-C）为粥样斑块中胆固醇的主要来源，高密度脂蛋白胆固醇（HDL-C）与冠心病的发生呈负相关。血清胆固醇水平升高的年龄越早，今后发生冠心病的机会也越多。

3．超重和肥胖　肥胖是冠心病的易患因素。肥胖能使血压和血清胆固醇升高。国外研究显示，体重增加 10%，血压平均增加 6.5mmHg，血清胆固醇平均增加 18.5mg%；35 ~ 44 岁男性体重增加 10%，冠心病危险性增加 38%，体重增加 20%，冠心病危险性增加 86%。

4．糖尿病　冠心病是糖尿病患者最常见的并发症，有糖尿病的高血压患者，患冠心病的机会较无糖尿病的高血压患者高 1 倍。

5．生活方式

（1）吸烟：烟中含有许多有害物质，可引起冠状动脉痉挛，诱发心绞痛和心肌梗死。一氧化碳造成的缺氧，可损伤动脉内膜，促进动脉粥样硬化的形成。吸烟者冠心病死亡的危险性随着吸烟量的增加而增加，存在剂量 - 反应关系。戒烟者较吸烟者冠心病的死亡率低。戒烟时间越长者，冠心病死亡率也越低。

（2）饮食：冠心病高发地区人们的饮食中往往富于脂肪，尤其是肉和乳制品。植物油和鱼富含饱和脂肪酸，有降低血脂、甘油三酯和低密度脂蛋白水平的作用。膳食纤维有降低血脂的作用。我国膳食中碳水化合物的比例相对较高，但近年来，膳食中脂肪比重正在逐步上升，膳食纤维正随着食物加工的精细程度而减少。

（3）体力活动：随着生活方式的现代化，体力活动及劳动强度趋向下降，加上生活节奏的加快，在一些脑力和注意力高度集中的人中，冠心病的危险度增加。缺乏体力活动的人患冠心病的相对危险度是正常活动量者的 1.5 ~ 2.4 倍，且与冠心病的危险性呈等级相关。

6．其他　冠心病家族史在其发病中具有重要作用，是一独立的危险因素。精神紧张、忧虑、时间紧迫感等与冠心病发病的关系还不明确，但对已患有冠心病的患者，可诱发其急性发作。

7．多种危险因素的联合作用　冠心病是多种因素引起的，联合危险因素越多，动脉粥样硬化或发生并发症的可能性越大。曾有研究揭示，具有三种主要危险因素的个体（血清胆固醇 ≥ 6.46mmol/L，舒张压 ≥ 90mmHg，有吸烟史），其冠心病患病率比完全没有这三种因素的人高 8 倍，比具有两种危险因素者高 4 倍。

四、脑卒中

脑卒中是指一组发病急骤的脑血管病，又称急性脑血管病事件，由于其临床表现和古代中医对"中风"的描述有很多类似之处，因而在我国，又常将脑卒中俗称为"脑中风"或"中风"。

我国1995年将脑血管病分为10类，其中脑卒中包括蛛网膜下腔出血、脑出血和脑梗死。其中脑出血和脑梗死有许多共同的危险因素，在我国也远较蛛网膜下腔出血多见，因此日常所称的脑卒中主要是指此两类疾病，也是本节阐述的主要内容。

（一）脑卒中的临床表现和诊断

1. 脑梗死　脑梗死也称缺血性脑卒中，指因脑部血液循环障碍，缺血、缺氧，引起局限性脑组织的缺血性坏死或软化，出现相应的神经功能缺损。根据发病机制，通常分为脑血栓形成、脑栓塞和腔隙性脑梗死。脑梗死的临床特征主要有：①多数在安静时急性起病，活动时起病者以心源性脑梗死多见，部分病例在发病前可有一过性脑缺血（TIA）发作。②病情多在几小时或几天内达到高峰，脑栓塞起病尤为急骤，一般数秒至数分内达到高峰。部分患者症状可进行性加重或波动。③临床表现取决于梗死灶的大小和部位，主要为局灶性神经功能缺损的症状和体征，如偏瘫、偏身感觉障碍、失语、共济失调等，部分可有头痛、呕吐、昏迷等全脑症状。

头颅CT和标准头颅磁共振成像（MRI）在发病24h内常不能显示病灶，但可以排除脑出血，发病24h后逐渐显示低密度梗死灶。MRI弥散加权成像（DWI）可以早期显示缺血组织的大小、部位。

2. 脑出血　脑出血是指非外伤性脑实质内的出血，其临床特点为：①多在情绪激动或活动时急性起病。②突然出现局灶性神经功能缺损症状，常伴有头痛、呕吐，可伴有血压增高、意识障碍和脑膜刺激征。头颅CT扫描是诊断脑出血安全有效的方法，可准确、清楚地显示脑出血的部位、出血量等。脑出血CT扫描示血肿灶为高密度影，边界清楚，CT值为75～80Hu；在血肿被吸收后显示为低密度影。脑出血后不同时期血肿的MRI表现各异，对急性期脑出血的诊断CT优于MRI，但MRI检查能更准确地显示血肿演变过程，对某些脑出血患者的病因探讨会有所帮助。

3. 蛛网膜下腔出血　蛛网膜下腔出血是指脑表面血管破裂后，血液流入蛛网膜下腔。颅内动脉瘤和脑血管畸形是其最常见原因。蛛网膜下腔出血主要症状为突发剧烈头痛，持续不能缓解或进行性加重；多伴有恶心、呕吐；可有短暂的意识障碍及烦躁、谵妄等精神症状，少数出现癫痫发作；其突出体征是脑膜刺激征明显。头颅CT是诊断蛛网膜下腔出血的首选方法，若显示蛛网膜下腔内高密度影可以确诊。本病诊断明确后，应尽量行全脑数字减影血管造影（DSA）检查，以确定出血原因。

（二）脑卒中的危险因素

脑卒中的危险因素，除年龄、性别、种族和家族遗传性等不可干预的因素外，尚有许多已明确的可干预性危险因素，如高血压、心脏病、糖尿病、吸烟、酗酒、血脂异常、颈动脉狭窄等。

1. 高血压　国内外几乎所有研究均证实，高血压是脑出血和脑梗死最重要的危险因素。脑卒中发病率、死亡率的上升与血压升高有着十分密切的关系。这种关系是一种直接的、持续的并且是独立的。近年研究表明，老年人单纯收缩期高血压（收缩压≥160mmHg，舒张压＜90mmHg）是脑卒中的重要危险因素。国内有研究显示：在控制了其他危险因素后，收缩压每升高10mmHg，脑卒中发病的相对危险增加49%；舒张压每增加5mmHg，脑卒中发病的相对危险增加46%。

2．心脏病   各种类型的心脏病都与脑卒中密切相关。美国明尼苏达的一项前瞻性研究结果表明，无论在何种血压水平，有心脏病的人发生脑卒中的危险都要比无心脏病者高2倍以上。心房颤动是脑卒中的一个非常重要的危险因素。其他类型心脏病包括扩张型心肌病、瓣膜性心脏病（如二尖瓣脱垂、心内膜炎和人工瓣膜）、先天性心脏病（如卵圆孔未闭、房间隔缺损、房间隔动脉瘤）等也对血栓栓塞性卒中增加一定的危险。据总体估计，缺血性卒中约有20%是心源性栓塞。有些研究认为，高达40%的隐源性卒中与潜在的心脏栓子来源有关。

3．糖尿病   糖尿病是脑血管病重要的危险因素。欧美国家流行病学研究表明，2型糖尿病患者发生卒中的危险性增加2倍。脑血管病的病情轻重和预后与糖尿病患者的血糖水平以及病情控制程度有关。

4．血脂异常   大量研究已经证实血清总胆固醇（TC）、低密度脂蛋白（LDL）升高，高密度脂蛋白（HDL）降低与心血管病有密切关系。近期国内外有不少研究表明，应用他汀类等降脂药物可降低脑卒中的发病率和死亡率。

5．吸烟   经常吸烟是一个公认的导致缺血性脑卒中的危险因素。大量前瞻性研究和病例对照研究结果证实，吸烟者发生缺血性卒中的相对危险度为2.5～5.6。长期被动吸烟也可增加脑卒中的发病危险。有研究表明，长期被动吸烟者脑卒中的发病危险比不暴露于吸烟环境者的相对危险增加1.82倍，且在男性和女性中都有显著作用。

6．饮酒   人群研究显示，酒精摄入量和出血性卒中有直接的剂量相关性，但饮酒与缺血性卒中的关系目前仍然有争议。国外有研究认为男性每天喝白酒不超过50ml（1两，酒精含量＜30g）、啤酒不超过640ml、葡萄酒不超过200ml（女性饮酒量需减半）可能会减少心脑血管病的发生，而每天饮酒超过二两半白酒者（约含酒精75g）发生脑梗死的危险性明显增加。酒精可能通过多种机制导致卒中增加，包括升高血压、导致高凝状态、心律失常、降低脑血流量等。国内迄今尚无饮酒与脑卒中之间关系的大样本研究报道。

7．颈动脉狭窄   国外一些研究发现，65岁以人群中有7%～10%的男性和5%～7%的女性颈动脉狭窄大于50%。北美症状性颈动脉狭窄内膜切除试验显示，在狭窄程度为60%～99%的人群中，脑卒中年发病率为3.2%（经5年以上观察）。

8．肥胖   肥胖人群易患心脑血管病已有不少研究证据。这与肥胖导致高血压、高血脂、高血糖有关。国内对10个人群的前瞻性研究表明，肥胖者缺血性卒中发病的相对危险度为2.2。

9．其他危险因素   规律的体育锻炼对减少心脑血管病大有益处。适当的体育活动可以改善心脏功能、增加脑血流量、改善微循环，也可通过降低升高的血压、控制血糖水平和降低体重等控制卒中主要危险因素的作用来起到保护性效应。规律的体育活动还可提高血浆组织型纤溶酶原激活物（t-PA）的活性和HDL-C的水平，并可使血浆纤维蛋白原和血小板活动度降低。

近年来由于生活水平的普遍提高，饮食习惯正在发生明显的变化。人们摄入动物性食物的比例明显上升，特别是脂肪的摄入量增长较快。脂肪和胆固醇的过多摄入可加速动脉硬化的形成，继而影响心脑血管的正常功能，易导致脑卒中。另外，食盐量过多可使血压升高并促进动脉硬化形成，中国、日本以及欧洲的一些研究都确认它与脑卒中的发生密切相关。

另外，高同型半胱氨酸血症、代谢综合征对脑血管病的诊断、评估以及适当的干预有重要的临床价值。口服避孕药是否增加卒中的发生率目前并无定论。调控促凝危险因素对心脑血管疾病的预防具有不可忽视的作用，但促凝危险因素（或称高凝状态）与脑卒中的确切关系仍需进一步研究。

五、恶性肿瘤

恶性肿瘤，也称癌症，是一大类疾病的统称，这些疾病的共同特征是体内某些细胞丧失了正常调控，出现无节制的生长和异常分化，并发生局部组织浸润和远处转移。恶性肿瘤从组织学上分为上皮性的癌和非上皮性的肉瘤及血液癌。恶性肿瘤可发生于任何年龄、任何器官的任何组织，其发病与有害环境因素、不良生活方式及遗传易感性密切相关。早期发现的癌症多数有可能治愈。

（一）恶性肿瘤的危险因素

癌症发生的原因非常复杂，但大体可分为遗传和先天性因素及后天环境因素。少数癌症的发生主要和遗传及先天性因素有关，但大多数癌症主要和后天环境及个人生活方式因素有关。我国癌症的主要危险因素依次为吸烟、乙肝病毒感染、膳食不合理及职业危害等。

1. 吸烟　吸烟是多种癌症的主要或重要危险因素。在我国，80%以上的肺癌由吸烟引起。吸烟也是口腔癌、喉癌、食管癌及胃癌等的重要危险因素。

2. 乙肝病毒及其他病毒感染　我国乙肝病毒的感染率达60%，乙肝病毒的携带率大于10%，是造成慢性肝炎、肝硬化及肝癌的主要原因。其他与人类恶性肿瘤有关的病毒感染包括：人乳头瘤病毒与宫颈癌、巨细胞病毒与卡波西肉瘤、EB病毒与Burkitt淋巴瘤、免疫母细胞淋巴瘤和鼻咽癌等。

3. 膳食营养因素　热量摄入过多和身体活动不足引起的肥胖与多种癌症，如大肠癌、子宫内膜癌、绝经后乳腺癌等肿瘤的发生有关。超重和肥胖是结直肠癌与乳腺癌发病率上升的重要原因；而在贫困地区，一些营养素的缺乏仍然与某些癌症的高发密切相关，如硒的缺乏与食管癌。另外，饮酒与口腔癌、咽癌、喉癌、直肠癌有关。长期饮酒可导致肝硬化继而可能与肝癌有联系。由于食物污染、变质或人工添加的许多化学物质，如亚硝胺、黄曲霉毒、苯并芘等，也和多种癌症的发生有关。

4. 职业危害　有些职业性接触的化学物具有致癌性。我国卫生部已将石棉所致肺癌、间皮瘤，苯所致白血病，砷所致肺癌、皮肤癌等明确认定为职业性恶性肿瘤。

5. 其他环境因素　电离辐射，包括医源性X射线，可引起人类多种癌症，如急性和慢性细胞白血病、其他类型急性白血病、多发性骨髓瘤、恶性淋巴瘤、骨肉瘤、皮肤癌、肺癌、甲状腺癌、乳腺癌、胃癌、胰腺癌、肝癌、喉癌、脑瘤、神经母细胞瘤、肾细胞瘤及鼻窦癌等。

（二）恶性肿瘤的筛查和早期诊断

癌症的早期发现、早期诊断及早期治疗是降低死亡率和提高生存率的主要策略之一，现有的技术方法应用得当，可使癌症死亡率降低约1/3。目前我国就诊患者中，早期病例不足10%，治疗花费大而收效小，资源浪费严重。但迄今为止，经临床试验证实有效的癌症筛查方法还不多。子宫颈癌的筛查及早诊早治在世界范围内得到认同，有多种方案适应不同水平卫生资源的需求，WHO推荐各国均可开展，我国亦将其作为重点筛查项目。但65岁以后患子宫颈癌的危险性极低，因此一般不主张对65岁以上的妇女进行常规的子宫颈癌筛查。乳腺癌的筛查及早诊早治在发达国家已有定论，WHO推荐在卫生资源充足的地区施行。我国乳腺癌的流行特点与西方国家有所不同，绝经期后其发病率逐渐下降，而不像西方国家妇女随年龄增高而上升。因此，我国有专家推荐妇女乳腺癌的筛查年龄以35～70岁为宜。大肠癌的筛查及早诊早治在一些发达国家也得到积极施行。我国近年来大肠癌发病的上升趋势显著，危害日益严重，且通过筛查可有效降低其死亡率，因此应是筛查的重点肿瘤。食管癌、肝癌及鼻咽癌尚无国际公认的筛查及早诊早治方案，我国的肿瘤防治工作者在这方面做了大量的工作，如有研究提示，对乙肝病毒感染者恰当使用甲胎蛋白测定，有可能降低肝癌死亡率，可考虑在相应高发区的特定人群中筛查。

肺癌的筛查目前仍是一个充满争议的问题。迄今尚无重要的医学组织推荐对肺癌进行人群筛查。既往采用胸部X线摄片筛查肺癌的方法，并不能显著降低肺癌病死率。但自20世纪90年代起，有多项研究显示，低剂量螺旋CT有可能成为一项有前景的肺癌筛查方法。新近有一项大型随机对照研究提示，对高危人群采用低剂量螺旋CT筛查可降低肺癌死亡率。

在一些西方国家如美国，前列腺癌发病率很高，在男性中其死亡率仅次于肺癌，但对是否进行前列腺癌筛查亦存在很多争议。我国属于前列腺癌低发地区，其发病率估计仅约为美国的 1/10，因此我国前列腺癌筛查项目还有待充分的成本 - 效益研究评价。

六、慢性阻塞性肺疾病

慢性阻塞性肺疾病（COPD）是一种以气流受限为特征的疾病，其气流受限不完全可逆、呈进行性发展，与肺部对香烟烟雾等有害气体或有害颗粒的异常炎症反应有关。COPD 主要累及肺，但也可引起全身（或称肺外）的不良效应。

COPD 与慢性支气管炎和肺气肿密切相关。慢性支气管炎是指在除慢性咳嗽的其他已知原因后，患者每年咳嗽、咳痰 3 个月以上，并连续 2 年者。肺气肿则指肺部终末细支气管远端气腔出现异常持久的扩张，并伴有肺泡壁和细支气管的破坏而无明显的肺纤维化。当慢性支气管炎、肺气肿患者肺功能检查出现气流受限，并且不能完全可逆时，则可以诊断为 COPD。如患者只有"慢性支气管炎"和（或）"肺气肿"，而无气流受限，则不能诊斯为 COPD。

COPD 目前居全球死亡原因的第 4 位，世界银行 /WHO 公布，至 2020 年 COPD 将位居世界疾病经济负担的第 5 位。近期对我国 7 个地区 20 245 名成年人群进行调查，40 岁以上人群 COPD 患病率为 8.2%。

（一）COPD 的临床表现和诊断

COPD 的主要症状包括：①慢性咳嗽：通常为首发症状。初起咳嗽呈间歇性，早晨较重，以后早晚或整日均有咳嗽，但夜间咳嗽并不显著。也有部分病例虽有明显气流受限但无咳嗽症状。②咳痰：咳嗽后通常咳少量黏液性痰，少数病例咳嗽不伴咳痰。③气短或呼吸困难：这是 COPD 的标志性症状，早期仅于劳力时出现，后逐渐加重。④喘息和胸闷。⑤全身性症状：如体重下降、食欲减退、外周肌肉萎缩和功能障碍、精神抑郁和（或）焦虑等。

COPD 早期体征可不明显。随疾病进展，可出现桶状胸，呼吸变浅、频率增快，肺部叩诊呈过度清音，两肺呼吸音减低，肺部干、湿啰音等体征；低氧血症者可出现黏膜及皮肤发绀，伴右心衰竭者可见下肢水肿和肝大等症状。

COPD 的诊断应根据临床表现、危险因素接触史、体征及实验室检查等资料综合分析确定。凡具有吸烟史及（或）环境职业污染接触史及（或）咳嗽、咳痰或呼吸困难史者均应进行肺功能检查。存在不完全可逆性气流受限是诊断 COPD 的必备条件。肺功能测定指标是诊断 COPD 的金标准。用支气管舒张剂后 $FEV_1/FVC < 70\%$ 可确定为不完全可逆性气流受限。

（二）COPD 的危险因素

引起 COPD 的危险因素包括个体易感因素以及环境因素两个方面，两者相互影响。个体的遗传因素可增加 COPD 发病的危险性。支气管哮喘和气道高反应性是 COPD 的危险因素，气道高反应性可能与机体某些基因和环境因素有关。环境因素包括：

1．吸烟　吸烟为 COPD 的重要发病因素。吸烟者肺功能的异常率较高，FEV_1 的年下降率较快，吸烟者死于 COPD 的人数较非吸烟者为多。被动吸烟也可能导致呼吸道症状以及 COPD 的发生。

2．职业性粉尘和化学物质　职业性粉尘及化学物质（烟雾、过敏原、工业废气及室内空气污染等）的浓度过大或接触时间过久，可导致与吸烟无关的 COPD 发生。接触某些特殊的物质、刺激性物质、有机粉尘及过敏原能使气道反应性增高。

3．空气污染　化学气体如氯、氧化氮和二氧化硫等对支气管黏膜有刺激和细胞毒性作用。空气中的烟尘或二氧化硫明显增加时，COPD 急性发作显著增多。其他粉尘如二氧化硅、煤尘、棉尘和蔗尘等也刺激支气管黏膜，使气道清除功能遭受损害，为细菌入侵创造条件。烹调时产生的大量油烟和生物燃料产生的烟尘与 COPD 发病有关，生物燃料所产生的室内空气污染可能与吸烟具有协同作用。

4．感染　呼吸道感染是 COPD 发病和加剧的重要因素。病毒感染可能对 COPD 的发生和发展起作用；肺炎链球菌和流感嗜血杆菌可能为 COPD 急性发作的主要病原菌。儿童期重度下呼吸道感染与成年时的肺功能降低和呼吸系统症状的发生有关。

（孙昕霙）

第九章　职业病的临床防治

　　与其他致病因子引起的疾病相比，职业病的临床表现常具有如下特点，掌握这些特点及其规律，将有助于临床诊断及鉴别诊断。①病因明确：职业病是劳动者在职业活动中接触有毒、有害因素引起的疾病，病因十分明确，这是职业病最突出的临床特点。②临床表现缺乏特异性：职业病的临床表现大多不具特征性，给诊断和鉴别诊断设置了很大障碍，但由于职业病病因明确，故根据患者生物样本检出的职业性毒物、其代谢产物或特异性损伤指标，常可为正确诊断提供可靠证据。如铅作业工人发生贫血、周围神经病、腹绞痛时，进行血铅、尿铅、血锌原卟啉（zinc protoporphyrin，ZPP）、δ-氨基乙酰丙酸（δ-aminolevulinic acide，δ-ALA）检测，即可为病因判断提供可靠线索。③具有特殊的靶部位和损伤机制：不同理化因子的损伤机制和损伤的"靶器官"（target organ）均有所不同，故损伤定位对于职业病常具有病因提示作用。如以急性肝损伤为主要临床表现的疾病，在排除传染性病因后，四氯化碳等卤代烷类常为优先考虑的职业性病因。④剂量-效应关系和时间-效应关系明显。⑤疾病无传播性：职业病病例多集中于职业性危害因子（occupationalhazard agents）发生源附近，分布于与该种职业危害因子密切接触的人群中，但无传播性。发病率高低主要与劳动条件和有毒有害物质接触强度有关。⑥临床后果与作用强度密切相关：化学因子进入机体后，经代谢转化一般多被转化成低毒或无毒物质，或排出体外，或隔离、封存，不再危害机体；物理因子一旦停止接触，也失去伤害作用，故就其理化因子的直接损害而言，仅具"时段"作用，不会持续存在。

第一节　职业性有害因素

一、职业性有害因素的概念（具体内容详见第三章第一节相关内容）

二、职业性有害因素分类（具体内容详见第三章第一节相关内容）

三、职业性有害因素对健康的影响

　　1. 物理性有害因素及其对健康的影响　　包括异常气象条件、噪声、振动、非电离辐射和电离辐射等可对机体产生影响。

　　2. 化学性有害因素及其对健康的危害　　常见的化学性有害因素包括生产性毒物和生产性粉尘。

　　3. 生物性有害因素及其对健康的危害　　存在于生产工作环境中危害职业人群健康的致病微生物、寄生虫及动植物、昆虫等及其所产生的生物活性物质统称为生物性有害因素。

　　4. 不良生理、心理性因素及其对健康的影响　　包括不良职业性生理因素和不良职业性心理因素。

第二节　职业卫生服务

职业人群是社会和经济发展的主要贡献者，他们的健康不仅取决于工作场所的危害，而且也取决于社会和个人因素以及对卫生服务的获得。针对职业人群的卫生服务对人类总体健康水平会产生重要影响，同时也关系到社会、经济的发展。

一、职业卫生服务的概念

职业卫生服务（occupationalhealth service，OHS）是整个卫生服务体系的重要组成部分，是以职业人群和工作环境为对象的针对性卫生服务，是WHO"人人享有卫生保健"的全人类卫生服务目标在职业人群中的具体体现。它是整个卫生服务体系的重要组成部分，要求有关部门、雇主、职工及其代表创造和维持一个安全与健康的工作环境，使工作适合于职工的生理特点，从而促进职工的身心健康。

二、实施职业卫生服务的原则

职业卫生服务是以职业人群和劳动环境为对象的一种特殊形式的预防性卫生服务。实施职业卫生服务的原则如下：

1．保护职工健康，预防工作中的危害（保护和预防原则）。

2．使工作和环境适应于人的能力（适应原则）。

3．增进职工的躯体和心理健康以及社会适应能力（健康促进原则）。

4．使职业危害、事故损伤、职业病和工作有关疾病的影响减少到最低程度（治疗与康复原则）。

5．为职工和家属提供全面的卫生保健服务（全面的初级卫生保健原则）。

三、职业卫生服务的内容

职业卫生服务的核心是针对性地和有效地解决工作所致的作业者健康问题，其核心内容一般包括：

（一）企业职业安全卫生状况的定位和规划

包括：①生产工艺分析，了解各生产部门、工种或岗位存在的职业危害；②收集生产过程中涉及的化学物质及相关资料；③根据已有的工作场所职业卫生检测、生物监测数据以及相关资料等，回顾企业的职业卫生状况；④了解生产系统的改变计划，如新设备、新仪器和新装置等；⑤总结企业的劳动力特征（如年龄、性别、种族、家庭关系、职业分类、职业史及相关的健康资料）；⑥收集企业领导和劳动者职业卫生知识的认识程度；⑦指导、监督合理选择、使用和评价个人防护用品；改进或指导、监督改进工作场所的安全卫生措施，包括工程技术控制和安全卫生操作规程；⑧估测和评价因职业病和工伤造成的人力和经济损失，为调配劳动力资源提供依据；⑨编制职业卫生与安全所需经费预算，并向有关管理部门提供。

（二）工作环境监测

是职业卫生服务的关键活动之一，主要内容有：①监测职业卫生条件和可能危害劳动者健康的因素，如物理、化学、生物因素的暴露；②监测公共和个体的防护装置；③监测工人不良心理因素和工作组织情况；④监测可能影响劳动者健康的人体工效学因素；⑤监测消除、预防或减少暴露的控制系统的运行效果。

（三）职业人群健康监护

包括：①就业前健康检查、定期检查、更换工作前检查、脱离工作时检查、病伤休假后复工前检查和意外事故接触者检查等；②高危和易感人群的随访观察；③收集、发布、上报和传播有关职业危害的判别和评价资料，包括工作环境监测、作业者健康监护和意外事故的数据；④工作场所急救设备的配置和应急救援组织的建立；⑤职业病和工伤的诊断、抢救、治疗和康复服务。

（四）健康危险度评估

将工作场所环境监测资料与健康监护资料及其他资料相结合来共同评估危险度，评估步骤如下：①确定职业健康危害因素（工作环境监测结果）；②确定工人或工人群体暴露于特定的危害因素；③分析危害因素如何影响工人（接触方式和暴露类型、接触限值、剂量-反应关系、可能引起的不良健康效应等）；④确定个体及群体特征；⑤评价工作事故和主要危害因素的危险度；提出管理和控制危害的建议；⑥对采取的危害因素预防和控制措施进行评估。

（五）危害告知、健康教育和健康促进

职业卫生服务机构应当以适当的方式将工作环境监测结果提供给雇主、工人及其代表或企业安全与健康组织；用人单位有义务知道工作场所和工作岗位中存在的危害因素，并有责任对工人进行安全操作的培训；工人有权知道并持续关注与自己工作相关的危害因素信息。

应针对作业场所存在的职业危害因素可能造成的健康损害，对工人进行有关预防和控制职业危害因素、预防职业病和事故及保持身体健康的教育。而且，还要把企业、雇主、工人和工会等全部调动起来，主动投身到预防和控制职业危害因素造成的健康损害、保护工人身心完满的健康促进活动中来。

（六）实施与作业者健康有关的其他初级卫生保健服务

在进行职业卫生服务时，应结合其他初级卫生保健服务如预防接种、常见病的诊断和治疗、公共卫生教育等。这样可以更加全面地将"人人享有职业卫生"和"人人享有卫生保健"有机结合起来，实现保护和促进人们的健康、幸福和工作能力的目标。

第三节　职业性健康监护

一、职业性健康监护概述

职业健康监护是对职业人群的健康状况进行各种检查，了解并掌握人群健康状况，早期发现工人健康损害征象的一种健康监控方法和过程。结合生产环境监测和职业流行病学资料的分析，可以监视职业病及工作有关疾病在人群中的发生、发展规律，疾病的发病率在不同工业及不同地区之间随时间的变化；掌握对健康危害的程度；鉴定新的职业危害、职业性有害因素和可能受危害的人群，并进行目标干预；评价防护和干预措施效果，为制订、修订卫生标准及采取进一步的控制措施提供科学依据，达到一级预防的目的。

（一）职业人群健康监护的概念

职业人群健康监护（occupational health surveillance）是以预防为目的，通过对职业人群健康状况的各种检查以及系统、定期地收集、整理、分析和评价有关健康资料，掌握职业人群健康状况，及时发现健康损害征象，并连续性地监控职业病、工作有关疾病等的分布和发展趋势，以便适时地采取相应的预防措施，防止有害因素所致疾患的发生和发展。

传统的健康监护是指医学监护（medical surveillance），它是以健康检查为主要手段，包括检出新病例和鉴定疾病等；而职业性危害的病因是职业性有害因素，因此，仅仅发现职业病患者并不能达到控制病因和消除职业性疾病的目的。由此可见，健康监护的内容应包括接触控制（职业性有害因素的环境监测、接触评定）、医学检查（就业前和定期的健康检查、健康筛检以及职工工伤与职业病致残的劳动能力鉴定等）和信息管理等。

（二）职业性健康监护的目标

职业性健康监护的主要目的是预防，主要目标如下：

1．监视职业病及职业性健康损害的发生、发展状况和行业间的发布差异。

2．早期发现可疑职业病、工作有关疾病及职业禁忌证。

3．评价作业环境与职业病危害因素间的关系和危害程度。

4．识别新的职业病危害因素和危险人群。

5．进行目标干预，包括改善作业环境、改革工艺流程、增添和完善相应的防护措施。

6．为制定和修订卫生政策和职业病防治对策提供依据。

二、医学监护

2002年3月卫生部（现称卫计委）发布了卫生部第23号令，即职业健康监护管理办法（共25条）。明确了职业健康监护的主要内容，规定了用人单位应当建立健全职业健康监护制度，保证职业健康监护工作的落实。职业健康检查应由省级卫生行政部门批准从事职业卫生检查的医疗卫生机构承担。

职业健康检查的结果应当客观、真实，体检机构对健康检查结果承担责任。职业健康检查包括上岗前、在岗期间（定期）、离岗时和应急的健康检查。

对职业人群进行医学检查和医学实验以确定其处在职业危害中是否出现职业性疾患，称为医学监护（medical surveillance）。包括：①就业前健康检查（pre-employment health examination）；②定期健康检查；③离岗或转岗时体格检查；④职业病的健康筛检。

（一）就业前健康检查

是指用人单位对准备从事某种作业人员在参加工作以前进行的健康检查。目的是了解劳动者就业前的身体健康状况，掌握其基础健康资料，了解有无职业禁忌证存在，一般应在从事有害作业前或工作后的短时间内完成上岗前健康检查。在我国《职业病范围和职业病患者处理办法》中，将几种主要作业的职业禁忌证做出了明确的规定（表9-1）。

表 9-1　某些接触职业性有害因素作业的职业禁忌证

有害因素名称	职业禁忌证
铅	神经系统疾病；高血压；肝及肾疾病
汞	神经系统、肝、肾器质性疾病；内分泌疾病；自主神经功能紊乱；精神病
锰	神经系统器质性疾病；明显的类神经征；各种精神病；明显的内分泌疾病
砷	严重的呼吸道疾病；肝、肾疾病；血液病；外周神经系统疾病；皮肤病
苯	就业前检查血象指标低于或接近正常值下限者；各种血液病；严重的全身性皮肤病；月经过多或功能性子宫出血
甲苯、二甲苯	神经系统器质性疾病；明显的类神经征；肝脏疾病
一氧化碳	各种中枢神经和周围神经器质性疾病；器质性心血管疾病
硫化氢	明显的器质性心、肝、肾疾病；神经系统器质性疾病及精神疾病；明显的呼吸系统疾病
氰化氢	肾、呼吸道、皮肤、甲状腺等慢性疾病；精神抑郁症；嗅觉不灵者
苯的氨基、硝基化合物（不包括三硝基甲苯）	中枢神经系统器质性疾病；肝、肾器质性疾病；血液病；自主神经功能紊乱；明显的内分泌疾病
三硝基甲苯	乙型病毒性肝炎表面抗原携带者；肝脏疾病；血液病；各种原因的晶体混浊或白内障；严重的全身性皮肤病

续表

有害因素名称	职业禁忌证
有机磷农药	神经系统器质性疾病；明显的肝、肾疾病；明显的呼吸系统疾病；全身性皮肤病；全血胆碱酯酶活性明显低于正常者
粉尘	活动性肺结核；慢性肺疾病；严重的慢性上呼吸道或支气管疾病；显著影响肺功能的胸膜、胸廓疾病；严重的心血管系统疾病
高温	心血管系统器质性疾病；高血压；溃疡病；活动性肺结核；肺气肿；肝、肾疾病；明显的内分泌疾病；中枢神经系统器质性疾病；患病后恢复期及体弱者
噪声	明显的听觉器官、心血管及神经系统器质性疾病
振动	明显的中枢或周围神经系统疾病；末梢血管性疾病，尤其是雷诺病；严重的心血管疾病；明显的内分泌功能失调

（二）在岗期间定期健康检查（on-job health examination）

按照一定的时间间隔对已从事某种作业的劳动者群体的健康状况进行动态观察，目的是早期发现职业病或疑似职业病患者，及时发现职业禁忌证患者，以对职业病危害因素导致的健康损害进行科学评价，及时调整安全防护水平和作业环境治理力度。职业健康监护管理办法规定对发现职业禁忌或者有与所从事职业相关损害的劳动者，应及时调离原工作单位，并妥善安置。对需要复查和医学观察的劳动者应当按照体检机构要求的时间，安排复查和医学观察。定期健康检查的时间间隔可根据有害因素的性质和危害程度，工人的接触方式、接触水平以及生产环境是否存在其他有害因素而定。健康检查的内容应根据国家颁布的《职业病诊断标准及处理原则》中的有关规定执行。职业性有害因素所致职业病的特殊体检项目见表9-2。

表 9-2　职业性有害因素所致职业病的特殊体检项目

职业性有害因素	体检特殊项目
铅	尿铅或血铅、尿粪卟啉或尿 δ- 氨基 -γ 铜戊酸（δ-ALA）、红细胞游离原卟啉（FEP）或锌原卟啉（ZPP）测定
锰	神经科，尿锰或发锰测定
铍	皮肤科，X 线胸片，必要时做肝功能、肺功能检查及免疫指标测定
镉	尿镉测定（空腹）、尿常规（包括尿糖）、尿蛋白定量及电泳，胸部及脊柱、肋骨、骨盆 X 线摄片和肺功能检查，有条件的单位应做 β_2 微球蛋白测定
铬	耳鼻咽喉科、皮肤科检查
苯	白细胞计数和血红蛋白定量，必要时可做血小板计数、白细胞分类计数和骨髓象检查等
苯的氨基、硝基化合物	高铁血红蛋白、赫恩（Hein）小体检查及尿中对氨基酚测定
三硝基甲苯	肝功能检查、乙型肝炎表面抗原测定、血象检查，有条件的单位可做乙型肝炎核心抗体、乙型肝炎特异性免疫复合物及甲型肝炎血清特异性免疫学测定
氟	五官科、口腔科检查，骨骼 X 线摄片
有机磷农药	神经科、眼科、全血胆碱酯酶（ChE）检查，必要时做肌电图检查
氯乙烯	神经科、肝功能、尿常规、尿糖或其他肾功能检查
二硫化碳	神经科、眼科（包括视力、视野、角膜知觉和眼底）检查；必要时做心电图、血脂等生化指标及精神科检查
四氯化碳	神经科，血、尿常规及肝功能检查

续表

职业性有害因素	体检特殊项目
三氯乙烯	神经科，心电图，肝、肾功能检查；有条件时可测定尿三氯乙烯含量
1,2-二氯乙烯	神经科、皮肤科检查，尿常规及肝、肾功能检查等
粉尘	胸部 X 线检查、肺功能检查
噪声	耳鼻喉科检查、听力测定
振动	神经科、心血管系统、骨骼、肌肉系统和听觉器官等检查

（三）离岗时的健康检查（off-job health examination）

指职工调离或改换当前工作岗位时进行的健康检查，目的是确定劳动者在停止接触职业病危害因素时的健康状况，并结合既往定期健康检查的数据，评价其从事的工作可能对健康造成的影响。

（四）职业病的健康筛检

有些职业病危害因素具有长期、慢性作用，当劳动者接触时间较长或累积接触剂量较高时，即使当时未发现职业病，在脱离接触后仍有可能发生职业病，需进行离岗后的医学随访检查。另外，慢性职业病患者脱离接触职业病危害因素后，有的仍继续发展，需医学随访监测。

三、职业健康监护信息管理

职业健康监护工作是一项覆盖环境监测、医学检查和信息管理的系统工程，其科学性、技术性很强，具有综合性功能，同时它又是一项长期、艰巨的工作，要求具有一定的系统性。因而，要求对职业健康监护工作从组织实施、体检报告的形成以及筛检职业病患者等操作程序化、规范化和信息化，对所有资料均应进行信息化管理。

（一）健康监护档案

应用现代信息技术，建立健全健康监护档案是一项重要的基础工作。职业健康监护档案包括生产环境监测和健康检查两方面资料。每一名职工都应设立健康监护卡，卡中记录项目包括：职业史和病史、接触职业性有害因素名称及水平、家族史（尤其应注意遗传性疾病史）、基础健康资料、监护项目及其他如生活方式、生活水平和日常嗜好等信息。

（二）健康状况分析

对职工健康监护的资料应及时加以整理、分析、评价并反馈，使之成为开展和搞好职业卫生工作的科学依据。评价方法分为个体评价和群体评价。个体评价主要反映个体接触量及其对健康的影响，群体评价包括作业环境中有害因素的强度范围、接触水平与机体的效应等。在分析和评价时，常用于反映职业性危害情况的指标有发病率和患病率等。

通过统计分析，可以发现对工人健康和出勤率影响较大的疾病及其所在部门与工种，从而深入探索其原因，采取相应的防护策略。对于一些作用比较明确的职业性有害因素，可利用某项主要指标进行动态观察和分析。但对于作用尚不清楚、不能采用个体分析方法的有害因素，则应改用流行病学方法进行分析，探索职业接触与症状或疾病的关系及致病条件，并为进一步监护提供新的检测项目。

（三）职业健康监护档案管理

健康监护档案管理是一项非常重要的工作，管理得好可以起到事半功倍的效果。职业健康监护工作过程中，要求有一支具有一定经验、精通本专业知识、熟悉相关学科知识的相对高学历的专业技术人员队伍。同时应由指定机构依照法规进行专门监督和指导，并制订一套完整的切实可行的管理模式。将职业健康监护工作归属于一个机构统一管理，依照法律、法规的要求确定监督对象、管理范围和监督职责，避免各自为政、一盘散沙的局面。

四、职业环境监测

职业环境监测（occupational environmental monitoring）是对作业者作业环境进行有计划、系统的检测，分析作业环境中有毒有害因素的性质、强度及其在时间、空间的分布。职业环境监测的内容包括：

1. 监测劳动者的工作组织、劳动情况和可能影响健康的人体工效学因素。
2. 评估可能对劳动者健康产生危害的职业卫生条件和职业有害因素水平（物理、化学、生物）。
3. 评估劳动者接触的不利心理因素和不合理工作安排。
4. 评估职业事故和重大灾害的风险。
5. 监测安全措施和个人防护装置的使用情况、维护和保养情况等。
6. 监测职业有害因素控制系统的运行情况。
7. 评估一般卫生及卫生设备。

第四节 职 业 病

一、职业病的概念

职业病是工作环境中职业性有害因素作用于人体引起的疾病。即当职业性有害因素作用于人体的强度与时间超过机体所能代偿的限度时，其所造成的功能性或器质性病理改变，并出现相应的临床征象，影响劳动能力，这类疾病统称职业病。"法定职业病"是用法令的形式所确定的职业病名单。

我国 1957 年公布的职业病名单中，确定了 14 种法定职业病。1987 年修订后的职业病名单中规定的职业病为 9 类 102 种。我国卫生部（现称卫计委）、劳动保障部于 2002 年新颁发的《职业病目录》中规定的法定职业病有 10 类 115 种。

二、职业病的临床特点（详见第三章第一节相关内容）

三、职业病的诊断

职业病诊断须由各级政府卫生行政主管部门认定的专门医疗卫生机构进行。采取（诊断小组）集体讨论、诊断的方式。进行诊断时，劳动者本人或用人单位必须提供详细的职业接触史和现场劳动卫生学资料，诊断小组应遵循职业病诊断原则进行诊断。

（一）职业病诊断工作的特点

职业病诊断的最大特点是必须依法行事。特点如下：①须依照法定程序进行；②须以国家《职业病诊断标准》为依据；③须在依法取得职业病诊断资质的医疗卫生机构进行；④须由具有法定资格的医生集体（三人以上）作出诊断；⑤须做出病因诊断。任何违背上述诊断规程的职业病诊断均视为非法。

（二）职业病的诊断程序

职业病的诊断程序包括：①劳动者或用人单位向法定职业病诊断机构提出职业病"诊断申请"；②受理；③现场调查取证；④诊断（诊断原则见第一篇第三章）。

职业病诊断应重点考虑：①职业史；②职业危害因素接触情况及现场调查；③临床表现及

辅助检查。

职业病诊断应着重考虑以下几个方面：

1．调查、核实职业史及职业危害因素接触情况　了解患者的具体岗位、工种、工龄，具体职业危害因素及接触时间、接触方式和接触程度；此外，还需了解生产流程、自动化及密闭化程度、防护情况等。

2．实验室检查

（1）化学因素：可进行如下检测：①生产现场空气样本毒物含量测定；②工人班后血样毒物直接检测；③工人班后尿毒物及其代谢物检测；④工人班后呼出气挥发性化合物检测。

（2）物理因素：除非直接摄入放射性物质，物理因素损伤一般由产生的物理效应造成，很难在体内检测到具体物理因子，故作业现场物理因素强度的检测常是该种因素所致职业病的重要依据。

（3）粉尘：作业场所空气中生产性粉尘浓度检测对尘肺的诊断具有重要意义。一般用滤膜法检测其在空气中的浓度，还可检测其分散度，以判断其进入呼吸道深部的概率。

（4）生物因素：对某些职业性传染病，可通过患者生物标本中病原体检查、血清学检查等证实病因存在。

3．临床检查

（1）既往病史：让患者自己按时间顺序叙述，如起病时间和方式，症状的性质、程度、持续时间及发生发展情况，加重或缓解原因，治疗效果。尤其注意询问发病与工作的关系，同工者是否有相似疾病，患者既往健康状况、烟酒及其他不良嗜好等。如劳动条件恶劣的铅版铸字工随工龄增加，逐渐出现贫血、四肢无力和阵发性激烈腹绞痛，常提示铅中毒的可能。

（2）体格检查：详细规范的体格检查有助于分析某些职业特征及对诊断有重要提示价值的特殊特征，如锰中毒的面具脸、肌张力增强和震颤；慢性三硝基甲苯中毒的青灰色面容。

（3）临床实验室检查：①病因直接检测：如血或尿中金属离子检测；化学物代谢物有时也可作为其接触证据，如尿中三氯乙酸增加提示有过量二硫化碳接触。②病因间接检测：主要检测化学物在体内引起的特异性生理生化改变以提示可能病因，如血中乙酰胆碱酯酶降低提示有机磷中毒。③损伤部位检测：可提示损伤的靶部位。

四、职业病报告管理

《职业病防治法》规定，用人单位和医疗卫生机构发现职业病患者或疑似职业病患者时，应及时向所在地卫生行政部门报告。要求：

1．急性职业病报告　任何医疗卫生机构接诊的急性职业病应在 12 ~ 24h 之内向患者所在地卫生行政部门报告。

2．非急性职业病报告　任何用人单位和医疗卫生机构在发现或怀疑为非急性职业病或急性职业病紧急救治后的患者时，及时转诊到取得职业病诊断资质的医疗卫生机构明确诊断，并按规定向卫生行政主管部门报告。对确诊的非急性职业病患者如尘肺病、慢性职业中毒和其他慢性职业病，应在 15 日内报告，分别填报《职业病报告卡》和《尘肺病报告卡》，按照卫生行政主管部门规定的程序逐级上报。

五、职业病患者治疗、处理管理

职业病患者享受国家规定的职业病待遇。职业病患者的诊疗、康复费用，伤残及丧失劳动能力的职业病患者的社会保障，按照国家有关工伤社会保险的规定执行，依法享有工伤社会保险和获得民事赔偿的权利。

职业病的治疗主要包括：

1．病因治疗

（1）脱离或减少病因接触。常用的办法有：离开工作现场；清洗污染皮肤、眼睛，更换清洁的衣物；经消化道中毒者尽快催吐、洗胃，常规灌服活性炭。

（2）加速毒物排除或代谢。

（3）特殊治疗措施，如减压病之再加压治疗、中毒之解毒治疗。

2．对症支持治疗　如钡中毒时补钾、刺激性气体中毒抗肺水肿等。此外，营养治疗也是重要的对症支持治疗方式。

职工被确诊患有职业病后，其所在单位应根据职业病诊断机构的意见，安排其医治或疗养。在医疗或疗养后被确认不宜继续从事原有害作业或工作的，应在确认之日起的两个月内将其调离原工作岗位，另行安排工作；对于因工作需要暂不能调离的生产、工作的技术骨干，调离期限最长不得超过半年。

六、职业病预防管理

职业病的预防应遵循三级预防的原则。职业病的防治管理包括：①有害作业单位职业病防治管理；②卫生行政部门职业病防治监督管理；③医疗卫生机构职业病防治。

第五节　工作有关疾病

如果职业因素不是疾病发生发展的唯一直接因素，而是诸多因素之一；并且职业因素影响了健康，促使潜在的疾病显露或加重已有疾病的病情。然而，通过控制有关职业因素，改善生产劳动环境，可使所患疾病得到控制或缓解，这类疾病称为工作有关疾病（见第一篇第三章第一节）。

（周晓蓉）

第十章　临床预防服务

医院是落实疾病三级预防的重要场所之一，临床医务人员是实施三级预防措施的重要执行者。医务人员面临的是患者或健康者个体，这些个体在求医过程中具有强烈的寻求健康的愿望，因此，医务人员如能在"治病"的同时向他们提供预防性干预指导，将对其健康状况产生比看好一次病更长久和深刻的影响。本章将介绍临床预防服务、健康管理、健康咨询、行为干预等与临床服务密切相关的基本理论和基础知识，同时也提供诸如控烟、营养指导、身体活动、疾病筛检等具体内容。

第一节　临床预防服务与健康管理

临床预防服务与健康管理是密切相关的，但前者强调第一级和第二级预防的结合，重点在于服务内容；后者更强调对患者或健康者进行健康风险评估、干预和效果评价的生活方式管理和疾病管理的全过程。

一、临床预防服务的概念及内容

（一）临床预防服务的概念

临床预防服务（clinical preventive service）是指由医务人员在临床场所对健康者和无症状"患者"的健康危险因素进行评价，实施个性化的预防干预措施来预防疾病和促进健康。临床预防服务与公共卫生服务虽然都属于预防性服务，但是前者的服务提供者是临床医务人员，服务的地点是在临床场所，服务的内容强调第一级预防和第二级预防的结合，是在以健康为中心而不是以疾病为中心的健康观的转变过程中，医务人员应该提供的服务。

这里，所谓无症状的"患者"是指因某一较轻的疾患来看病，但将来有可能发生严重疾病的那些就医者。对某一严重疾病来讲，该患者还没有出现症状，但这是预防干预的好时机，可以变疾病的被动治疗为主动的健康干预，从而最大限度地促进健康。

（二）临床预防服务的内容

临床预防服务的内容是对健康者和无症状的"患者"进行预防性干预，在选择具体措施时，围绕着临床医生能够在常规临床工作中提供的第一级和第二级预防服务。其服务内容主要有：健康咨询、筛检和预防性用药。

1. 健康咨询（health counseling）　是通过收集求医者的健康危险因素，与求医者共同制订改变不良健康行为的计划，随访求医者执行计划的情况等一系列有组织、有计划的教育活动，促使他们自觉地采纳有益于健康的行为和生活方式，消除或减轻影响健康的危险因素，预防疾病、促进健康和提高生活质量。它是临床预防服务中最重要的内容。根据当前疾病的危害情况，建议开展的健康咨询内容有：劝阻吸烟、增进体育活动、增进健康饮食（合理膳食）、保持正常体重、预防意外伤害和事故、预防人类免疫缺陷病毒（HIV）感染以及其他性传播疾病等。参见本章第二节健康咨询相关内容。

2. 筛检（health screening）　指运用快速、简便的体格检查或实验室检查等手段，在健康人中发现未被识别的患者或有健康缺陷的人，以便及早进行干预，属于第二级预防。与定期体检不同，临床预防服务健康筛检的特点是根据服务对象不同的年龄和性别，来确定间隔多长时间开展什么样的疾病检查。目前可有效发现早期疾病的筛检项目有：①定期测量血压：建议18岁以上成年人既往血压（收缩压／舒张压）在130/85mmHg以下者，每2年检查一次血压；在130～139/85～89mmHg，每年检查一次；≥140/90mmHg并确诊为高血压后则应纳入规范化的管理。在其他原因就诊时都应该常规检查血压。②称量体重：建议成年人每2年至少测量一次身高、体重和腰围。体质指数（BMI）≥24为超重，应该进行减肥；超重者且男性腰围≥90cm、女性腰围≥80cm，则肥胖并发症的危险性增加。③胆固醇的测定：建议35～65岁的男性和45～65岁的女性定期测定血胆固醇，具体间隔时间可由医生决定。④视力筛检：建议对3～4岁幼儿进行1次弱视和斜视检查，同样也建议对老年人（65岁以上）进行青光眼筛检，但具体间隔时间可由医生决定。⑤听力测试：定期询问老年人的听力以发现老年人听力损害的情况。⑥子宫颈癌筛检：建议有性生活的妇女每1～3年进行1次脱落细胞涂片检查（pap smear，又称巴氏涂片），如果检查结果正常，可以到65岁停止检查。⑦乳腺癌筛检：建议40岁以上的妇女每年接受1次乳房临床物理检查。有条件时，50～75岁妇女每1～2年进行1次乳腺X线摄影检查以及时发现乳腺癌。若有一级亲属绝经前患乳腺癌史，建议在40岁前就应接受乳房临床物理检查。⑧结肠直肠癌的筛检：建议所有50岁以上的人每年进行1次大便隐血试验或不定期乙状结肠镜检查，或两者同时采用，以筛检结肠直肠癌。⑨牙科检查：建议定期（每年1次）到牙科医生那里进行检查，清除牙齿表面浮渣，以减少牙病的发生。⑩新生儿的苯丙酮尿症筛检和听力筛检等。

3. 预防性用药（preventive medications）　预防性用药指对无症状的人使用药物、营养素（包括矿物质）、生物制剂或其他天然物质作为第一级预防措施，提高人群抵抗疾病的能力以防止某些疾病。已出现症状的患者服用上述任何一种物质来治疗疾病，或有既往病史的人使用预防性药物都不能在预防性用药之列。常用的化学预防方法有：对育龄或怀孕的妇女和婴幼儿补充含铁物质来降低缺铁性贫血的发病率；孕期妇女补充叶酸降低新生儿神经管缺陷发生率；用阿司匹林预防心脏病、脑卒中，新生儿用抗生素滴眼液预防淋球菌性眼炎等。

美国临床预防服务工作组在2012年推出了新版的《临床预防服务指南》，此指南在2002年的版本上进行了修订，是具有循证证据的。指南对临床人员针对不同人群进行的筛检、咨询、干预和预防性用药给出了建议，并对诸多临床预防服务项目进行了A、B、C、D、I分级，A和B级是强烈建议优先考虑的项目，C和D级是通常不建议而在特殊的情况下需要予以考虑，而I级是没有足够证据的（表10-1）。但需明确的是，此临床服务指南是基于美国的实际情况制订的，未必完全适合我国的国情，不能照搬。

表10-1　美国2012年临床预防服务指南主要内容

| 临床预防服务内容 | 类别 | 成年 | | 特殊人群 | | 备注 |
		男性	女性	孕妇	儿童	
腹主动脉瘤	筛检	✓				65～75岁吸烟者
酒精滥用和行为干预	筛检、咨询	✓	✓	✓		
服用阿司匹林	预防性用药	✓	✓			当用于45～79岁男性预防心肌梗死发生和用于55～79岁女性预防缺血性脑卒中的益处超过可能导致消化道出血的风险时建议使用
无症状性菌尿	筛检			✓		孕12～16周或者第一次产检时
乳腺癌和卵巢癌遗传风险评估和BRCA基因突变检测	筛检、咨询		✓			有家族史的妇女

续表

临床预防服务内容	类别	成年		特殊人群		备注
		男性	女性	孕妇	儿童	
乳腺癌	筛检		✓			50～74岁妇女每2年一次钼靶摄影检查 注释：2002年指南指出：40岁及以上妇女每1～2年进行钼靶摄影检查，临床物理检查可同时做也可以不做
母乳喂养	咨询		✓	✓		孕妇及初产妇
宫颈癌	筛检		✓			21～65岁妇女每3年进行一次巴氏涂片检查，或30～65岁妇女巴氏涂片和HPV一同筛检
衣原体感染	筛检		✓	✓		从性活跃期开始至24岁的年轻女性及其他无症状的妇女高危人群，和无症状的24岁及以下孕妇
结肠直肠癌	筛检	✓	✓			50～75岁成人粪便隐血试验、乙状结肠镜检查或结肠镜检查
先天性甲状腺功能减退	筛检				✓	新生儿
抑郁	筛检	✓	✓			当需要明确诊断、治疗和随访时
2型糖尿病	筛检	✓	✓			血压持续高于135/80mmHg的无症状成人
服用叶酸预防神经管缺陷	预防性用药			✓		所有计划怀孕的妇女每天0.4～0.8mg
新生儿淋球菌性眼炎	预防性用药				✓	新生儿
淋病	筛检		✓	✓		性活跃期妇女，包含25岁及以下孕妇
新生儿听力筛查	筛检				✓	新生儿
孕妇乙肝病毒筛检	筛检			✓		第一次产检时
高血压	筛检	✓	✓			
HIV	筛检	✓	✓	✓	✓	成人和青少年的高危人群、孕妇
缺铁性贫血	预防性用药				✓	6～12月龄婴儿补铁
缺铁性贫血	筛检			✓		无症状孕妇
血脂异常筛查	筛检	✓	✓			20～35岁男性和20岁以上女性的冠心病高危人群，所有35岁以上男性
儿童、青少年肥胖	筛检、咨询				✓	6岁以上儿童、青少年
骨质疏松	筛检		✓			65岁及以上妇女
苯丙酮尿症	筛检				✓	新生儿
Rh血型	筛检		✓			孕妇第一次产检时
性传播感染	咨询	✓	✓		✓	所有性活跃期高危人群
镰状细胞贫血	筛检				✓	新生儿
梅毒感染	筛检	✓	✓	✓		高危人群及孕妇
吸烟	咨询	✓	✓	✓		吸烟人群和孕妇
视力缺陷	筛检				✓	5岁以下儿童

二、健康管理与个体健康维护计划

（一）健康管理的概念

健康管理（health management）是对个体或群体的健康进行全面监测、分析和评估，提供健康咨询和指导，并对健康危险因素进行干预、管理的全过程。其核心是对健康危险因素的管理，具体地说，就是对危险因素的识别、评估与预测以及干预。而临床预防服务的对象是患者或者健康者个体，因此本部分主要从个体角度来介绍健康管理的内容。

（二）健康管理的步骤和基本内容

健康管理有以下三个基本内容，即了解健康状况、健康风险评估、健康咨询与指导和疾病管理。

第一步是了解健康状况，通过问卷和健康体检收集健康信息，从中找出健康危险因素。因此，具体地说，就是收集服务对象的个人健康信息，包括个人一般情况（性别、年龄等）、目前健康状况和疾病家族史、生活方式（膳食、体力活动、吸烟、饮酒等）、体格检查（身高、体重、血压等）和血、尿实验室检查（血、尿常规及血脂、血糖等血生化）、超声波检查、心电图和胸部 X 线片等。这些信息是临床医生通过问诊和体检结果可以了解的。

第二步是健康风险评估（health risk appraisal），是通过所收集的大量的个人健康信息，分析建立生活方式、环境、遗传和医疗卫生服务等危险因素与健康状态之间的量化关系，预测个人在一定时间内发生某种特定疾病（生理疾病和心理疾病）或因为某种特定疾病导致死亡的可能性，即对个人的健康状况及未来患病或死亡危险性的量化评估。其主要目的是帮助个体综合认识健康风险，鼓励和帮助人们纠正不健康的行为和习惯，进一步制订个性化的健康干预措施并对其效果进行评估。健康风险评估不应是一种独立于常规的患者诊疗过程的工作，而应该是通过适当的训练后，医生把此内容作为采集病史、体检和实验室检查中不可缺失的一部分。如增加健康危险度的个人特征如吸烟和家族史一般可记录在病史里；通过仔细体检可以发现临床前疾病状态；而常规的实验室检查就可发现生理性的危险因素。健康风险评估往往通过数学模型来实现，并非普通的临床医生所能操作的，但是也有些模型很具有操作性也很简易，比如我国人群的心血管综合危险度简易评估工具，包括评估表和评估图。

第三步是开展健康咨询与指导，并且有计划地干预、管理健康。在前两部分的基础上，以多种形式来帮助个人采取行动，纠正不良的生活方式和习惯，控制健康危险因素，实现个人健康管理计划的目标。健康管理过程中的健康干预是个性化的，即根据个体的健康危险因素，由健康管理师和临床医生进行个体指导，设定个体目标，并动态追踪效果。如健康体重管理、糖尿病管理等，通过个人健康管理日记、参加专项健康维护课程及跟踪随访措施来达到健康改善效果。例如，一位糖尿病高危个体，其除血糖偏高外，还有超重和吸烟等危险因素，因此除控制血糖外，健康管理师对个体的指导还应包括减轻体重（膳食、体力活动）和戒烟等内容。

应该强调的是，健康管理是一个长期的、连续不断的、周而复始的过程，即在实施健康干预措施一定时间后，需要评价效果、调整计划和干预措施。只有周而复始、长期坚持，才能达到健康管理的预期效果。

（三）健康维护计划

健康维护计划（health maintenance schedule）指在特定的时期内，依据患者的年龄、性别及危险因素而计划进行的一系列干预措施。具体包括：做什么、间隔多长时间做 1 次以及什么时候做。按照临床预防服务的内容，预防干预活动一般包括：健康咨询指导、疾病的早期筛检、现患管理和随访等。医生在进行健康危险因素评价的基础上，根据患者的年龄、性别以及个体的危险因素，制订符合其本人的健康维护计划。

健康维护计划的一个重要内容是根据危险因素的评估以及患者的性别、年龄等信息，确定干预的措施，包括健康咨询、健康筛检、免疫接种和预防性用药。由于危险因素与健康之间是多因多果的关系，采取的干预措施也应该是综合的。针对性的健康教育取决于患者本身有什么不良的生活行为方式。健康筛检主要是根据不同的性别和年龄制订相应的干预计划。

　　总体来说，健康管理和健康维护计划的思路是一致的，都是基于收集信息、评估风险、给予干预、评估效果这一思路，并且都是长期循环往复的过程。健康管理在解决个体健康问题时，更多地从生活方式管理和疾病管理的角度进行，而个体健康维护计划更多地是从临床预防服务所涉及的健康咨询、筛检和预防性用药的角度结合患者具体情况、资源的可利用性和实施的可行性，选择合适和具体的临床预防服务内容列入健康维护计划中。

第二节　健康教育与行为干预

　　临床预防服务和健康管理的实施过程都离不开健康教育，而行为干预是其中重要的手段，因此本节介绍健康教育与行为干预的相关知识。

一、健康教育与健康促进

（一）健康教育的涵义

　　健康教育（health education）是通过信息传播和行为干预，帮助个人和群体掌握卫生保健知识、树立健康观念，自愿采纳有利于健康的行为和生活方式的教育活动与过程。其目的是消除或减轻影响健康的危险因素、预防疾病、促进健康和提高生活质量。

　　健康教育的着眼点是促进个人或群体改变不良的行为与生活方式。行为的改变以知识、信念、健康观的改变为基础，因此首先要使个体或群体掌握卫生保健知识，提高认知水平和技能，建立起追求健康的理念，由此自觉自愿地而不是勉强改善自己的行为与生活方式。

　　世界各国的健康教育实践经验表明，行为改变是长期的、复杂的过程，许多不良行为生活方式仅凭个人的主观愿望仍无法改变，要改变行为必须依赖于支持性的健康政策、环境和卫生服务等相关因素。单纯的健康教育理论在许多方面已无能为力，已经满足不了社会进步与健康发展的新需要，在这种情况下，健康促进开始迅速发展。

（二）健康促进的涵义

　　WHO给健康促进（health promotion）作如下定义："健康促进是促进人们维护和提高他们自身健康的过程，是协调人类与他们环境之间的战略，规定个人与社会对健康各自所负的责任。"美国健康教育学家格林（Lawrence W. Green）指出："健康促进是指一切能促使行为和生活条件向有益于健康改变的教育与环境支持的综合体。"其中环境包括社会的、政治的、经济的和自然的环境，而支持即指政策、立法、财政、组织、社会开发等各个系统。

　　1986年在首届国际健康促进大会通过的《渥太华宣言》中明确指出，健康促进涉及五个主要活动领域：

　　1. 建立促进健康的公共政策　健康公共政策是涉及卫生、收入和社会政策等方面的联合行动。各个部门、各级政府和组织的决策者都要把健康问题提到议事日程上。明确要求非卫生部门建立和实行健康促进政策，并承担健康责任。

　　2. 创造健康支持环境　健康促进必须为人们创造安全的、满意的和愉快的生活及工作环境，并能系统地评估环境变化对健康的影响，以保证社会和自然环境有利于健康的发展。

　　3. 增强社区的能力　提高社区人民生活质量的真正力量是他们自己。社区人民有权、有能力决定他们需要什么以及如何实现其目标。因此，充分发动社区力量，积极有效地参与卫生保健计划的制订和执行，挖掘社区资源，帮助他们认识自己的健康问题，并提出解决问题的办法。

4．发展个人技能 通过提供健康信息，教育并帮助人们提高作出健康选择的技能，改善健康相关行为和生活方式，并支持个人和社会的发展。由此可使人们能够更有效地维护自身健康和环境，不断地从生活中学习健康知识，有准备地应付人生各个阶段可能出现的健康问题，并很好地应付慢性病和外伤。

5．调整卫生服务方向 卫生部门不应仅仅提供临床治疗服务，而应该将健康促进和预防作为卫生服务模式的组成部分，让最广大的人群受益。

从上述内容来看，健康促进是一个综合的调动教育、社会、经济和政治的广泛力量，改善人群健康的活动过程，它不仅包括一些旨在直接增强个体和群体知识技能的健康教育活动，还包括那些直接改变社会、经济和环境条件的活动。对于临床医生而言，在面对患者时，不仅仅要提供临床治疗服务，也要提供临床预防服务，乃至支持性的个体健康维护计划和健康管理。这其中涉及诸多的健康教育内容，如帮助患者提高对疾病的认识和技能，改变患者已有的不利于健康的行为和生活方式，乃至促使其遵医行为的形成等。同时，值得注意的是，由于健康促进是综合性的社会行动，医生作为维护健康的重要社会角色在其中也应发挥其作用，如践行卫生服务方向的调整、参与社会动员、倡导促进健康的公共政策等。

二、健康相关行为与行为改变理论

健康相关行为（health related behavior）指的是人类个体和群体与健康和疾病有关的行为。按行为对行为者自身和他人健康状况的影响，健康相关行为可分为促进健康行为和危害健康行为两大类。

（一）健康相关行为分类

1．促进健康行为 促进健康行为（health promoted behavior）指个体或群体表现出的、客观上有益于自身和他人健康的一组行为。这些行为是朝向健康的或被健康结果所强化了的行为方式。促进健康行为具有以下特征：有利性、规律性、和谐性、一致性和适宜性。美国学者布莱斯勒（Breslow）等依据对近 7000 人为期 5 年半的研究，发现了 7 项与人们的期望寿命和良好健康显著相关的简单而基本的行为。它们是：每日正常而规律的三餐，避免零食；每天吃早餐；每周 2～3 次的适量运动；适当的睡眠（每晚 7～8h）；不吸烟；保持适当的体重；不饮酒或少饮酒。

促进健康行为可分为五大类：

（1）基本健康行为：指日常生活中一系列有益于健康的基本行为，如合理营养、平衡膳食、积极锻炼、积极的休息与适量睡眠等。

（2）戒除不良嗜好：在这里，不良嗜好指的是对健康有危害的个人偏好，如吸烟、酗酒与滥用药品等。戒烟、戒毒、不酗酒与不滥用药品等属于戒除不良嗜好行为。

（3）预警行为：指对可能发生的危害健康的事件预先给予警示，从而预防事故发生并能在事故发生后正确处置的行为，如驾车使用安全带，溺水、车祸、火灾等意外事故发生后的自救和他救行为。

（4）避开环境危害：这里的环境危害是广义的，包括了人们生活和工作的自然环境与心理社会环境中对健康有害的各种因素。以积极或消极的方式避开这些环境危害即属于这类行为，如离开污染的环境、采取措施减轻环境污染、积极应对那些引起人们心理应激的紧张生活事件等。

（5）合理利用卫生服务：有效、合理地利用现有卫生保健服务，以实现三级预防，维护自身健康的行为，包括定期体检、预防接种、患病后及时就诊、遵从医嘱、配合治疗和积极康复等。

1966 年 Kasl 和 Cobb 将健康行为分为三类：①预防性健康行为（preventive health

behavior)，即个体所从事的自认为健康的、以预防或早期发现无症状疾病为目的的行动，例如上述分类中的（1）至（4）以及（5）中的定期体检、预防接种等行为，在三级预防的概念中，属于第一级预防。②疾病行为（illness behavior），指那些自觉患病者从事的已明确其健康状况和寻求合适治疗方法为目的的行动，也可称为求医行为（health-seeking behavior）。③患者角色行为（sick-role behavior），指那些认为自己得了病的人所从事的以康复为目的的活动。与之相类似的概念是遵医行为（compliance behavior），指个体在确诊患有疾病后，积极遵从医嘱、配合治疗的一系列行为。后两类在三级预防的概念中依次属于第二级预防和第三级预防。

2．危害健康行为 危害健康行为（health-risky behavior）指的是偏离个人、他人乃至社会的健康期望，客观上不利于健康的一组行为。其主要特点为：①危害性：行为对个体、他人乃至社会的健康有直接或间接的危害。②稳定性：行为非偶然发生，有一定强度的行为维持需保持相当的时间。③习得性：危害健康的行为都是在个体后天的生活经历中学会的。

危害健康的行为可以分为以下四类：

（1）不良生活方式与习惯：不良生活方式则是一组习以为常的、对健康有害的行为习惯，包括能导致各种成年期慢性退行性病变的生活方式，如吸烟、酗酒、缺乏运动锻炼、高盐高脂饮食、不良进食习惯等。不良的生活方式与肥胖、心血管系统疾病、早衰和癌症等的发生关系密切。

（2）致病行为模式：致病行为模式是导致特异性疾病发生的行为模式，国内外研究较多的是 A 型行为模式和 C 型行为模式。A 型行为模式是一种与冠心病密切相关的行为模式，其核心表现为不耐烦和敌意。有关研究表明，具有 A 型行为者冠心病的发生率、复发率和死亡率均显著地高于非 A 型行为者。C 型行为模式是一种与肿瘤发生有关的行为模式，其核心行为表现是情绪过分压抑和自我克制、爱生闷气。研究表明：C 型行为者宫颈癌、胃癌、结肠癌、肝癌和恶性黑色素瘤的发生率高出其他人 3 倍左右。

（3）不良疾病行为：不良疾病常见的表现形式有：疑病、恐惧、讳疾忌医、不及时就诊、不遵从医嘱、迷信乃至自暴自弃等。

（4）违反社会法律、道德的危害健康行为：吸毒、性乱等危害健康的行为属于此类行为，这些行为既直接危害行为者个人健康，又严重影响社会健康与正常的社会秩序。

（二）常用的行为改变理论

行为是一种复杂的活动，生活方式更是已经形成的行为定型，所以行为和生活方式的改变是一个相当复杂、艰苦的过程。一些常用的行为理论可以帮助临床医生充分理解人们的行为，找到改变行为的可能途径，有些行为干预理论也可以直接用来指导行为的干预。下面介绍行为诊断的方法和几个比较成熟的理论模式——"知信行"模式、健康信念模式、行为改变阶段模式。

1．"知信行"模式 "知信行"是知识、信念和行为的简称。"知信行"模式认为：卫生保健知识和信息是建立积极、正确的信念与态度，进而改变健康相关行为的基础，而信念和态度则是行为改变的动力。只有当人们了解了有关的健康知识，建立起积极、正确的信念与态度，才有可能主动地形成有益于健康的行为，改变危害健康的行为。

"知信行"模式可以简单地表示为图 10-1：

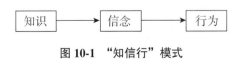

图 10-1 "知信行"模式

例如，吸烟作为个体的一种危害健康的行为往往已存在多年，并形成了一定的行为定式。要改变吸烟行为，使吸烟者戒烟，首先需要使吸烟者了解吸烟对健康的危害、戒烟的益处以及如何戒烟的知识，这是使吸烟者戒烟的基础。具备了知识，吸烟者才会进一步形成吸烟有害健康的信念，对戒烟持积极态度，并相信自己有能力戒烟，这标志着吸烟者已有动力去采取行动。但是，要使知识转化为行为改变，仍然是一个漫长而复杂的过程，有很多因素可能影响知识到行为的顺利转化，任何一个因素都有可能导致行为形成/改变的失败。知识、信念与态度、行为之间存在着因果关系，但有了前者并不一定导致后者。知识是行为改变的必要条件，但不是充分条件，只有对知识进行积极的思考，才有可能逐步上升为信念，产生行为动机。在健康教育促使人们形成健康行为或改变危害健康行为的实践中，常常遇到"知而不信"、"信而不行"的情况，"知而不信"的可能原因在于：所传播信息的可信性和权威性受到质疑、感染力不强，不足以激发人们的信念；"信而不行"的可能原因在于：人们在建立行为或改变行为中存在一些不易克服的障碍，或者需要付出较大的代价，这些障碍和代价抵消了行为的益处，因此不产生行动。由此可见，只有全面掌握知、信、行转变的复杂过程，才能及时、有效地消除或减弱不利影响，促进形成有利环境，进而达到改变行为的目的。

2. 健康信念模式　健康信念模式（health belief model，HBM）理论强调感知（perception）在决策中的重要性，影响感知的因素很多（图 10-2）。该理论认为信念是人们采纳有利于健康的行为的基础，人们如果具有与疾病、健康相关的信念，他们就会采纳健康行为，改变危险行为。人们在决定是否采纳某健康行为时，首先要对疾病的威胁进行判断，然后对预防疾病的价值、采纳健康行为对改善健康状况的期望和克服行动障碍的能力作出判断，最后才会作出是否

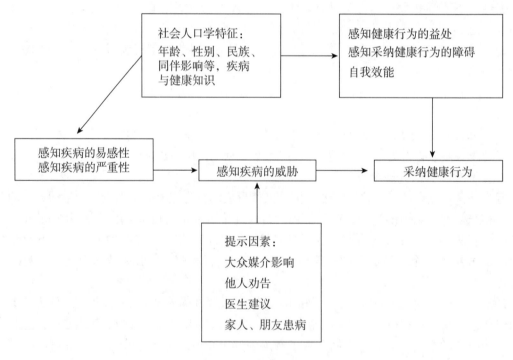

图 10-2　健康信念模式

采纳健康行为的决定。

在健康信念模式中，是否采纳有利于健康的行为与下列因素有关：

（1）感知疾病的威胁（perceived threat）：对疾病威胁的感知由对疾病易感性的感知和对疾病严重性的感知构成。感知疾病的易感性（perceived susceptibility）指个体对自身患某种疾病或出现某种健康问题的可能性的判断。感知疾病的严重性（perceived severity）是个体对于

疾病引起的严重后果的判断，既包括疾病对躯体健康的不良影响，也包括心理和社会后果，如意识到疾病会影响到工作、家庭生活和人际关系等。对疾病易感性和严重性的感知程度高，即对疾病威胁的感知程度高，是促使人们产生行为动机的直接原因。

（2）感知健康行为的益处和障碍：感知健康行为的益处（perceived benefits of action）指人体对采纳行为后能带来的益处的主观判断，包括对保护和改善健康状况的益处和其他边际收益。感知健康行为的障碍（perceived barriers of action）指个体对采纳健康行为会面临的障碍的主观判断，包括行为复杂、时间花费和经济负担等。一般而言，人们认识到采纳健康行为的益处越多，越有可能采纳该行为；而感觉到障碍多，会阻碍个体对健康行为的采纳。

（3）自我效能（self-efficacy）：指个体对自己组织、执行某特定行为并达到预期结果的能力的主观判断。自我效能是人类行为动机、健康和个体成就的基础，是决定人们能否产生行为动机和产生行为的一个重要因素。自我效能高的人，更有可能采纳所建议的有益于健康的行为。

（4）提示因素（cues to action）：指的是诱发健康行为发生的因素，如大众媒介的疾病预防与控制运动、医生建议采纳健康行为、家人或朋友患有此种疾病等都有可能作为提示因素诱发个体采纳健康行为。提示因素越多，个体采纳健康行为的可能性越大。

（5）社会人口学因素：社会人口学因素包括个体特征，如年龄、性别、民族、人格特点、社会阶层、同伴影响，以及个体所具有的疾病与健康知识。具有卫生保健知识的人更容易采纳健康行为。对不同类型的健康行为而言，不同年龄、性别、个性特征采纳行为的可能性相异。

下面以针对高血压病的低钠盐饮食行为为例，介绍健康信念模式的应用。某人50岁，近期被诊断为高血压病，由于几十年来饮食口味很咸，医生建议他要把每天的钠盐摄入量降下来。如果他认识到自己口味很咸的饮食习惯会导致高血压（感知疾病的易感性），高血压病可能导致脑卒中，脑卒中可能带来严重的后遗症甚至导致死亡（感知疾病的严重性），他相信控制钠盐的摄入对控制血压有好处（感知健康行为的益处），同时他觉得改掉多年来养成的饮食习惯太难了（感知健康行为的障碍），但是他相信自己通过努力可以逐渐把口味变淡（自我效能），在这种情况下，医生的建议（提示因素）帮助他做出减盐的决定，综合以上因素，这位患者可能逐渐采纳低钠盐饮食行为。

3. 行为改变的阶段模式　1982年，美国心理学家Prochaska和DiClemente首次提出行为改变的阶段模式，描述和解释了吸烟者在戒烟过程中行为变化的各个阶段以及在每个阶段主要的变化过程。该理论的主要依据是：人的行为变化是一个过程而不是一个事件，而且每个改变行为的人都有不同的需要和动机，只有针对其需要提供不同的干预措施，才能促使教育对象向下一阶段转变，最终采纳有益于健康的行为。该模式把行为转变分为五个阶段，对于成瘾行为来说，还有第六个阶段即终止阶段。

（1）没有打算阶段（pre-contemplation）：在最近6个月内，人们没有考虑改变自己的行为，或者有意坚持不改变，不知道或没意识到自己存在不利于健康的行为及其危害性，对于行为转变没有兴趣，或者觉得浪费时间，或者认为自己没有能力改变自己的行为。处于该阶段的人不喜欢阅读、谈论或考虑与自身行为相关的问题或内容，有些人甚至有诸多理由为自身的行为辩解。

（2）打算阶段（contemplation）：在最近6个月内，人们开始意识到问题的存在及其严重性，意识到改变行为可能带来的益处，也知道改变行为需要代价，因此在益处和代价之间权衡，处于犹豫不决的矛盾心态。

（3）准备阶段（preparation）：在最近30天内，人们郑重地做出行为改变的承诺，如向亲属、朋友宣布自己要改变某种行为，并有所行动，如向别人咨询有关行为改变的事宜，购买自我帮助的书籍，制订行为改变时间表等。

（4）行动阶段（action）：在 6 个月内，人们已经开始采取行动，但是由于许多人的行动没有计划性，没有设定具体目标、实施步骤，没有社会网络和环境的支持，最终导致行动的失败。

（5）维持阶段（maintenance）：改变行为已经达到 6 个月以上，人们已经取得行为转变的成果并加以巩固，防止复发。许多人在取得了行为改变的初步成功后，由于自身的松懈、经不起外界的诱惑等原因造成复发。

（6）终止阶段（termination）：在某些行为，特别是成瘾性行为中可能有这个阶段。在此阶段中，人们不再受到诱惑，对行为改变的维持有高度的自信心。可能有过沮丧、无聊、孤独和愤怒的情绪，但能坚持、确保不再回到过去的行为习惯上去。研究表明，一般 20% 的人能达到这个阶段，经过这个阶段便不会再复发。

处在不同阶段的人，以及从前一个阶段过渡到下一个阶段时，会发生不同的心理变化过程。从无打算到打算阶段，主要经历对原有不健康行为的重新认识，产生焦虑、恐惧的情绪，对周围提倡的健康行为有了新认识，然后意识到应该改变自己的不健康行为；从打算阶段到准备阶段，主要经历自我再评价，意识到自己应该抛弃不健康的行为；从准备阶段到付诸行动，要经历自我解放，从认识上升到改变行为的信念，并做出改变的承诺；当人们一旦开始行动，需要有许多支持条件来促使行动进行下去，如建立社会支持网络、社会风气的变化、消除促使不健康行为复发的事件、激励机制等。

行为的干预首先要确定目标人群所处的阶段，然后有针对性地采取干预措施，才能取得预期的效果。表 10-2 中以戒烟为例，提出了针对不同阶段使用的干预策略。

表10-2　戒烟干预在不同阶段使用的干预策略

变化阶段	干预策略
没有打算阶段	普及吸烟对健康危害的知识，让人们对吸烟行为感到恐惧、焦虑和担心等，意识到在自己的周围环境中，吸烟已经成为一种不健康的行为
打算阶段	刺激人们尽快行动，让他们充分认识吸烟的坏处，应该改变这种行为
准备阶段	要求人们作出承诺，使他们的行动得到监督
行动阶段	了解戒烟有哪些困难和阻碍，如何克服
维持阶段	建立社会支持网络，取得家庭成员、同事和朋友的支持；对家庭、工作场所的戒烟行为给予奖励，或举办戒烟竞赛，形成一种以不吸烟为荣的社会风气
终止阶段	较长期的随访，当戒烟者遇到其他生活问题时给予他们支持，帮助防止反复

三、健康咨询的概念和原则

（一）健康咨询的含义

咨询（counselling）指的是一个有需求的个体（如患者）与一个能提供支持和鼓励的个体（如临床医生）接触，通过讨论使有需求的个体获得自信并找到解决问题的办法。健康咨询（health counseling）是临床场所尤其是初级卫生保健场所帮助个体及家庭改变不良行为最常用的一种健康教育方式。健康咨询的成功与否在很大程度上取决于咨询者的交流技巧。咨询是为咨询对象提供各种选择，而不是强迫对方接受你认为正确的建议。

（二）健康咨询的原则

1. 建立友好信赖关系　咨询者应对寻求咨询的服务对象表示出关心和爱护，建立友好的关系，取得对方的信任，有助于服务对象敞开心扉谈论自己的问题。

2. 鉴定需求　咨询者通过仔细聆听了解服务对象存在的问题，并让其自己鉴定出自身存在的问题。要避免咨询者主动指出服务对象存在的问题。

3．调动参与　好的咨询者帮助服务对象找出各种与其所存在问题相关的因素，并鼓励服务对象自己找出最适合他们自己的解决问题的办法，而不要试图劝服务对象接受你的建议。

4．保守秘密　服务对象可能会告知咨询者自己的许多隐私，咨询者一定要替服务对象保守这些秘密，而不能被其他任何人知道，这是咨询者必须恪守的基本准则，也是与服务对象保持信任关系的基本条件。

（三）健康咨询的 5A 模式

以行为评价为基础的 5A 模式被广为推荐来进行健康咨询。5A 模式是帮助个体改变行为的一系列步骤，是指导"如何做"的一套程序，医务人员可用许多特定的工具（事先印刷好的表格、计算机、电话）来完成对患者的健康咨询和促进行为的改变。

1．评估（Assess）　了解服务对象的行为现状、相关知识、技能、自信心等情况。

2．劝告（Advise）　为服务对象提供有关危害健康行为的相关信息、行为改变的益处等。

3．达成共识（Agree）　根据服务对象的兴趣、能力共同设定一个改善健康/行为的目标。

4．协助（Assist）　让服务对象找出行动可能遇到的障碍，帮助确定正确的策略、解决问题的技巧及获得社会支持的方法。

5．安排随访（Arrange）　明确下次随访的时间和方式（上门、电话、电子邮件等）。

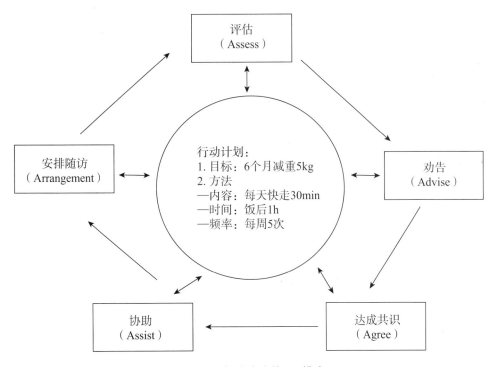

图 10-3　健康咨询的 5A 模式

如上图所示，例如一位男性前来咨询，咨询的目的是如何降低患糖尿病的风险，避免患上糖尿病。以此为例介绍健康咨询的简要过程。首先对其现状进行评估，从他的体检资料中发现其空腹血糖达到正常高限，体重超重，其他指标正常，通过与患者的交谈中发现患者对糖尿病有一定的了解，但是不清楚身体活动与糖尿病之间的关系，对健康非常重视，态度也非常积极，主要存在的问题是每天工作长时间对着电脑，下班回家的业余时间又是看电视。然后进入"劝告"环节，指出该男性静态生活方式的坏处，适当增加身体活动会有助于控制体重和预防糖尿病。接着就如何增加身体活动，与该男性一起制订身体活动的目标，即争取在半年内体重减轻 5kg，并在身体活动的方式、时间和频率等方面与其一起制订行动的具体计划，达成共识。在交谈的过程中，就其在执行计划中可能遇到的困难提供帮助，协助他事先认清潜在的障碍和解决问题的技巧，在确保他已经很清楚行动计划的各方面后，确定随访方式，如电话、电子邮件、网络等，告知下次来咨询的时间。

第三节   烟草使用的控制

一、吸烟与被动吸烟及其人群分布

全球约有 12 亿烟民，其中每年死于与吸烟相关的疾病的人数约 490 万。这个数字是全球每年死于 AIDS 人数的近两倍。长期大量吸烟可引发肺癌、支气管炎、肺气肿、缺血性心脏病、胃和十二指肠溃疡等。WHO 预计，除非立即采取行动，否则到 2020 年时，每年死于烟草使用的人数将达 900 万之多。

中国是全球最大的烟草生产和消费国，也是世界上受烟草流行影响最严重、损失最大的国家。目前我国有 3.5 亿烟民，63% 的成年男性和 4% 的女性吸烟。吸烟率居高不下，香烟年人均消费量持续走高（1970 年：730 支，1980 年：1290 支，1990 年：1900 支），消费全球香烟产量的三分之一。中国被动吸烟也相当严重，有 54% 的成年不吸烟者每周至少有一天被动吸烟。每年全球每 4 个与烟草有关的死亡中，就有一个发生在中国。如果目前的状况持续下去，到 2050 年每天将有 8000 人死于吸烟，每年将达 300 万。控制吸烟已成全球包括我国的重要的公共卫生问题。

二、吸烟与被动吸烟的主要健康危害

（一）烟草中的有害物质

烟草燃烧所产生的烟雾是由 4000 多种化合物所组成的复杂混合物，其中气体占 95%，如一氧化碳、氢化氰、挥发性亚硝胺等，颗粒物占 5%，包括半挥发物及非挥发物，如烟焦油、尼古丁等。这些化合物绝大多数对人体有害，其中至少有 69 种为已知的致癌物，如多环芳烃、亚硝胺等，而尼古丁是引起成瘾的物质。尼古丁（nicotine）是一种无色透明的油状挥发性液体，是一种兴奋剂，有抗焦虑作用，具有成瘾性。尼古丁可以使支气管的纤毛丧失活力、脱落，使黏膜损害而容易感染。尼古丁还可刺激中枢神经系统，使心率加快、血压上升从而使血管发生狭窄，加重心脏负担，继而影响血液循环。一氧化碳是一种无味无色的气体，每支烟可产生 20 ~ 30ml 一氧化碳，它使血液中碳氧血红蛋白浓度升高，破坏人体输氧功能，加剧缺氧状态，从而危害循环系统及其他系统。此外，一氧化碳可与尼古丁产生协同作用，危害心血管系统，促进血液胆固醇含量增加，加速动脉粥样硬化。焦油是一种棕黄色黏性树脂，可附着在咽部和支气管的内壁上。焦油蓄积多年后可诱发异常细胞生成，发生肺癌。

二手烟雾（second-hand smoking）指从卷烟或其他烟草制品燃烧端散发的烟雾，且通常与吸烟者散发的烟雾混杂在一起。二手烟雾中含有几百种已知的有毒或者致癌物质，包括甲醛、苯、氯乙烯、砷、氨和氢氰酸等。二手烟雾已被美国环保署和国际癌症研究署确定为 A 类致癌物质。与吸烟者本人吸入的烟雾相比，二手烟雾所含的许多致癌和有毒化学物质的浓度更高。

（二）主要健康危害

世界前八位致死疾病中有六种疾病（缺血性心脏病、脑血管病、下呼吸道感染、慢性阻塞性肺疾病、结核病和肺癌）与吸烟有关。吸烟可能引发肺、喉、肾、胃、膀胱、结肠、口腔和食管等部位的肿瘤，以及慢性阻塞性肺疾病（COPD）、缺血性心脏病、脑卒中、流产、早产、出生缺陷和勃起功能障碍等其他疾病。吸烟是导致 COPD 发病的重要环境危险因素，至少 95% 的 COPD 患者是吸烟者。吸烟使冠心病的患病时间提前 10 年，患病风险增加 2 倍，发生心脏猝死的相对危险升高 3 倍以上。吸烟使脑卒中的患病相对危险增加 50%，其中患缺血性脑卒中的相对危险增加 90%，蛛网膜下腔出血死亡危险增加 190%。吸烟增加人群患多种癌症特别是肺癌的危险性，重度吸烟者患肺癌的危险性比非吸烟者大 3～30 倍，吸烟与肺癌亦存在着一定的剂量 - 反应关系。吸烟者烟量越大、烟龄越长和开始吸烟的年龄越早，患吸烟相关疾病的风险越大。

吸烟不仅危害吸烟者本人的健康，而且还可通过污染环境造成不吸烟者的被动吸烟而危害其健康。被动吸烟可使成人和儿童患多种疾病。被动吸烟可增加成人患肺癌、心血管疾病和慢性阻塞性肺疾病的风险，增加哮喘的发病风险，损害肺功能。被动吸烟对儿童健康的危害涉及儿童生长发育各个阶段，胎儿期母亲的主动或被动吸烟以及婴儿出生后的被动吸烟均能使婴幼儿患多种疾病，如婴儿猝死综合征、急慢性呼吸系统疾病、急慢性中耳疾病，诱发或加重哮喘，并且能影响儿童的肺功能发育。

三、烟草依赖及临床戒烟指导

（一）烟草依赖的临床表现

烟草依赖是一种慢性高复发性疾病，其本质是尼古丁依赖。卷烟、雪茄、烟斗燃烧所产生的烟雾以及无烟烟草中均含有尼古丁，吸烟是将尼古丁摄入身体的迅速、有效的方式。吸烟者对尼古丁产生依赖后，躯体上表现为耐受性增加和戒断症状，行为上表现为失去控制，具体表现为：

1. 耐受性增加　多数吸烟者在首次吸烟时不能适应烟草的味道，因此在开始吸烟的一段时间内，烟量并不大。但随着烟龄的增加，烟量也会逐渐增多。

2. 戒断症状　停用烟草后，体内的尼古丁水平会迅速下降。通常在停用后的一天内开始出现戒断症状，包括渴求、焦虑、抑郁、不安、头痛、唾液腺分泌增加、注意力不集中、睡眠障碍、血压升高和心率加快等，部分患者还会出现体重增加。戒断症状在停用烟草后的前 14 天内最为强烈，大约 1 个月后开始减弱，但一些患者在特定环境下对烟草的渴求会持续 1 年以上。

3. 失去控制　多数烟草依赖患者知道吸烟的危害，并有意愿戒烟或控制烟量，但经多次尝试后往往以失败告终，部分吸烟者甚至在罹患吸烟相关疾病后仍不能控制自己，无法做到彻底戒烟。烟草依赖是一种慢性高复发性疾病，多数吸烟者在戒烟后会有复吸的经历，这是一种常见现象。在仅凭毅力戒烟的吸烟者中，只有不到 3% 的吸烟者能在戒烟后维持 1 年不吸烟。国外研究发现，吸烟者在戒烟成功之前，平均会尝试 6 到 9 次戒烟。

（二）烟草依赖的诊断以及程度评估

按照 WHO 国际疾病分类（ICD-10）诊断标准，确诊烟草依赖综合征通常需要在过去一年内体验过或表现出下列六条中的至少三条：①对吸烟的强烈渴望或冲动感；②对吸烟行为的开始、结束及剂量难以控制；③当吸烟被终止或减少时出现生理戒断状态；④耐受的依据，例如必须使用较高剂量的烟草才能获得过去较低剂量的效应；⑤因吸烟逐渐忽视其他的快乐或兴趣，在获取、使用烟草或从其作用中恢复过来所花费的时间逐渐增加；⑥固执地吸烟，不顾其明显的危害性后果，如过度吸烟引起相关疾病后仍然继续吸烟。

依赖程度可根据吸烟量、戒断症状严重程度、临床评定量表得分判定。目前，临床评定量表使用较多的是 Fagerström 尼古丁依赖量表，见表 10-3。临床医生可以借用此表对吸烟者进行烟草依赖的初步评估。

表10-3   Fagerström尼古丁依赖性评分表

评估内容	0分	1分	2分	3分
您早晨醒来后多长时间吸第一支烟？	> 60min	31 ~ 60min	6 ~ 30min	≤ 5min
您是否在许多禁烟场所很难控制吸烟的需求？	否	是		
您认为哪一支烟您最不愿意放弃？	其他时间	早晨第一支		
您每天抽多少支卷烟？	≤ 10 支	11 ~ 20 支	21 ~ 30 支	> 30 支
您早晨醒来后第一个小时是否比其他时间吸烟多？	否	是		
您卧病在床时仍旧吸烟吗？	否	是		

注：累计得分 0 ~ 3 分为轻度依赖；4 ~ 6 分为中度依赖；≥ 7 分提示高度依赖

（三）戒烟药物治疗

2008美国公共卫生署颁布的《烟草使用和依赖治疗的新版临床实践指南》推荐了7种能够有效增加长期戒烟效果的一线临床戒烟用药，包括5种尼古丁替代疗法（nicotine replacement therapy，NRT）的戒烟药（尼古丁咀嚼胶、尼古丁吸入剂、尼古丁口含片、尼古丁鼻喷剂和尼古丁贴剂）和2种非尼古丁类戒烟药（盐酸安非他酮缓释片和伐尼克兰）。指南还推荐了2种二线戒烟药物，为可乐定和去甲替林，目前这两种药在临床上很少应用。我国目前的一线戒烟药物有尼古丁贴片、尼古丁咀嚼胶、盐酸安非他酮缓释片（一种具有多巴胺能和去甲肾上腺素能的抗抑郁剂）以及伐尼克兰（尼古丁乙酰胆碱受体的部分激动剂）。

（四）临床戒烟指导

在上节介绍了 Prochaska 和 DiClemente 的行为改变阶段模式，该模式描述了戒烟过程的一系列阶段，在不同阶段吸烟者对戒烟的看法和认识是不同的，所以对处在不同阶段的吸烟者应采取不同的干预措施。在这一模式中，处于无转变打算阶段的吸烟者不想戒烟。随着对吸烟危害认识的增加，吸烟者会进入打算转变阶段，这一阶段的吸烟者往往处于进退两难的境地，一方面认识到应该戒烟，另一方面仍与烟难以割舍。经过长期的思考，吸烟者将进入准备阶段，处于准备阶段的吸烟者开始计划戒烟。接着他们把戒烟付诸实施，即进入了行动期。紧随着行动期的是维持期，在这一阶段戒烟的行为得到巩固；如果这种巩固不能维持下去，吸烟者将进入复吸期，再次回到思考期或思考前期。如果维持期持续下去，他们将戒烟成功。

戒烟过程中要对吸烟者的吸烟状况进行筛查。当医生询问患者的吸烟状况并对其戒烟意愿进行评估后，才能根据吸烟者的具体情况提供恰当的治疗方法。图 10-4 为临床戒烟干预方法即戒烟治疗模式，具体措施为 5A's 方案，即询问（Ask）、建议（Advice）、评估（Assess）、帮助（Assist）和安排随访（Arrange）。国外研究表明，70% 的吸烟者每年至少在医院就诊一次，所以医生有机会接触吸烟者并向他们提供戒烟治疗。任何临床医生对每位就诊的吸烟者都应提供至少一次简短的戒烟干预。国外研究表明，即使是短至 3min 的干预亦能明显增加戒烟成功率。以下重点针对有戒烟意愿的吸烟者的快速干预策略具体说明 5A's 方案的应用。其他诸如针对愿意戒烟者的强化干预、针对最近已戒烟者的快速干预、针对不愿意戒烟者的快速干预以及针对从未吸烟者的快速干预策略，可以参考《中国临床戒烟指南》的相关内容。

对于有戒烟意愿的吸烟者可以使用 5A's 方案进行简短干预，包括：①询问患者是否吸烟；②建议他们戒烟；③评估他们的戒烟意愿；④帮助想戒烟的吸烟者进行戒烟尝试；⑤安排随访，预防复吸。这些步骤都很简单，一般耗时不超过 3min。在临床工作中，即使医生非常繁忙，至少也应询问并记录来诊者是否吸烟，建议所有吸烟者必须戒烟，向有戒烟意愿的吸烟者提供简单的戒烟帮助，如处方戒烟药物和（或）进行简短的戒烟咨询，并推荐他们到戒烟门诊或拨打戒烟热线（4008885531）。

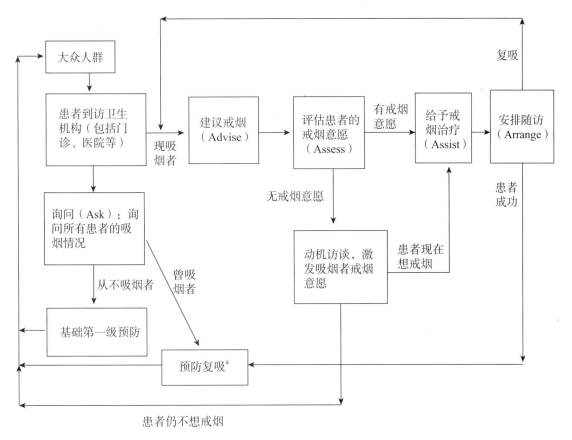

图 10-4 临床戒烟干预即戒烟治疗模式

表10-4 帮助愿意戒烟者的简短戒烟策略——5A's法

措施	实施策略
策略 A1：询问（Ask）——系统识别所有来访者是否为吸烟者	
确保所有患者在所有医疗机构就诊时都能够被询问并记录他们的吸烟情况	在患者的病例或电子病历中记录，例如："烟草使用：现在 曾经 从不（请圈出）"
策略 A2：建议（Advise）——强烈建议所有的吸烟者必须戒烟	
使用明确的、强烈的以及个体化的方式建议所有吸烟者戒烟	例如：①明确的——"您现在必须戒烟"；"当您生病了再戒烟就晚了"；②强烈的——"戒烟是您为现在及未来健康所能做到的最重要的事情"；③个体化——将吸烟与患者现在的症状及健康忧虑、烟草对于儿童及家庭其他成员的影响联系起来。
策略 A3：评估（Assess）——明确患者的戒烟意愿	
评估每位吸烟者的戒烟意愿	评估吸烟者的戒烟意愿："您想试试戒烟吗？"（1）如果患者有戒烟意愿，应提供进一步的帮助：①如果患者想进行强化治疗，应给予相应的治疗或是联系/推荐至戒烟门诊；②如果患者属特殊人群（如青少年、孕妇等）应考虑提供更多的相关信息。（2）如果患者明确表示这次不想戒烟，应给予适当的干预以增加其在未来产生戒烟想法的可能。

续表

措施	实施策略
策略 A4：帮助（Assist）——提供戒烟药物以及咨询治疗	
帮助患者制订戒烟计划	患者戒烟之前的准备： （1）设定戒烟日，戒烟日应在 2 周之内选定； （2）告诉家人、朋友、同事自己戒烟的事情，并获得他们的理解和支持； （3）预见在即将进行的戒烟尝试中可能出现的挑战，如尼古丁戒断症状，特别是在最初的几周内； （4）处理周围与烟草有关的全部物品。使家中、工作地点等成为无烟的环境。
推荐患者使用戒烟药物（孕妇、少量吸烟者及青少年除外）	向患者解释药物增加戒烟成功率和减轻戒断症状的原理。一线推荐药物包括：尼古丁咀嚼胶、尼古丁贴片、盐酸安非他酮缓释片及伐尼克兰。
向患者提供实用的戒烟咨询（如何解决问题 / 技能训练）	（1）戒断：应尽量争取完全戒断。不要在戒烟日之后尝试吸烟，即使是一口烟； （2）以前戒烟的经验：识别以前戒烟时对自己有帮助以及有阻碍的情况； （3）在尝试戒烟前，识别吸烟诱发因素或可能遇到的问题：讨论患者戒烟时可能遇到的问题及处理方法（如避免吸烟诱惑、改变生活习惯等）； （4）饮酒：由于饮酒与复吸有关，因此患者在戒烟期间应该限酒或戒酒； （5）家庭中的其他吸烟者：家庭中有其他吸烟者的患者戒烟会更加困难。患者应鼓励家中其他的吸烟者共同戒烟或要求他们不在自己面前吸烟。
向患者提供支持	向患者提供医疗支持，鼓励患者尝试戒烟："我的同事和我都会帮助您戒烟的"，"我推荐的治疗方法对您戒烟会有很大帮助"。
向患者提供资料，包括戒烟热线的信息	政府或非政府组织、网络、国内戒烟热线（4008885531）
策略 A5：安排随访（Arrange）	
安排随访，包括门诊随访和电话随访	（1）时间：第一次随访一般是戒烟后第 1 周之内，第二次随访可以在 1 月以内； （2）随访时进行的工作：识别所有患者已经出现及可能出现的问题；评估戒烟药物的效果；给予患者戒烟热线支持（4008885531）；记录患者的吸烟情况； （3）对于已经成功戒烟的患者要给予祝贺； （4）对于仍然吸烟的患者要分析他们戒烟失败的原因并重新治疗。

四、人群烟草控制策略

（一）烟草控制框架公约（FCTC）

　　面对全球烟草流行的严重健康威胁，WHO 于 2003 年 5 月第 56 届世界卫生大会通过了公共卫生史上一个具有特殊意义的《烟草控制框架公约》，抗击烟草流行，为世界各国提供了一份减少烟草供应和需求的蓝图，并提出国际法在预防疾病和促进健康等方面具有极其重要的作用。这是联合国系统第一部具有法律约束力的医药卫生多边条约。《烟草控制框架公约》共有 11 部分 38 个条款，对烟草及其制品的成分、包装、广告、促销、赞助、价格、税收、非法贸易、大众教育、戒烟服务、烟盒包装和监测等问题均做出相应的规定，制订的主要思路是通过采取综合性的措施减少烟草的需求和供应，从而保护当代和后代免受烟草消费及接触烟草烟雾对健康、社会、环境和经济造成的破坏性影响。目前《烟草控制框架公约》已经在 173 个国家生效。2003 年 11 月中国政府签署了《烟草控制框架公约》，成为第 77 个签约国。2005 年 8 月，全国人大常委会表决批准了该公约，10 月正式向联合国交存了批准书，成为第 89 个生效《烟草控制框架公约》的国家。2006 年 1 月 9 日，《烟草控制框架公约》在我国生效。

（二）全球综合控烟政策（MPOWER）

为了协助各缔约国实现对《烟草控制框架公约》的承诺，2008 年 2 月，WHO 发布了《2008 年全球烟草流行报告》，总结了 179 个成员国控烟履约的现状和经验，提出了控制烟草流行的综合战略，从减少烟草需求的角度提出了 6 项十分重要且有效的烟草控制政策，即 MPOWER 政策包，Monitor：监测烟草使用和预防政策；Protect：保护人们不受二手烟危害；Offer：为希望戒烟者提供帮助；Warn：警示所有人烟草的危害；Enforce：确保禁止烟草广告、促销和赞助；Raise：提高烟税。MPOWER 系列政策在 WHO《烟草控制框架公约》的基础上为世界各国提供了一个路线图，指导各国将这一全球共识转变为全球现实。

（孙昕霙）

第四节　合理营养指导

国民营养与健康状况是反映一个国家或地区经济与社会发展、卫生保健水平和人口素质的重要指标，也是公共卫生及疾病预防工作不可缺少的信息基础。世界上许多国家，尤其是发达国家定期开展国民营养与健康状况调查与监测，及时颁布国民健康状况年度报告，并根据此制订和评价相应的社会发展政策，以及改善国民营养和健康状况，促进社会经济的协调发展。

合理营养指导是指通过营养膳食调查对被调查者或被调查人群的膳食结构提出合理的建议。我国曾于 1959 年、1982 年、1992 年、2002 年和 2012 年分别开展了 5 次全国营养调查，对了解我国城乡居民膳食结构和营养水平及其相关慢性疾病的流行病学特点及变化规律、评价城乡居民营养与健康水平、制定相关政策和疾病防治措施发挥了积极的作用。

一、膳食结构

（一）膳食结构

膳食结构也叫食物结构，是指消费的食物种类及其数量的相对构成，它表示膳食中各种食物间的组成关系。也可根据各类食物所能提供能量及各种营养素的数量和比例来衡量膳食结构的组成是否合理。它是衡量一个国家的社会和经济发展水平、人口素质、民众生活质量和健康水平的客观指标。由于膳食结构受到经济、文化、风俗习惯等各种因素的影响，所以通过适当的干预可以促使其向更利于健康的方向发展。

（二）世界膳食结构模式

根据动植物食物在膳食构成中的比例，目前将世界各国的膳食结构分为以下四种模式（表10-5）：

1. 发达国家膳食模式　也称富裕型膳食模式，主要以动物性食物为主，是美国、西欧、北欧等多数欧美发达国家典型的膳食结构，属于营养过剩型膳食。人均每天动物性食品消费量为 300g 左右，食糖 100g，乳类 300g，蛋类 50g；人均日摄入能量高达 3300 ~ 3500kcal，蛋白质 100g 以上，脂肪 130 ~ 150g。其膳食特点为粮谷类食物消费量小，动物性食物及糖的消费量大；呈现出高能量、高脂肪、高蛋白质和低膳食纤维的主要特点。这种膳食模式容易出现严重营养过剩，以致肥胖症、冠心病、高脂血症、高血压和糖尿病等慢性疾病的发病率上升。

2. 发展中国家膳食模式　也称东方膳食模式或温饱膳食模式，主要以植物性食物为主，动物性食物为辅。是印度、巴基斯坦和非洲等一些发展中国家典型的膳食模式。属于营养缺乏型膳食。其特点是粮谷类食品消费量大，动物性食品消费量小，植物性食物提供的能量约占总能量的 90%，动物性蛋白质占总蛋白质的 10% ~ 20%；人均能量摄入为 2000 ~ 2400kcal，蛋白质 50g，脂肪 30 ~ 40g；膳食纤维充足；铁、钙、维生素 A 等主要来自动物性食物中的营养素摄入不足。这种膳食结构容易出现蛋白质、能量营养不良，以致体格低下、劳动能力降低、健康状况不良等，但有利于心血管系统营养相关性慢性病的预防与控制。

3. 日本膳食模式   也称营养膳食模式，主要特点是既有以粮食为主的东方膳食传统特点，也吸取了欧美国家膳食长处，加之经济发达，动物性食品资源充裕，膳食中动植物性食品比例比较适当，其中每天粮谷类的消费量平均为300～400g，动物性食品平均为100～150g，其中海产品比例达到50%，乳类100g，蛋类50g，豆类50g；平均每天能量摄入量为2000kcal左右，蛋白质70～80g，动物蛋白能够占到总蛋白的50%左右，脂肪50～60g；蛋白质、脂肪、碳水化合物的供能比适宜，有利于避免营养素缺乏和过剩型疾病，膳食结构基本合理。

4. 地中海膳食模式   为意大利、希腊等居住在地中海地区的居民所特有的膳食模式。突出特点是饱和脂肪酸摄入量低，不饱和脂肪酸摄入量高，膳食含大量复合碳水化合物，蔬菜水果摄入量较高，食物新鲜。食物结构中富含植物性食物，包括谷类（每天350g左右）、蔬菜、水果、豆类、果仁等，每天适量的鱼禽、少量蛋、奶酪和酸奶，主要食用油为橄榄油；脂肪提供能量占总能量的25%～35%，饱和脂肪酸只占7%～8%；每月食用红肉（畜肉）次数不多，以新鲜水果作为每日餐后食物，大部分成年人有饮用葡萄酒的习惯；居民心脑血管疾病发生率很低。

表10-5   四种膳食结构的特点

膳食结构	特点	存在的问题
动植食物平衡 （日本膳食模式）	1. 动植物食物比例适当 2. 膳食能量能满足需要 3. 宏量营养素供能比较合理	这种膳食结构已经成为世界各国调整膳食结构的参考
植物性食物为主 （发展中国家）	1. 谷类食物多，动物食物少 2. 膳食能量基本满足需要 3. 膳食纤维充足，动物脂肪低	1. 钙、铁、维生素A不足 2. 易发生营养缺乏病
动物性食物为主 （欧美大多数国家）	1. 动物食物多，植物食物少 2. 高脂、高能量、高蛋白、低纤维	1. 能量过剩、营养过剩 2. 易发生慢性病
地中海膳食结构 （意大利、希腊、法国、西班牙、葡萄牙等地中海沿岸国家）	1. 富含植物性食物 2. 食物加工程度低，新鲜度高 3. 橄榄油为主要食用油 4. 每餐后吃新鲜水果 5. 每天都有适量的奶制品 6. 每周食用适量鱼、禽 7. 每月食用适量红肉 8. 习惯饮用葡萄酒 9. 低饱和脂肪酸、高碳水化合物、蔬菜和水果充足	虽然是一种值得推崇的膳食结构，但普通家庭一般不容易做到

（三）我国的膳食结构

我国传统的膳食结构以植物性食物为主，比较接近发展中国家膳食模式。近二十年来，随着经济的发展和居民生活水平的提高，我国的膳食模式也发生了变迁，正逐渐向发达国家膳食模式转变，但地区差异、城乡差异明显。主要体现为：

1. 仍然以植物性食物为主，动物性食物为辅。

2. 向"富裕型"食物结构的方向转变；农村居民的膳食结构已渐趋于合理，但动物性食物、蔬菜、水果的消费量仍偏低。

3. 城市居民膳食结构中畜肉类及油脂消费过高；大多数城市脂肪供能比例已超过30%，

且动物性食物来源脂肪所占的比例偏高。

4．奶类、豆类制品摄入过低仍是全国普遍存在的问题。

5．铁、维生素 A 等微量营养素缺乏，摄入不足是我国城乡居民普遍存在的问题。

二、中国居民膳食指南

（一）膳食指南

膳食指南（dietary guideline）是针对各国各地区存在的膳食问题而提出的一个通俗易懂、简明扼要的合理膳食基本要求，是一个有效的宣传普及材料。其目的在于指导人民采用平衡膳食、获得合理营养和促进身体健康。利用营养知识指导大众合理用餐，预防膳食相关疾病，防治营养缺乏症，促进健康，用营养指导消费，用消费指导生产。

我国在 1989 年制订了第一个膳食指南，在指导和教育人民群众采用平衡膳食、增强健康素质方面发挥了积极的作用。1997 年进行了修订，同时对膳食指南进行了量化，并设计了"膳食平衡宝塔"。2007 年受国家卫生部（现称卫计委）的委托，中国营养学会组织专家在 1997年《中国居民膳食指南》的基础上，根据我国居民的实际食物摄入、营养需要及健康状况中存在的突出问题，结合现代营养科学，修订了新一版的《中国居民膳食指南》，并于 2008 年 1月 15 日正式发布。为了给居民提供最基本和科学的健康膳食信息，2011 年卫生部委托中国营养学会，组织专家再次修订了《中国居民膳食指南》（2011）。《中国居民膳食指南》由一般人群膳食指南、特定人群膳食指南和平衡膳食宝塔三部分组成，以先进的科学证据为基础，密切联系我国居民膳食营养的实际，对各年龄段的居民摄取合理营养，避免由不合理的膳食带来疾病具有普遍的指导意义。今后 10 ～ 20 年是中国改善国民营养健康的关键战略时期，希望全社会广泛参与，大力推广和运用《中国居民膳食指南》，科学改善国民营养健康素质，为全面建设小康社会奠定坚实的人口素质基础。

（二）一般人群膳食指南

一般人群膳食指南适用于 6 岁以上人群，共以下 10 条。

1．食物多样，谷类为主，粗细搭配　平衡膳食必须由多种食物组成，才能满足人体各种营养需求，达到合理营养、促进健康的目的。坚持谷类为主是为了保持我国膳食的良好传统，一般成年人每天摄入 250 ～ 400g 为宜，避免高能量、高脂肪和低碳水化合物膳食的弊端。另外要注意粗细搭配，经常吃一些粗粮、杂粮和全谷类食物。稻米、小麦不要研磨得太精，以免所含维生素、矿物质和膳食纤维流失。

2．多吃蔬菜水果和薯类　富含蔬菜、水果和薯类的膳食对保持身体健康，保持肠道正常功能，提高免疫力，降低患肥胖、糖尿病、高血压等慢性疾病风险具有重要作用。推荐我国成年人每天吃蔬菜 300 ～ 500g，水果 200 ～ 400g，并注意增加薯类的摄入。

3．每天吃奶类、大豆或其制品　奶类营养成分齐全，组成比例适宜，容易消化吸收。各年龄人群适当多饮奶有利于骨健康，建议每人每天平均饮奶 300ml；大豆含丰富的优质蛋白质、必需脂肪酸、多种维生素和膳食纤维，且含有磷脂、低聚糖，以及异黄酮、植物固醇等多种植物化学物质。建议每人每天摄入 30 ～ 50g 大豆或相当量的豆制品。

4．常吃适量的鱼、禽、蛋和瘦肉　它们是人类优质蛋白、脂类、脂溶性维生素、B 族维生素和矿物质的良好来源，是平衡膳食的重要组成部分。

5．减少烹调油用量，吃清淡少盐膳食　食用油和食盐摄入过多是我国城乡居民共同存在的营养问题。为此，建议我国居民应养成吃清淡少盐膳食的习惯，即膳食不要太油腻，不要太咸，不要摄食过多的动物性食物和油炸、烟熏、腌制食物。

6．食不过量，天天运动，保持健康体重　进食量和运动是保持健康体重的两个主要因素，食物提供人体能量，运动消耗能量。如果进食量过大而运动量不足，多余的能量就会在体内以脂肪的形式积存下来，增加体重，造成超重或肥胖；相反，若食量不足，可由于能量不足引起体重过低或消瘦。由于生活方式的改变，人们的身体活动减少，目前我国大多数成年人体力活动不足或缺乏体育锻炼，应改变久坐少动的不良生活方式，养成天天运动的习惯，坚持每天多做一些消耗能量的运动。

7．三餐分配要合理，零食要适当　合理安排一日三餐的时间及食量，进餐定时定量。早餐提供的能量应占全天总能量的 25% ～ 30%，午餐应占 30% ～ 40%，晚餐应占 30% ～ 40%，可根据职业、劳动强度和生活习惯进行适当调整。一般情况下，早餐安排在 6：30—8：30，午餐在 11：30—13：30，晚餐在 18：00—20：00 进行为宜。零食作为一日三餐之外的营养补充，可以合理选用，但来自零食的能量应计入全天能量摄入之中。

8．每天足量饮水，合理选择饮料　饮水应少量多次，要主动，不要感到口渴时再喝水。饮水最好选择白开水。每天喝大量含糖的饮料代替喝水，是一种不健康的习惯。

9．饮酒应限量　若饮酒尽可能饮用低度酒，并控制在适当的限量以下，建议成年男性一天饮用酒的酒精量不超过 25g，成年女性一天饮用酒的酒精量不超过 15g。孕妇和儿童、青少年应忌酒。

10．吃新鲜卫生的食物　食物放置时间过长就会引起变质，可能产生对人体有毒有害的物质。另外，食物中还可能含有或混入各种有害因素，如致病微生物、寄生虫和有毒化学物等。吃新鲜卫生的食物是防止食源性疾病、实现食品安全的根本措施。烹调加工过程是保证食物卫生安全的一个重要环节。需要注意保持良好的个人卫生以及食物加工环境和用具的洁净，避免食物烹调时的交叉污染。

（三）特定人群膳食指南

特定人群包括孕妇、乳母、婴幼儿、学龄前儿童、青少年以及老年人，根据这些人群的生理特点和营养需要制订相应的膳食指南，以期更好地指导孕期和哺乳期妇女的膳食、婴幼儿合理喂养和辅助食品的科学添加、学龄前儿童和青少年在身体快速增长时期的饮食，以及适应老年人生理和营养需要变化的膳食安排，达到提高健康水平和生命质量的目的。

1．孕前期妇女膳食指南

（1）多摄入富含叶酸的食物或补充叶酸。育龄妇女应从计划妊娠开始尽可能早地多摄取富含叶酸的食物及从孕前 3 个月开始每日补充叶酸 400μg，并持续至整个孕期。

（2）常吃含铁丰富的食物。建议孕前期妇女适当多摄入含铁丰富的食物，缺铁或贫血的育龄妇女可适量摄入铁强化食物或在医生指导下补充小剂量的铁剂。

（3）保证摄入加碘食盐，适当增加海产品的摄入。孕前和孕早期除摄入碘盐外，还建议至少每周摄入一次富含碘的海产食品。

（4）戒烟、禁酒。夫妻双方孕前 3 ～ 6 个月要戒烟、禁酒。

2．孕早期妇女膳食指南

（1）膳食清淡、适口。有利于减轻怀孕早期的妊娠反应，使孕妇尽可能多地摄取食物，满足其对营养的需要。

（2）少食多餐。可预防或减轻妊娠反应。

（3）保证摄入足量富含碳水化合物的食物。保证每天至少摄入 150g 碳水化合物（约合谷类 200g）。

（4）多摄入富含叶酸的食物并补充叶酸。受孕后每日补充叶酸 400μg，至整个孕期。

（5）戒烟、禁酒。

3．孕中、末期妇女膳食指南

（1）适当增加鱼、禽、蛋、瘦肉、海产品的摄入量。

（2）适当增加奶类的摄入。

（3）常吃含铁丰富的食物。

（4）适量身体活动，维持体重的适宜增长。

（5）禁烟、戒酒，少吃刺激性食物。

4．中国哺乳期妇女膳食指南

（1）增加鱼、禽、蛋、瘦肉及海产品摄入。

（2）适当增饮奶类，多喝汤水。

（3）产褥期食物多样，不过量。

（4）忌烟酒，避免喝浓茶和咖啡。

（5）科学活动和锻炼，保持健康体重。

5．中国婴幼儿及学龄前儿童膳食指南

（1）纯母乳喂养。

（2）产后尽早开奶，初乳营养最好。

（3）尽早抱婴儿到户外活动或适当补充维生素 D。

（4）给新生儿和 1 ~ 6 月龄婴儿及时补充适量维生素 K。

（5）不能用纯母乳喂养时，宜首选婴儿配方食品喂养。

（6）定期监测生长发育状况。

6．中国儿童青少年膳食指南

（1）三餐定时定量，保证吃好早餐，避免盲目节食。

（2）吃富含铁和维生素 C 的食物。

（3）每天进行充足的户外运动。

（4）不抽烟、不饮酒。

7．中国老年人膳食指南

（1）食物要粗细搭配、松软、易于消化吸收。

（2）合理安排饮食，提高生活质量。

（3）重视预防营养不良和贫血。

（4）多做户外活动，维持健康体重。

（四）中国居民平衡膳食宝塔

中国居民平衡膳食宝塔是根据中国居民膳食指南，结合中国居民的膳食把平衡膳食的原则转化成各类食物的重量，并以直观的宝塔形式表现出来，以便于群众理解和在日常生活中实行（图 10-5）。平衡膳食宝塔提出了一个营养上比较理想的膳食模式。它所建议的食物量，特别是奶类和豆类食物的量可能与大多数人当前的实际膳食还有一定的距离，对某些贫困地区来讲距离可能更远，但为了改善中国居民的膳食营养状况，这是不可缺少的。应把它看做是一个奋斗目标，努力争取，逐步达到。

平衡膳食宝塔共分五层，包含我们每天应吃的主要食物种类。宝塔各层位置和面积不同，这在一定程度上反映出各类食物在膳食中的地位和应占的比重。

谷类食物位居底层，每人每天应该吃 250 ~ 400g（包括薯类的杂豆类）；蔬菜和水果居第二层，每天应吃 300 ~ 500g 和 200 ~ 400g；鱼、禽、肉、蛋等动物性食物位于第三层，每天应该吃 125 ~ 225g（鱼虾类 50 ~ 100g，畜、禽肉 50 ~ 75g，蛋类 25 ~ 50g）；奶类和豆类食物居第四层，每天应吃相当于鲜奶 300g 的奶类及奶制品和相当于干豆 30 ~ 50g 的大豆及制品；第五层塔顶是烹调油和食盐，每天烹调油不超过 25g 或 30g，食盐不超过 6g。

膳食宝塔没有建议食糖的摄入量，是因为我国居民平均吃食糖的量还不多，少吃些或适当多吃些可能对健康的影响不大。但多吃糖有增加龋齿和肥胖的危险，尤其是儿童、青少年不应摄入太多的糖和含糖食品及饮料。

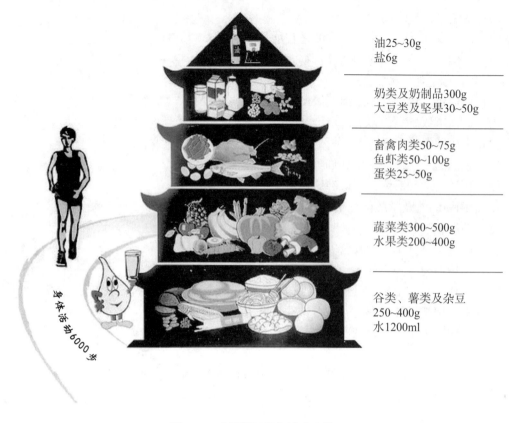

油25~30g
盐6g

奶类及奶制品300g
大豆类及坚果30~50g

畜禽肉类50~75g
鱼虾类50~100g
蛋类25~50g

蔬菜类300~500g
水果类200~400g

谷类、薯类及杂豆
250~400g
水1200ml

身体活动6000步

图 10-5　中国居民平衡膳食宝塔

　　宝塔建议的各类食物的摄入量一般是指食物的生重。各类食物的组成是根据全国营养调查中居民膳食的实际情况计算的，所以每一类食物的重量不是指某一种具体食物的重量。

　　新的膳食宝塔图增加了水和身体活动的形象，强调足量饮水和增加身体活动的重要性。水是膳食的重要组成部分，是一切生命必需的物质，其需要量主要受年龄、环境温度、身体活动等因素的影响。在温和气候条件下生活的轻体力活动的成年人每日至少饮水 1200ml（约 6 杯）。在高温或重体力劳动的条件下，应适当增加。饮水不足或过多都会对人体健康带来危害。要主动饮水，少量多次，不要感到口渴时再喝水。

　　目前我国大多数成年人身体活动不足或缺乏体育锻炼，应改变久坐少动的不良生活方式，养成天天运动的习惯，坚持每天多做一些消耗体力的活动。建议成年人每天进行累计相当于步行 6000 步以上的身体活动，如果身体条件允许，最好进行 30min 中等强度的运动。

　　同时，在应用平衡膳食宝塔时要注意几个要点：① 确定适合自己的能量水平，根据自己的能量水平确定食物需要；②食物同类互换，调配丰富多彩的膳食；③要合理分配三餐食量，按时进食；④ 要因地制宜，充分利用当地资源；⑤要养成习惯，长期坚持，膳食对健康的影响是长期的结果。

四、营养调查及其评价

　　营养调查（nutritional survey）是指为了掌握居民的营养状况，运用各种手段准确了解某一人群或个体的膳食和营养水平，用来判定其当前营养状况的方法。国际上营养调查一般5 ~ 10 年进行一次。近十年来，我国社会经济得到了快速发展，由于居民的营养和健康状况正处于快速变迁时期，每隔 10 年开展一次的全国营养调查所提供的信息，难以及时反映居民的营养与健康问题，并难以及时采取有效的措施扼制慢性疾病的大幅上升势头。为更好地反映我国居民在膳食模式变迁与疾病谱改变关键时期的营养与健康状况，2010 年我国决定将 10 年开展一次的中国居民营养与健康状况调查的方式变换为常规性营养监测，每 5 年完成一个周期的全国营养与健康监测工作，在 5 年期间按监测计划完成抽样人群的监测任务，达到 5 年形成一个完整的、具有全国代表性的营养监测报告的目的。2010—2013 年的总体方案设计为，2010 年在全国的 31 个省、自治区、直辖市中开展 34 个大城市点和 16 个中小城市点居民营养与健康状况监测，2011 年开展 26 个中小城市点和 29 个贫困农村点居民营养与健康监测，2012—2013 年开展 45 个农村点和 60 个婴幼儿乳母点的专项监测工作。每个监测点（区/县）中抽取 6 个居委会（村），每个居委会（村）抽取 75 户家庭，同时为保证孕妇、儿童和青少年的调查人数，以满足各年龄组样本量的要求，在样本点地区适当补充调查人数。以监测点为单位，当所调查 450 户中孕妇人数不足 30 人，从所在区/县妇幼保健院补足；另外，6～17 岁每个年龄组儿童和青少年不足 20 人，从附近的中小学补充。婴幼儿、儿童及乳母专项营养监测将在全国抽取有代表性的监测点，城市婴幼儿、儿童年龄范围为 0～6 岁，农村为 0～7 岁。每个监测点样本人群为 600 名儿童及其 2 岁以内婴幼儿的乳母至少 100 名。最后形成一个约 20 万样本人群的、具有全国代表性的膳食营养与健康数据库。

在现场调查中包括询问调查、医学体检、实验室检测和膳食调查四个部分。每个监测点完成 450 户、至少 1000 人的调查对象，以及 6～17 岁儿童、青少年 240 名和孕妇 30 人的最低人数要求。通过第五次全国营养调查主要掌握了我国城乡居民营养与健康状况，食物消费及营养素摄入状况，营养素缺乏及贫血状况，肥胖及高血压、糖尿病、血脂异常等营养相关慢性病患病状况，孕妇、乳母营养与健康状况，婴幼儿营养健康及喂养状况；同时完善了我国食物成分数据库，分析影响我国城乡居民营养与健康状况的主要因素，提出可行的改善及控制措施。

（一）营养调查的目的

营养调查的目的包括六个方面：

1. 了解不同地区、不同年龄组人群的膳食结构和营养状况；
2. 了解与食物不足和过度消费有关的营养问题；
3. 发现与膳食营养有关的营养问题，探讨其病因和干预性策略；
4. 评价居民膳食结构和营养状况的发展，预测膳食结构的变迁及其今后的发展趋势；
5. 为进行某些综合性或专题研究提供资料；
6. 为国家制定政策和发展规划提供依据。

（二）营养调查的工作内容

营养调查一般包含四部分内容：膳食调查、人体营养水平的生化检验、营养相关疾病的临床检查、人体测量资料分析。

膳食调查主要通过不同方法了解被调查者或人群各种食物的供给、摄入情况，在此基础上利用食物成分表计算其从膳食中摄入的各种营养素和能量是否能达到标准的要求；生化检查主要对被调查者血液、尿液等生物学样品中所含营养素及有关成分进行测定，了解体内营养素贮存及代谢情况；临床检查主要了解机体状况，有无缺乏病；体格检查主要了解被调查者生长发育及健康状况。

四个部分的内容是相互联系、相互验证的，一般应该同时进行、综合分析（图 10-6）。例如，营养素供给不足，生化结果阳性或阴性，但无临床症状，可能是近期缺乏；营养素供给充足，但生化结果和临床检查均表明缺乏，可能是调查前缺乏或食品在加工过程中处理不当导致营养素的流失；营养素供给充足，生化结果表明缺乏，但无缺乏症状，可能是需要量或消耗量增多；营养素供给充足，生化检查不缺乏，但有临床症状，则可能正处于缺乏后的恢复期。

（三）营养调查的组织

营养调查的组织是指调查之前，根据调查目的对整个调查过程的设计情况，包括调查对象

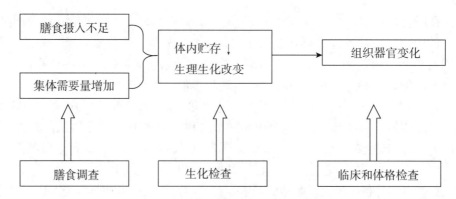

图 10-6   营养缺乏病的发生过程及相应的检测或评价

确定与动员、调查时间与调查周期的安排、调查方案和工作流程的确定、调查人员的培训与动员、现场协调与质量控制、资料收集与分析的方法等。组织计划要具有周密性、严谨性、科学性及可行性，以保证调查工作的顺利、调查结果的客观真实。

（四）营养调查的方法

1. 膳食调查　膳食调查是指通过对某人群或个人每天各种食物摄入量的调查，计算出每人每天各种营养素和能量的摄入量，以及各种营养素之间的相互比例关系，根据受试者当时的劳动消耗、生活环境和维持机体正常生理活动的特殊需要，与参考摄入量进行比较，了解其摄入的营养素质、量及配比是否合理的一种手段。膳食调查的方法主要包括：称重法、膳食回顾法、记账法、食物频率法和化学分析法等。

（1）称重法：是运用称重的方式，对个人或者某一膳食单位（家庭或集体食堂）调查期间内每餐所吃主副食的生熟重量及剩余食物进行称重，并根据实际用餐人数，计算出平均每人每天各种食物的摄入情况，通过查阅食物成分表计算出能量和各种营养素摄入量。该调查方式所获得的数据准确可靠，但较费时费力。调查时间一般为 3 ~ 7 天。如果被调查对象在年龄、性别和劳动强度等方面差别较大时，必须折算成相应"标准人"的每人每日各种食物的摄入量进行计算。

标准人是指从事轻体力劳动的体重为 60kg 的成年男性，能量需要量为 2400kcal。

标准人系数（折合系数）是指各类人员按其能量推荐量与 2400kcal 之比。

全家的标准人日数 = 成员 1 标准人系数 × 人日数 + 成员 2 标准人系数 × 人日数⋯⋯

人日数代表被调查者用餐的天数。一个人 24h 为一个人日。

个人人日数 = 早餐餐次总数 × 早餐餐次比 + 午餐餐次总数 × 午餐餐次比 + 晚餐餐次总数 × 晚餐餐次比。

餐次比：一般餐次比以主食计算。常规餐次比为 0.3、0.4、0.3；0.2、0.4、0.4 或者 0.3、0.3、0.4。

全家总人日数 = 所有在家用餐个人的人日数之和。

混合系数 = 全家的标准人日数 / 全家总人日数。

标准人的平均每日某营养素摄入量 = 平均每人每日某营养素摄入量 / 混合系数。

（2）膳食回顾法：通过询问的方法，使被调查对象回顾和描述在调查时刻以前 24h 内摄入的所有食物的种类和数量，借助食物模型、家用量具或食物图谱对其食物摄入进行计算和评价。优点：所用时间短，食物的摄入量能够量化，不改变个人的饮食习惯，应答率高，一年中多次回顾可进行个人通常摄入量的估计，应答不依赖长期记忆，应答者不需较高文化，常用来评估大的人群组的膳食摄入量。缺点：结果不够准确，对食物份额大小很难估计；尤其是对某些人群（如小于 7 岁的儿童和大于 75 岁的老人）不太适合；同时对调查员的要求较高，需要较广的知识面和较高的调查技巧。

（3）记账法：通过查阅账目的方式，获取食物的消耗量。其适用于伙食账目清楚的集体单位，简便易行，便于调查较长时间的膳食情况（一个月或一个季度）。记录调查期间购入各种食物发票和账目，并仔细统计就餐人数，由此推算出每人每日平均的食物摄入量，再根据食物成分表推算出每人每日能量和各种营养素的摄入量。该法简便快速但不够准确。如果被调查对象在年龄、性别、劳动强度等方面差别较大时，也应该折算成相应"标准人"的每人每日各种食物的摄入量进行计算。

（4）食物频率法：列出经常食用的食物清单，让被调查者根据自身的饮食习惯选择食用频率和份额。该调查方法可以收集调查对象过去较长时间内食物消费频率和份额，因此可以获得个人长期食物和营养素平均摄入量，反映长期膳食行为，能够探讨膳食模式与某些慢性病的关系，也可供膳食咨询指导之用。缺点是难以取得确切的食用量。

（5）化学分析法：应用双份饭或双份原料法，复制调查对象调查期间内所有摄入的食物，通过实验室分析方法来测定营养素含量。该方法获取的数据精确，但实施过程较为复杂。

在实际运用中也可以将几种方法联合进行，既能掌握调查对象近期的膳食状况，又可以了解长期膳食结构。

2. 人体营养水平的生化检验 人体营养水平的生化检验是借助生化和生理等实验手段，发现人体内是否存在营养素不足、储备量水平低下或营养过剩的现象，早期掌握营养失调的征象及变化动态，以便预防和控制营养相关疾病的发生。评价人体营养状况常用的生化检验指标如下：

（1）蛋白质：血清总蛋白、血清白蛋白、血清球蛋白、白蛋白/球蛋白、空腹血中氨基酸总量/必需氨基酸、血液比重、尿羟脯氨酸系数、游离氨基酸、每日必然损失氮等。

（2）血脂：总脂、甘油三酯、α-脂蛋白、β-脂蛋白、胆固醇、游离脂肪酸、血酮等。

（3）钙、磷、维生素D：血清钙、血清无机磷、血清钙磷乘积、血清碱性磷酸酶、血浆25-(OH)-D_3、血浆1，25-$(OH)_2D_3$等。

（4）铁：全血血红蛋白浓度、血清铁蛋白、血清红细胞比容、血清运铁蛋白饱和度、平均红细胞体积、红细胞游离卟啉、平均红细胞血红蛋白量、平均红细胞血红蛋白浓度等。

（5）维生素A：血清中视黄醇、血清胡萝卜素等。

（6）维生素B_1：5mg尿负荷试验、红细胞转酮醇酶活力系数等。

（7）维生素B_2：5mg尿负荷试验、红细胞谷胱甘肽还原酶活性系数等。

（8）维生素C：500mg尿负荷试验、血浆维生素C含量等。

（9）叶酸：血浆叶酸、红细胞叶酸等。

（10）其他：尿糖、尿蛋白、尿肌酐、尿肌酐系数、全血丙酮酸等。

3. 人体营养相关疾病临床体征及症状检查 根据临床症状和体征，判断调查对象是否存在营养素摄入不足或过剩所引起的营养相关性疾病。由于营养相关性疾病的症状和体征会因其发展阶段的不同而异，每一种营养素长期摄入不足或过多都会引起相应的特征性改变，常见营养缺乏性疾病的临床体征如表10-6、表10-7所示。

表10-6 各系统营养缺乏的体征

部位	体征	缺乏的营养素
全身	消瘦或水肿、发育不良	能量、蛋白质、锌
	贫血	蛋白质、铁、叶酸、维生素B_{12}、维生素B_6、维生素C
皮肤	干燥、毛囊角化	维生素A
	癞皮病皮炎	烟酸
	阴囊炎、溢脂性皮炎	维生素B_2
	出血	维生素C、维生素K

续表

部位	体征	缺乏的营养素
头发	失去光泽、稀少	蛋白质、维生素 A
眼睛	夜盲、角膜干燥、毕脱斑	维生素 A
	角膜边缘充血	维生素 B_2
	睑缘炎、畏光	维生素 B_2、维生素 A
唇	口角炎、唇炎	维生素 B_2、烟酸
口腔	舌炎、舌猩红、舌肉红	维生素 B_2、烟酸
	地图舌	维生素 B_2、烟酸、锌
	舌水肿	维生素 B_2、烟酸
	口腔内炎症	烟酸、维生素 B_2、维生素 B_{12}
	牙龈炎、牙龈出血	维生素 C
指甲	舟状甲	铁
骨骼	鸡胸、串珠肋、方颅、O 形腿、X 形腿、骨软化症	维生素 D
神经系统	多发性神经炎	维生素 B_1
	精神错乱	维生素 B_1、烟酸
	中枢神经系统失调	维生素 B_{12}、维生素 B_6
循环系统	水肿、右心肥大	维生素 B_1、蛋白质
其他	甲状腺肿	碘

表10-7　常见营养缺乏病的临床体征

营养缺乏病	临床体征
蛋白质 - 能量营养不良	幼儿：消瘦、生长发育迟缓或停止、皮下脂肪少、皮肤干燥、无弹性、色素沉着、水肿、肝脾大、头发稀少等 儿童和成人：皮下脂肪减少或消失、体重降低、颧骨突起、水肿等
维生素 A 缺乏症	结膜、角膜干燥，夜盲症、毕脱斑、皮肤干燥、毛囊角化等
维生素 B_1 缺乏症	外周神经炎、皮肤感觉异常或迟钝、体弱、疲倦、失眠、胃肠症状、心动过速，甚至出现心力衰竭和水肿等
维生素 B_2 缺乏症	口腔 - 生殖系统综合征。口角炎、唇炎、舌炎，口腔黏膜溃疡，脂溢性皮炎，阴囊皮炎及会阴皮炎等
烟酸缺乏病	皮肤炎、腹泻、抑郁或痴呆等"三 D"症状，皮炎、舌炎、舌裂、胃肠症状、失眠头痛、精神不集中、肌肉震颤，有些患者甚至精神失常等
维生素 C 缺乏病	齿龈炎、牙龈出血，全身点状出血，皮下、黏膜出血，重者皮下、肌肉和关节出血、血肿出现等
维生素 D 缺乏病	幼儿佝偻病：骨骺肿大、串珠肋、前囟未闭、颅骨软化、肌张力过低等 儿童：前额凸出，"O"或"X"形腿，胸骨变形（哈氏沟、鸡胸） 成人：骨质软化、骨痛、肌无力和骨压痛、骨质疏松等
碘缺乏病	地方性甲状腺肿：甲状腺增生肥大，巨大肿块压迫气管可有呼吸困难 克汀病：有智力低下和精神发育不全
锌缺乏病	生长迟缓、食欲不振、皮肤创伤不易愈合、性成熟延迟、第二性征发育障碍、性功能减退、精子产生过少等
硒缺乏	心脏扩大、急性心源性休克及严重心律失常，可引起死亡

4．人体测量资料　通过对身高、体重、皮褶厚度、上臂围等指标的测量了解身体发育情况，评价机体的营养状况。

（1）体质指数（body mass index，BMI）：是目前评价营养状况最常用的指标之一，体质指数（BMI）= 体重（kg）/[身高（m）]^2。该指标适用于成年人，对未满 18 岁的人群、运动员、正在做重量训练的人群、孕妇、哺乳中的乳母、身体虚弱或久坐不动的老人不适用。营养状况判断标准如表 10-8 所示。

表10-8　体质指数营养状况判断标准

组织 / 地区	消瘦	正常	超重	肥胖
WHO	< 18.5	18.5 ~ 24.9	25 ~ 29.9	≥ 30
亚洲标准	< 18.5	18.5 ~ 22.9	23 ~ 24.9	≥ 25
我国标准	< 18.5	18.5 ~ 23.9	24 ~ 27.9	≥ 28

（2）理想体重（ideal weight）：也称标准体重，适用于成年人。理想体重（kg）= 身高（cm）-105；实际体重位于理想体重的 ±10% 为正常范围，±10% ~ 20% 为超重 / 瘦弱，±20% 以上为肥胖 / 极瘦弱。

（3）年龄别体重（weight for age）、年龄别身高（height for age）和身高别体重（weight forheight）：这组指标主要应用于儿童生长发育与营养状况评价。年龄别体重主要适用于婴幼儿，反映近期营养状况，年龄别身高反映长期营养状况。

（4）皮褶厚度（skinfold thickness）和上臂围（arm circumference，AC）：皮褶厚度表示皮下脂肪厚度，WHO 推荐选用肩胛下角、肱三头肌和脐旁三个测量点；实际测量常采用前两者皮褶厚度之和，根据年龄、性别标准来判断。上臂围一般测量左上臂肩峰至鹰嘴连线中点的臂围长，我国 1 ~ 5 岁 13.5cm 以上为营养良好，12.5 ~ 13.5cm 为中等，12.5cm 以下为营养不良。

（5）Kaup 指数：Kaup 指数 = [体重（kg）/ 身高（cm）]$^2 \times 10^4$。用于衡量婴幼儿的体格营养状况。小于 15 为消瘦，15 ~ 18 为正常，大于 18 为肥胖。

（6）Rohrer 指数：Rohrer 指数 = [体重（kg）/ 身高（cm）]$^3 \times 10^7$。用于评价学龄期儿童和青少年的体格发育状况。小于 92 为过度消瘦，92 ~ 109 为消瘦，110 ~ 139 为中等，140 ~ 156 为肥胖，大于 156 为过度肥胖。

（五）营养调查的结果分析与评价

1．评价膳食模式　结合"中国居民平衡膳食宝塔"，对被调查人群的膳食模式和膳食结构进行评价。

2．评价能量和营养素的摄入量　折合成每人每日各种食物的摄入量，根据食物成分表，计算出能量和各种营养素的含量，与推荐的参考值比较，评价摄入量是否适宜。

3．评价供能营养素来源　按照食物类别分别计算各类食物所供能量占总能量的百分比，着重评价三大产能营养素供能所占能量的构成比。

4．评价蛋白质的食物来源　计算出豆类和动物性食物中蛋白质的摄入量分别占蛋白质总摄入量的百分比，评价优质蛋白质的来源。

5．评价脂肪的食物来源　计算每日动物性和植物性脂肪摄入量分别占总脂肪摄入量的构成比。

6．评价各餐能量分配　计算早、中、晚三餐摄入能量分别占总能量摄入量的构成比，其能量比约为 3：4：3，加餐和零食作为一日三餐之外的营养补充也应该归纳到相近的餐次中。

另外，结合生化检验、临床检查和人体测量判断出个体或人群营养状况与发育状况，评价食物来源、烹调加工方法、饮食习惯和就餐方式等是否合理；评价营养缺乏与营养过剩的种类、发病率、原因、发展趋势和控制措施等。

（王文军）

第五节　身体活动促进

一、身体活动概述

缺乏身体活动是造成高血压、糖尿病、心脑血管疾病等慢性非传染性疾病的重要因素，目前已成为造成人类死亡的第四位危险因素，占全球死亡归因的6%，仅次于高血压、吸烟和高血糖，且高于超重和肥胖。因此，身体活动促进已成为慢性非传染性疾病防治和健康促进的一个重要环节。

（一）身体活动相关基本概念

身体活动（physical activity，PA）也称为体力活动，是指骨骼肌收缩导致机体能量消耗明显增加的各种活动。

身体活动时骨骼肌收缩的直接能量来源是腺苷三磷酸，其供应途径主要分为有氧代谢和无氧代谢两种过程。进行身体活动时，人体的反应包括心跳及呼吸加快、循环血量增加、代谢加速和产热增多等，这些反应是身体活动产生健康效益的生理基础。体适能（physical fitness）是指人们拥有或获得的、与完成身体活动的能力相关的一组要素或特征。这些要素通常分为健康相关或技术相关两个部分。健康相关的体适能成分包括心血管耐受性、身体组成、肌肉力量、肌肉耐力和柔韧性等；技术相关的体适能成分则包括灵活性、协调性、平衡性、力量、反应时间和速度等。体适能既是身体活动的基础，也是身体活动发挥健康效益的目的。

（二）身体活动的类型

1．根据人们的日常生活安排以及身体活动的特点和内容，身体活动可以分为四类：

（1）职业性身体活动（occupational physical activity）：指工作中的各种身体活动；职业及工作性质不同，工作中的各种身体活动消耗能量也不同。

（2）交通往来身体活动（transportation physical activity）：指从家中前往工作、购物、游玩地点等往来途中的身体活动；采用的交通工具不同，如步行、骑自行车、乘坐公共汽车、地铁或自驾车等，身体消耗能量也不同。

（3）家务性身体活动（household physical activity）：指在院子里或者室内进行的各种家务劳动；手洗衣服、擦地等活动消耗能量较大；做饭、清洁台面、用吸尘器吸尘等消耗能量较小。

（4）闲暇时间身体活动（leisure-time physical activity）：指职业、家务活动之余有计划、有目的地进行的运动锻炼（exercise）。运动锻炼是为了增进健康水平或增强体适能而进行的有计划、有组织、强度较大的重复性身体活动。因此运动锻炼只是身体活动的一种类型，身体活动所涵盖的内容更为广泛。

2．根据生理功能的侧重点不同，身体活动也可以分成四类：

（1）有氧运动：指躯干、四肢等大肌肉群参与为主的、有节律、时间较长、能够维持在一个稳定状态的身体活动（如长跑、步行、骑车、游泳等）。这类活动形式需要氧气参与能量供应，以有氧代谢为主要供能途径，也叫耐力运动。它有助于增进心肺适能、降低血压和血糖、增加胰岛素的敏感性、改善血脂和内分泌系统的调节功能，能提高骨密度、减少体内脂肪蓄积、控制体重增加等。健康促进中提及的身体活动若未特殊说明往往是指有氧运动。

（2）抗阻力活动（resistance training）：也称强壮肌肉活动（muscle strengthening activity），指肌肉对抗阻力的重复运动，具有保持或增强肌肉力量、体积和耐力的作用（如举哑铃、俯卧撑等）。对抗阻力用力时主要依赖无氧代谢供能，其中的间歇也包含有氧代谢供能的成分。抗阻力活动可以改善肌肉功能，有助于保持和促进代谢健康，对骨骼系统形成的机械刺激也有益于骨骼健康。通过抗阻力训练可以延缓老年人肌肉萎缩引起的力量降低的过程，改善血糖调节能力，对预防跌倒、提高独立生活能力也有帮助。

（3）关节柔韧性活动（flexibility exercise）：指通过躯体或四肢的伸展、屈曲和旋转，锻炼关节的柔韧性和灵活性的活动（如芭蕾、体操、划船器训练等），也称为拉伸。此类活动对循环、呼吸和肌肉的负荷小，能量消耗低，可以起到保持或增加关节的活动范围和灵活性的作用。对预防跌倒和外伤、对抗年龄增长所导致的关节活动范围降低有一定帮助。

（4）身体平衡和协调性练习（balance training）：指改善人体平衡和协调性的组合活动，可以改善人体运动能力、预防跌倒和外伤、提高生活质量，也称为神经肌肉训练。神经肌肉训练包括平衡性、灵活性和本体感觉训练等。例如太极拳、普拉提和瑜伽等。

（三）身体活动的强度及其衡量

身体活动的强度（intensity）是指单位时间内身体活动的能耗水平或对人体生理刺激的程度。

身体活动强度常用的衡量指标包括最大心率百分比（HRmax%）、自我感知运动强度和代谢当量等。

1．最大心率百分比　心率与身体活动强度在一定范围内呈线性关系，且心率较容易监测，因此以最大心率百分比来衡量身体活动强度在身体活动促进项目中得到了广泛应用。身体活动中应达到的适宜心率即靶心率（target heart rate，THR）与最大心率的百分比值即为最大心率百分比。

最大心率可以通过运动测试获得，也可以用公式进行简单的估计：最大心率 =220 − 年龄。对于大多数成年人，由于中等和高强度身体活动相结合才能获得较为理想的健康效益，因此目前推荐以最大心率百分比为 60% 和 85% 作为运动强度的有效界值和安全界值。

由于运动中止后，心率下降较快，靶心率一般采用中止运动后立即测 10s 脉搏数，然后乘以 6 所得数值即为 1min 脉率，这和运动中的心率非常接近。测脉率的部位常用桡动脉、耳前动脉或颞动脉。

2．自我感知运动强度（ratings of perceived exertion，RPE）　是以受试者自我感觉来评价运动负荷的心理学指标，它以个体主观用力和疲劳感的程度来判断身体活动的强度。自我感知运动强度可通过 0 ～ 10 级 RPE 量表测量。其中 0 级表示休息状态；1 ～ 2 级为很弱或弱；3 ～ 4 级为温和；5 ～ 6 级为中等；7 ～ 8 级为有疲惫感；9 ～ 10 级为非常疲惫。其中 5 ～ 6 级表示达到了自我感知或主观用力的中等强度活动水平。中等强度活动的自我感觉有：心跳和呼吸加快，用力但不吃力，可以随着呼吸的节奏连续说话，但不能放声唱歌，如同尽力快走时的感觉。

健康活动指导中，一般健康人可以根据活动中的心率来感觉和控制强度，但对于老年人和体质较差者，自我感知运动强度更方便实用，可以结合自己的体质和感觉来确定强度。

3．代谢当量（metabolic equivalent，MET，也称梅脱）　指身体活动时的能量消耗与安静坐姿时的能量消耗之比，即相当于安静休息时身体活动的能量代谢水平。1 梅脱相当于每公斤体重每分钟消耗 3.5ml 的氧，或每公斤体重每小时消耗 1.05 千卡（44 千焦耳）能量的活动强度。

不同活动强度的常见身体活动的代谢当量值如表 10-9 所示。

表10-9 常见身体活动的代谢当量值

低强度（< 3.0MET）	中等强度（3 ~ 6MET）	高强度（6 ~ 10MET）
交通往来		
在家里、商场、办公室的缓慢走动 =2.0	步行4千米/小时，水平硬表面；下楼；下山 =3.0	5.6千米/小时上山；7.5 ~ 11千克负重上楼 =6.0
	步行5.6千米/小时，水平硬表面；中慢速上楼 =4.0	7.2千米/小时的快步走 =6.3
	步行6.4千米/小时，水平硬表面；0.5 ~ 7千克负重上楼 =5.0	
	骑自行车12 ~ 16千米/小时 =4.0	骑自行车16 ~ 19千米/小时 =6.0
家居或职业性活动		
伏案工作 =1.5	擦窗户、洗车 =3.0	铲沙、铲煤 =7.0
洗盘子、熨烫衣物 =2.3	清扫地毯、拖地板、吸尘 = 3.0 ~ 3.5	高强度农活如捆干草 =8.0
做饭或准备、走动、看孩子（轻度用力，坐位）=2.5	木工活 =3.6	
	和孩子游戏，中度用力（走/跑）=4.0	
	操作步行割草机割草 =5.5	
闲暇时间		
画图、手工、打牌 =1.5	舞厅舞、慢舞（如华尔兹、狐步）、排球练习 =3.0	走跑结合（慢跑成分少于10分钟）、篮球练习 =6.0
柔软活动（压腿、拉韧带）、瑜伽 =2.5	早操、工间操 =3.5	慢跑、足球练习、轮滑旱冰 =7.0
钓鱼（坐位）=2.5	乒乓球练习、踩水（中等用力）、太极拳 =4.0	跑（8千米/小时）、跳绳（慢）、游泳、滑冰 =8.0
演奏大部分乐器 =2.0 ~ 2.5	爬绳、羽毛球练习、高尔夫球、迪斯科舞 =4.5	跑（9.6千米/小时）、跳绳（中速）=10.0
	网球练习 =5.0	
	一般健身房运动、集体舞（骑兵舞、邀请舞）、起蹲 =5.5	

（四）身体活动的频度和持续时间

身体活动的健康效应，除了取决于身体活动强度之外，也与身体活动的频度和持续时间有关。

1. 频度（frequency） 指在一段时间内进行身体活动的次数。一般以"周"为单位。身体活动对心血管、呼吸、代谢、骨骼、肌肉等器官和组织的功能改善和健康效益，有赖于长期坚持，同时机体在重复一定强度的活动过程中所产生的适应性，也可降低发生运动意外伤害的风险。

2. 持续时间（duration） 指进行一次某种身体活动时所持续的时间，包括持续维持一定强度或以一定节奏重复运动的时间，通常以分钟表示。每次活动应持续的时间与活动强度有关。同样的活动量，较高的活动强度可以在较短的时间内完成；相反，较低的活动强度需要更长的时间完成。研究显示，延长活动时间可以获得更大的健康效益；虽然增加身体活动强度和延长中等强度的活动时间都能增加活动量，但后者发生运动伤害的风险会更低。

（五）身体活动总量

身体活动总量（total volume of physical activity）是个体身体活动强度、频度和每次活动持续时间的综合度量，其数值上等于上述三个变量的乘积。身体活动总量是决定健康效应的关键。

国际上常采用梅脱·分钟（MET-min）或梅脱·小时（MET-h）来度量一定时间内某项身体活动的能量消耗水平或身体活动总量。如果一个人进行 4 MET 的身体活动 30min，其身体活动总量就是：$4 \times 30 = 120$ MET-min，或者 120 MET-min $\div 60 = 2.0$ MET-h。

二、身体活动的健康效益

（一）概述

身体活动对健康的影响取决于它的类型、强度、时间、频度和总量。中等强度（3～6MET）的身体活动是目前研究最多、最充分的有效活动强度，大多数身体活动促进相关的政策、指南和建议均推荐中等强度作为有益健康的身体活动水平。已有充分的研究证据表明，30min 中等强度身体活动可以降低心血管病、糖尿病、结肠癌和乳腺癌等慢性病的风险和病死率。强度更大（≥ 7MET）的身体活动具有更强的促进健康和预防疾病作用；强度小于 3MET 的低强度活动对心血管病等慢性病的预防作用证据不足，但是这些活动可以增加能量消耗，有助于体重控制。增加身体活动强度和延长中等强度的活动时间都能增加身体活动总量，获得更大的健康效益，但后者发生运动伤害的风险会更低。

日常生活中经常参加中等强度身体活动的人群，心血管病、糖尿病、肿瘤的患病率和病死率均低于不经常参加身体活动的人群。同时机体在重复一定强度的活动过程中所产生的适应性，也可降低发生运动意外伤害的风险。

身体活动总量是决定健康效益的关键。每周 150min 中等强度或 75min 高强度，即每周 8～10MET-h 的身体活动总量可以增进心肺功能、降低血压和血糖、增加胰岛素的敏感性、改善血脂、调节内分泌系统、提高骨密度、保持或增加瘦体重、减少体内脂肪蓄积、控制不健康的体重增加等。这些作用的长期结果可以使冠心病、脑卒中、2 型糖尿病、乳腺癌和结肠癌的发病风险降低 20%～30%；也有助于延长寿命，预防高血压、骨质疏松症、肥胖症和抑郁症，改善骨关节功能、缓解疼痛；对缓解健康人焦虑和抑郁症状、延缓老年人认知功能的下降也有一定帮助。身体活动量增加到每周 300min 中等强度或 150min 高强度（总量 16～20MET-h），可以获得更多的健康效益。对于身体素质好并能够长期坚持的个体，更大活动量是否可获得更大的健康效益，尚缺乏充分证据。因此根据目前的科学证据，强调身体活动强度应达到中等及以上，频度应达到每周 3～5 天，即中等强度活动至少每周 5 天或高强度活动至少每周 3 天。

目前，对日常生活中的身体活动，如家务劳动等与生活方式有关的身体活动是否能降低疾病风险的有力证据还不多，但增加这些活动可以增加能量消耗，不仅有助于体重的控制，对改善老年人健康和生活质量也有作用。交通出行有关的身体活动，如步行或骑自行车，通常可以达到中等强度，具有健康效益。业余休闲时间的运动锻炼不仅具有健康效益，还可以增加身体活动的乐趣。国外大量的研究证实这类活动具有促进身心健康和预防慢性非传染性疾病的效应。

同时，身体活动的健康效益也遵循以下原则：①平常缺乏身体活动的人，如果能够经常（如每周 3 次以上）参加中等强度的身体活动，其健康状况和生活质量都可以得到改善；②强度较小的身体活动也有促进健康的作用，但产生的效益相对有限；③适度增加身体活动量（时间、频度、强度）可以获得更大的健康效益；④不同的身体活动类型、时间、强度、频度和总量促进健康的作用不同。

（二）有益健康的身体活动推荐量

为了增加身体活动的水平，促进健康和预防慢性非传染性疾病，WHO 2010 年制订了《关于身体活动有益健康的全球建议》，对各年龄组的身体活动量进行了推荐。

1. 5 ~ 17 岁年龄组身体活动推荐　对于该年龄组的儿童和青少年，身体活动包括在家庭、学校和社区中的玩耍、游戏、体育运动、交通往来、家务劳动、娱乐体育课或有计划的锻炼等。为增进心肺、肌肉和骨骼健康，减少慢性非传染性疾病风险，推荐：

（1）5 ~ 17 岁儿童青少年应每天累计至少 60min 中等到高强度身体活动；

（2）大于 60min 的身体活动可以提供更多的健康效益；

（3）大多数日常身体活动应该是有氧活动。同时，每周至少应进行 3 次高强度身体活动，包括强健肌肉和骨骼的活动等。

2. 18 ~ 64 岁年龄组身体活动推荐　18 ~ 64 岁成年人的身体活动包括在日常生活、家庭和社区中的休闲时间活动、交通往来（如步行或骑自行车）、职业活动（如工作）、家务劳动、玩耍、游戏、体育运动或有计划的锻炼等。为了增进心肺、肌肉和骨骼健康以及减少非传染性疾病和抑郁症风险，推荐：

（1）18 ~ 64 岁成年人每周至少进行 150min 中等强度有氧身体活动，或每周至少 75min 高强度有氧身体活动，或中等和高强度两种活动相当量的组合；

（2）有氧活动应该每次至少持续 10min；

（3）为获得更多的健康效益，成人应增加有氧身体活动，达到每周 300min 中等强度或每周 150min 高强度有氧身体活动，或中等和高强度两种活动相当量的组合；

（4）每周至少应有 2 天进行大肌群参与的强壮肌肉活动。

以上建议也适用于该年龄组人群中患高血压、糖尿病等不影响活动的慢性非传染性疾病患者。孕妇、产后妇女和曾发生心血管事件者，在计划达到该年龄组建议的身体活动量之前，需要采取特别的预防措施并寻求医学咨询。

3. 65 岁及以上年龄组身体活动推荐　对于 65 岁及以上的老年人，身体活动包括在日常生活、家庭和社区中的休闲时间活动、交通往来（如步行或骑车）、职业活动（如果仍然工作的话）、家务劳动、玩耍、游戏、体育运动或有计划的锻炼。为增进心肺、肌肉、骨骼和功能性的健康，减少慢性非传染性疾病、抑郁症和认知功能下降等风险，推荐：

（1）老年人应每周完成至少 150min 中等强度有氧身体活动，或每周至少 75min 高强度有氧身体活动，或中等和高强度两种活动相当量的组合；

（2）有氧活动应该每次至少持续 10min；

（3）为获得更多的健康效益，该年龄段的老年人应增加有氧身体活动量，达到每周 300min 中等强度或每周 150min 高强度有氧身体活动，或中等和高强度两种活动相当量的组合；

（4）活动能力较差的老年人每周至少应有 3 天进行增强平衡能力和预防跌倒的活动；

（5）每周至少应有 2 天进行大肌群参与的增强肌肉力量的活动；

（6）由于健康原因不能完成所建议身体活动量的老人，应在能力和条件允许范围内尽量多活动。

三、身体活动伤害

运动伤害（sport related injuries）指身体活动中或活动后发生的疾病，最常见的是外伤和急性心血管事件。

运动锻炼等身体活动有助于促进健康、预防疾病，但安排不当也有发生意外伤害的风险。运动本身可以是造成身体活动伤害的一个诱发因素，但也可以是直接的致病因素。

一般说来，心血管系统正常的健康个体进行中等强度身体活动不会增加心血管事件的风险，运动员猝死的主要原因是遗传性或先天性心脏病。对于已经有冠状动脉狭窄的冠心病患者，可能因为运动锻炼增加心脏负荷，导致心血管事件的发生；但如果活动计划安排合理，冠心病患者也可耐受适量的体力负荷。综合分析运动和其他生活状态下发生的心血管事件，久坐不动者的发生率是每小时 18/100 万人；而经常锻炼者，包括经常从事高强度锻炼者的发生率仅为每小时 5/100 万人，不足前者的 1/3。

在身体活动时发生的外伤并不总是身体活动导致的，很多骨关节系统损伤的发生往往与缺少活动或关节使用太少有关。

四、身体活动指导和促进

由于适量身体活动的健康效益已经得到了充分的证实，为了有效地指导求医者有规律地开展有益于健康的身体活动，临床医务人员应该在临床场所利用与患者接触的机会进行身体活动促进。在为患者设计治疗方案时，充分考虑运动干预的内容，采用科学的方法制订个体化运动处方，指导人们增加身体活动和适当运动，有效地预防和治疗慢性非传染性疾病。

（一）运动处方的制订原则

运动处方（exercise prescription）是指对从事运动锻炼者或患者，根据医学检查资料（包括运动测试与体适能测试），按其健康、体适能及心血管功能状况，结合生活环境条件和运动爱好等个体特点，用处方的方式规定适当的运动类型、强度、时间及频度，并指出运动中的注意事项，以便有计划地经常性锻炼，从而达到健身或治疗的目的。

为了使患者尽可能从运动中获益，个体化运动处方的制订应该遵循以下原则：

1. 制订运动处方要个体化，具有针对性 运动处方的目的和机体的功能状况是制订个性化运动处方要首先考虑的问题，运动疗法的目的决定了采取运动锻炼的方法，而功能状态又决定了运动量的大小。只有掌握了这些特点，制订具有科学性、可靠性和安全性的运动处方，并在此基础上进行有计划、有步骤的运动治疗，才能取得预防和治疗疾病的效果。

2. 制订运动处方要循序渐进 为了防止运动中发生运动创伤或其他意外，在制订运动处方时，要做到运动强度由小到大、运动时间由短到长、休息时间由长变短、重复次数由少到多，同时应根据患者的自觉症状和耐受程度随时间调整运动处方，通常每 5 ~ 7 日可增加运动量一次。

3. 制订运动处方要具有有效性和安全性 运动锻炼只有达到一定运动强度和运动量才能达到预防与治疗疾病的目的。但运动强度超过一定上限，就可能出现危险。因此，运动处方的制订范围就是在安全界限和有效界限之间，以达到既安全又有效的目的。

4. 制订运动处方要具有全面性和长期性 在制订运动处方时要考虑机体的全面锻炼，应兼顾局部和全身的关系。一些局部伤痛，只有当全身健康状况得到改善后，其功能才能达到较好的恢复。另外，运动锻炼与药物治疗不同，后者不适宜长期使用，而运动锻炼则是越坚持效果越佳，这是运动效应积累的结果。

（二）制订个体化运动处方

1. 运动前风险评估 参加规律的运动锻炼可以获得很多生理、心理以及代谢上的健康益处，但是运动仍然存在很多的风险。因此在参加运动前，应对参与者进行运动前风险评估。评估的内容包括个体健康史、当前的疾病情况、症状 / 体征、危险因素、当前的体力活动 / 运动的习惯和运动环境以及用药情况等。

2. 确定身体活动目标量 在了解患者身体活动水平和所处的危险级别后，下一步是确定身体活动的目标量。运动处方在确定身体活动目标量时应遵循 FITT 原则：即确定身体活动的频度（frequency）、强度（intensity）、时间（time）和类型（type）。FITT 的多样组合取决于个体的特点和目标，同时需要根据个体的反应、需要、限制、运动适应性以及运动计划的目的和目标进行调整。

为了避免过度性损伤（overuse injuries）的发生，个人身体活动的类型应以有氧耐力运动为主，结合抗阻力、关节柔韧性和日常生活中的多种身体活动形式；同时，运动多样性可能会提高运动者对运动计划的坚持性。在为个体选择运动方式时，应具体考虑其个人目标、体能、健康状况以及可以使用的运动设施。

3．确定活动进度　久坐少动的个体如果开始参加规律的运动锻炼，在考虑个人的体质、健康状况、年龄，以及身体活动量，制订阶段目标和总目标后，应以日常身体活动水平为基础，循序渐进地增加活动量、强度、时间和频度。

4．预防意外情况和不适的处理　个人在活动时和活动后可能出现不适症状，应视具体情况，制订预防和采取应急处理的措施。为了减少伤害的风险，在进行各类可能有伤害风险的身体活动时，都鼓励使用防护器具，如头盔和护膝等。

（三）常见疾病的运动处方

1．单纯性肥胖　体重的管理依赖于能量平衡，即能量摄入和能量消耗之间的平衡。影响人体能量消耗的主要因素是身体活动量。运动对于超重和肥胖者的意义不仅在于减低体重，更重要的在于降低过早死亡和发生多种慢性病的风险。

单纯性肥胖患者的身体活动，以增加能量消耗、减控体重，保持和增加瘦体重，改变身体成分分布、减少腹部脂肪，改善循环、呼吸、代谢调节功能为目标。为增加能量消耗，提倡进行多种形式和强度的身体活动，运动形式以大肌肉群参与的有氧运动为主，辅以平衡训练和抗阻训练。并充分利用日常生活、工作、出行和家务劳动等机会增加身体活动总量。在减低体重过程中，应强调肌肉力量锻炼，以避免或减少肌肉和骨骼等瘦体重成分丢失。

在为单纯性肥胖患者制订运动处方之前，有必要进行运动前的医学检查和医生监督下的运动测试。单纯性肥胖患者的身体活动量，至少要达到一般成年人的推荐量。控制体重需要每天达到 3.5MET-h 的身体活动量，如果要减轻体重，则要根据控制计划、减体重的速度和个人体质条件决定活动总量。运动频率至少每周 5 次，每天 30 ~ 60min，若要使能量消耗最大化，最好每天运动。建议中等至高强度运动；起始运动训练强度应保持在中等强度，强调延长运动时间及增加运动频度的作用，最后增加到高强度运动，这样效果更佳。此外，为了降低减体重期间瘦体重的丢失，每周应进行 2 ~ 3 次肌肉力量训练，每次 1 ~ 3 组，每组 10 ~ 15 次重复。身体活动总量应由开始的每周 150min 中等强度运动，逐渐增加至每周 300min 中等强度，或者 150min 高强度运动，或者两种强度的运动各半。

由于肥胖本身就是发生运动损伤的危险因素，因而对于体重特别高、日常又缺乏运动者，开始锻炼时更需采取保护措施。自行车、游泳等运动下肢关节的承重小，发生关节损伤的风险也相对较小，应鼓励肥胖者进行这些活动。

肥胖者运动中产热多，更容易发生脱水和中暑。在大量出汗的情况下，应合理安排补液。由于运动消耗能量有限，单纯靠运动减低体重很难达到预期目标。因此必须结合饮食控制才能实现成功减肥。减肥速度不宜过快，多数情况下，每天减少 500 ~ 1000kcal 热能摄入，每周减少 0.5 ~ 1kg 体重比较适宜。

应建立一个减体重的长期计划，在实施计划过程中，要依据情况的变化，不断调整饮食和运动方案。只有养成健康的生活习惯，并且长期坚持，才能更有效地避免减肥后的体重反弹。

2．2 型糖尿病　对 2 型糖尿病患者，身体活动可促进肌肉摄取葡萄糖，辅助降低血糖，并且有助于预防和治疗与糖尿病有关的并发症，改善心血管功能，预防和延缓糖尿病患者心血管病的发生和发展，同时身体活动还有助于改善糖尿病患者的血脂和血压水平，提高生活质量。

糖尿病可累及机体循环、神经和泌尿等多个系统，引起多种并发症，进而从不同角度影响人体的运动能力。不适当的身体活动形式和活动量有可能造成身体多种损害。因此糖尿病患者的身体活动管理，应在全面的疾病诊断和运动能力评估的基础上，针对个体的病情、运动能力以及参考并结合有关临床治疗措施，与患者共同制订个体化的身体活动计划。

糖尿病患者的身体活动，可选择大肌肉群参与的有氧耐力运动和肌肉力量练习。下肢活动受限者可进行上肢和躯干肌肉练习，如俯卧撑、撑墙、引体向上、仰卧起坐等。已患有糖尿病并发症时，合理选择运动方式有助于降低发生意外伤害的风险。

在没有运动禁忌，即运动能力没有受到特殊限制的情况下，糖尿病患者身体活动的推荐量与普通人相同。日常活动较少或风险较高的患者宜选择适宜强度来制订身体活动目标。总活动量的设定应以个人病情和体质为基础。

糖尿病患者的身体活动一般应达到中等强度，50% ~ 70% 最大心率。最好能做到每天运动，至少也要达到每周 4 次，每次 20 ~ 60min 中等强度的有氧运动。为了保持和增强肌肉代谢血糖的功能，鼓励糖尿病患者从事各种肌肉力量训练。可以从中低负荷开始，每组肌肉练习 8 ~ 10 个并重复。随着肌肉力量的增强，负荷和重复数可以逐渐增加。当训练负荷较大时，同一组肌肉的练习应隔日进行。

由于心血管病等并发症造成运动能力受损时，应根据具体情况制订相应的运动处方。针对患者血糖调节、脏器损害、体液平衡和用药等情况的变化，处方中需要采取相应的措施以保证身体活动的安全。糖尿病患者的锻炼计划和运动处方应以日常习惯性活动量作为基础，逐渐增加到设定的身体活动量目标，并根据患者的运动反应和病情变化，对目标和计划做出必要的调整。

糖尿病患者的病情不同，发生运动意外伤害的风险也不同，应采取不同医学监督和风险控制措施，其中需首要关注的问题是防止心血管意外的发生，相关注意事项包括：

（1）增加运动量时的进度安排：增加运动量和强度时应合理安排进度，以保证运动安全。对于运动伤害风险低的患者，运动量和强度的增加一般需要 1 ~ 2 个月；风险较高的患者则需要至少 3 ~ 6 个月。

（2）适时监测：在运动量和强度的增加过程中，应定期监测患者的运动反应和病情变化，并对运动计划做出必要的调整。对于风险高的患者，应多做运动前评估，医学监督下的运动适应期需更长，运动过程中应进行更频繁的随访。糖尿病患者参加运动初期，建议有同伴陪同，并随身携带糖果备用，以预防运动低血糖的发生。如在晚上运动，应增加主食的摄入，以预防发生夜间低血糖。使用胰岛素的患者，在运动前应避免将胰岛素注射于运动肌肉，最好选择腹部。

在初次运动和改变运动量时，应监测运动前和运动后数小时的血糖水平，如运动时间长，还应考虑运动中的监测。根据监测的血糖变化和相应的运动量，可酌情减小运动前胰岛素用量或增加主食摄入量。运动前血糖水平若小于 100mg/L，应在进食主食 20 ~ 30g 后再运动。有些患者运动后低血糖的影响可持续 48h，必要时应增加运动后的血糖监测。

（3）运动时的足部保护：患糖尿病多年的患者，因微血管和神经病变，出现足部微循环和感觉障碍。除了每天检查足部之外，为避免发生足部皮肤破溃和感染，参加运动前也应做足部检查，特别要选择合适的鞋子和柔软的袜子。病情重者建议从事足部无负重运动，如自行车、游泳、上肢锻炼等。

3. 原发性高血压 原发性高血压通常伴有外周血管的阻力增加，同时造成心脏负荷增加。运动具有舒张外周血管和改善心脏功能的作用。身体活动有助于高血压患者的体重控制，改善血脂、血糖水平，提高生活质量。运动对血压偏高的正常人和 1 期高血压患者具有明确的疗效。

在为高血压患者制订运动处方之前，需要进行运动前风险评估。计划进行高强度运动的所有高血压患者都应该进行医学监督下的运动测试。高血压患者的身体活动主要以提高心肺和代谢系统功能、稳定血压、控制体重、预防并发症和缓解精神压力为目标。运动形式以大肌肉群参与的有氧耐力运动为主。提倡高血压患者进行有氧、中低强度，持续 10min 以上的活动。肌肉力量练习仅限于病情较轻和运动伤害风险较低者。太极拳和瑜伽等运动强调运动、意念和心态调整相结合，也是适合原发性高血压患者的运动形式。功能性锻炼和体育娱乐活动应结合生活和工作环境实施。

高血压患者如没有运动禁忌，运动能力也没有特殊限制，其目标活动量可参考一般健康人的推荐量。发生运动伤害风险较高的患者，则应根据个人健康和体质来确定。高血压患者的身体活动一般应达到中等强度，60% ~ 70% 最大心率。

高血压患者的锻炼计划和运动处方应以日常习惯性活动量为基础，逐渐增加并达到计划的活动量目标，并要根据患者的运动反应和病情变化，及时对活动量目标和频度进行必要的调整。

高血压患者的病情不同，发生运动意外伤害的风险也不同，需要采取不同的医学监督和预防措施，其中首要关注的问题是心脑血管意外。除一般健康人进行运动锻炼需要注意的事项以外，高血压患者还应特别注意：

（1）β 受体阻断剂影响运动中的心率反应，所以应采用 RPE 量表（即自我感知运动强度量表）等指标综合判断运动强度。

（2）β 受体阻断剂和利尿剂影响水代谢和体温调节，湿热天气和运动中出汗多时，应注意监测，及时补充水分。

（3）α_2 受体阻断剂、钙通道拮抗剂和血管舒张药物，可诱发运动后低血压，因此需延长运动后的放松过程，并逐渐降低运动强度。

（4）利尿剂可诱发低钾，使发生心律失常的风险增加，应酌情适量补钾。

（5）病情较重者的医学监督中，血压上限为收缩压 220mmHg，舒张压 105mmHg。接近或超过上限，应当停止运动。

（6）抗阻力训练时应采用合理的呼吸模式，避免憋气，特别是在用力时应避免憋气。

（7）耐力运动作为治疗方案的一部分时，要注意运动与降压药物的协同作用。为预防低血压，必要时应酌情减少用药剂量。

（8）运动只是作为高血压治疗的一部分，必须同时注意饮食、限盐、限酒、减肥等，才能或获得更好的效果。

（四）人群身体活动促进

1. 人群身体活动评价　人群身体活动量通常采用国际身体活动量表（International Physical Activity Questionnaire，IPAQ）和全球身体活动量表（Global Physical Activity Questionnaire，GPAQ）进行测量和评价。根据专家组建议，身体活动量可以分成四个等级：

（1）缺乏身体活动（physical inactive）：也称静态生活方式（sedentary lifestyle），指一周中没有任何的中等强度或高强度身体活动。

（2）身体活动不足（low level physical activity）：指一周中的中等强度身体活动时间少于 150min 或高强度身体活动时间少于 75min。

（3）身体活动活跃（medium level physical activity）：指一周中的中等强度身体活动时间累积达到 150 ~ 300min，或者高强度身体活动时间累计达到 75 ~ 150min。一周能量消耗为 500 ~ 1000 MET-min。

（4）身体活动高度活跃（high level physical activity）：指一周中的中等强度身体活动时间累计超过 300min。

WHO 在 2004 年发表的《饮食、身体活动与健康全球战略》中估算，全球人口约 17.1% 缺乏身体活动，40.6% 身体活动不足；由于全球工业化和城市化的进展，职业人群的劳动强度逐渐降低，以车代步、电视电脑的普及等因素也降低了人们日常生活的身体活动水平，因此世界各地身体活动不足的人群还在不断增加，迫切需要采取人群干预措施，促进身体活动和人群健康状况。

2．人群身体活动促进　根据社会认知理论（social cognitive theory），影响身体活动参与的因素主要有五个方面：①环境因素：包括天气情况、气候因素、空气质量和锻炼器材等。②社会因素：包括家庭及朋友的支持、大众传媒的影响等。③认知因素：包括信念、自觉效能和动机等。④生理特征：包括年龄、性别、体型、运动损伤和健康状况等。⑤其他个人因素：如体育锻炼经验、饮食习惯、教育程度、收入和吸烟等其他行为因素等。

进行人群的身体活动促进，必须将干预措施从个体水平拓展到多层次、多水平的结合，将在医院中医生对就诊患者的干预扩大到对公共卫生领域所有身体活动不足的人群进行干预，从而干预目标也从个体的行为改变转为使整个社会网络、组织规范和环境朝着能加强目标人群的长期依从性的方向转变。干预计划的理论基础不仅包括个体的行为改变理论，如理性行为和计划行为、社会认知理论、阶段改变理论和生态学模型等，更强调社会市场理论和创新扩散理论的应用；参与干预计划的不仅有卫生保健人员，还包括其他相关的人员和组织机构，以使干预对象可以得到更便利的锻炼设施，得到技术指导，得到家人和朋友的支持；干预的场所也从固定的地点扩展到广泛的环境中，不仅可以进行特定的训练项目，并可通过增加常规活动量如改乘电梯为爬楼梯、改乘公共汽车为骑自行车等。只有将身体活动促进整合到干预对象的整个外部环境中，才能取得良好的干预效果。

（练雪梅）

第六节　疾病的早期发现和处理

一、疾病早期发现的方法

普查和筛检是用于疾病早期发现的常用方法，实际上是用于确定疾病自然史不同阶段的两种手段或方法。疾病生物学改变是最早期改变（如此期可能只有一个细胞发生癌变）之后的一段时间可以通过筛检试验发现疾病或异常。此期如未采取任何干预措施，则疾病继续发展为临床前期，直到症状和体征出现，称为临床期，临床期一直持续，直至结局发生，恢复或死亡或残疾。一般地说，普查用于临床期，而筛检则是用于生物学改变之后和临床期前的一段时间。

普查是指在特定时间特定范围内人群的全面调查。而筛检则是应用快速试验、检查或其他方法对未被识别的疾病或缺陷作出推断性鉴定。

筛检（screening）是疾病预防的重要手段之一。1951年美国慢性病委员会对筛检提出了如下定义：通过快速的检验、检查或其他措施，将可能有病但表面上健康的人，同那些可能无病的人区分开来。筛查检验不是诊断检验，仅是一种初步检查，对筛查检验阳性或可疑阳性者，必须进一步进行确诊，以便对确诊患者采取必要的治疗措施。

近年来筛检越来越多地应用于疾病的一级预防，即及时发现某些疾病的高危个体，以减缓发病如筛查高血压预防脑卒中，筛查高胆固醇血症以预防冠心病，筛查肥胖儿以预防成人期心血管病等。癌症早期发现是WHO《癌症控制纲要》中确立的预防和控制癌症的优先项目和战略。通过早期发现，能大大提高治疗的有效性。在加拿大通过实施已有科学证据证实的对于乳腺癌、宫颈癌和大肠癌有效的筛检方案，可以使总的癌症死亡率下降5%（即每年减少7000例癌症死亡）。在美国，近10年来乳腺癌死亡率的下降，很大部分归功于乳腺筛查项目的推广。

筛检是流行病学研究中被广泛用于疾病的早期发现最常用的手段之一，筛检的目的是：①外表健康的人群中发现可能患有某病的个体，并进行确诊和早期治疗，实现二级预防。②确定高危人群，从病因学角度采取措施，实现一级预防。③识别疾病早期阶段，帮助了解疾病自然史，揭示疾病的发病机制。

二、临床疾病筛检的方法与原则

（一）筛检试验

筛检试验（screening test）是用于识别外表健康的人群中可能患有某种疾病的个体或未来发病危险性高的个体的方法。用于筛检的试验方法应简单易行、筛检对象和医生乐于接受、安全有效并能为患者提供是否患病相对精确的信息。

（二）筛检试验常用的方法

包括：问卷、体格检查、血清学检查、X线检查、生物化学和基因检查等。筛检的类型按筛检对象的范围分为整群筛检（mass screening）和选择筛检（selective screening）。前者是指在疾病患（发）病率很高的情况下，用一定的筛检方法对一定范围内的人群的全体对象进行普遍筛检，也称普查，如对 40 岁人群进行肺部 X 线检查筛查肺癌；后者根据流行病学特征选择高危人群进行筛检，如对肥胖人群进行高血压筛检。按筛检项目的多少分为单项筛检（single screening）和多项筛检（multiple screening），也称多级筛检。前者是指用一种实验方法筛检一种疾病，如以儿童血液中血铅含量筛检可疑儿童铅中毒；后者是指在一定人群筛检中，同时应用多种筛检方法进行筛检，如同时进行胸部 X 线、红细胞沉降率、痰中结核分枝杆菌等项目的筛检，以发现可疑肺结核。

（三）开展筛检规划时应遵循的应用原则

1. 所筛查疾病或状态应是当地现阶段的重大公共卫生问题；
2. 所筛查疾病或状态经确诊后有可行的治疗方法；
3. 所筛查疾病或状态应有可识别的早期临床症状和体征；
4. 对所筛检疾病的自然史，从潜伏期到临床期的全部过程有比较清楚的了解；
5. 用于筛检的试验必须具备快速、经济、有效的特点；
6. 所用筛检技术应易于被群众接受；
7. 对筛检试验阳性者，保证能提供进一步的诊断和治疗；
8. 对患者的治疗标准应有统一规定；
9. 必须考虑整个筛检、诊断与治疗的成本与效益问题；
10. 筛检计划是一个连续过程，应定期进行，不是单次查完了事。

三、筛检试验与诊断试验的区别

诊断试验（diagnostic test）是针对疾病进行诊断的方法。筛检试验与诊断试验都是应用一些试验、检查等手段，确定受检者的健康状况，但本质上两者有区别，见表 10-10。

表10-10　筛检试验与诊断试验的区别

	筛检试验	诊断试验
对象	健康人或无症状的患者	患者或筛检阳性者
目的	把可能患病的个体与可能无病者区分开来	进一步把患者与可疑有病但实际无病者区分开来
要求	快速、简便，高灵敏度，尽可能发现所有可能的患者	技术要求复杂、准确性和特异度高，尽可能排除所有非患者。相对于筛检试验的结果，诊断试验的结果具有更高的准确性和权威性
费用	应用简单、廉价的方法	运用多种手段，费用较高
处理	筛检试验阳性者，需进一步做诊断试验以确诊	诊断试验阳性者要严格观察和及时治疗

四、疾病筛检结果的判读及处理原则

（一）疾病筛检结果评价方法的确定

1. 疾病筛查确定"金标准"　"金标准"是指当前临床医学公认的诊断疾病的最可靠方法。使用金标准的目的是为了准确区分受试对象是否为某病患者。常用的金标准有活检、手术发现、微生物培养、尸检、特殊检查和影像诊断、临床综合判断以及长期随访的结果等。

2. 受试对象确定原则　受试对象应该能代表筛检试验可能应用的目标人群。病例组人群是用金标准确诊"有病"的病例，应包含典型的、不典型病例，早、中、晚期病例，轻、中、重病例，有和无并发症的病例。对照组人群是用金标准证实没有目标疾病的其他病例，特别是与该病容易混淆的病例，正常人一般不宜纳入对照组。

3. 确定样本量　与研究样本量有关的因素是：①待评筛检试验的灵敏度。②待评筛检试验的特异度。③显著性检验水平 α，一般为 0.05。④容许误差 δ，一般为 0.05～0.10。当灵敏度和特异度均接近 50% 时，可用近似公式计算求出所需样本量。

4. 整理评价结果　经"金标准"确诊的目标疾病患者和非患者，接受待评价筛检试验检测后，可出现四种情况。"金标准"确诊的患者，可能被筛检试验确认为有病（真阳性）或无病（假阴性）；而"金标准"确诊的非患者，可能被筛检试验确认为有病（假阳性）或无病（真阴性）。

（二）筛检试验的评价

筛检试验应该价廉，易于执行，能被群众接受，具有可靠性及真实性。

1. 可靠性（reliability）　是指该试验应该永远得出一致的结果。

2. 真实性（validity）　用灵敏度（sensitivity）和特异度（specificity）表示。筛检试验的真实性是指将被筛检的对象正确地归类到有病或无病组。①灵敏度是指在该人群中的患者被此筛检试验正确地判断为有病的百分数。②特异度即在该人群中的非患者被此筛检试验正确地判断为非患者的百分数。其计算方法见诊断试验。

3. 评价真实性指标的阳性界定值的选择　在筛查检测方法中，有三种不同的检测结果可用来作诊断：①通过各种化验所获得的连续变量测量值。②通过仪器记录的图像。③通过物理诊断检查记录的结果。

筛检试验阳性结果截断值的确定：既要考虑该病的自然史，又要考虑其治疗的收益和消耗。筛检试验阳性结果截断值的确定与筛检试验测得患者与非患者的观测值分布有关。大多数情况下，患者与非患者的观测值分布呈两条部分相交的分布曲线（即正常人的最高值侧与患者的最低值侧有相交或称重叠区，此区域内既有患者也有非患者）。所以筛检试验测得的观察值的界定，建议根据具体情况，可参考下列几点：

（1）如果疾病的预后差，漏掉患者可能带来严重后果，而且目前有可靠的治疗方法，建议临界点偏向非患者侧，以提高筛查试验的灵敏度，即尽可能多地发现可疑患者，但增加了假阳性、经济负担。因为需要进一步随访以确定其为真阳性或真阴性。

（2）如果疾病的预后不严重，并且治疗方法不理想，建议临界点偏向患者侧，以降低筛查试验的灵敏度，提高特异度，即尽可能将非患者鉴别出来，但增加了假阴性。

（3）如果假阳性者作进一步诊断的费用太高，为了节约经费，临界点偏向患者侧。

（4）如果灵敏度和特异度同等重要，将临界点确定在患者分布曲线与非患者分布曲线的交界处。

（三）筛检效果的评价

筛检效果的评价应该从生物学效果和社会经济效益两类指标进行评价。

1. 筛检的生物学效果的评价　对被筛检的个体来说，有可能早期发现自己已患该病，以便及早治疗，并可能被治愈或延长生存期；或及早发现自己已处于患该病的高危状态，以便及早消除高危状态，减少发病机会。但在评价其临床意义时，有可能受某些偏倚的影响，如领先时间偏倚和病程长短偏倚等。在筛检试验中可能出现的特殊偏倚包括：

（1）领先时间偏倚（lead time bias）：指筛检诊断的时间和临床诊断时间之差被解释为因筛检延长的生存时间。这种表面上延长的生存时间，实际上是筛检导致诊断时间提前所致的偏倚。领先时间指通过筛检试验，在慢性病自然史的早期阶段，如症状出现前，提前作出诊断，从而赢得提前治疗疾病的时间。实际上，领先时间就是从筛检发现到临床诊断发现所能赢得的时间。其价值和意义在于在这段赢得的时间里对患者作出有效的处理。

（2）病程长短偏倚（length bias）：由于选择较长病程病例的比例不能代表所要研究的病例而产生的一种系统误差。某些恶性度低的肿瘤患者临床前期较长，而恶性度高的肿瘤患者临床前期较短。所以前者被筛检到的机会较高，而前者的生存期要比后者长，从而产生一种筛检者要比未被筛检者生存时间长的假象。

从筛检人群的角度对筛查的生物学效果进行评价时，可用病死率、死亡率和生存率作为评价的指标进行评价。应用这些指标下结论时，也应注意是否存在上述两种偏倚的影响。

（1）病死率：可用来对经筛检的患者与未经筛查的患者死于该病的百分率的比较。使用此指标时，应有时间性，否则比较的意义不大。

（2）死亡率：可用来对筛检人群与未筛查人群之间死于该病频数的比较，但该指标不是很好的评价指标，也受观察时间长短的影响，观察时间越长，经筛检患者中存活者越少，两者年死亡率之差会减少。此外，由于不能控制筛检阴性者中新病例的发生和死亡，这部分死亡病例与筛检作用无关，而用总死亡从筛查人群的角度对筛检的生物学效果进行评价时，可用病死率、死亡率和生存率作为评价指标进行评价。应用这些指标下结论时，也应注意是否存在上述两种偏倚的影响。

（3）生存率：评价筛检的效果，这是一项比较好的指标。常用 1、3、5 年生存率来评价癌症的筛检计划。

2．筛检的社会、经济效益评价　筛检结果的判断与解释是一项重要的工作，处理不当常会带来一系列社会问题，并造成卫生资源的浪费。在向被筛检对象解释结果时，应注意筛检结果不等于临床诊断，其能根据阳性预期值和阴性预期值，告诉受检者有多大的可能性是患病或未患病。特别要注意这种筛检结果存在一定的假阳性或假阴性率，可能带来不良影响，如儿童中筛检的血压偏高儿童被戴上"原发性高血压"帽子后，可能对此儿童的一生产生不利影响。相反，一名原本患有某种预后极差疾病者，被错判为无病，以至丧失治疗时机而导致死亡或致残时，也会给社会或家庭带来损失。

从公共卫生的角度来说，评价筛检的效果还应从经济效益的角度去评价，因任何疾病的筛检均要消耗大量的卫生资源。一项好的筛检计划，要求发现和确诊的患者要多，而投入的卫生资源要少。评价筛检效果经济效益的分析方法有三种，①成本效果分析；②成本效益分析；⑤成本效用分析。

（唐玄乐）

第十一章　食物中毒防治

第一节　食物中毒概述

一、食物中毒的定义

食物中毒（food poisoning）系指摄入含有生物性、化学性有毒有害物质的食品或把有毒有害物质当做食品摄入后所出现的非传染性的急性或亚急性疾病。

食物中毒属食源性疾病的范畴，是食源性疾病中最为常见的一种。食物中毒既不包括因暴饮暴食而引起的急性胃肠炎、食源性肠道传染病（如伤寒）和寄生虫病（如旋毛虫），也不包括因一次大量或长期少量多次摄入某些有毒有害物质而引起的以慢性毒害为主要特征（如致癌、致畸、致突变）的疾病。

食物中毒是最常见的食品安全事件。2012 年，全国通过突发公共卫生事件网络直报系统共报告食物中毒事件 174 起，中毒 6685 人，死亡 146 人。食物中毒发生的季节与食物中毒的种类有关，夏秋季是食物中毒的高发季节，微生物引起的食物中毒仍是最常见的食物中毒类型，其次是有毒动植物引起的食物中毒。绝大多数食物中毒的发生具有明显的地域性，如肉毒中毒主要发生在新疆等地区，霉变甘蔗中毒多见于北方地区，农药污染食品引起的中毒多发生在农村地区。由于近年来食物的快速配送，食物中毒发病的地域性特点越来越不明显了。从食物中毒发生场所的分布特点来看，近年来家庭已替代集体食堂，成为最常见的引起食物中毒发生的场所。

二、食物中毒的发病特点

食物中毒发生的原因各不相同，但发病具有如下共同特点，而这些特点对诊断食物中毒有重要意义。

1. 发病潜伏期短，来势急剧，呈暴发性，短时间内可能有较多人数发病。
2. 发病与食物有关，患者有食用同一污染食物史；流行波及范围与污染食物供应范围相一致；停止污染食物供应后，流行终止。
3. 中毒患者临床表现基本相似，以恶心、呕吐、腹痛、腹泻等胃肠道症状为主。
4. 一般情况下，人与人之间无直接传染。发病曲线呈突然上升又很快下降的趋势，没有传染病发病曲线所出现的余波。

第二节　食品中毒的分类

一、概述

按病原体的不同，一般可将食物中毒分为四大类。

1. 细菌性食物中毒　指摄入含有细菌或细菌毒素的食品而引起的食物中毒。细菌性食物中毒是食物中毒中最多见的一类，发病率通常较高，但病死率较低。发病有明显的季节性，5～10月最多。

2. 真菌及其毒素食物中毒　指食用被真菌及其毒素污染的食物而引起的食物中毒。中毒主要由被真菌污染的食品引起，用一般烹调方法加热处理不能破坏食品中的真菌毒素，发病率较高，死亡率也较高，发病的季节性及地区性均较明显，如霉变甘蔗中毒常见于初春的北方。

3. 有毒动植物食物中毒　指误食有毒动植物或摄入因加工、烹调不当未除去有毒成分的动植物而引起的中毒。如河豚、有毒贝类、毒蕈、木薯、四季豆、发芽马铃薯等引起的食物中毒。发病率较高，病死率因动植物种类的不同而不同。

4. 化学性食物中毒　指食用化学性有毒食品引起的食物中毒。发病的季节性、地区性均不明显，但发病率和病死率均较高，如有机磷农药、鼠药、某些金属或类金属化合物、亚硝酸盐等引起的食物中毒等。

二、细菌性食物中毒

（一）概述

细菌性食物中毒（bacterial food poisoning）是指因摄入被致病性细菌或其毒素污染的食品而引起的食物中毒。细菌性食物中毒是最常见的食物中毒类型。近年来我国食品中毒统计资料表明，细菌性食物中毒以沙门菌属、变形杆菌、葡萄球菌肠毒素食物中毒最为常见，其次为副溶血性弧菌、其他细菌或细菌毒素中毒。

1. 细菌性食物中毒的发病机制和分类　根据病原和发病机制的不同，可将细菌性食物中毒分为感染型、毒素型和混合型三类。

（1）感染型：病原菌随食物进入肠道后，在肠道内继续生长繁殖，靠其侵袭力附着于肠黏膜或侵入黏膜及黏膜下层，引起肠黏膜充血、白细胞浸润、水肿、渗出等炎性病理变化。典型的如各种血清型的沙门菌感染等。除引起腹泻等胃肠道综合征之外，这些病原菌还进入黏膜固有层，被吞噬细胞吞噬或杀灭，菌体裂解，释放出内毒素。内毒素可作为致热原，刺激体温调节中枢，引起体温升高，因此感染型食物中毒的临床表现多有发热症状。

（2）毒素型：大多数细菌能产生肠毒素或类似的毒素，尽管其分子量、结构和生物学性状不尽相同，但发病机制基本相似。由于肠毒素的刺激，激活了肠壁上皮细胞的腺苷酸环化酶或鸟苷酸环化酶，使胞浆内的环磷酸腺苷或环磷酸鸟苷的浓度增高，通过胞浆内蛋白质的磷酸化过程，进一步激活了细胞内的相关酶系统，使细胞的分泌功能发生变化。而由于肠壁上皮细胞 Cl^- 分泌亢进，使 Na^+ 和水的吸收受到抑制，可导致腹泻的发生。典型的毒素型细菌性食物中毒有金黄色葡萄球菌食物中毒等。

（3）混合型：副溶血性弧菌等病原菌进入肠道后，除侵入黏膜引起肠黏膜的炎性反应外，还产生肠毒素，引起急性胃肠道症状。这类病原菌引起的食物中毒是致病菌对肠道的侵入及与其产生的肠毒素协同作用引起的，因此其发病机制为混合型。

2. 细菌性食物中毒的发生条件　细菌性食物中毒的发生包含三个条件：①食物在加工、运输、贮藏、销售过程中被致病菌污染。②被致病菌污染的食物在较高温度下存放，食品中充足的水分、适宜的 pH 及营养条件使食物中的致病菌大量生长繁殖或产生毒素。③被污染的食物未经高温彻底杀灭细菌或熟食受到食品从业人员带菌者的污染。

3. 细菌性食物中毒的流行病学特点

（1）发病季节性明显，以夏秋季，即5～10月较多。

（2）常见的细菌性食物中毒病程短、恢复快、病死率低。但李斯特菌、小肠结肠炎耶尔森菌、肉毒杆菌和椰毒假单胞菌引起的食物中毒病程长、病情重、恢复慢。

（3）引起细菌性食物中毒的主要食品为肉及肉制品，禽、鱼、蛋也占一定比例。

4. 临床表现　一般有不同程度的胃肠道症状，感染型食物中毒通常伴有发热，而毒素型食物中毒很少有发热，中毒潜伏期的长短与毒素类型有关。

5. 诊断标准

（1）流行病学调查资料：根据中毒者发病急，短时间内同时发病及发病范围局限在食用同一种有毒食物等特点，确定引起中毒的食品并查明引起中毒的具体病原体。

（2）患者的临床表现：患者的潜伏期和特有的中毒表现符合食物中毒的特征。

（3）实验室检查：对中毒食品或与中毒食品有关的物品或患者的样品进行实验室检查。细菌学及血清学检查包括对可疑食物、患者呕吐物及粪便进行细菌学培养、分离鉴定菌型及血清凝集试验等。

6. 鉴别诊断

（1）非细菌性食物中毒：食用毒蕈、河豚、发芽马铃薯、苍耳子和苦杏仁等引起食物中毒者，潜伏期较短，仅数分钟或 1 ～ 2h，一般无发热、腹痛和腹泻，症状以频繁呕吐为主，并伴有明显的神经精神症状。汞、砷中毒者有咽痛、充血、呕吐物中含血，经化学分析可确定病因。

（2）霍乱及副霍乱：为无痛性腹泻，大多数患者先泻后吐，无发热，粪便呈米泔水样；潜伏期较长，约 1 周。粪便涂片荧光素标记抗体染色、镜下检查及培养找到霍乱弧菌或爱尔托弧菌可确定诊断。

（3）急性细菌性痢疾：多为散发，偶见食物中毒型暴发。一般呕吐较少，常有发热、里急后重，粪便多混有脓血，下腹部及左下腹明显压痛，粪便镜检有红细胞和白细胞，粪便培养痢疾杆菌阳性。

（4）病毒性胃肠炎：轮状病毒、诺瓦克病毒等引起的急性胃肠炎，潜伏期 24 ～ 72h，主要表现为发热、恶心、呕吐、腹胀、腹痛和腹泻，粪便呈水样或蛋花汤样，吐泻严重者可发生水、电解质及酸碱平衡紊乱，粪便电镜检查可找到病毒颗粒。

7. 预防与急救措施

（1）加强对食品的经常性卫生监督、食品加工过程的规范化管理、食品行业相关人员的定期体检、个人的良好卫生习惯。

（2）及时抢救患者，包括催吐、洗胃及时排出毒物。暴发流行时应将患者分类，轻者在原单位集中观察治疗，重者就近送往医院。同时应收集资料，进行流行病学调查及细菌学的检验。

（二）沙门菌食物中毒

1. 病原　沙门菌属（*Salmonella*）是肠杆菌科中的一个重要菌属，为革兰阴性杆菌，需氧或兼性厌氧，绝大部分具有鞭毛，能运动。沙门菌属在外界的生活能力较强，在水、土壤及肉食品中能存活较长时间；不耐热，55℃ 1h 或 100℃ 数分钟即被杀死。由于沙门菌属不分解蛋白质，不产生靛基质，食物被污染后没有感官性状的变化。

2. 流行病学特点　①季节：全年皆可发生，多见于夏秋季，5 ～ 10 月发病数可达全年发病总数的 80%。②食品种类：引起沙门菌食物中毒的食品主要为动物性食品，特别是畜肉类及其制品，其次为禽肉、蛋类、乳类，由植物性食物引起者很少。

3. 临床表现　沙门菌食物中毒潜伏期短，一般为 4 ～ 48h。潜伏期越短，病情越重。中毒开始表现为头痛、恶心、食欲缺乏，继而出现呕吐、腹泻、腹痛。腹泻 1 日可数次至十余次，主要为水样便，少数带有黏液或血。发热，体温 38 ～ 40℃。轻者 3 ～ 4 天症状消失，重者可出现神经系统症状、少尿、无尿、呼吸困难等症状，如不及时抢救可导致死亡。

4. 预防与治疗　①加强对肉类食品的卫生监督和卫生检验，防止肉类食品在储藏、运输、加工、销售等环节的污染，避免交叉感染。②加热以彻底杀灭病原菌是防止沙门菌食物中毒的关键措施。③对症治疗，及时纠正水、电解质紊乱。

（三）副溶血性弧菌食物中毒

1. 病原　副溶血性弧菌（*Vibrio parahaemolyticus*）为革兰阴性杆菌，呈弧状、杆状、丝状等多种形态，无芽胞，主要存在于近岸海水、海底沉积物和鱼、贝类海产品中。副溶血性弧菌在 30 ～ 37℃、pH 7.4 ～ 8.2、含盐 3% ～ 4% 培养基和食物中生长良好，无盐条件下不生长，故也称为嗜盐菌。不耐热，56℃加热 5min，或 90℃加热 1min，或用含 1% 醋酸的食醋处理 5min 即被杀死。

2. 流行病学特点　①地区分布：沿海地区为副溶血性弧菌食物中毒的高发地区，随着海产品的市场流通，内地也有副溶血性弧菌食物中毒的发生。②季节及易感性：7 ～ 9 月为副溶血性弧菌食物中毒的高发季节。男女老幼皆可发病，青壮年为主，病后免疫力不强，可重复感染。③中毒食品种类：主要是海产品，其中以墨鱼、带鱼、虾、蟹和海蜇最为多见。

3. 临床表现　副溶血性弧菌食物中毒潜伏期为 2 ～ 40h，多为 14 ～ 20h。发病初期为腹部不适，尤其是上腹部疼痛或胃痉挛。粪便为水样、血水样、黏液或脓血便，里急后重不明显。病程 3 ～ 4 天，恢复期短，预后良好。少数患者抢救不及时可出现脱水或意识障碍。

4. 预防与治疗　①低温贮藏各种食品，尤其是海产品及各种熟制品。②加热以彻底杀灭病原菌，鱼、虾、蟹和贝类等海产品应煮透后食用。③对症治疗，及时纠正水、电解质紊乱。

（四）葡萄球菌肠毒素食物中毒

1. 病原　葡萄球菌属（*Staphylococcus*）系微球菌科，为革兰阳性兼性厌氧菌。30 ～ 37℃、pH 7.4 为最适生长环境，对外界抵抗力强，耐热，70℃加热 1h 方能灭活。50% 以上的金黄色葡萄球菌菌株可产生肠毒素，多数肠毒素在 100℃、30min 不被灭活，并能抵抗胃肠道中蛋白酶的水解作用。引起食物中毒的肠毒素是一组对热稳定的低分子量可溶性蛋白质，按其抗原性分为 A、B、C1、C2、C3、D、E、F 共 8 个血清型，均能引起食物中毒，以 A、D 型较为多见，B、C 型次之，F 型为引起中毒性休克的毒素。

2. 流行病学特点　①季节：全年皆可发生，多见于夏秋季。②食品种类：引起中毒的食品种类较多，主要是营养丰富且含水分较多的食品，如乳及乳制品、肉类、剩饭等，其次为熟肉类。近年来，由熟鸡、鸭制品引起的食物中毒事件增加。③金黄色葡萄球菌广泛分布于自然界，包括人和动物的鼻腔、咽和消化道，只有摄入达到中毒剂量的金黄色葡萄球菌肠毒素才会中毒。肠毒素的形成与温度、食品受污染的程度和食品的种类及性状有密切关系，食物存放的温度越高，产生肠毒素需要的时间越短；食物受金黄色葡萄球菌污染程度越严重，繁殖越快亦越易形成毒素；食物含蛋白质或油脂多，受金黄色葡萄球菌污染后易形成毒素。

3. 临床表现　金黄色葡萄球菌食物中毒潜伏期短，一般为 2 ～ 5h。起病急骤，有恶心、呕吐、中上腹部疼痛和腹泻。呕吐物可呈胆汁性或含血黏液，剧烈呕吐可导致脱水。体温大多正常或略高。病程较短，一般数小时或 1 ～ 2 天症状消失，儿童对肠毒素敏感，症状较成人严重。

4. 预防与治疗　①防止金黄色葡萄球菌污染食物，对乳和乳制品进行消毒和低温保存，从业人员定期健康检查。②防止肠毒素形成，食物应冷藏，放置时间不应超过 24h。③对症治疗，及时纠正脱水和电解质紊乱。

（五）变形杆菌食物中毒

1. 病原　变形杆菌（*Proteus bacilli*）属肠杆菌科，为革兰阴性杆菌。引起食物中毒的变形杆菌主要是普通变形杆菌（*P. umlgaris*）和奇异变形杆菌（*P. mirabilis*，它们分别有 100 多个血清型。变形杆菌在自然界分布广泛，健康人肠道带菌率为 1.3% ～ 10.4%。人和食品中变形杆菌带菌率因季节而异，夏秋季较高，冬春季下降。变形杆菌不耐热，加热 55℃、1h 即可被杀灭。

2. 流行病学特点　①季节：全年皆可发生，大多发生在 5 ～ 10 月，7 ～ 9 月最多见。②食品种类：引起中毒的食品主要是动物性食品，特别是熟肉以及内脏的熟制品。此外，凉拌菜、剩饭和水产品等也有变形杆菌食物中毒的报道。③变形杆菌广泛分布于自然界，亦可寄生于人和动物的肠道。食品受其污染的机会较多。受污染的食品在较高温度下存放较长时间，细菌大量生长繁殖，食用前未加热或加热不彻底，食后即可引起食物中毒。

3．临床表现　变形杆菌食物中毒潜伏期12～16h。主要表现为恶心、呕吐、发冷、发热、头晕、头痛以及脐周阵发性剧烈绞痛。腹泻为水样便，伴有黏液和恶臭，一日数次。体温一般37.8～40℃，病程较短，多为1～3天，多数在24h内恢复，预后良好。

4．预防与治疗　①加强食品卫生管理，避免污染。②食品须冷藏，食用前彻底加热。③对症治疗。

（六）其他常见的细菌性食物中毒

见表11-1。

表 11-1　其他常见的细菌性食物中毒

名称	病原	中毒食物	临床表现	预防措施
李斯特菌食物中毒	主要为单核细胞增生李斯特菌，能致病，并产生毒素	乳及乳制品、肉类制品、水产品，特别是冰箱中保存时间较长的乳制品、肉类制品	胃肠炎、脑膜炎及败血症发热，孕妇流产或死胎	对冰箱冷藏的熟肉制品、直接入口的方便食物、牛乳，食用前彻底加热
空肠弯曲菌食物中毒	大量活菌侵入肠道引起感染性食物中毒；还与热敏性肠毒素有关	动物性食物、牛乳和肉类制品	婴幼儿为易感人群，急性胃肠炎，体温38～40℃	空肠弯曲菌不耐热，食用前要彻底加热
志贺菌食物中毒	宋内志贺菌、福氏志贺菌等	肉、奶及其熟制品，冷盘、凉拌菜	剧烈腹痛、腹泻，水样、血样或黏液便，里急后重，高热	同沙门菌食物中毒，重点为食物从业人员的带菌检查
大肠埃希菌食物中毒	肠道正常菌群；致病性大肠埃希菌可导致感染型或毒素型食物中毒	肉、奶及其熟肉制品	主要有急性胃肠炎型、急性菌痢型和出血性肠炎型等临床类型	防止污染，低温贮存食物，食前彻底加热
产气荚膜梭菌食物中毒	肠毒素，对胰蛋白酶和木瓜蛋白酶有抗性	动物性食物	急性胃肠炎，多为稀便和水样便，少有恶心、呕吐	低温贮存食物，食前彻底加热
蜡样芽胞杆菌食物中毒	腹泻毒素和呕吐毒素	乳及乳制品、肉类制品，特别是米饭、米粉	恶心、呕吐、腹痛	含淀粉多的食物如剩饭、香肠应防止污染，食前加热100℃，持续20～60min

三、真菌毒素和霉变食品中毒

真菌产生的有毒代谢产物，称为真菌毒素（fungal toxin）。其特点是结构简单，分子量小，对热稳定，一般的加热不被破坏。人们可通过食用被真菌毒素污染的食物而中毒或食用被真菌毒素污染的饲料喂养的畜禽肉、奶、蛋而致病。食物中毒的发生有一定的季节性、地区性；反复接触，机体不产生抗体；用化学药物或抗生素治疗，疗效差或无效。常见的有赤霉病麦中毒、霉玉米中毒、霉甘蔗中毒等。

（一）赤霉病麦中毒

小麦、玉米等谷物被镰刀菌感染引起谷物的赤霉病。赤霉病麦引起中毒的有毒成分为赤霉病麦毒素，如雪腐镰刀菌烯醇、镰刀菌烯酮 -X、T-2 毒素等。这一类毒素属于单端孢霉烯族化合物，是镰刀菌产生的真菌代谢产物。赤霉病麦毒素对热稳定，一般烹调方法不能去除。中毒多发生于麦收以后食用受病害的新麦，也有因误食库存的赤霉病麦或霉变玉米而引起中毒。中毒潜伏期为十几分钟至半小时，主要症状为恶心、呕吐、腹痛、腹泻、头痛、头昏、嗜睡、流涎、乏力，少数患者有发热、畏寒。症状一般 1 天左右可自行消失，缓慢者 1 周左右，预后良好，呕吐严重者需进行补液。个别严重病例有呼吸、脉搏、体温及血压波动，四肢酸软、步态不稳、形似醉酒，故有的地方称为"醉谷病"。

（二）霉变甘蔗中毒

甘蔗节菱孢霉产生的毒素为 3- 硝基丙酸，是一种神经毒素，主要损害中枢神经系统。新鲜甘蔗节菱孢霉的侵染率极低，仅为 0.7% ～ 1.5%，经过 3 个月储藏后，其污染率可达 34% ～ 56%。食用了保存不当而霉变的甘蔗可引起急性食物中毒。中毒多发生于我国北方地区的初春季节，潜伏期短，最短仅十几分钟。症状最初表现为消化系统功能紊乱，恶心、呕吐、腹痛、腹泻和黑便，随后出现神经系统症状，如头昏、头痛及复视等；重者可出现阵发性抽搐，抽搐时四肢强直、屈曲内旋，手呈鸡爪状，眼球向上偏向凝视、瞳孔散大，继而进入昏迷。患者可死于呼吸衰竭，幸存者则留下严重后遗症，导致终身残疾。霉变甘蔗中毒目前尚无特殊治疗，在发生中毒后应尽快洗胃、灌肠以排出毒物，并对症治疗。

四、有毒动植物中毒

有毒动植物中毒是指一些动植物本身含有某种天然有毒成分，或由于贮存条件不当形成某种有毒物质被人食用后引起的中毒。自然界中有毒的动植物种类很多，所含的有毒成分复杂，常见的有河豚中毒、鱼类组胺中毒、毒蕈中毒、含氰苷植物中毒、发芽马铃薯中毒、四季豆中毒和生豆浆中毒等。

（一）河豚（globefish）中毒

河豚又称连巴鱼、气泡鱼、吹肚鱼等。河豚的种类很多，主要产于沿海江河口，是一种味道鲜美但含有剧毒的鱼类。河豚的外形特征是：身体浑圆，头胸部大，腹尾部小，背上有鲜艳的斑纹或色彩，体表无鳞，口腔内有明显的两对门牙。河豚主要含河豚毒素（spheroidine），是一种神经毒素，进入人体后作用于周围神经及脑干中枢致神经呈麻痹状态。河豚毒素毒性稳定，加热、日晒、盐渍均不能将其破坏。

中毒潜伏期短，为 10min 至 3h，早期症状是口唇、舌、指尖发麻，眼睑下垂，不久即出现消化道症状，主要有胃部不适、恶心、呕吐、腹痛、腹泻、口渴、便血，进而出现口唇、舌尖及肢端麻木、四肢无力或肌肉麻痹、共济失调等神经系统症状。重症者出现瘫痪、言语不清、发绀、呼吸困难、神志不清、休克，最后因呼吸、循环衰竭而死亡。目前无特效解毒药，一般以排出毒物和对症处理为主。

（二）鱼类引起的组胺（histamine）中毒

青皮红肉的鱼类（如鲣鱼、鲐鱼、鱼参、秋刀鱼、沙丁鱼、竹荚鱼、金枪鱼等）肌肉中含血红蛋白较多，因此组氨酸含量也较高，当受到富含组氨酸脱羧酶的细菌（如莫根变形杆菌、组胺无色杆菌、大肠埃希菌、链球菌、葡萄球菌等）污染后，可使鱼肉中的游离组氨酸脱羧基而形成组胺。组胺中毒是一种过敏性食物中毒，主要症状为面部、胸部或全身潮红，头痛、头晕、胸闷、呼吸急促。部分患者出现结膜充血、口唇肿，或口、舌、四肢发麻，以及恶心、呕吐、腹痛、腹泻、荨麻疹等；有的可出现支气管哮喘、呼吸困难、血压下降。病程大多为 1 ～ 2 天，预后良好。

（三）麻痹性贝类中毒（paralytic shellfish poisoning）

麻痹性贝类中毒是一种因进食含有毒素的贝类动物而导致的食物中毒，这是由于某些贝类如蠔、蚬、螺、扇贝、毛蚶及带子等，摄取了有毒的海洋浮游生物（主要是双边毛藻），毒素便会在体内蓄积。贝类的含毒量随着对毒藻的摄取量而增减。当有红潮（即毒藻大量繁殖时的现象）发生时，贝类体内的毒素含量较高；随着毒藻数量的减少，贝类体内的含毒量亦会较少。毒素对贝类本身不会造成影响，有毒的贝类无论是外表、气味或口感均与正常贝类无异；而毒素也不会因烹煮或加热而分解。食用了有毒的贝类后，潜伏期短，数分钟即出现症状，一般包括恶心、呕吐，口、舌及四肢末端刺痛和麻痹，头痛、头晕。这些症状可维持数小时至数天，严重者可因呼吸系统麻痹而死亡。目前的治疗措施主要是催吐、洗胃、导泻、去除毒素及对症治疗。

（四）毒蕈（toxic mushroom）中毒

蕈类通常称为蘑菇，属于真菌植物，有些蕈类含有毒素，误食即引起中毒。全世界已知的毒蕈有百余种，目前在我国已发现80余种。各种毒蕈所含的毒素不同，引起中毒的临床表现也各异。

按各种毒蕈中毒的主要表现，大致分为四型：

1. 胃肠炎型　由误食毒红菇、红网牛肝菌及墨汁鬼伞等毒蕈所引起。潜伏期1～6h。发病时表现为剧烈腹泻、腹痛等。引起此型中毒的毒素尚未明确，经过适当的对症处理，中毒者即可迅速康复。

2. 神经精神型　由误食毒蝇伞、豹斑毒伞等毒蕈引起。其毒素为类似乙酰胆碱的毒蕈碱（muscarine）。潜伏期1～6h。发病时临床表现除胃肠炎症状外，尚有副交感神经兴奋症状，如多汗、流涎、流泪、脉搏缓慢、瞳孔缩小等。用阿托品类药物治疗效果较好。少数病情严重者可有谵妄、幻觉、呼吸抑制等，不及时救治可引起死亡。由误食牛肝蕈引起中毒者，除胃肠炎症状外，多有幻觉（矮小幻视）和谵妄等症状。部分病例有迫害妄想等类似精神分裂症的表现，经过适当治疗可康复。

3. 溶血型　因误食鹿花蕈等引起，其毒素为鹿花蕈素。潜伏期6～12h。发病时除胃肠炎症状外，还有溶血表现，并可伴随贫血、肝脾大等。此型中毒对中枢神经系统亦常有影响，有头痛等症状，给予肾上腺皮质激素及输血等治疗多可康复。

4. 肝肾损伤型　因误食毒伞、白毒伞、鳞柄毒伞等所引起。此型中毒病情凶险，如不积极治疗死亡率甚高。临床表现可分为六期：①潜伏期：食后15～30h，一般无任何症状。②胃肠炎期：可有吐泻，但多不严重，常在1天内自愈。③假愈期：此时患者多无症状，或仅感乏力、不思饮食等，实际上肝损害已经开始。轻度中毒患者肝损害不严重，可由此进入恢复期。④内脏损害期：此期内，肝、脑、心、肾等器官皆有损害，但以肝损害最为严重。可有黄疸、转氨酶升高、肝大和出血倾向等表现。死亡病例的肝多显著缩小，切面呈槟榔状，肝细胞大片坏死，肝细胞索支架塌陷，肝小叶结构破坏，肝窦扩张，星状细胞增生或有肝细胞脂肪变性等。少数病例有心律失常、少尿、尿闭等。⑤精神症状期：部分患者呈烦躁不安或淡漠嗜睡，甚至惊厥、昏迷，最终可因呼吸、循环中枢抑制或肝性脑病而死亡。⑥恢复期：经过积极治疗的病例一般在2～3周后进入恢复期，各项症状体征逐渐消失而痊愈。

此外，有少数病例呈暴发型经过，潜伏期后1～2天突然死亡，可能为中毒性心肌炎或中毒性脑炎等所致。

毒蕈中毒的急救与治疗措施包括：

（1）及时催吐、洗胃、导泻、灌肠，迅速排出毒物。凡食毒蕈后10h内均应彻底洗胃，洗胃后可给予活性炭吸附残留的毒素。无腹泻者，洗胃后用硫酸镁20～30g或蓖麻油30～60ml导泻。

（2）对各型毒蕈中毒根据不同的症状和毒素情况采取不同的治疗方案。胃肠炎型可按一般食物中毒处理；神经精神型可采用阿托品治疗；溶血型可用肾上腺皮质激素治疗，一般状态差或出现黄疸者，应尽早应用较大量的氢化可的松，同时给予保肝治疗；肝肾损伤型可用二巯基丙磺酸钠治疗，可保护体内含巯基酶的活性。

（3）对症治疗和支持治疗。预防毒蕈中毒最根本的方法是不要采摘自己不认识的蘑菇食用；毫无识别毒蕈经验者千万不要自己采摘蘑菇食用。毒蕈与可食用蕈很难鉴别，民间百姓有一些经验，如在阴暗肮脏处生长的、颜色鲜艳的、形状怪异的、分泌物浓稠易变色的、有辛辣酸涩等怪异气味的蕈类一般为毒蕈，但以上经验不够完善，不可全部采纳。

（五）其他常见的有毒动植物中毒

见表 11-2。

表11-2　其他常见的有毒动植物中毒

名称	有毒成分	临床表现	预防措施
动物甲状腺中毒	甲状腺素	潜伏期10～24h，头痛、乏力、烦躁、抽搐、震颤、脱发、脱皮、多汗、心悸等	加强畜医检验，屠宰牲畜时除净甲状腺
动物肝中毒（狗、鲨鱼、海豹、北极熊等）	大量维生素A	潜伏期0.5～12h，头痛、恶心、呕吐、腹部不适、皮肤潮红、脱皮等	含大量维生素A的动物肝不宜过量食用
发芽马铃薯中毒	龙葵素	潜伏期数分钟至数小时，咽部瘙痒、发干、胃部烧灼、恶心、呕吐、腹痛、腹泻，伴头晕、耳鸣、瞳孔散大	最好弃食发芽马铃薯，若少量发芽，食用前可挖去芽眼、削皮、加醋烹调
四季豆、扁豆中毒	皂素、植物血凝素	潜伏期1～5h，恶心、呕吐、腹痛、腹泻、头晕、出冷汗等	煮熟煮透至失去原有的绿色，豆子变软
鲜黄花菜中毒	类秋水仙碱	潜伏期0.5～4h，呕吐、腹泻、头晕、头痛、口渴、咽干等	鲜黄花菜须用水浸泡或用开水烫后弃水炒熟后使用
有毒蜂蜜中毒	生物碱	潜伏期1～2天，口干、舌麻、恶心、呕吐、头痛、心慌、腹痛、肝大、肾区疼痛	加强蜂蜜检验，防止有毒蜂蜜进入市场
白果中毒	银杏酸、银杏酚	潜伏期1～12h，呕吐、腹泻、头痛、恐惧感、惊叫、抽搐、昏迷，甚至死亡	白果须去皮加水煮熟煮透后弃水食用

五、化学性食物中毒

化学性食物中毒是指食用了被有毒有害化学物质污染的食品、被误认为是食品及食品添加剂或营养强化剂的有毒有害化学物质或其他食品非法添加物所引起的食物中毒。

（一）亚硝酸盐中毒

亚硝酸盐中毒是指由于食用硝酸盐或亚硝酸盐含量较高的腌制肉制品、泡菜及变质的蔬菜等食物引起中毒，或者误将工业用亚硝酸盐作为食盐食用而引起中毒，也可见于饮用含有大量硝酸盐或亚硝酸盐的"苦井水"、蒸锅水后。亚硝酸盐能使血液中正常携氧的血红蛋白氧化成高铁血红蛋白，因而失去携氧能力而引起组织缺氧。临床表现有头痛、头晕、乏力、胸闷、气短、心悸、恶心、呕吐、腹痛、腹泻、腹胀，全身皮肤及黏膜呈现不同程度青紫色。严重者出现烦躁不安、精神萎靡、反应迟钝、意识丧失、惊厥、昏迷、呼吸衰竭甚至死亡。急救措施包括催吐、洗胃、导泻、静脉输液、利尿、纠正酸中毒，应用特效解毒剂小剂量亚甲蓝（美蓝），每次 1～2mg/kg 缓慢静脉注射，吸氧及其他对症处理。

（二）砷（arsenic）中毒

砷为重金属毒物，蕴含在岩层中，渗入地下水和煤层。正常人体组织中含有微量的砷。金属砷不溶于水，没有毒性。通常说的砷中毒是指砷化物，主要是三氧化二砷（砒霜）中毒。急性砷中毒的临床表现有消化道症状：恶心、呕吐、腹痛、腹泻，水样大便、混有血液，可引起失水和循环衰竭；中枢神经系统症状：烦躁不安、谵妄、四肢肌肉痉挛、意识模糊、昏迷，最后因呼吸中枢麻痹而死亡。急性中毒可并发急性肾衰竭、多发性神经炎、中毒性肝炎和心肌炎。砷中毒的治疗主要是控制溶血，及早进行血液透析及换血疗法，合理应用解毒药物。急性砷中毒的解毒药物有二巯丙磺钠、二巯丙醇、青霉胺等。

（三）有机磷中毒

有机磷是农业生产应用最广泛的一类高效杀虫剂，按其毒性大小可分为四类：①剧毒类：甲拌磷、对硫磷、内吸磷等；②高毒类：敌敌畏、三硫磷、甲胺磷等；③中度毒类：乐果、碘依可酯（乙硫磷）、美曲膦酯（敌百虫）等；④低毒类：马拉硫磷、锌硫磷等。有机磷是一种神经毒物，经消化道、呼吸道及皮肤进入人体后，其磷酸根与体内胆碱酯酶活性部分紧密结合，形成磷酰化胆碱酯酶，使其丧失水解乙酰胆碱的能力，导致乙酰胆碱积聚，引起胆碱能神经和部分中枢神经功能的过度兴奋，继而转入抑制和衰竭，产生中毒症状。有机磷中毒的原因和途径多为误服或自杀。喷洒过农药的蔬菜和水果如未经充分清洗，虽然剂量较小，也可造成轻度中毒；农药污染了衣服或皮肤，也可经皮肤吸收中毒。

有机磷中毒的临床症状因中毒程度不同而异，如喷洒药物引起的中毒常在 4 ~ 12h 发病。表现为头昏、眩晕、无力、站立不稳、躁动不安、口水增多、恶心、呕吐、腹泻、大汗乃至瞳孔缩小、视物不清、昏迷、大小便失禁等。合并肌肉震颤者，患者常诉全身肌肉紧束，有"穿橡皮衣"感。由头面部（眼睑、颊肌）开始，逐渐向上肢和全身发展，甚至全身抽搐。合并呼吸系统症状者有咳嗽、咳痰、口鼻泡沫状分泌物溢出、皮肤青紫、呼吸困难以致呼吸衰竭。中毒者的死因主要有：呼吸中枢抑制、呼吸肌瘫痪、肺水肿和周围循环衰竭。

发现有机磷农药中毒应使中毒者立即与农药脱离接触，离开现场，脱去污染的衣服，清洗受到污染的皮肤、毛发和指（趾）甲缝。经口中毒者，应催吐、洗胃。洗胃液以 2% 碳酸氢钠（小苏打）最为适宜。应注意美曲膦酯（敌百虫）遇碱性液可衍生为毒性更大的敌敌畏（DDV），所以美曲膦酯（敌百虫）中毒禁用碱性洗胃液。使用对抗药和特效解毒药，常用药物有阿托品、山莨菪碱、解磷定等。对于昏迷、抽搐患者必须有专人护理，让患者平卧，头朝一侧以利于口腔内分泌物排出，保持呼吸道畅通。

第三节　食物中毒的调查处理

食物中毒是最常见的食品安全事故之一。因此，食物中毒的调查处理，应按《中华人民共和国突发事件应对法》《中华人民共和国食品安全法》《中华人民共和国食品安全法实施条例》《突发公共卫生事件应急条例》《国家突发公共事件总体应急预案》《国家食品安全事故应急预案》等要求进行。

一、落实食物中毒报告制度

发生食物中毒或者疑似食物中毒事故的单位和接收食物中毒或者疑似食物中毒患者进行治疗的单位应当及时向所在地人民政府卫生行政部门报告发生食物中毒事故的单位、地址、时间、中毒人数和可疑食物等有关内容。

县级以上地方人民政府卫生行政部门接到食物中毒或者疑似食物中毒事故的报告，应当及时填写《食物中毒事故报告登记表》，并按要求报告同级人民政府和上级卫生行政部门。中毒人数较多的食物中毒事故实施紧急报告制度。

中毒人数超过 30 人的，应当于 6h 内报告同级人民政府和上级人民政府卫生部门；中毒人数超过 100 人或者死亡 1 人以上的，应当于 6h 内上报国家卫生和计生委，并同时报告同级人民政府和上级人民政府卫生行政部门；中毒事故发生在学校、地区性或者全国性重要活动期间的应于 6h 内上报国家卫生和计生委，并同时报告同级人民政府和上级人民政府卫生行政部门。任何单位和个人不得干涉食物中毒或者疑似食物中毒事故的报道。

二、食物中毒的调查

食物中毒的调查目的为及时查明中毒原因和性质，抢救患者，制止中毒的继续发生，提出切实可行的预防措施。

1. 一般调查　了解中毒发生的时间及经过情况、中毒人数及严重程度，初步确定引起中毒的可疑食物。详细询问中毒患者在发病当天与前两天所吃食物，筛出全部患者均吃过而健康者未吃过的食物，确定可疑食物。在初步确定可疑食物的基础上封存一切剩余的可疑食物，禁止出售或食用。

2. 救治患者　查明患者的发病时间及主要临床表现，积极抢救、治疗患者，促使毒物尽快排出，并采取对症处理和特效治疗。如食入中毒食物不久，立即催吐洗胃，食物过胃后用导泻、灌肠的方法。如患者已有剧烈呕吐与腹泻或消化道损伤，则不宜做此处理。

3. 采样检查　应认真、快速、准确地采样送检，以明确中毒的性质。对可疑食物的剩余部分，患者的吐泻物及其他可疑物品应采样送检。采样时被检样品的重量固体为 100 ~ 150g，液体为 100 ~ 200ml。采样后应避免发生变质和再污染，细菌样品应在无菌条件下采样和低温下保存运送，有挥发性样品更应注意密封，样品中不得加入防腐剂。并根据中毒症状及可疑原因提出检验重点和目的，力求缩小检验范围。

三、食物中毒的处理

1. 控制措施　在经过初步调查，确认为疑似食物中毒后，调查人员要依法采取行政控制措施，防止食物中毒扩大。

控制范围包括封存可疑食物及其原料和被污染的食物工（用）具、加工设备、容器，并责令其清洗、消毒；行政控制实施方式是使用加盖卫生行政部门印章的封条，并制作行政控制决定书，在紧急情况或特殊情况下，调查人员可到现场封存并制作笔录，然后报卫生行政部门批准，补送行政控制决定书；卫生行政部门应在封存之日起 15 日内完成对封存物的检验或作出评价，并作出销毁或解封决定，因特殊原因需延长封存期的，应作出延长控制限期的决定。

2. 追回、销毁导致中毒的食物　经过现场调查与检验结果，对确认的中毒食物，卫生部门可直接予以销毁，也可在卫生行政部门监督之下，由肇事单位自行销毁，对已售出的中毒食物要责令肇事者追回销毁。

3. 中毒场所处理　根据不同性质的食物中毒，调查人员应指导发生中毒的单位和个人，对中毒场所采取相应措施。对接触细菌性、真菌性食物中毒的餐具、用具和容器设备等物品，用 1% ~ 2% 碱水煮沸消毒或用 150 ~ 200mg/L 的氯制剂溶液浸泡、擦拭消毒。对接触化学性食物中毒的物品，应彻底清洗，消除污染。

4. 行政处罚　卫生部门收集违法事实、证据，制作执法文书，按执法程序进行行政处罚。在追究引起中毒的当事人的法律责任之外，应重视卫生宣传与指导工作，并提出具体改进意见和措施。针对中毒原因总结经验教训，制定严格的卫生制度和预防措施，以免同类事件再次发生。

（练雪梅）

第十二章 医疗机构职业安全与健康管理

医院及其医务人员承担着维护人体生命健康的责任，医院是各种人群聚集、疾病传播活跃的公共场所，其特殊的职业环境使得从事医疗服务的医务人员常暴露于各种职业伤害的危险中，医院的高强度、高风险、高应急工作状态以及社会上不公正的态度和日益紧张的医患关系，严重威胁着医务人员身心健康。科技迅猛发展带来的各种新型高科技仪器设备在基层医院的广泛使用，使得基层医院医务人员的职业危险因素更加复杂多样。近年来，由于医务人员的职业危害频繁发生，医疗机构的职业安全与健康（occupational safety and health，OSH）问题越来越受到重视。

第一节 医疗机构职业危害

职业危害（occupational hazards）指在生产劳动过程及其环境中产生或存在的，对职业人群的健康、安全和作业能力可能造成不良影响的一切要素或条件的总称。职业伤害（occupational injury）是伤害中的一种，是指劳动者从事职业活动或者与职业责任有关的活动时所遭受到的事故和职业病伤害。不同的职业场所发生的职业伤害性质各不相同，医院作为一个公共场所，所面临的人群社会性质复杂，接触的病种种类繁多、病症轻重不一，使得在其中从事服务工作的医务人员更易遭受伤害的侵袭。

一、医疗机构常见职业有害因素及来源

医院的职业暴露因素具有多样性、经常性等特点，其造成的损伤也呈现多样性、经常性、程度不同等特点。根据暴露源和致伤原因分类，可分以下几类：

（一）生物因素

在诊疗活动过程中，患者携带的细菌、病毒等病原微生物通过飞沫、血液、排泄物及其污染物等传播给医务人员，使其有被感染相应传染病的危险。WHO 报告，医院工作人员中的感染率比一般居民高 1 倍。

（1）细菌：常见的有结核分枝杆菌、幽门螺杆菌、淋球菌、葡萄球菌、链球菌、肺炎球菌和大肠埃希菌等。这些细菌广泛存在于各种分泌物、排泄物及患者用过的器具和衣物中，医护人员在为患者诊疗、护理时可通过呼吸道、血液、皮肤等途径感染。据文献报道，护士对结核病的感染患病率是同龄妇女的 2 倍以上。

（2）病毒：常见的有乙型肝炎病毒、丙型肝炎病毒、HIV 和流感病毒等。2000 年 7 月美国疾控中心（CDC）确认 56 名医务人员血清 HIV 阳性与职业性接触有关。

（3）其他生物危害因素：如寄生虫、真菌、支原体和衣原体等，如果医务人员防护或操作不当，则易感染疾病。

（二）物理因素

随着科学技术的迅猛发展，大量的诊疗仪器被应用于医疗实践中，许多物理因素对医务人员身体带来不同程度的伤害。

（1）电离辐射：最常见的是 X 射线、β 射线和 γ 射线，常用来诊断和治疗疾病。主要存在于放射科和放射治疗科、核医学科、心血管血流动力学科、矫形外科、消化道内镜检查、泌尿道内镜检查和麻醉科。医务人员在使用电离辐射来诊断或治疗患者时，可能会遭受偶然的辐射暴露。研究最多、技术也最成熟的 X 线对人体的危害已很明了，可致放射人员肿瘤、白血病、免疫功能低下和放射病等。

（2）非电离辐射：包括射频辐射（微波、高频辐射）、红外辐射（红外线）、紫外辐射和激光等，多见于理疗室、介入室和外科等。

（3）视屏显示终端（VTD）：现在医院大多使用计算机进行病历管理，医护人员每天有大量时间接触 VTD。

（4）锐器伤：主要多见于针刺伤、手术刀片、玻璃安瓿等。

（5）噪声：主要在重症监护病房（ICU）、医院的洗衣房及锅炉房等地点。来自于患者的呻吟声、叫喊声、电动吸引器工作声音、监护仪器报警声、呼吸机报警声及抢救患者或转运时的嘈杂声等。

（6）粉尘和纤尘：供应室的护士在制作各种敷料、棉球和手工给橡胶手套上滑石粉时可产生纤维和粉尘。

（7）微小气候：指医护理人员工作环境的气象条件，如空气的温度、相对湿度、通风情况和热辐射等。供应室、手术室使用干热和压力蒸汽灭菌器时，大量的热量散发出来，使室内温度明显升高。

（三）化学因素

在医疗机构，诊断、检验、治疗工作离不开化学物品及药品，因此化学性危险和有害因素在医疗机构中也大量存在。

（1）腐蚀性物质：如强酸、强碱及有机化合物，实验室多见。

（2）麻醉剂：主要见于手术室。

（3）消毒剂和防腐剂：常见的有含氯消毒剂、甲醛、甲苯、戊二醛、过氧乙酸和乙醇等。

（4）化疗药物：主要见于肿瘤科，护士配药时药物微粒挥发至空气中。

（5）易燃、易爆性物质：如医院中大量使用的氧气和乙醇等。

（6）其他化学因素：如致敏诱导剂和射线对照剂等。

（四）心理因素

医护人员从事的是一种高风险、高应激状态的职业，常常受到医院的职业环境和不正常的医患关系的威胁。如医院生物性危害后的心理打击、工作和家庭的双重心理压力、现今复杂医患关系形成的心理压力、医院暴力侵犯形成的心理压力等。

（五）意外和侵袭因素

如设备故障、医院工作场所暴力等。

二、医疗机构常见职业危害

（一）对运动功能危害

医护人员工作繁忙，精神高度紧张，长时间站立，体位相对固定，可引起肌肉劳损，局部血液循环不良，造成局部组织液渗出而发生颈椎、腰椎损伤，下肢静脉曲张发病率高于普通人群。美国劳动统计局统计报告：护士排在最易发生肌肉、骨骼不适职业的第 1 位，有长期的腰背痛病史的护士达到 52%。

（二）生物因素危害

主要是各类病原体经血液、呼吸道、消化道以及接触等途径发生的感染性疾病，是影响医务人员职业安全最常见的危害。WHO 的一篇综合性报告指出，医院工作人员中乙型肝炎的感染率比一般居民高 3 ~ 6 倍。

（三）物理因素危害

包括噪声、高温、电离辐射（各种放射线）、非电离辐射（高频电磁场、微波、超声波、激光和紫外线等）、负重、切割或针刺等因素造成的损伤。此类因素可造成听力、皮肤、眼睛、中枢神经系统等部位损伤和各类放射病。

（四）化学因素危害

主要是接触化疗药物、麻醉剂、消毒剂和粉尘等造成的刺激、灼伤、生殖毒性、神经毒性及致癌等损伤。有报道显示在接触化疗药物护士的淋巴细胞中，发现染色体异常、姐妹染色单体交换（SCE）斑点突然变异和小核增加；在尿中发现尿原性变异和硫醚增加，一般认为这些现象都反映有致癌危险。

（五）心理因素危害

主要是由于工作性质与职业特点导致的异常的心理负荷，如焦虑烦躁、创伤后应激障碍及职业倦怠等。据报道护士神经衰弱发生率为 6.12%，明显高于全国的 1.30%。

（六）意外和侵袭因素危害

如设备故障导致触电事故、医院工作场所暴力所造成的损伤甚至死亡等。

（七）综合因素的危害

在实际的医疗工作场所中暴露的危害因素往往不是单一存在的，而是多种因素同时产生作用，此时危害更大。如切割伤或针刺伤后感染某种病原体，是物理因素和生物因素共同作用的结果，感染后还会对伤者造成不同程度的心理伤害。

同时，医院不同部门或科室的职业损伤有各自的特点。如外科手术室以切割伤、针刺伤和麻醉剂引起的损伤为主，放射科以电离辐射导致的放射性损伤为主。不同人员或工种的职业损伤也有较大差异。

三、医疗机构常见职业损伤产生的原因

1. 医务人员职业防护知识水平不高，防护意识不强　有研究显示，只有 54.5% 的医生、65.2% 的护士知道自己乙肝和丙肝的免疫状态；35.60% 和 40.73% 的医生、护士不知道针刺伤后应及时报告；有 20.9% 的医生和 42.7% 的护士不知道针刺伤后应采取哪些措施来预防血源性疾病。

2. 医院对职业危害的防护不重视、不全面　医院对职业危害的防护意识不够全面，重视和防范传染科和有医源性辐射源的科室，疏忽了其他科室和其他人员。一些医院管理者重效益、轻防护。如有调查显示，42.3% 的被调查者所在医院从未组织过职业防护的培训，49.5% 偶尔会组织职业防护的培训；60.7% 被调查者所在医院没有职业感染监督、报告制度。

3. 医院职业危害防护硬件措施不到位　部分医院对医院职业危害的重视度较低，对医院职业危害防护硬件的经费投资甚少；部分基层医院收益较差，受经费制约，无经济能力对该方面进行投入。防护用品可及性差，而且可能会存在防护用品质量不能保证的情况；部分医院没有配备国家要求的防护用品。2002 年"非典"暴发期间大量医务人员感染就是典型的案例。

第二节　医疗机构职业安全防范措施

一、健全职业安全防护法律法规和制度

在我国，与医院职业危害防治相关的法律法规和规章制度有《传染病防治法》《职业病防

治法》《安全生产法》《艾滋病防治条例》《医疗废物管理条例》《突发公共卫生事件应急条例》《工务保险条例》《传染性非典型肺炎防治管理办法》《医院感染管理规范》《传染性非典型肺炎诊疗工作中医护人员防护指南》《医疗卫生机构医疗废物管理办法》和《医疗机构传染病预检分诊管理办法》等。卫生部（现称卫计委）还发布了一系列规范性文件，如《医疗废物分类目录》《医疗废物专用包装物容器标准和警示标识规定》《内镜清洗消毒技术操作规范》《二级以上综合医院感染性疾病科工作制度和工作人员职责》《医疗机构口腔诊疗器械消毒技术操作规范》《医院消毒供应中心管理规范》《医院消毒供应中心清洗消毒及灭菌技术操作规范》《医院消毒供应中心清洗消毒及灭菌效果监测标准》和《医务人员艾滋病病毒职业暴露防护工作指导原则（试行）》等。

　　虽然一系列法律法规、规章和规范性文件的制定，逐步完善和充实了医务人员职业防护法律法规体系，但是其中也存在一些问题。

　　1. 没有专门针对医院职业卫生防护的法规和技术规范　所有有关医务人员防护的要求都分散在诸多法律法规和规章中，不利于医疗机构和医务人员对职业防护形成系统和全面的概念，对医务人员职业防护的开展非常不利。

　　2. 法律法规操作性不强　如《职业病防治法》中要求对接触职业危害因素的劳动者进行职业健康监护，但在配套的规范中只有对"结核病、肝炎病防治工作"的工作人员要求强制性健康监护，其余医务人员并没有纳入健康监护的目标人群，这些因素都会导致医务人员职业防护按《职业病防治法》执行的困难。

　　3. 强制要求以推荐标准的形式颁布　有些标准以推荐性标准的方式颁布，对医院没有强制性。如《血源性病原体职业接触防护导则》（GBZ/T213-2005）、《医院隔离技术规范》（WS/T311-2009）、《医院感染监测规范》（WS/T312-2009）和《医务人员手卫生规范》（WS/T313-2009）。

　　4. 政策制定重视公共卫生责任，忽视对医护人员的保护　如在《医疗废物管理条例》中规定：使用后的一次性医疗器具和容易致人损伤的医疗废物，应当消毒并作毁形处理，但很多研究表明，护理人员在处理一次性医疗器具时容易造成护理人员针刺伤。

　　5. 部分职业暴露没有相关立法　如在抗肿瘤药物防护方面我国缺少相应的要求和标准。

　　针对医务人员职业防护中存在的问题及其影响因素，应该加强医务人员职业防护法规和标准规范体系的建设。

二、加强职业安全管理

（一）建立规章制度

　　建立完善的职业安全防护制度，制订工作流程、操作规范、职业暴露应急预案及职业损害的干预措施，并进行督导与考核；建立登记和报告制度及医务人员健康体检档案，定期体检，预防接种。

（二）强化医务人员的职业安全教育与培训

　　医院管理者应高度重视，把职业安全教育作为上岗培训和在职教育的重要内容。医院所有人员岗前培训均应含职业安全教育，包括医生、护士、病房助理员、清洁工、技术员和输送工等。培训内容应该包括："常见职业暴露的危害"、"标准预防"和相关知识、暴露事件的报告流程及暴露后的预防处理等。除常规教育培训外，还应对特定人群有针对性地进行职业安全培训，如护理人员的职业危害因素与防护、放射人员的职业安全防护、工勤人员的职业安全防护等。使医务人员的职业安全教育制度化、经常化、规范化，使全体医务人员树立明确的职业安全防范意识，才能有效降低职业暴露危害的风险。

（三）完善安全防护设施

易发生职业暴露的科室，必须配备各种防护用品，如乳胶手套、防水围裙、一次性隔离衣、胶鞋、口罩、帽子、护目镜、面罩以及发生职业暴露后的处理用品（如冲洗器）等。定期检查防护用品的性能，使用或损坏后及时更换或补充，存放一定数量；存放处应随手可取、使用方便。

三、建立职业安全督导机制

应设置专门的管理机构来负责医院的职业危害和危险因素的控制及管理工作，尽可能减少这些因素对医护人员的健康损害。医院专职人员定期对职工安全工作进行检查，每个部门设立职业安全兼职人员，负责督促科内医务人员的职业安全健康行为，当发现有医务人员不能或不会使用正确的方法进行操作时立即给予指导。

总之，医院职业安全防范需要各部门重视、全员参与，从预防入手，保障医务人员的身体健康及职业安全。

（庞淑兰）

第十三章　公共卫生监测

第一节　公共卫生监测

一、公共卫生监测的定义

1992 年国际卫生监测大会将公共卫生监测（public health surveillance）定义为"系统地、连续地收集、分析、解释和回馈与促进人群健康有关的公共卫生资料，用于制订公共卫生计划、评价公共卫生措施和效果的一系列活动"。该大会倡导每一个国家都具备监测公共卫生状况和有关危险因素变化的能力，及时发现新的公共卫生问题，评价干预措施和卫生政策效果。

2005 年新的国际卫生条例（IHR2005）中公共卫生监测被定义为"持续地、系统地收集、分析和解释特异的结局性数据，用于计划、实施和评估公共卫生实践"。

我国目前公共卫生监测的定义是指长期、连续、系统地收集有关健康事件、卫生问题的资料，经过科学分析和解释后获得重要的公共卫生信息，并及时反馈给需要这些信息的人或机构，用于指导制订、完善和评价公共卫生干预措施与策略的过程。

具体定义虽然有所区别，但其内涵又有相通之处。从核心来看，公共卫生监测围绕三个基本特征：①系统地收集有关资料；②汇总、分析所收集的资料；③监测的结果要通过描述性流行报告形式进行发布。

二、公共卫生监测的目的

（一）描述与健康相关事件的分布特征与变化趋势

1. 定量评估公共卫生问题的严重性，确定主要的公共卫生问题，掌握其分布特征　决策者掌握了主要的公共卫生问题的基本情况才能正确地建立卫生政策和卫生计划的目标。如通过监测结核病，发现结核病发病率从 1985 年开始出现上升趋势，为政府提示结核病有重新抬头的现象，从而确定一定时间内的卫生计划和目标。

2. 发现异常情况，查明原因并采取干预措施　如果发现疾病的分布出现异常变化，可开展进一步的流行病学调查来判断变化的原因，采取干预措施来控制暴发或流行。如 1988 年上海甲肝暴发，及时开展流行病学调查后发现，这次暴发是居民食用了甲肝病毒污染的毛蚶引起的，所以采取了市场禁售毛蚶的措施，不久，暴发即告平息。这是通过公共卫生监测将传染病和公共卫生干预有机联合起来的典型事例。

3. 确定疾病的危险因素和高危人群，为干预选择合理的策略和有效的措施　掌握相关疾病分布、有关影响因素、人口学特征等信息，则有助于确定高危人群和危险因素。如在 AIDS 的病因尚未明确即 HIV 尚未发现之前，由于确定了危险因素和高危人群，相关部门能够在流行早期就利用监测结果来预防干预，通过健康教育使广大公众了解 AIDS 的传播方式。

4. 预测健康相关事件的发展趋势，制订公共卫生策略和措施　通过动态监测疾病的发展趋势，可以预测流行的规模，从而估计未来的卫生服务需求。目前，我国已经把 AIDS 作为重点预防控制的重大疾病，形成了一个政府领导、多部门合作和全社会教育的工作体系。

（二）评价公共卫生干预策略和措施的效果

由于监测是连续、系统地进行观察，因此在评价干预策略时，疾病的变化趋势能够提供最直接和最可靠的依据。如美国在 20 世纪 80 年代后期，通过监测麻疹发病率的变化发现麻疹复燃，从而又采取原预防接种的政策。

三、公共卫生监测的分类

（一）现代公共卫生体系涉及的三大类卫生服务

1．由政府疾病预防控制机构承担的，常规开展的疾病监测、疾病预防与控制、健康保护和应急处置等方面的卫生服务工作。

2．制定健康的公共政策，调整卫生服务的方向和措施，减少环境对人群健康的不良影响，促进人们维护和改善自身健康。

3．卫生服务的保证，有效保证卫生服务质量、公平性及安全性。

（二）与公共卫生监测相关的内容

现代公共卫生体系应履行的基本职能中与公共卫生监测相关的内容有：

1．监测人群健康相关状况　内容包括：①连续的收集整理、分析利用、报告反馈、交流发布与人群健康相关的信息。②建立并定期更新人群健康档案，编撰卫生年鉴。③人口、社会及经济学等信息。④人群健康水平，如营养膳食水平和生长发育水平等。⑤疾病或健康问题，如传染病、寄生虫病、心理疾患和突发卫生事件等。⑥疾病与健康相关的因素，如生物和环境等因素。⑦公共卫生服务的提供，如免疫接种、健康教育和妇幼保健等。⑧公共卫生资源，如经费、人力、机构及设施等。⑨公共卫生相关的科研和培训信息。

2．疾病或健康危害事件的预防和控制

（1）对正在发生的疾病流行或危害人群健康突发事件，如传染病流行、新发疾病的出现、慢性病流行等，开展调查预防并采取控制措施，开展病例发现、诊断和治疗。

（2）对可能发生的突发公共卫生事件做好应急准备包括应急预案常规储备。

（3）对有明确病因的疾病实施健康保护措施，如免疫接种、饮水加氟、食盐加碘、职业防护、婚前和孕产期保健等。

（三）公共卫生监测的分类

我国公共卫生常规监测包括：疾病监测体系（大疫情）、公共卫生监测体系（五大卫生）和单病报告体系（性病、AIDS 和结核病等），同时又有突发事件报告体系。具体划分为：

1．传染病监测　WHO 规定的国际监测传染病有 5 种，为流行性感冒、脊髓灰质炎、疟疾、流行性斑疹伤寒和回归热。我国根据具体情况又增加了登革热，共 6 种国际监测传染病。我国法定报告的传染病有 39 种，分甲、乙、丙三类。

2．非传染病监测　随着疾病谱的改变，公共卫生监测范围扩大到非传染病，如恶性肿瘤、心脑血管病、糖尿病、精神病、职业病及出生缺陷等疾病。

3．行为及行为危险因素监测　随着疾病模式的改变，慢性病、伤害和性传播疾病逐渐成为影响人类健康的主要卫生问题。行为及行为危险因素监测已经成为公共卫生监测的一个组成部分。行为及行为危险因素监测是针对公共卫生事件原因的监测。一般的行为，在没有确定与特定疾病存在因果关联性时，只是一些非特异性的行为或现象，对这些行为的监测，是为了探求病因。而针对明确的行为危险因素监测，能对相关疾病或公共卫生事件的发生进行一定程度的预测。如慢性疾病监测中对吸烟、不良饮食习惯等的监测，AIDS 监测中对特定人群的不安全性行为、吸毒等行为的监测等。

4．针对其他卫生问题的监测　包括环境监测，是营养监测和学校卫生监测等，是为了解决不同的卫生问题、达到特定的卫生目标的公共卫生监测。

四、公共卫生监测系统的评价

（一）我国公共卫生监测的发展

1. 第一阶段为传染病监测的初始阶段　我国在 1950 年成立全国法定报告传染病疫情报告及回馈系统，这一系统在我国传染病防制工作中发挥了举足轻重的作用，至今仍然是我国最重要、最基本的宏观监测系统。该阶段疾病监测的特点为重视对疾病流行期的监测，并作出迅速反应。

2. 第二阶段为传染病监测和出生、死亡监测迅速发展阶段　20 世纪 70 年代后期，西方疾病监测的概念传入我国，促进了我国传染病监测和出生、死亡监测的迅速发展。1978 年中国医学科学院流行病室首先在北京市开始传染病的监测试点工作。1980 年开始在我国逐步建立了全国疾病监测系统，开展对出生、死亡和传染病监测为主并逐渐增加非传染病内容的监测工作。

3. 第三阶段为慢性非传染病和行为监测发展阶段　在传染病监测继续深入开展的同时，疾病监测内容进一步扩大到对慢性非传染病和行为监测。1989 年，在全国不同类别的地区，按真实人口分布建立疾病监测点，开展疾病监测工作，包括监测人口的出生、死亡（含死因）、甲乙丙三类法定传染病的发病情况和儿童计划免疫的接种情况。

1990 年 1 月 1 日起，传染病疫情的报告开始实行四卡、四册登记报告制度，即出生报告卡、册，死亡报告卡、册，甲、乙、丙类传染病报告卡、册，以及计划免疫报告卡、册。部分疾病监测点进行了"居民健康档案"的建档工作。2001 年随着国家卫生信息网络的建设，开始实行逐级收集个案上报，但是依然无法实现对传染病暴发的监测。

4. 第四阶段为疾病监测系统网络直报阶段　2003 年 SARS 疫情暴发后，暴露了我国传染病监测和报告的诸多问题。2003 年 11 月国家建成了可以满足 2 万人同时使用的信息系统，到 2006 年年底，全国 96% 的县级以上医院、67% 的乡镇卫生院实现了 37 种法定报告传染病疫情的网报。2004 年 4 月 26 日我国正式启动医院死因报告系统，共有 40 万死亡案例经网上报告，估计占全国死亡的 8.9%。2005 年 1 月启动结核病专病报告系统。2005 年 3 月 20 日启动 AIDS 专病报告系统。此外还增加了 18 个单病监测系统。2006 年 4 月启动突发公共卫生事件相关信息报告系统，便于及时准确掌握突发公共卫生事件相关信息。2006 年 12 月 1 日启动救灾防病信息报告系统。此外，重点传染病监测自动预警信息、健康危险因素监测系统、儿童预防接种信息报告系统等相继运行。

（二）公共卫生监测系统监测评价指南

公共卫生学中每一个监测系统均应定期地进行评价，以保证重要的公共卫生问题被纳入监测，以使疾病预防和控制的有用信息被收集，发挥其有价值的卫生服务功能并满足客观需要。但是很少有国家对其监测系统开展系统性评审，因此大多数国家缺乏对监测设施的差距和局限性的全面认识。只有少数国家对其发现和应对新出现的疾病威胁的能力进行了评估。

WHO 要求国际卫生条例（IHR2005）各缔约国在条例生效后 2 年内对其公共卫生监测状况进行评估，这将有助于各国改进监测管理。

WHO 推荐的监测评价指南对监测系统的整体评价过程包括：①对评价的监测系统进行全面的描述，包括：监测事件的公共卫生重要性、建立监测系统的目标以及建立和运作监测系统所需要的资源。②制订相应的评价计划，包括：明确分工、制作问卷以及确定评价的指标体系等。③收集评价所需要的信息，对监测系统的以下性质进行评价：简洁性、灵活性、灵敏性、可接受性、阳性预测值、时效性、真实性和稳定性。④最后将评价结果反馈给监测系统执行者以及决策制订者等。

对上述各指标的解释如下：

（1）简洁性（simplicity）：同时反映了检测系统的组织结构和实际操作的难易程度。在满足监测目标的前提下，监测系统的体系与实际操作过程应尽量简洁。

（2）灵活性（flexibility）：是指监测系统对内、外环境变化的适应能力，即监测系统能针对新的公共卫生问题进行及时的改变或调整。

（3）灵敏性（sensitivity）：是指监测系统识别公共卫生问题的能力。侧重疾病长期控制的监测系统，其对灵敏性的要求是尽可能多地发现实际病例；侧重早期预警的监测系统，其对灵敏性的要求是尽可能早地发现暴发。

（4）可接受性（acceptability）：是指监测系统各个环节的工作人员对监测工作的参与意愿，反映在工作人员能否提供有效的信息。

（5）阳性预测性（positive predictive value，PPV）：是指监测系统报告的病例中真正的病例所占的比例。

（6）时效性（timeliness）：是指从监测系统发现公共卫生问题到将信息反馈给有关部门的时间。它反映了监测系统的信息反馈速度。

（7）真实性（representativeness）：或称为"代表性"，即监测数据真实反映（代表）实际疾病流行情况的能力。由于实际情况不可准确得知，所以真实性的判断需要结合监测人群特征、监测疾病的性质以及监测数据来源等多方面的因素进行考虑。

（8）稳定性（stability）：是监测系统可靠性（准确收集、管理及提供信息的能力）以及可用性（能够为疾病控制提供足够依据）的综合表现，在实现了数据电子化管理的监测系统，稳定性还包括监测数据管理软件的稳定和监测所需硬件的稳定工作能力。

评价监测系统不应该只关注每个指标的实现程度，而应关注这些指标是否达到适当的平衡。监测改进的结果应该最终依据健康改善状况来判断。

公共卫生将继续扩大监测数据的多样化和来源，以便更好地监控新老公共卫生问题。但目前大部分公共卫生监测系统都是针对特定的问题或疾病，各系统之间相互独立、信息不能共享，导致资源的重复与浪费并存。为了提高监测效率和效果，应该将公共卫生和国家信息基础设施进行有力的整合，为公众提供优质的监控和健康服务。

第二节　疾病监测

疾病监测（surveillance of disease）是公共卫生监测的一部分，它既是预防和控制疾病的重要对策，也是很具体的重要措施。

我国自 1978 年开始，陆续建立了流感、乙型脑炎、流脑、副霍乱、流行性出血热、鼠疫和钩端螺旋体病等单病种的疾病监测系统。1979 年在北京、天津开展疾病监测试点；1980 年，建立了长期综合性的疾病监测系统，开展了以传染病监测为主的疾病监测工作，并逐渐向非传染病领域延伸。1989 年初，国家提出了第二阶段疾病监测总体设计方案的原则，在全国不同类别的地区，根据实际人口分布资料，按分层整群随机抽样的方法，建立疾病监测点，对监测人群的出生、死亡、甲乙丙三类法定传染病的发病、儿童计划免疫的接种情况进行监测。

我国法定传染病疫情报告系统是一个覆盖全国的收集传染病疫情信息的监测系统，是最重要的传染病监测系统，该监测系统采取被动监测为主的监测方式；自 2004 年起，该系统实现了医疗机构网络直报，报告甲、乙、丙三类法定传染病。目前国家卫生和计划生育委员会每个月公布全国法定传染病疫情概况：如 2013 年 6 月，全国（不含台港澳，下同）共报告法定传染病 743 216 例，死亡 1336 例。其中，甲类传染病中报告霍乱 6 例，无死亡；乙类传染病中除传染性非典型肺炎、脊髓灰质炎、人感染高致病性禽流感和白喉无发病、死亡病例报告外，其余 22 种传染病共报告发病 306 230 例，死亡 1278 例；报告发病数居前五位的病种依次为病毒性肝炎、肺结核、梅毒、细菌性和阿米巴性痢疾、淋病，占乙类传染病报告发病总数的 93%。

同期，全国共报告丙类传染病发病 436 980 例，死亡 58 例。报告发病数居前三位的病种依次为手足口病、其他感染性腹泻病和流行性腮腺炎，占丙类传染病报告发病总数的 97%。

一、疾病监测的概念

疾病监测是指长期、连续、系统地收集疾病的动态分布及其影响因素的资料，经过分析将信息上报和反馈，传达给所有应该知道的人，以便及时采取干预措施并评价其效果。疾病的动态分析不仅指疾病的时间动态分布，也包括从健康到发病的动态分布和地域分布。其影响因素包括影响疾病发生的自然因素和社会因素。疾病监测只是手段，其最终目的是预防和控制疾病流行。

这个定义反映了疾病监测的三个基本特征：①只有长期、连续、系统地收集资料，才能发现疾病的分布规律和发展趋势。②只有将原始资料整理、分析、解释后，才能转化为有价值的信息。③只有将信息及时反馈给有关部门和人员后，才能在预防疾病时得到完全利用。

二、我国主要的疾病监测方法

（一）疾病监测的分类

1. 传染病监测　WHO 传染病监测系统评估小组指出，传染病监测是公共卫生监测的组成部分，也是最广泛的卫生信息系统。

目前许多国家都十分注重传染性疾病的监测，除国际共同监测的传染病病种外，各国还有自己规定的监测病种。WHO 将疟疾、流行性感冒、脊髓灰质炎、流行性斑疹伤寒和回归热等五种疾病列为国际监测的传染病。我国根据本国发病特点又增加了登革热作为同步予以监测的传染病。为防止 AIDS 的传播和蔓延，我国又把该病列为国境卫生检疫监测的传染病。

2. 非传染病监测　由于现代疾病谱的演进和改变，非传染病监测被纳入疾病监测工作，其包括出生缺陷、职业病、恶性肿瘤、心脑血管病。此外，其他公共卫生监测，如环境监测、营养监测、婴儿与孕产妇死亡监测、药物不良反应监测以及计划生育监测等也列入了监测的范畴。

3. 症状监测　症状监测（syndromic surveillance）指不依赖特定的诊断，对指定人群中特定临床症候群（如发热、腹泻、呼吸道症状等）的发生频率进行监测，强调非特异的症状为基础的监测。症状监测是以早期察觉和调查疾病发生为主的一种对可能突发事件的察觉、评估、报告机制，在一定程度上可以弥补以诊断为基础的传统疾病监测的缺陷，这是近年来为应对生物及化学恐怖袭击或者其他严重公共卫生事件危害而发展起来的研究热点。

症状监测旨在确定出现早期症状病例数的阈值，这将比通过传统监测方法确定的阈值早。症状监测提前预警的能力取决于疾病暴发的规模、受影响人口的范围、症状定义及各种数据资源、开始预警调查的标准、医疗相关机构察觉和报道特殊病例的能力等。同时，对于考查症状监测以及评估症状监测运行状况，疾病预防和控制机构必须有相应的程序和方案。

4. 事件监测　为早期发现疾病的发生，在我国部分地区或行业开展了事件监测，如医疗器械不良事件监测、处方事件监测等，此方法特别适合于发现新信号，对相关疾病可能发生流行予以提示，为疾病早期预警提供依据。

（二）疾病监测的几个概念

1．被动监测与主动监测　下级单位按照常规上报监测资料，而上级单位被动接受，称为被动监测。根据特殊需要，上级单位专门调查或要求下级单位严格按照规定收集资料，称为主动监测。全国法定传染病疫情统计属于被动监测的范畴。而1990年以来在全国各主要血吸虫病流行区开展的流行病学纵向监测，按照统一要求对血吸虫感染水平、急性血吸虫病和晚期血吸虫病进行重点监测，以掌握我国血吸虫病的流行态势则属于主动监测的范畴。主动监测的质量明显优于被动监测。

2．常规报告与哨点监测　常规报告是指国家和地方的常规报告系统，如我国的法定传染病报告系统，要求报告的病种多（甲、乙、丙三类），报告的范围覆盖全国，而且主要由基层卫生人员来开展工作，容易产生漏报和监测质量低下的现象。

哨点监测（sentinel surveillance）是根据某些疾病的流行特点，由设在全国各地的哨兵医生对高危人群进行定点、定时、定量调查的监测系统。例如我国的血吸虫病监测系统，是根据流行特点由设在全国各地的几百个试区（包括全国的18个试区和各省市的试区）对血吸虫病流行区的人群、家畜和中间宿主钉螺进行定期的调查，由此可以大致了解我国血吸虫病的变化趋势。

3．监测病例与实际病例　疾病与健康间往往缺乏一个明显的界限，如果按照某个临床诊断标准来确定病例，就必然会发生一定数量的漏诊和误诊。在大规模的监测工作中，宁可忽视单个病例诊断的准确性，也要保证一个统一的、可操作性强的临床诊断标准，用这个诊断标准确定的病例称为监测病例。如根据浙江省疾控中心通报，截至2013年4月11日，浙江省共发现并报告符合H7N9禽流感监测病例定义病例41例，其中确诊病例6例，2例病患死亡，4例病患目前在医院救治。在疾病监测中应当尽可能提高实际病例在监测病例中的比例，而且应当能估计这个比例的大小和变化。

4．直接指标与间接指标　监测得到的发病数、死亡数以及经过分析后得到的发病率、死亡率等，称为监测的直接指标。有时监测的直接指标不易获得，例如要对每个流行性感冒病例都作出诊断会非常困难，即使仅仅对流行性感冒死亡作出诊断，也会因为涉及死因分类等问题而很难区分患者是因流行性感冒还是因肺炎死亡。这时可以用"流行性感冒和肺炎死亡数"作为监测的间接指标，同样可以达到监测流行性感冒疫情的目的。

5．静态人群与动态人群　监测过程中观察人群如果没有迁出、迁入，或只有少量迁出、迁入，称为静态人群（fixed population）；如果有频繁迁出、迁入，则称为动态人群（dynamic population）。在计算频率指标时，静态人群可以用平均人口数作分母；动态人群可以用人时数作分母。

（三）内容和方法

开展流行病学监测是通过常规报告、实验室检测、人群调查和现场实验等方法取得大量有关人群健康与疾病联系的医学和社会信息，从群体生态学角度，用联系的、转换的观点，用概率语言描述、分析和认识疾病，预防和控制疾病的发生和发展。具体内容包括：

1．传染病监测　传染病监测的目的是通过长期、连续和系统地收集、核对、分析传染病动态分布和影响因素的数据，并将信息及时向需要此信息的人员和机构回馈，为控制传染病进行决策、制订方案、措施的实施、效果评价和调整有关政策服务，最重要的是通过早期监测发现传染病的流行，及时采取控制措施。

2．死亡（死因）监测　死因登记数据分析产生的婴儿死亡率、孕产妇死亡率、死因别死亡率和死因构成等指标可以反映一个国家或地区的卫生、经济水平和文化发展状况，为制定社会经济发展政策、卫生事业发展规划和卫生保健措施提供科学的依据，同时也是医学、人口学和社会学等学科研究的基础参考信息。

我国常规死因登记资料主要通过全国疾病监测点（DSP）系统和卫生部死因登记系统收集。DSP 系统虽然只覆盖中国总人口的 1%，但该系统通过概率抽样形成，监测结果具有代表性；卫生部死因登记系统大约覆盖中国总人口的 8%，卫生统计信息中心将每年所收集到的资料进行汇总分析后以年报的形式报告、出版。2014 年开始，卫计委将死因监测登记报告系统独立出来，开发启用《国家人口死亡信息登记管理系统》。

3．非传染病监测　随着疾病谱的改变，有些国家把监测范围扩大到非传染病。我国 DSP 不仅对人群传染病发病模式和死亡模式进行了系统的监测，而且对全死因模式、部分疾病的原因进行了探讨。提供了详细的死因顺位资料，证实了心脑血管疾病、恶性肿瘤、呼吸系统疾患和意外伤亡已成为人群最主要的死因，反映了慢性病的死亡趋势。涉及的主要慢性病有：高血压、心脑血管疾病、高脂血症、肿瘤、AIDS 等。主要的行为危险因素为：吸烟、饮酒、不合理饮食、肥胖、高血脂、高血压、冠心病等的知识、态度和行为危险因素。

4．伤害监测　伤害监测开始较晚，发达国家在 20 ～ 30 年前才把伤害纳入疾病控制内容之一，在政府协调下，由工程技术、医疗卫生、交通、法律、消费和教育等部门组成了国家和地方的伤害预防与监测系统。2000 年 3 月在日内瓦 WHO 总部正式成立"伤害与暴力预防处"。我国伤害研究始于 20 世纪 80 年代，天津等城市已开展伤害监测工作，尚未有全国性的完整的伤害监测系统。

5．出生缺陷监测　我国人口出生缺陷监测项目开始于 1986 年，监测对象为在医院内住院分娩的孕满 28 周到产后 7 天内的围生儿（包括活产死胎、死产，不包括孕 28 周后的计划外引产），目前主要监测 23 种出生缺陷。

疾病监测工作的基本环节包括：

（1）收集资料：监测资料的来源是多渠道的，可以根据监测的特定目标来收集。监测资料大致包括以下几个方面：①人口学资料。②疾病发病或死亡的资料。③实验室检测资料。④危险因素调查资料。⑤干预措施记录。⑥专题调查报告。⑦其他有关资料。

（2）分析资料：把原始资料加工成有价值的信息的过程，包括以下步骤：①将收集到的原始资料认真核对、整理，同时了解其来源和收集方法，因为错误或不完整的资料是无法用统计学技术来纠正的，只有质量符合要求的资料才能供分析用。②利用统计学技术把各种数据转变为有关的指标。③解释这些指标究竟说明了什么问题。

（3）反馈信息：必须建立反馈信息的渠道，使所有应该了解信息的单位和个人都能及时获得，以便迅速对疫情作出反应，也有助于明确工作重点和研究方向。信息的反馈分为纵向和横向两个方向。纵向包括向上反馈给卫生行政部门及其领导，向下反馈给下级监测机构及其工作人员；横向包括反馈给有关的医疗机构及其专家，以及社区及其居民。反馈时应视对象不同而提供相应的信息。

（4）利用信息：充分利用信息是疾病监测的最终目的。监测获得的信息可以用来了解疾病分布特征、预测流行、评价干预效果及确定主要卫生问题等，为制订预防控制疾病的策略和措施提供依据。

三、我国疾病监测系统

世界范围内的疾病监测任务由 WHO 承担，下设专门机构包括血清保存中心、流行性感冒中心、虫媒病毒中心及现场监测队伍等。许多国家都设有专门的组织机构从事疾病监测工作，如美国疾病预防控制中心（CDC）。

根据我国《传染病防治法》规定，各级疾病预防控制中心承担传染病监测、预测，流行病学调查，疫情报告以及其他预防、控制工作，各级医疗机构承担与医疗救治有关的传染病防治工作和责任区域内的传染病预防工作。城市社区和农村基层医疗机构在疾病预防控制机构的指导下，承担城市社区、农村基层相应的传染病防治工作。这样，由设于国家、省、市和县四级的疾病预防控制中心以及遍布全国的各级医院、乡镇卫生院和社区卫生服务中心共同组成庞大的传染病监测、预防、诊断和治疗网络。

我国疾病监测系统包括：

1．以人群为基础的监测系统 该系统是在特定人群中收集所有人员的有关医学资料，监测疾病的动态。此监测获得的信息不仅有数字的报告，而且有病例情况的报告，还有特定人群的人口数据及卫生状况数据等，可用来进行多方面的深入分析，有很高的科研和实用价值。

2．以医院为基础的监测系统 该系统以医院为现场开展工作，原来主要是对医院内感染和病原菌耐药进行监测的系统以及出生缺陷监测系统，现在逐步扩展为在医疗机构发生的所有相关疾病监测。

3．以实验室为基础的监测系统 该系统主要利用实验室方法对病原体或其他致病因素开展监测，单项疾病监测系统大多属于此类。

4．国家法定报告的传染病监测系统 该系统是以法律或强制性的制度作保障，从宏观上监测主要传染病的动态变化，是最基本、最重要的传染病监测系统。1955 年政务院批准的《中华人民共和国传染病管理办法》、1978 年颁发的《中华人民共和国急性传染病管理条例》和1989 年颁发的《中华人民共和国传染病防治法》等，都规定了管理传染病的类别和病种，并实行疫情报告制度。

四、行为学监测和第二代监测

（一）行为学监测

行为学监测（behavioral surveillance survey，BSS）是指在有代表性的人群中反复进行横断面行为调查。行为学监测适用于传染性疾病，也适用于非传染性疾病。传染性监测指标主要指能够导致传播途径实现的各种行为，如直接导致 AIDS 传播风险的多性伴侣行为、安全套使用、共用针具行为、同性恋行为等。慢性非传染性监测指标主要指一些不良的生活习惯等行为，如吸烟、饮酒、缺乏体育锻炼等。由于这些行为可以导致某些疾病的发生，因此行为改变可以作为一类灵敏、及时、早期预警的指标。

（二）第二代监测

第二代监测（secondary generation surveillance，SGS）是指血清学监测和行为监测相结合的综合监测，以达到提高敏感性和监测效率的目的。第二代 HIV/AIDS 监测是在第一代 HIV/AIDS 监测的基础上，针对 HIV/AIDS 流行形势的复杂性和第一代 HIV/AIDS 监测的缺陷而提出并逐渐发展起来的。在传统常规监测的内容中加入了行为学监测是新一代 HIV/AIDS 监测的里程碑。

（唐玄乐）

第三节 药物不良反应监测

用于治疗、预防或保健的药品和制剂，在批准上市后就会逐渐用于广大人群。由于用药人群的数量极大，而且在年龄、生理状况、遗传素质与并发症等方面存在很大的差异，有可能出现在临床试验期间对小样本人群未观察到的新不良反应。即使是上市多年的药品，由于用药适应证掌握不当，或者罕见病例的特殊反应性，都可能发生不曾预料的不良反应，甚至是危及生命的严重反应。因此，对于药品不良反应的监测必须常态化、制度化、法律化、专业化，以最大限度地保证用药人群的生命和健康利益。

在我国，药物不良反应监管的官方机构是国家食品药品监督管理局，其下属的国家药物不良反应监测中心则负责具体的信息收集、公布与管理工作。《药品不良反应报告和监测管理办法》（卫生部令81号，自2011年颁布、执行）是具有法律效力的规范各级相关部门包括医务人员监测、报告药物不良反应的纲领性文件。此外，由国家食品药品监督管理局药品评价中心和国家药物不良反应监测中心主办的期刊《中国药物警戒》，为我国最权威的药械警戒期刊，是广大医药工作者了解国内外药品不良反应监管信息的重要渠道。

一、药物不良反应监测的有关概念

1．药品不良反应   药品不良反应（adverse drug reactions）是指合格药品在正常用法用量下出现的与用药目的无关的有害反应。例如长期口服抗结核药异烟肼对部分患者可引起白细胞降低和肝功能损害。

2．药品不良反应报告和监测   药品不良反应报告和监测（adverse drug reaction reporting and monitoring）是指药品不良反应的发现、报告、评价和控制的过程。

3．严重药品不良反应   严重药品不良反应是指因使用药品引起以下损害情形之一的反应：导致死亡；危及生命；致癌、致畸、致出生缺陷；导致显著的或者永久的人体伤残或者器官功能的损伤；导致住院或者住院时间延长；导致其他重要医学事件，如不进行治疗可能出现上述所列情况者。

4．新的药品不良反应   新的药品不良反应是指药品说明书中未载明的不良反应，或说明书中已有描述，但不良反应发生的性质、程度、后果或者频率与说明书描述不一致或者更严重的，按新的药品不良反应处理。

5．药品群体不良事件   药品群体不良事件是指同一药品在使用过程中，在相对集中的时间、区域内，对一定数量人群的身体健康或者生命安全造成损害或者威胁，需要予以紧急处置的事件（同一药品指同一生产企业生产的同一药品名称、同一剂型、同一规格的药品）。

二、《药品不良反应监测管理办法》的总体原则

1．为加强药品的上市后监管，规范药品不良反应报告和监测，及时、有效控制药品风险，保障公众用药安全，依据《中华人民共和国药品管理法》等有关法律法规，制定本办法。

2．在中华人民共和国境内开展的药品不良反应报告、监测以及监督管理，适用本办法。

3．国家实行药品不良反应报告制度。药品生产企业（包括进口药品的境外制药厂商）、药品经营企业、医疗机构应当按照规定报告所发现的药品不良反应。

4．国家食品药品监督管理局主管全国药品不良反应报告和监测工作，地方各级药品监督管理部门主管本行政区域内的药品不良反应报告和监测工作。各级卫生行政部门负责本行政区域内医疗机构与实施药品不良反应报告制度有关的管理工作。

5．地方各级药品监督管理部门应当建立健全药品不良反应监测机构，负责本行政区域内药品不良反应报告和监测的技术工作。

6．国家鼓励公民、法人和其他组织报告药品不良反应。

三、与医务人员职责有关的基本要求

1．药品生产、经营企业和医疗机构获知或者发现可能与用药有关的不良反应，应当通过国家药品不良反应监测信息网络报告；不具备在线报告条件的，应当通过纸质报表报所在地药品不良反应监测机构，由所在地药品不良反应监测机构代为在线报告。报告内容应当真实、完整、准确。

2. 药品生产、经营企业和医疗机构应当配合药品监督管理部门、卫生行政部门和药品不良反应监测机构对药品不良反应或者群体不良事件的调查，并提供调查所需的资料。

3. 药品生产、经营企业和医疗机构应当建立并保存药品不良反应报告和监测档案。

四、对医务人员报告个例药品不良反应的要求

1. 药品生产、经营企业和医疗机构应当主动收集药品不良反应，获知或者发现药品不良反应后应当详细记录、分析和处理，填写《药品不良反应/事件报告表》并报告。

2. 新药监测期内的国产药品应当报告该药品的所有不良反应；其他国产药品报告新的和严重的不良反应。

进口药品自首次获准进口之日起 5 年内，报告该进口药品的所有不良反应；满 5 年的，报告新的和严重的不良反应。

3. 药品生产、经营企业和医疗机构发现或者获知新的、严重的药品不良反应应当在 15 日内报告，其中死亡病例须立即报告；其他药品不良反应应当在 30 日内报告。有随访信息的，应当及时报告。

4. 个人发现新的或者严重的药品不良反应，可以向经治医师报告，也可以向药品生产、经营企业或者当地的药品不良反应监测机构报告，必要时提供相关的病历资料。

五、医务人员应对药品群体不良事件的要求

1. 药品生产、经营企业和医疗机构获知或者发现药品群体不良事件后，应当立即通过电话或者传真等方式报所在地的县级药品监督管理部门、卫生行政部门和药品不良反应监测机构，必要时可以越级报告。

2. 同时填写《药品群体不良事件基本信息表》，对每一病例还应当及时填写《药品不良反应/事件报告表》，通过国家药品不良反应监测信息网络报告。

3. 医疗机构发现药品群体不良事件后应当积极救治患者，迅速开展临床调查，分析事件发生的原因，必要时可采取暂停药品的使用等紧急措施。

六、与医务人员有关的药品不良反应监测评价和控制

1. 药品生产企业对已确认发生严重不良反应的药品，应当通过各种有效途径将药品不良反应、合理用药信息及时告知医务人员、患者和公众；采取修改标签和说明书，暂停生产、销售、使用和召回等措施，减少和防止药品不良反应的重复发生。

2. 药品经营企业和医疗机构应当对收集到的药品不良反应报告和监测资料进行分析和评价，并采取有效措施减少和防止药品不良反应的重复发生。

3. 省级以上药品不良反应监测机构根据分析评价工作需要，可以要求药品生产、经营企业和医疗机构提供相关资料，相关单位应当积极配合。

七、医疗机构的相关法律责任

医疗机构有下列情形之一的，由所在地卫生行政部门给予警告，责令限期改正；逾期不改的，处 3 万元以下的罚款。情节严重并造成严重后果的，由所在地卫生行政部门对相关责任人给予行政处分：

1. 无专职或者兼职人员负责本单位药品不良反应监测工作的；

2. 未按照要求开展药品不良反应或者群体不良事件报告、调查、评价和处理的；

3．不配合严重药品不良反应和群体不良事件相关调查工作的。

八、国家药品监督管理局发布的药品不良反应信息通报的范例

警惕门冬氨酸钾镁注射液引起严重的过敏反应

门冬氨酸钾镁注射剂是门冬氨酸钾盐和镁盐的混合物，为电解质补充剂。临床主要用于低钾血症、洋地黄中毒引起的心律失常（主要是室性心律失常）以及心肌炎后遗症、充血性心力衰竭、心肌梗死的辅助治疗。

2011 年 1 月 1 日至 2011 年 12 月 31 日，国家药品不良反应监测中心病例报告数据库中有关门冬氨酸钾镁注射剂的病例报告共计 718 例，不良反应 / 事件主要为全身性损害、胃肠系统损害、心血管系统损害等。其中严重病例 31 例，尤以严重过敏反应较突出，表现为过敏性休克、过敏样反应、呼吸困难等。门冬氨酸钾镁注射剂的严重不良反应报告中，80% 的病例用药是在适应证范围，其余约 20% 属于超适应证用药。

（一）严重病例的临床表现

全身性损害占 62.5%，主要表现为过敏性休克、寒战、过敏样反应、发热等；呼吸系统损害占 18.75%，主要表现为呼吸困难、胸闷等；心血管系统损害占 10.42%，主要表现为心悸、发绀等。

典型病例：男，41 岁，因低钾血症给予 5% 葡萄糖 500ml + 门冬氨酸钾镁 20ml 静脉滴注，5 分钟后出现头晕、口唇发麻、胸闷、呼吸困难、大汗淋漓、小便失禁，血压 60/40mmHg。立即停止用药，平卧给氧，肾上腺素 0.5mg 静脉推注，地塞米松 20mg 静脉推注，10% 葡糖糖 100ml + 10% 葡萄糖酸钙 20ml 静脉滴注，10min 后患者意识恢复，胸闷和呼吸困难症状消失，生命体征平稳，改用氯化钾治疗。

（二）超适应证使用情况

国家药品不良反应监测中心病例报告数据库显示，出现门冬氨酸钾镁不良反应的严重病例报告中，约 20% 的病例属于超适应证使用，如用于急性胃肠炎、肝癌、肝炎、保肝和感冒等的治疗。

典型病例：男，54 岁，因病毒性肝炎静脉滴注 5% 葡萄糖 250ml + 注射用门冬氨酸钾镁 1 支，用药 1min 后突发全身潮红、胸闷、心慌、呼吸急促、大汗淋漓，血压测不出。立即停止用药，并给予肾上腺素 1mg 皮下注射，0.9% 氯化钠 10ml + 地塞米松静脉推注，10min 后血压仍测不出，患者意识模糊，再给予肾上腺素 1mg 静脉推注，多巴胺 100mg，尼可刹米 40mg 静脉滴注，吸氧，心电监护，插管，转入 ICU，对症治疗后好转。

（三）相关建议

1．门冬氨酸钾镁注射剂易发生过敏反应，用药前应详细询问患者的过敏史，对本品所含成分过敏者禁用，过敏体质者慎用。在给药期间应对患者密切观察，及时作相应医疗处理。

2．门冬氨酸钾镁仅作为电解质补充剂使用，不再用于病毒性肝炎、肝硬化和肝性脑病等的治疗，不得超适应证使用，尽量单独用药，监测血钾和血镁浓度，及时调整剂量。

3．生产企业应加强药品不良反应监测，加大临床合理用药的宣传，将安全性信息及时传达给患者和医生，确保药品合理使用。

（刘云岗）

第十四章 突发公共卫生事件及其应急处置

突发公共卫生事件（emergency public health events）直接关系到公众的健康、社会的安定和经济的发展，日益成为世界各国共同关注的热点问题。近年来，我国在防范和处置各类突发公共卫生事件，如自然灾害、高危险性传染病以及重大事故方面取得了显著成绩，但是预防和控制重大突发公共卫生事件的形势依然严峻，仍然是当前以及今后相当长一段时期的重要公共卫生工作。

第一节　突发公共卫生事件概述

一、突发公共卫生事件的定义

我国《突发公共卫生事件应急条例》将突发公共卫生事件定义为"指突然发生，造成或者可能造成社会公众健康严重损害的重大传染病疫情、群体性不明原因疾病、重大食物和职业中毒以及其他严重影响公众健康的事件"。

具体地说，突发公共卫生事件主要指在人群中突然发生的直接影响社会公众健康的重大事件，例如重大传染病疫情暴发和流行，重大环境污染事件、中毒事件，群体性不明原因的疾病或中毒事件，生物、化学、物理等因素引起的恐怖袭击事件以及严重自然灾害等。

突发公共卫生事件的危害可表现为直接危害和间接危害。直接危害一般为事件直接导致的即时性损害，间接危害一般为事件的继发性损害或危害，例如，事件引发公众恐慌、焦虑情绪等，对社会、政治和经济产生影响。突发公共卫生事件影响对象主要是社会公众，政府应对突发公共卫生事件的能力、时效和策略不仅反映了政府对公众健康的关心程度，还可能影响到政府的国际声誉。

二、突发公共卫生事件的基本特征

突发公共卫生事件具有以下特征：

1. 突发性　突发公共卫生事件往往是突如其来、不易预测的。突发公共卫生事件虽然存在发生征兆和预警的可能，但往往很难对其作出准确的预警和及时识别。

2. 公共卫生属性　突发公共卫生事件是一种公共事件，危害的不是特定的个体，而是不特定的社会群体，在事件影响范围内的人都有可能受到伤害，具有公共卫生属性。伴随着全球化进程的加快，突发公共卫生事件的发生还具有一定的国际互动性，有可能影响到周边地区和国家。

3. 危害严重性　突发公共卫生事件是已经对社会公众健康造成严重损害，或者从事件的发展趋势来看可能对社会公众健康造成严重影响的事件，因此突发公共卫生事件涉及范围大，累及人数多，往往损害巨大，对公众健康和生命安全、社会经济发展、生态环境等可造成不同程度的危害。严重突发公共卫生事件处理不当，甚至可引起社会恐慌，影响地区或国家的稳定。

4．紧迫性　突发公共卫生事件事发突然、情况紧急、危害严重，如不能采取迅速的处置措施，事件的危害将进一步加剧，造成更大范围的影响。所以，要求在尽可能短的时间内作出决策，采取针对性的措施，将事件的危害控制在最低程度。

5．综合性和系统性　突发公共卫生事件不仅仅是一个公共卫生问题，它还是一个社会问题，需要各有关部门共同协作，甚至全社会都要动员起来参与这项工作。因此，突发公共卫生事件的处理涉及多系统、多部门，政策性很强，必须在政府的领导下综合协调处理，才能最终控制事态发展，将危害降低到最低程度。

三、突发公共卫生事件的分类和分级

（一）突发公共卫生事件的分类

突发公共卫生事件的分类方法有多种，常见的有：

1．根据事件的表现形式，将突发公共卫生事件分为两类：

（1）在一定时间、一定范围、一定人群中，当病例数累计达到规定预警值时所形成的事件。例如，传染病、不明原因疾病、中毒（食物中毒、职业中毒）、预防接种反应、菌种、毒株丢失等，以及县以上卫生行政部门认定的其他突发公共卫生事件。

（2）在一定时间、一定范围，当环境危害因素达到规定预警值时形成的事件，病例为事后发生，也可能无病例。例如，生物、化学、核和辐射事件（发生事件时尚未出现病例），包括：传染病菌种、毒株丢失；病媒、生物、宿主相关事件；化学物泄漏事件、放射源丢失、受照、核污染辐射及其他严重影响公众健康事件（尚未出现病例或病例事后发生）。

2．根据事件的成因和性质，将突发公共卫生事件分为：

（1）重大传染病疫情，指某种传染病在短时间内发生、波及范围广泛，出现大量的患者或死亡病例，其发病率远远超过常年的发病率水平。

（2）新发传染性疾病，狭义是指全球首次发现的传染病，广义是指一个国家或地区新发生的、新变异的或新传入的传染病。

（3）重大食物中毒和职业中毒，指由于食品污染和职业危害的原因，而造成的人数众多或者伤亡较重的中毒事件。

（4）群体性不明原因疾病，指在短时间内，某个相对集中的区域内，同时或者相继出现具有共同临床表现的患者，且病例不断增加，范围不断扩大，又暂时不能明确诊断的疾病。

（5）群体性预防接种反应和群体性药物反应，指在实施疾病预防措施时，出现免疫接种人群或预防性服药人群的异常反应。这类反应原因较为复杂，可以是心因性的，也可以是其他异常反应。

（6）重大环境污染事故，指在化学品的生产、运输、储存、使用和废弃处置过程中，由于各种原因引起化学品从其包装容器、运送管道、生产和使用环节中泄漏，造成空气、水源和土壤等周围环境的污染，严重危害或影响公众健康的事件。

（7）核事故和放射事故，指由于放射性物质或其他放射源造成或可能造成公众健康严重影响或严重损害的突发事件。

（8）生物、化学、核辐射恐怖事件，指恐怖组织或恐怖分子为了达到其政治、经济、宗教、民族等目的，通过实际使用或威胁使用放射性物质、化学毒剂或生物战剂，或通过袭击或威胁袭击化工（核）设施（包括化工厂、核设施、化学品仓库、实验室、运输槽车等）引起有毒有害物质或致病性微生物释放，导致人员伤亡，或造成公众心理恐慌，从而破坏国家和谐安定，妨碍经济发展的事件。

（9）自然灾害导致的人员伤亡和疾病流行，指自然力引起的设施破坏、经济严重损失、人员伤亡、人的健康状况及社会卫生服务条件恶化超过了所发生地区所能承受的能力的状况。

主要有水灾、旱灾、地震、火灾等。

（10）其他影响公众健康的事件。

（二）突发公共卫生事件的分级

根据突发公共卫生事件的性质、危害程度、涉及范围，突发公共卫生事件划分为特别重大（Ⅰ级）、重大（Ⅱ级）、较大（Ⅲ级）和一般（Ⅳ级）四级，依次用红色、橙色、黄色和蓝色预警。

1．有下列情形之一的为特别重大突发公共卫生事件（Ⅰ级）：

（1）肺鼠疫、肺炭疽在大、中城市发生并有扩散趋势，或肺鼠疫、肺炭疽疫情波及2个以上的省份，并有进一步扩散趋势。

（2）发生传染性非典型肺炎、人感染高致病性禽流感病例，并有扩散趋势。

（3）涉及多个省份的群体性不明原因疾病，并有扩散趋势。

（4）发生新传染病，或发生或传入我国尚未发现的传染病，并有扩散趋势，或发现我国已消灭的传染病重新流行。

（5）发生烈性病菌株、毒株或致病因子等丢失事件。

（6）周边以及与我国通航的国家和地区发生特大传染病疫情，并出现输入性病例，严重危及我国公共卫生安全的事件。

（7）国务院卫生行政部门认定的其他特别重大突发公共卫生事件。

2．有下列情形之一的为重大突发公共卫生事件（Ⅱ级）：

（1）在一个县（市）行政区域内，一个平均潜伏期内（6天）发生5例以上肺鼠疫、肺炭疽病例，或者相关联的疫情波及2个以上的县（市）。

（2）发生传染性非典型肺炎、人感染高致病性禽流感疑似病例。

（3）腺鼠疫发生流行，在一个市（地）行政区域内，一个平均潜伏期内多点连续发病20例以上，或流行范围波及2个以上市（地）。

（4）霍乱在一个市（地）行政区域内流行，1周内发病30例以上，或波及2个以上市（地），有扩散趋势。

（5）乙类、丙类传染病波及2个以上县（市），1周内发病水平超过前5年同期平均发病水平2倍以上。

（6）发生或传入我国尚未发现的传染病，尚未造成扩散。

（7）发生群体性不明原因疾病，扩散到县（市）以外的地区。

（8）发生重大医源性感染事件。

（9）预防接种或群体预防性服药出现人员死亡。

（10）一次食物中毒人数超过100人并出现死亡病例，或出现10例以上死亡病例。

（11）一次发生急性职业中毒50人以上，或死亡5人以上。

（12）境内外隐匿运输或邮寄烈性生物病原体、生物毒素造成我境内人员感染或死亡的。

（13）省级以上人民政府卫生行政部门认定的其他重大突发公共卫生事件。

3．有下列情形之一的为较大突发公共卫生事件（Ⅲ级）：

（1）发生肺鼠疫、肺炭疽病例，一个平均潜伏期内病例数未超过5例，流行范围在一个县（市）行政区域以内。

（2）腺鼠疫发生流行，在一个县（市）行政区域内，一个平均潜伏期内连续发病10例以上，或波及2个以上县（市）。

（3）霍乱在一个县（市）行政区域内发生，1周内发病10～29例，或波及2个以上县（市），或市（地）级以上城市的市区首次发生。

（4）1周内在一个县（市）行政区域内，乙、丙类传染病发病水平超过前5年同期平均发病水平 1 倍以上。

(5) 在一个县（市）行政区域内发现群体性不明原因疾病。

(6) 一次食物中毒人数超过 100 人，或出现死亡病例。

(7) 预防接种或群体预防性服药出现群体心因性反应或不良反应。

(8) 一次发生急性职业中毒 10～49 人，或死亡 4 人以下。

(9) 市（地）级以上人民政府卫生行政部门认定的其他较大突发公共卫生事件。

4．有下列情形之一的为一般突发公共卫生事件（Ⅳ级）：

(1) 腺鼠疫在一个县（市）行政区域内发生，一个平均潜伏期内病例数未超过 10 例。

(2) 霍乱在一个县（市）行政区域内发生，1 周内发病 9 例以下。

(3) 一次食物中毒人数 30～99 人，未出现死亡病例。

(4) 一次发生急性职业中毒 9 人以下，未出现死亡病例。

(5) 县级以上人民政府卫生行政部门认定的其他一般突发公共卫生事件。

（三）突发公共卫生事件的判定

突发公共卫生事件的确认、分级由卫生行政部门组织实施。

1．一般突发公共卫生事件　由地市级卫生行政部门会同县级卫生行政部门，组织突发公共卫生专家评估和咨询委员会对突发公共卫生事件的性质和级别进行评估判定。

2．较大突发公共卫生事件　由省级卫生行政部门会同地市级卫生行政部门，组织突发公共卫生专家评估和咨询委员会对突发公共卫生事件的性质和级别进行评估判定。

3．重大突发公共卫生事件　由国务院卫生行政部门会同省级卫生行政部门，组织突发公共卫生专家评估和咨询委员会对突发公共卫生事件的性质和级别进行评估判定。

4．特别重大突发公共卫生事件　由国务院卫生行政部门组织国家级突发公共卫生专家评估和咨询委员会，会同省级专家对突发公共卫生事件的性质和级别进行评估判定。

第二节　突发公共卫生事件的应急处置

应急处置（emergency disposal）各类突发公共卫生事件必须由各级人民政府统一领导，各有关部门在各级人民政府或成立的应急指挥部的领导下，依照相关法律法规开展预防与应急处置工作。同时，政府其他有关部门在各自职责范围内做好突发公共卫生事件的预防与应急处置的有关工作，对发生在不同范围内的突发公共卫生事件，实行分级负责制度。

一、突发公共卫生事件应急法律制度

为了有效应对突发公共卫生事件，建立统一、高效、权威的突发公共卫生事件应急处理机制，我国制定和颁布了一系列应对突发公共卫生事件的相关法律法规，为我国应对突发公共卫生事件提供了有力的法律武器，标志着我国应对突发公共卫生事件进一步纳入法制化管理的轨道，也标志着我国突发公共卫生事件应急机制的进一步完善。

我国应对突发公共卫生事件的相关法律法规主要有：2003 年国务院颁布的《突发公共卫生事件应急条例》；2004 年新修订的《中华人民共和国传染病防治法》；2007 年制定并颁布的《中华人民共和国突发事件应对法》。此外，与突发公共卫生事件应急有关的法律法规还有《中华人民共和国职业病防治法》《中华人民共和国食品卫生法》《中华人民共和国执业医师法》《使用有毒物品作业场所劳动保护条例》《危险化学品安全管理条例》《放射事故管理条例》《核事故医学应急管理规定》《突发公共卫生事件与传染病疫情监测信息报告管理办法》《食物中毒事故处理办法》《国家突发公共卫生事件应急预案》等。这些法律法规对保障突发公共卫生事件应急处理起到了重要作用。

突发公共卫生事件应急法律制度首先规范了各级政府的行为，如在《中华人民共和国突发事件应对法》和《突发公共卫生事件应急条例》中，将突发公共卫生事件中政府领导和指挥突发公共卫生事件应急处理工作作为政府的法定责任；同时，还确定县级以上地方人民政府作为突发公共卫生事件的法定报告人。应急工作的责任也定位在政府，包括制定突发公共卫生事件应急预案、应急储备、采取行政控制措施等。

突发公共卫生事件应急法律制度还规定了政府卫生行政主管部门在突发公共卫生事件应急中的责任，如在《中华人民共和国传染病防治法》中，规定国务院卫生行政部门负责制定国家传染病监测规划和方案；国务院卫生行政部门和省、自治区、直辖市人民政府根据传染病发生、流行趋势的预测，及时发出传染病预警，根据情况予以公布等。在《突发公共卫生事件应急条例》中规定卫生行政部门具体负责组织突发公共卫生事件的调查、控制和医疗救治等工作。

突发公共卫生事件应急法律制度也规定了医疗卫生机构在突发公共卫生事件应急工作中的责任，如《突发公共卫生事件应急条例》规定突发公共卫生事件监测机构、医疗卫生机构发现规定报告的突发公共卫生事件应当在2h内向所在地县级人民政府卫生行政主管部门报告。

同样，负有救援任务的专业和管理人员也在法规中确定其责任和义务，如《中华人民共和国执业医师法》规定，遇有自然灾害、传染病流行、突发重大伤亡事故及其他严重威胁人民生命健康的紧急情况时，医师应当服从县级以上各级人民政府卫生行政部门的调遣。

公民在享有法律法规保障的同时，其行为也要受到法律法规的约束，如在《中华人民共和国传染病防治法》中规定在中华人民共和国领域内的一切单位和个人，必须接受疾病预防控制机构、医疗机构有关传染病的调查、检验、采集样本、隔离治疗等预防、控制措施，如实提供有关情况。《突发公共事件应急条例》中也规定了公民有配合的义务。

二、突发公共卫生事件的应急工作原则

2006年2月出台了"国家突发公共卫生事件应急预案"，其中规定应急工作的原则为：

1. 预防为主，常备不懈　提高全社会对突发公共卫生事件的防范意识，落实各项防范措施，做好人员、技术、物资和设备的应急储备工作。对各类可能引发突发公共卫生事件的情况要及时进行分析、预警，做到早发现、早报告、早处理。

2. 统一领导，分级负责　根据突发公共卫生事件的性质、范围和危害程度，对突发公共卫生事件实行分级管理。各级人民政府负责突发公共卫生事件应急处理的统一领导和指挥，各有关部门按照预案规定，在各自的职责范围内做好突发公共卫生事件应急处理的有关工作。

3. 依法规范，措施果断　地方各级人民政府和卫生行政部门要按照相关法律、法规和规章的规定，完善突发公共卫生事件应急体系，建立健全系统、规范的突发公共卫生事件应急处理工作制度，对突发公共卫生事件和可能发生的公共卫生事件作出快速反应，及时、有效开展监测、报告和处理工作。

4. 依靠科学，加强合作　突发公共卫生事件应急工作要充分尊重和依靠科学，要重视开展防范和处理突发公共卫生事件的科研和培训，为突发公共卫生事件应急处理提供科技保障。各有关部门和单位要通力合作、资源共享，有效应对突发公共卫生事件。要广泛组织、动员公众参与突发公共卫生事件的应急处理。

三、突发公共卫生事件的应急处置

（一）突发公共卫生事件应急处置的组织指挥体系

按照《突发公共卫生事件应急条例》的规定，我国突发公共事件应急处置的组织指挥体系主要包括以下方面：县级以上地方人民政府应当建立与完善突发公共卫生事件监测和预警系

统。监测与预警工作应当根据突发公共卫生事件的类别，制订监测计划，科学分析、综合评价监测数据。对早期发现的潜在隐患以及可能发生的突发公共卫生事件，应当依照条例规定的报告程序和时限及时报告。各级卫生部门必须设立或者指定专门的部门开展突发公共卫生事件的日常管理工作，如做好用于突发事件处置的物资储备，制订技术方案，建立完善的监测和报告预警系统，开展培训和演练等日常工作。

国务院卫生行政部门设立卫生应急办公室（突发公共应急事件应急指挥中心），负责全国突发公共卫生事件应急处理的日常管理工作。

各省（自治区、直辖市）人民政府卫生主管部门及军队、武警系统要参照国务院卫生行政主管部门突发公共卫生事件日常管理机构的设置及职责，结合各自实际情况，指定突发公共卫生事件的日常管理机构，负责本行政区域内或本系统内突发公共卫生事件应急的协调、管理工作。各地（市）级、县级卫生行政部门要指定机构负责本行政区域内的突发公共卫生事件应急的日常管理工作。

（二）突发公共卫生事件应急预案的制定

制定突发公共卫生事件应急预案（contingency plan），对于有效预防、及时控制和消除突发公共卫生事件及其危害，指导和规范各类突发公共卫生事件的应急处置，最大限度地减少突发公共卫生事件对公众健康造成的危害，保障公众身心健康与生命安全至关重要。

突发公共卫生事件应急预案的内容包括：突发公共卫生事件应急处理指挥部的组成和相关部门的职责；突发公共卫生事件的监测、预警与报告；突发公共卫生事件应急反应原则；各级人民政府、卫生行政部门、医疗机构、疾病预防控制中心、卫生监督机构、出入境检验检疫机构，以及非事件发生地区等采取的应急反应措施；突发公共卫生事件的分级反应、应急反应的终止以及善后处理；突发公共卫生事件应急处置的保障和预案的管理与更新。

（三）突发公共卫生事件应急处理指挥部的设立

发生特大突发公共卫生事件，由国务院成立突发公共卫生事件应急处理指挥部，国务院主管领导人担任总指挥。指挥部成员包括国务院和军队有关部门。其主要职责是负责对全国突发公共卫生事件应急处理的统一领导、统一指挥，作出处理突发公共卫生事件的重大决策。

发生严重突发公共卫生事件，事件发生地所在的省（自治区、直辖市）人民政府根据省级卫生主管部门的建议和突发公共卫生事件应急处理需要，成立省级突发公共卫生事件应急处理指挥部，由省级人民政府有关部门等组成，省（自治区、直辖市）人民政府主要领导人担任总指挥。省级突发公共卫生事件应急处理指挥部负责对本行政区域内突发公共卫生事件应急处理的协调和指挥，作出处理本行政区域内突发公共卫生事件的决策，决定要采取的措施。

县级以上地方人民政府卫生行政主管部门，具体负责组织突发公共卫生事件的调查、控制和医疗救治工作。

县级以下人民政府有关部门，在各自的职责范围内做好突发公共卫生事件应急处理的有关工作。

（四）突发公共卫生事件应急处置的前期准备

做好突发公共卫生事件的应急处置，重要前提是要有所准备，从而为快速、准确、有序处理各类事件打下基础。前期准备主要有以下几个方面：①制度预案的准备，如突发公共卫生事件处理预案、有关处理规程、部门分工及职责、操作程序，使处理时有章可循。②人力的准备，主要是应急处置知识储备，如人员培训，学习有关防护手册，了解并掌握一些重大传染病、常见中毒的临床表现和处理原则。特别应当了解本地疾病监测的相关资料、本地既往发生突发公共卫生事件的背景材料。同时要定期开展应急处置人员的实战演练，逐步积累经验。③物力的准备，包括一般应急器材的准备，如交通工具、专业人员自身防护器材、通讯联络工具、消杀药品与器械等；专用仪器设备的准备，如现场实验室仪器设备、检测仪器设备、采样工具等；专用药品试剂的准备，如消毒药品、治疗药品、诊断药品和试剂等。

（五）突发公共卫生事件应急处理基本流程

1. 及时报告　发生重大疫情和中毒事件的单位及收治患者的医疗机构，应及时向疾病预防控制机构和卫生监督机构报告。接报单位要及时核实、确认情况并向上级卫生行政部门和上级业务指导机构报告。同时接报单位要详细询问疫情和事故发生情况，做好接报记录。记录内容包括：疫情和事件发生的单位、时间、地点；疫情和事件的可能性质、受威胁人数、发病人数、死亡人数等；发病的可能原因、初步分析的结果、已采取的应急措施、尚需要上级部门解决的疑难问题等；报告时间、报告人及联系电话。

2. 现场医疗救治　及时将传染病患者和中毒患者送往有关医疗单位救治，或就地进行隔离、抢救、治疗或进行医学观察。对疑似受害者、受害者的密切接触者和其他有关高危人群，采取相应的医学措施。

3. 现场保护和控制　发生疫情和中毒事件的单位及调查人员有责任对现场采取保护和控制措施。调查人员视情况可采取停止饮用受污染的水并妥善保存水样、封存患者食用过的剩余食品等措施。调查人员要注意保存现场的相关物证，对使用的工具、用具、生活用品，食用的食品、粮食、蔬菜等进行采样并有效保存，以备复查、复验。应急处置专业人员根据疫情和事件的性质、特点，可依法采取相应的控制措施，如传染源的隔离，传染病接触者的检疫，疏散人员，疫区封锁，卫生消毒，消杀病媒昆虫和动物，采样或留样，进行快速检验、封存或销毁有毒的食品等。

4. 现场流行病学调查　尽快开展现场流行病学调查，有利于判断突发公共卫生事件的源头，提出针对性的预防控制措施，其中以传染性疾病的流行病学调查尤为重要。应急处置专业人员可通过访问调查、采样检验、模拟实验、对患者的检查化验及传染源（污染源）的追踪调查，查明原因，确定性质，明确诊断。同时要强调边调查、边处理，调查与处理同步实施，以免延误时机。

5. 清理现场　发生突发公共卫生事件，在现场调查和采样以后，应立即清理现场，恢复环境和公众的生活条件。由于突发公共卫生事件的原因不同，污染扩散传播的方式不同，其清理措施也各不相同。现场清理的重点是及时杜绝污染源、切断传播途径和保护高危人群。主要包括：环境监测和巡测；对事件现场分区，管制污染区进出通道；区域环境现场去污和恢复；事件中、后期的处置；人员撤离时的洗消处理；洗消结果的技术评估和持续监测等。

6. 现场预防　对健康人群有针对性地宣传预防传染病和中毒事件的卫生防病知识，提高公众自我保护意识和能力，采取应急接种（emergency vaccination）和预防服药等措施，保护健康人群。关注人群在身体、心理、社会适应三个层面上的健康状况，及时进行心理干预（psychological intervention），恢复社会秩序，防止和减轻事件对社会心理的影响。

7. 撰写调查评估报告　根据应急处置过程所获得的全部调查材料及防治措施的效果观察，主要包括事件概况、现场调查处理情况、患者救治情况、所采取措施的效果评价、应对经验、存在的问题及改进建议等撰写调查评估报告。

（六）突发公共卫生事件应急反应的终止

突发公共卫生事件应急反应的终止需符合以下条件：①突发公共卫生事件的隐患或相关危险因素被消除；②最后一例传染病病例发生后，经过一个最长潜伏期无新的病例出现。

终止应急反应的程序包括：

1. 特别重大突发公共卫生事件由国务院卫生行政部门组织有关专家进行分析论证，提出终止应急反应的建议，报国务院或全国突发公共卫生事件应急指挥部批准后实施。

2. 重大突发公共卫生事件由省、自治区、直辖市人民政府卫生行政部门组织专家进行分析论证，提出终止应急反应的建议，报省、自治区、直辖市人民政府或省、自治区、直辖市突发公共卫生事件应急指挥部批准后实施，并向国务院卫生行政部门报告。

3. 较大突发公共卫生事件由市（地）级人民政府卫生行政部门组织专家进行分析论证，提出终止应急反应的建议，报市（地）级人民政府或市（地）级突发公共卫生事件应急指挥部批准后实施，并向上一级人民政府卫生行政部门报告。

4. 一般突发公共卫生事件由县级人民政府卫生行政部门组织专家进行分析论证，提出终止应急反应的建议，报请县级人民政府或县级突发公共卫生事件应急指挥部批准后实施，并向上一级人民政府卫生行政部门报告。

上级人民政府卫生行政部门应根据下级人民政府卫生行政部门的请求，及时组织专家对终止突发公共卫生事件应急反应的建议进行分析论证、提供技术指导和支持。

第三节　突发公共卫生事件现场应急响应

快速反应是突发公共卫生事件应急响应（emergency response）和处理的关键所在。在事件发生后，应立即成立应急处理指挥部，统一指挥和协调社会各部门，各司其职地投入到预防和控制事件的扩大蔓延及救治受害公众的工作中。同时，要采取果断措施快速处理突发公共卫生事件所造成的危害，彻底预防和控制事件的进一步蔓延，最大限度地避免和减少人员伤亡、财产损失、降低社会影响，尽快恢复社会秩序，维护公众生命、财产安全，维护国家安全和利益。

一、突发公共卫生事件现场应急响应概述

（一）现场应急响应原则

发生突发公共卫生事件时，事发地的各级人民政府有关单位按照分级响应的原则，作出相应级别应急响应，并遵循突发公共卫生事件发生发展的客观规律，结合实际情况和预防控制工作的需要，及时调整预警和响应级别，以有效控制事件，减少危害和影响。要根据不同类别突发公共卫生事件的性质和特点，注重分析事件的发展趋势，对事态和影响不断扩大的事件，应及时提高预警和响应级别；对范围局限、不会进一步扩散的事件，应相应降低响应级别，及时撤销预警。

事发地的各级人民政府及其有关单位对在学校、区域性或全省性重要活动期间等发生的突发公共卫生事件，要高度重视，可相应提高报告和响应级别，确保迅速、有效控制突发公共卫生事件，维护社会稳定。

突发公共卫生事件应急处理要采取边调查、边处理、边抢救、边核实的方式，以有效措施控制事态发展。

非事发地各级卫生行政部门接到突发公共卫生事件情况通报后，要及时通知相应的医疗卫生机构，组织做好应急处理所需的人员与物资准备，采取必要的预防控制措施，防止突发公共卫生事件在本行政区域内发生，并服从上一级卫生行政部门的统一指挥和调度，支援事发地的应急处理工作。

（二）应急预案的启动

突发公共卫生事件发生后，卫生行政主管部门应当组织专家对突发公共卫生事件进行综合评估，初步判断突发公共卫生事件的类型，提出是否启动突发公共卫生事件应急预案的建议。

在全国范围内或者跨省、自治区、直辖市范围内启动全国突发公共卫生事件应急预案，由国务院卫生行政主管部门报国务院批准后实施。省、自治区、直辖市启动突发公共卫生事件应急预案，由省、自治区、直辖市人民政府决定，并向国务院报告。

（三）现场应急控制措施

应急预案启动后，突发公共卫生事件发生地的各级人民政府、卫生行政部门、医疗机构、疾病预防控制机构、卫生监督机构、出入境检验检疫机构、非事件发生地区的相关部门应根据应急预案规定的职责要求，采取有关的控制措施。如划定控制区域；实施卫生检疫；消除致病、中毒、污染因素；紧急救治患者或伤者；疏散现场人员；针对性地开展消毒、杀虫、灭鼠和污染物的清除；信息发布与通报；现场卫生学评估；针对性地开展卫生知识宣教，提高公众健康意识和自我防护能力，消除公众心理障碍，开展心理危机干预等。

（四）现场医疗卫生救援

1. 医疗卫生救援（emergency medical rescue） 应急分级响应：突发公共事件医疗卫生救援工作按照分级响应、属地管理的原则进行。特别重大事件的医疗卫生救援工作在国家卫生行政部门的指挥下，由省卫生行政部门组织、协调开展；重大、较大、一般事件的医疗卫生救援工作分别由省、市、县级卫生行政部门指挥、组织开展，必要时可请求上级卫生行政部门支援。

2. 现场医学救援 现场应急医学救援主要有三项任务：①迅速对伤病员进行检伤分类，找出生命受到威胁的危重伤病员并紧急处置其致命伤。到达现场的医疗卫生救援应急队伍，要迅速将伤员转送出危险区，本着"先救命后治伤、先救重后救轻"的原则开展工作，按照国际统一的标准对伤病员进行检伤分类，分别用绿、黄、红、黑四种颜色对轻、重、危重伤病员和死亡人员进行标志（分类标志用塑料材料制成腕带，扣系在伤病员或死亡人员的手腕或脚踝部位），以便后续救治辨认或采取相应的措施。②保持危重伤病员的气道通畅、供氧，维持其血液循环，满足基本生命需要。③迅速安全地将所有伤病员疏散、转运到具有救治能力的医院。围绕上述各项救援任务，根据事件情况、伤病员的伤情及现场可利用的医疗资源紧急制订现场救援方案，并在现场医疗指挥监督下严格执行，这是救援成功的前提保障。

突发公共卫生事件的现场应急医学救援大体可分为三级救治（rescue by three stages）：第一级为现场抢救；第二级为早期救治；第三级为专科治疗。①一级医疗救治：又称为现场抢救，主要任务是迅速发现和救出伤员，对伤员进行一级分类诊断，抢救需紧急处理的危重伤员。抢救小组（医务人员为主）进入现场后，搜寻和发现伤员，指导自救互救，在伤员负伤地点或其附近实施最初的救治，包括临时止血、伤口包扎、骨折固定、搬运、预防和缓解窒息、简单的防治休克、解毒以及其他对症急救处置措施。首先要确保伤员呼吸道通畅，同时填写登记表，然后将伤员搬运出危险区，就近分点集中，再后送至现场医疗站和专科医院。②二级医疗救治：又称为早期救治或者就地救治，在现场医疗站对现场送来的伤员进行早期处理、检伤分类。主要任务是对中度和中度以下急性中毒患者、复合伤伤员、有明显体表和体内污染的人员进行确定诊断和治疗；对中度以上中毒或受照的伤员进行二级分类诊断，并将重度和重度以上中毒及复合伤伤员以及难以确诊和处理的伤员，在条件允许下尽早后送到三级医疗救治单位。③三级医疗救治：又称为专科治疗，由国家指定的具有各类伤害治疗专科医治能力的综合医院负责实施。主要任务是收治重度和重度以上的急性中毒及严重污染伤员，进一步作出明确的诊断，并给予良好的专科治疗。继续全面抗休克和全身性抗感染；预防创伤后肾衰竭、急性呼吸窘迫综合征、多器官功能障碍综合征等并发症，对已发生的内脏并发症进行综合治疗，酌情开展辅助通气，心、肺、脑复苏等，直至伤员治愈。有些伤员治愈后留下残疾，尚需进一步康复治疗。

（五）现场工作人员的防护

《突发公共卫生事件应急条例》规定，参加救援的工作人员应采取有效的个体防护（personal protection）措施，任何个人和组织都不能违反防护规律，擅自或强令他人（或机构）在没有适当个体防护的情况下进入现场工作。突发公共卫生事件的现场应急工作是在存在危害因素的条件下对事件进行处置和对受害者进行的救援行动，救援场所存在可能危及救援人员健康和生命安全的危害因素，因此，所有参加救援的人员应在充分防护的前提下开展救援工作。

从事现场工作的人员必须经过系统的个体防护培训和定期演练。临时动员来现场工作的人员应先进行个体防护知识培训，经考核合格后，方可在专业人员监督下进行工作。需要特别强调的是，使用正确的个体防护装置只能将救援现场危害因素的威胁尽可能降低到最低程度，并非绝对安全。所以在进行救援时，为了保护现场救援人员的安全与健康，首先应处理危害源，最大限度地控制有害物的泄漏，使现场工作人员尽量远离有害环境。在决定使用个体防护装备时，必须充分了解各类个体防护装备的性能和局限性，选择防护性能与危害水平相当的防护装备。

二、群体性不明原因疾病的应急处理

（一）群体性不明原因疾病的定义和特点

群体性不明原因疾病（disease outbreaks of unkown etiology）是指一定时间内（通常是指2周内），在某个相对集中的区域（如同一个医疗机构、自然村、社区、建筑工地、学校等集体单位）内同时或者相继出现3例及以上相同临床表现，经县级及以上医院组织专家会诊，不能诊断或解释病因，有重症病例或死亡病例发生的疾病。

群体性不明原因疾病具有临床表现相似性、发病人群聚集性、流行病学关联性和健康损害严重性的特点。这类疾病可能是传染病（包括新发传染病）、中毒或其他未知因素引起的疾病。

（二）群体性不明原因疾病的处理原则

1. 统一领导、分级响应原则　发生群体性不明原因疾病事件时，事发地的县级、市（地）级、省级人民政府及其有关部门按照分级响应的原则，启动相应工作方案，作出相应级别的应急反应，并按事件发展的进程，随时进行调整。

2. 及时报告原则　报告单位和责任报告人应在发现群体性不明原因疾病2h内以电话或传真等方式向属地卫生行政部门或其指定的专业机构报告，具备网络直报条件的机构应立即进行网络直报（参照《国家突发公共卫生事件相关信息报告管理工作规范》）。

3. 调查与控制并举原则　对群体性不明原因疾病事件的现场处置，应坚持调查和控制并举的原则。在事件的不同阶段，根据事件的变化调整调查和控制的侧重点。若流行病学病因（主要指传染源或污染来源、传播途径或暴露方式、易感人群或高危人群）不明，应以调查为重点，尽快查清事件的原因。对有些群体性不明原因疾病，特别是新发传染病暴发时，很难在短时间内查明病原的，应尽快查明传播途径及主要危险因素（流行病学病因），立即采取针对性的控制措施，以控制疫情蔓延。

4. 分工合作、联防联控原则　各级业务机构对于群体性不明原因疾病事件的调查和处置实行区域联手、分工合作。在事件性质尚不明确时，疾病预防控制机构负责进行事件的流行病学调查，提出疾病预防控制措施，开展实验室检测；卫生监督机构负责收集有关证据，追究违法者法律责任；医疗机构负责积极救治患者；有关部门（如农业部门、食品药品监督管理部门、安全生产监督管理部门等）应在各级人民政府的领导和各级卫生行政部门的指导下，各司其职，积极配合有关业务机构开展现场的应急处置工作；同时对于涉及跨区域的群体性不明原因疾病事件，要加强区域合作。一旦事件性质明确，各相关部门应按职责分工开展各自职责范围内的工作。

5. 信息互通、及时发布原则　各级业务机构对于群体性不明原因疾病事件的报告、调查、处置的相关信息应建立信息交换渠道。在调查处置过程中，发现属非本机构职能范围的，应及时将调查信息移交相应的责任机构；按规定权限，及时公布事件有关信息，并通过专家利用媒体向公众宣传防病知识，传达政府对群众的关心，正确引导群众积极参与疾病预防和控制工作。在调查处置结束后，应将调查结果相互通报。

（三）群体性不明原因疾病的现场应急处理

突发群体性不明原因疾病的现场处置应密切结合现场具体情况开展，随着突发事件调查的深入，其性质、类别、特点、原因逐渐明了，应及时对调查、处理方案进行调整。根据对突发事件性质的判断，尽快决定最初应采取的控制策略和措施，然后随着调查的深入，不断修正、补充、完善控制策略和措施。

1. 无传染性的群体性不明原因疾病现场应急处理措施　①积极救治患者，减少死亡。②对共同暴露者进行医学观察，一旦发现符合本次事件病例定义的患者，立即开展临床救治。③移除可疑致病原。如怀疑为食物中毒，应立即封存可疑食物和制作原料，职业中毒应立即关闭作业场所，怀疑为过敏性、放射性的，应立即采取措施移除或隔开可疑的过敏原、放射源。④尽快疏散可能继续受致病原威胁的群众。⑤在对易感者采取有针对性的保护措施时，应优先考虑高危人群。⑥开展健康教育，提高居民自我保护意识，群策群力、群防群控。

2. 有传染性的群体性不明原因疾病现场应急处理应严格采取如下措施：①现场处置人员进入疫区时，应采取保护性预防措施。②隔离治疗患者。根据疾病的分类，按照呼吸道传染病、肠道传染病、虫媒传染病隔离病房要求，对患者进行隔离治疗。重症患者立即就地治疗，症状好转后转送隔离医院。患者在转运中要注意采取有效的防护措施。治疗前注意采集有关标本。出院标准由卫生行政部门组织流行病学、临床医学、实验室技术等多方面的专家共同制订，患者达到出院标准方可出院。③如果有暴发或者扩散的可能，符合封锁标准的，要向当地政府提出封锁建议，封锁的范围根据流行病学调查结果来确定。发生在学校、工厂等人群密集区域的，如有必要应建议停课、停工、停业。④对患者家属和密切接触者进行医学观察，观察期限根据流行病学调查的潜伏期和最后接触日期决定。⑤严格实施消毒，按照《中华人民共和国传染病防治法》要求处理人、畜尸体，并按照《传染病患者或疑似传染病患者尸体解剖查验规定》开展尸检并采集相关样本。⑥对可能被污染的物品、场所、环境、动植物等进行消毒、杀虫、灭鼠等卫生学处理。疫区内重点部位要开展经常性消毒。⑦疫区内家禽、家畜应实行圈养。如有必要，报经当地政府同意后，对可能染疫的野生动物、家禽家畜进行控制或捕杀。⑧开展健康教育，提高居民自我保护意识，做到群防群治。⑨现场处理结束时要对疫源地进行终末消毒，妥善处理医疗废物和临时隔离点的物品。

三、突发化学中毒事件的应急处理

（一）突发化学中毒事件的定义和特点

突发化学中毒事件（acute chemical poisoning accidents）是指在化学品的生产、运输、储存、使用和废弃处置过程中，由于各种原因引起化学品从其包装容器、运送管道、生产和使用环节中泄漏，造成空气、水源和土壤等周围环境的污染，严重危害或影响公众健康的事件。以气态、液态或固态形式泄漏的有毒化学品均可直接或间接地对人体健康产生危害。

突发化学中毒事件具有突发性强、进展快、影响范围大、对周围群众健康危害大等特点。

（二）突发化学中毒事件现场处理要点

1. 尽快脱离事故现场，疏散受害人员；
2. 立即采取控制措施，阻断毒源；
3. 初步判断病因，为正确施救提供依据；
4. 分类管理，通知医疗机构做好接诊准备；
5. 通报上级有关部门，成立抢救指挥部。

（三）突发化学中毒事件现场医疗救援

实施现场救援的原则：遵循"先救命后治伤、先救重后救轻"的原则开展工作。另外，救援人员应在自身安全有保证的情况下才能行动。

医疗救援的基本措施：现场医疗救援关键在于及时，首先采取的措施是迅速将患者移离中毒现场至空气新鲜处，松开衣领，保持呼吸通畅，并注意保暖。必要时迅速给患者戴防毒面具，防止毒气的继续吸入。中毒者呼吸停止，抢救时尽量采取人工呼吸器，避免用口对口人工呼吸。当出现大批中毒患者，且医疗救援资源相对不足时，应对患者开展现场检伤分类，优先处理红标患者。

1. 组织指挥　卫生部门根据实际工作需要在突发事件现场设立现场医疗卫生救援指挥部，指挥部在同级政府或突发事件应急指挥部的领导下，统一指挥、协调现场医疗卫生救援工作。医疗卫生救援机构到达事故现场后，应首先向指挥部报到，报告到达的人员、设备等情况；了解事故的基本概况；征询指挥部对工作任务的安排等。

2. 现场处置人员的个体防护　现场救援、调查和采样人员在开展工作时首先要确保个人安全，切忌在毫无防护措施的情况下进入现场，以免发生中毒。进入现场前应该先进行有效的通风换气。

医疗救护人员在现场救护和转运急性化学中毒患者时，可穿 C 级或 D 级防护服、佩戴正压式或携氧式呼吸器、戴防护手套（一次性橡胶手套）。医疗救护人员数宜 2 人以上。

调查和采样人员进入有毒化学品生产、储存泄漏现场调查或采样时，必须穿戴 A 级防护服、佩戴防毒面具、戴防护手套（一次性橡胶手套）、眼罩、鞋靴。调查和采样人员数宜 2 人以上。

3. 迅速疏散现场人员　立即组织力量及时疏散中毒现场危险区域的人员，并封锁危险区域以及封存相关物品，防止其他人员继续接触有毒物质。

4. 现场分区和警示标识　根据危害源性质和扩散情况等进行现场分区，危害源周围核心区域为热区，用红色警示线隔离；红色警示线外设立温区，用黄色警示线隔离；黄色警示线外设立冷区，用绿色警示线隔离。同时，在不同地点根据需要设立各类警示标识。

医疗卫生救援队伍到达现场后，在冷区内划定救援区域，区域内根据不同功能设立指挥部、急救区、治疗区、观察区和尸体处理区等。洗消区一般设立在温区边缘，检伤区设立在洗消区附近。

5. 中毒事故现场建议　在确认急性化学中毒事件后，应立即向化学中毒应急指挥部提出如下建议：①职业性中毒的现场控制措施主要有：切断火源、气源，停止导致危害事故的作业；控制事故现场，撤离现场无关人员，设置隔离区；强力通风；禁止缺乏有效防护的人员进入现场；封存导致危害事故的生产原材料、设备和工具等。②非职业性中毒的现场控制措施主要有：控制事故现场，撤离现场无关人员，必要时可设置隔离区；开放通风；进入现场人员须注意个人防护；对可疑中毒物品（包括食品）加强监控。

6. 中毒样本的采集和检测　根据中毒事件的流行病学特点和卫生学调查结果，确定应采集样品。中毒事故现场空气和中毒患者血液、尿是首选采集的样品。如系经口中毒事件，还应加采患者所服食品、呕吐物和洗胃液。

所有生物样品采集后宜在 4℃ 左右冷藏保存和运输，如无条件冷藏保存和运输，样品应在采集后 24h 内进行实验室检测。同时在冷冻条件下保存备份的样品 3 个月，以准备实验室复核。

7. 现场救治

（1）洗消：在现场洗消区进行，脱去患者被污染的衣物，用流动清水及时冲洗污染的皮肤，对于可能引起化学性烧伤或能经皮肤吸收的毒物更要充分冲洗，时间一般不少于 15min，并考虑选择适当中和剂中和处理；眼睛有毒物溅入或引起灼伤时要优先迅速冲洗。

（2）检伤：医务人员根据患者病情迅速将病员检伤分类，病情危重者用红标标记，送往急救区立即抢救；病情较重者用黄标标记，送往治疗区救治；病情轻微者用蓝标标记，送往观察区观察；死亡患者用黑标标记，送往尸体处理区。治疗区和观察区的患者要定期复检。

（3）应用特效解毒药物：如果中毒类型有特效解毒剂，应在现场应抓紧时机，立即早期给予相应的特效解毒剂，见表14-1。

表14-1　常用的特效解毒剂

特效解毒剂	适用范围	备注
阿托品	有机磷类、氨基甲酸酯类杀虫剂中毒	同类解毒药物还有东莨菪碱、654-2、长托宁等
碘解磷定、氯磷定	有机磷类杀虫剂中毒	中重度中毒必须合用阿托品
亚甲蓝	苯的氨基及硝基化合物中毒后引起的高铁血红蛋白血症	小剂量使用（1～2mg/kg）
亚甲蓝	氰化物中毒	大剂量使用（5～10mg/kg），必须与硫代硫酸钠合用
亚硝酸钠、4-二甲氨基苯酚、亚硝酸异戊酯	氰化物中毒	必须与硫代硫酸钠合用
硫代硫酸钠	氰化物中毒	在亚甲蓝、亚硝酸钠、4-二甲氨基苯酚、亚硝酸异戊酯等药物使用后应用
维生素B_6	肼类化合物	

（4）氧疗：有缺氧症状时，可给予鼻塞、鼻导管或面罩给氧；发生严重肺水肿或急性呼吸窘迫综合征时，给予呼吸机支持治疗。

（5）肾上腺糖皮质激素：有毒气体中毒的重症病例可发生肺水肿和脑水肿，应早期、足量给予肾上腺糖皮质激素（如地塞米松，每日10～40mg）。

（6）对症和支持治疗：保护重要器官功能，维持酸碱平衡，防止水电解质紊乱，防止继发感染以及并发症和后遗症等。

（四）健康危害评价

根据检测到的有害物质浓度及其相关的毒性资料、患者的临床表现，结合环境的地貌特点和气象条件等，应及时对泄漏现场及其周围人群开展流行病学调查、评估。

评估内容包括毒物的种类、数量、暴露方式、途径以及范围；毒物可能威胁暴露范围内的人员数量及分布；人员伤亡情况；卫生救援资源状况；已经采取的应急措施。

对各项评估内容进行分析，以确定中毒事件的严重程度和影响波及面、中毒事件可能的发展趋势、继续需要采取的应急控制措施以及可能对人体健康存在的急慢性危害等。

应及时将健康危害评估情况报告给现场指挥部门，供其进行应急决策参考。

四、核和放射突发事件应急处理

（一）核和放射突发事件的概念

核和放射突发事件（nuclear and radiologic emergency）是指各种原因所致的放射性物质的释放或射线的泄漏而造成或可能造成公众身心健康严重影响或损害的突发事件。核和放射突发事件的特点是可能造成人员伤亡、财产损失、生态环境破坏，造成公众心理压力和社会混乱。

核和放射突发事件分为以下三类：

（1）核突发事件：是指核设施发生的意外事故，造成放射性物质外泄，导致工作人员、公众受到规定限值或以上的照射。

（2）放射突发事件：是指放射源丢失、被盗、失控，或者放射性同位素和射线装置失控导致人员受到意外的异常照射。

（3）核或放射恐怖袭击事件：是指恐怖分子为达到其政治、经济、宗教、或民族等目的而通过威慑、恐吓、使用核武器爆炸或"脏弹"释放放射性物质，或袭击核设施，造成人群的心理、社会影响或一定数量人员的伤亡，从而破坏国家公务、民众生活、社会安定与经济发展等的恐怖事件。

（二）核和放射突发事件应急处理的基本任务

抢救核与放射事故中遭受放射损伤和其他伤害人员；指导公众采取正确的放射防护、防病措施，并提供必要的卫生应急保障；向公众提供医学心理咨询，防止或减轻核和放射事故对公众的不良社会心理效应与后果；开展事故状态下人员受照剂量监测和放射危害评价。

（三）核和放射突发事件现场应急处理

1．救援人员的准备　到达现场前，抢救人员应做好个人防护，如穿戴防护衣具、配备辐射剂量仪、酌情使用稳定碘和抗放射药物等。根据地面照射量率和规定的应急照射水平，确定在污染区内的安全停留时间。时刻牢记应急工作人员通用防护导则和返回导则。

2．现场分区及其标记　根据不同区域的辐射水平将事件现场划分为控制区、监督区和非限制区，对事件现场进行隔离。此对策可减少放射性核素由污染区向外扩散，并避免人员进入污染区而受照射。可在巡测仪器读数为 $100\mu Sv/h$ 的地方布设安全界线。除非有救治生命和（或）防止灾难恶化的需要，不要接近剂量率超过 $10mSv/h$ 的区域。在安全界线外布设警戒界线，以保证公众不妨碍应急响应人员工作。①控制区：事故污染现场中心地域，用红线将其与其外的区域分隔开来，在此区域救援人员应当装备防护装具以避免或减少污染或受到照射，并在边界处建立评估、出入和污染控制点。②监督区：控制区以外的区域，以黄色线将其与其外的区域分隔开来，此线也称为洗消线，所有出此区域的人员应当在此线上进行洗消处理；在此区域的人员要穿戴适当的防护装备避免污染。外边界处设立辐射警示标志并建立出入控制点。③非限制区：监督区以外的区域，患者的现场抢救治疗及指挥机构设在此区。控制出入的最好办法是使用实体屏障。放置这类实体屏障需要考虑当地情况和可减少照射的程度。警戒区域的出入应通过建立的控制点，控制点作为应急人员的集合点，同时也是辐射控制站。

3．人员救护　对伤病人员进行现场救护，普通伤病员和轻度放射损伤人员送省级卫生行政部门指定的医疗机构治疗，中、重度放射损伤伤病员送卫生部核事故医学应急中心治疗。

4．现场辐射监测　开展与人有关的事故现场辐射监测，确定放射性核素种类或射线种类、剂量率大小，为救治放射损伤患者和病情的判定提供剂量依据。

5．受照剂量估算　对有可能受到超剂量照射的受照人员进行受照剂量估算。

6．饮用水和食品的控制　对放射性污染事故，采集饮用水和食品等样品进行分析。超出干预水平的水和食品及时提出禁止食用建议。

7．污染处理　对放射性污染事故，在事故现场设立人员放射性污染洗消站。洗消站配备放射性污染监测仪、放射性物质洗消液等去除污染的设备和用品，受污染人员经初步去污处理后送医院救治。

（四）现场应急救治措施

1．发生核或放射事故（含恐怖袭击事件）时应及时进行现场救护，抢救伤员；尽快将伤员撤离事故（事件）现场，并进行相应的医学处理；对伤情重、危及生命的伤员应优先进行紧急处理。

2．初步估计人员受照剂量，设立临时分类站，进行初步分类诊断和处理；必要时及早使用稳定性碘和（或）抗辐射药品。

3．对人员进行放射性体表污染检查和初步去污处理，并注意防止污染扩散；对开放性污染伤口去污后可酌情进行包扎。

4．初步判断人员有无放射性核素体内污染，必要时及早采取阻吸收和促排措施。

5．尽可能收集、留取可估计人员受照剂量的物品和生物样品。

6．填写伤员登记表。

7．根据初步分类诊断提出伤病员后送的建议，尽快将中度以下急性放射病、放射复合伤和体内、伤口有放射性物质污染的人员，以及现场救护中不能处理的其他非放射损伤人员送到省级卫生行政部门指定的医疗机构救治（地方救治）单位；必要时将中度以上急性放射病、放射复合伤和严重内污染人员，直接送到卫生部核事故医学应急中心救治（专科救治）单位。伤情危重不宜后送者可继续就地抢救，待伤情稳定后再酌情及时后送。对怀疑受到照射或体内污染人员也应及时后送。如伤员不多或伤情难以确定时，也可将伤员直接送往专科救治单位，以确保救治效果、减少伤亡。

8．对发生突发事件的医学和公共卫生学后果进行初步的评估，提出必要的去污染和防止人群受到进一步辐射照射的建议和推荐的行动，提出公共卫生方面的建议。

（五）放射性污染现场的控制

发生放射性污染事件时，首先控制污染，保护好事件现场，阻断一切污染扩散的可能途径。如暂时关闭通风系统或控制放射性液体外溢，或用物体吸附或遮盖密封，防止污染再扩散。

隔离污染区，禁止无关人员和车辆随意出入现场。使用路障，或用明显线条标记出污染边界及污染程度。由隔离区进入清洁区，要通过缓冲区，确保清洁区不受放射性污染。进入污染区必须穿戴个人防护用具，通过缓冲区进入污染区。从污染区出来的人员，要进行个人监测，对手、脸、头发和鞋予以特别注意，其次是臀部、膝、袖口等处。由污染区携出的物品、设备，必须在缓冲区经过检查和处理，达到去污标准后，才能带入清洁区。

污染的监测结果必须记录，监测地板、天花板、墙表面用 $1000cm^2$ 以上的平均计数率值，桌、衣服等用 $300cm^2$ 以上的平均计数率值。任何表面受到放射性污染后，应及时采取综合去污措施，尽可能清洗到本底水平或相应的控制水平。

受过严重放射性污染的车辆或设备，其表面虽经除污达到许可水平，但是，当检修、拆卸内部结构时，仍要谨慎，防止结构内部的污染扩散，需进行监测和控制。

人员污染的判断与监测：放射性核素对人体造成的污染可以是体外污染或体内污染。

外污染对机体的辐射效应或损伤程度，取决于放射性核素的辐射性质、污染量及其理化性质等。放射性核素体内污染是指体内的放射性核素超过其自然存在量，它是一种状态而不是疾病，其生物学和可能的健康后果取决于下列因素：进入方式、分布模型、放射性核素在器官内的沉积部位、污染核素的辐射性质、放射性核素污染量、污染物的理化性质等。上述资料对于受污染人员的正确估计、评价及医学处理是必不可少的。

对于仅受到一种或几种放射性核素单纯污染的情况，初期不会有什么临床表现。污染判断的目的是为获得放射性核素的摄入时间、性质和在体表、体内及器官的分布等资料，为进行相应的医学处理提供依据。

当工作场所的放射性核素外溢或气溶胶浓度升高时，工作人员口罩内可能被污染；体表被放射性核素严重污染的情况下，应考虑放射性核素内污染的可能性。

（六）人体体表放射性污染的去除

发生人体体表放射性核素污染时应尽快离开现场，测量污染程度，消除污染（去污），以达到防止或减轻放射性核素对皮肤的损伤及经呼吸道或皮肤伤口等途径侵入体内和防止污染扩散的目的。下列三种情况需要特殊考虑：①某些放射性核素由于特定的化学形态（例如氚和某些形态的碘）可能通过皮肤吸收而导致进一步的内污染，特别要注意估算外和内两种污染。②伤口表面被产生 α 射线的放射性物质污染，可能引起局部损伤或体内吸收，必要时可将受污染的伤口切除以去掉放射性物质。③β 辐射体在皮肤上长期沉积，如果污染水平足够高，可能导致皮肤烧伤。皮肤烧伤可能使去污复杂化，去污和治疗烧伤应同时进行。

当需要去污的人数很多时，不可能为每个人都提供单独服务。在这种情况下，应当将预计受到污染的人员送到淋浴设备较多的场所，或在天气条件适宜的情况下，在户外建立临时淋浴设施。也可以考虑发放一些指南，指导等候疏散的人们在家中进行淋浴。注意：损伤人员的放射性污染一般不会严重到对救援人员产生辐射危害，故不能因去污而延迟紧急的医学处理和外科手术。对于昏迷和出血等患者，不能因去污而影响医学处理，应及时抢救，然后再作去污处理。对于有手术指征者，尽快作早期外科处理。

（七）应急响应行动的终止

放射事故源已经消除，放射源受到控制，放射性污染得到清除；人员得到有效救治，未出现新的放射损伤人员且原有伤员病情稳定。经本级人民政府应急指挥部批准后终止。应急状态终止后如有需要，应当继续进行人群健康状态追踪和评估工作。

（陈　华）

第三篇

卫生服务体系与卫生管理

第十五章　卫生系统及其功能

第一节　卫生系统概述

一、卫生系统的定义

卫生系统（health system）是以改善健康为主要目的的所有组织、机构和资源的总和。卫生系统需要工作人员、资金、信息、用品、运输工具、通信以及全面指导和管理。WHO 认为，卫生系统在体面地对待民众的同时，必须提供具有相应能力和经济上公平合理的服务。

多数国家卫生系统包括公立、私立、传统和非正式部门，它是一个复杂的系统，以改善健康状况为主要目的的任何个人、团体、组织及相关资源都属于卫生系统的范畴。如预防保健与医疗服务提供者，筹资中介组织，药品、试剂、医疗设备以及医生与护士等投入生产者，卫生服务计划与管理者等。可见，卫生系统具有多方参与的特点。这个系统中的各个方面相互联系、相互影响，而又相互制约，需要共同努力才能实现系统的最终目标。

二、卫生系统的目标

2000 年，《世界卫生报告》提出卫生系统的目标主要有三个：促进健康、增强反应性以及确保卫生筹资的公平性。

1. 促进健康　增进健康是卫生系统的首要目标，但并不是唯一的目标。良好的健康水平是通过衡量健康期望寿命的增加以及疾病负担的减轻来衡量；同时，健康状况的改善也着眼于减少健康分布的不公平状况，尤其是要改善贫困人口的健康状况。

2. 增强反应性　反应性（responsiveness）是指卫生系统能够满足人民群众期望的程度。这个期望并非是对医疗结果的期望，而是指患者在享受医疗服务的过程中对非医疗结果的各种期望。反应性的衡量包括两部分：一是"尊重个人的尊严"，即服务对象在就医时受到尊重、患者具有自主权并具有对医疗方案的一定选择权、患者拥有隐私权和良好的交流等；二是指"以服务对象为中心"，即医疗机构能够及时关注服务对象的需要、提供必要设施，服务对象具有自由选择权、能够自由地选择各种医疗机构和医疗卫生人员，卫生机构具有良好的社会支持功能，如允许服务对象的亲友探视等。

3. 卫生筹资公平性　第一个方面是指筹资的公平性：如果每个家庭对卫生系统的筹资贡献率相同，那么这个卫生系统的筹资可被视为是公平的。第二个方面是指大病风险保护：如果家庭或成员因为大病造成的卫生保健费用支出而带来经济上的风险，那么这种筹资系统就是不公平的。公正合理的筹资应当是根据支付能力来合理分摊每个家庭因支付卫生费用而面临的风险，一个公平的卫生系统应该能够保护社会上所有的人，特别是贫困人群，而不至于使一些家庭因支付医疗费用深陷贫困之中。

三、卫生系统的功能

卫生系统的功能体现在四个方面，即服务提供、资金筹集、资源筹措和管理制约。

1. 服务提供　卫生系统的一个重要功能就是提供高质量的个人卫生服务及公共卫生服务。

这其中包含许多投入要素的组合，如人力资源、药品和设备，这些投入的产出就是卫生服务。在大多数的卫生系统，卫生服务有为个人卫生服务，如针对个人的预防、诊断、治疗和康复等；也有为群体提供的服务即公共卫生服务，包括健康教育、环境卫生等。这种区分是很重要的，因为相应的卫生政策相同。个人卫生服务一般涉及公立/私立卫生服务，而公共卫生服务则更多地涉及政府责任。许多国家的经验表明，个人卫生服务的提供日趋多元化，通过有效的服务网络加以协调，通过竞争来提高效率。随着私立卫生服务机构的增加，要进一步促使公共卫生服务部门管理职能的发挥，改善卫生系统绩效。

2．资金筹集　常简称筹资，就是筹集经费、建立统筹以及分配资金。适宜的筹资方式可以促进卫生系统的持续发展。资金筹集意味着通过一定的渠道如家庭、企业、政府和捐资机构筹集资金等，这些渠道包括个人付费、商业保险、强制性社会保险、普通税收、非政府机构的捐款以及国际机构的转移支付。资金筹集之后就是建立抗风险的统筹基金。有些形式的筹资，如个人付费，则不具备统筹基金的作用。一旦筹集了统筹基金，接下来的任务就是如何向提供卫生服务的机构或个人分配资金。有证据表明，为公众购买成本低效益好、可接受性强的卫生服务可以提高卫生系统的绩效。卫生筹资的主要挑战是如何扩大预付制，提高公共筹资的力度，增加对资金的公共管理强度。

3．资源筹措　卫生系统不仅涉及上述的服务提供、资金筹集部门，还涉及卫生服务投入部门，如人力资源、仪器和设备投入等，同时还有包括大学在内的教育机构、研究中心，以及药品生产部门等。卫生决策的核心问题就是如何保证供给与卫生系统需求之间的平衡，特别是卫生人力的需求。对机构及技术的投资也需要根据国家重点来进行优先配置。

4．管理制约　在 2000 年《世界卫生报告》中，"管理"一词使用了新的英文单词"stewardship"，它的含义远远超过了立法"regulation"，具有广义管理"governance"的概念。管理制约包括了制定公正的游戏规则以及确定整个卫生系统的战略方向，其核心问题就是如何定位政府的作用。当前很多卫生改革都在寻求改变政府的职能，从提供卫生服务转向引导卫生系统改善与工作绩效。在四个关键功能中，管理制约是最重要的，它可以影响其他三个功能，在管理制约方面最主要的挑战就是要强化卫生部对卫生系统提供政策指导方向的能力。

四、我国卫生系统及其组织结构

我国的卫生系统由卫生行政管理系统、卫生服务提供系统、医疗保障系统和卫生监督系统等子系统组成。

卫生行政管理系统主要是由各级卫生行政部门组成的科层管理系统。我国卫生行政部门的最高机构是隶属于国务院直管的国家卫生部（现为国家卫生与计划生育委员会，以下简称"国家卫计委"），省一级为卫生厅（或省卫计委），地市级、县（县级市、区）分别为卫生局（或卫计委）。

卫生服务提供系统包括公共卫生服务、医疗服务、健康教育等专业卫生服务组织。公共卫生服务组织如国家及各省市县的疾病与预防控制中心等，医疗服务组织如各级各类医院等，健康教育服务组织主要指各级健康教育所，也有些卫生服务组织如结核病防治所等是同时具备公共卫生、医疗和健康教育三种功能的。

我国医疗保障系统目前由医疗保险政策制定部门、医疗保险基金筹集部门、医疗保险基金管理部门和医疗救助系统等组成。

卫生监督系统包括食品药品监督管理和卫生执法监督管理两大部分。2013 年 3 月，国务院机构改革新组建了国家食品药品监督管理总局（China Food and Drug Administration，CFDA），各省一级、地级市和县级政府部门也将组建食品药品监督管理局。我国卫生执法监督系统隶属于卫生行政部门管理，是国家行政监督的重要组成部分，也是国家卫生行政管理的重要环节和主要手段，由各级卫生监督所负责履行其职能。

以上这些就是我国卫生系统的主体部门，各个子系统之间虽彼此分工但相互关系紧密。本章以下两节将重点介绍卫生服务提供系统的两大主要体系：公共卫生和医疗服务体系。

第二节　公共卫生服务体系

一、公共卫生的概念

公共卫生（public health）是通过有组织的社区努力来预防疾病、延长寿命和促进健康的科学和艺术。这个概念最早由被誉为现代公共卫生创始人的美国耶鲁大学 Winslow 教授于 1920 年提出。这些有组织的社区努力包括：改善卫生环境、控制传染病、教育人们关于个人卫生的知识、组织医护力量为疾病的早期诊断和预防性治疗提供服务，并建立一套社会体制来保障社区中的每一个成员都能享有维持健康的生活标准，实现他们健康地出生和长寿。Winslow 的这一定义概括了公共卫生的本质、工作范围和目的，1952 年被 WHO 采纳为公共卫生的定义。

1986 年在加拿大渥太华召开的健康促进大会被认为是新公共卫生时代的标志，会议发表的《渥太华宪章》提出公共卫生是"在政府领导下，在社会的水平上，保护人民远离疾病和促进人民健康的所有活动"。这一定义强调了政府在卫生事业中的核心地位，并更为重视社会科学对促进健康的作用。新公共卫生与传统公共卫生的目的是一样的，都是促进健康、预防疾病、延长寿命；但是后者更强调发展社区，即用社区现有的资源提高自我帮助能力和社会支持力度，并形成灵活的体制，从而促进公众参与公共卫生工作。

在我国，2003 年 7 月，时任国务院副总理兼卫生部部长的吴仪在全国卫生工作会议上，代表中国政府对公共卫生作了如下定义："公共卫生就是组织社会共同努力，改善环境卫生条件，预防、控制传染病和其他疾病流行，培养良好卫生习惯和文明生活方式，提供医疗服务，达到预防疾病、促进人民身体健康的目的。"这是我国政府针对 SARS 危机之后各界对公共卫生认识不清的局面，第一次对公共卫生给出明确而权威的官方定义，其内涵与 Winslow 的定义基本一致。

二、公共卫生服务的内容和特点

公共卫生服务（public health service）是指为保障社会公众健康，以政府为主导的有关机构、团体和个人有组织地向社会提供疾病预防与控制、妇幼保健、健康教育与健康促进、卫生监督等公共服务的行为和措施。公共卫生服务的大部分产品都具有公共产品的性质。

（一）公共卫生服务的内容

随着学科发展和社会进步，公共卫生服务的内容早已突破传统的五大卫生（食品卫生、环境卫生、劳动卫生、学校卫生、放射卫生）和疾病预防与控制的局限，带有更多的管理特征的服务也被纳入进来，如公共卫生监督、公共卫生监测、妇幼保健、计划免疫等内容。

1. 疾病预防和控制　疾病预防与控制是指一个国家或地区通过法律法规和相关政策组织卫生资源，对影响人群健康的重大疾病采取有效的预防和控制措施，消除或减少其对居民健康的影响，提高人群健康水平的过程。

疾病控制历来都是卫生工作的重要组成部分，即使在人类对传染病和慢性病的控制已经取得了显著成绩的今天，其仍是国际公共卫生工作的重中之重。疾病控制工作包括传染病控制、慢性病控制、地方病控制、寄生虫控制、职业病控制以及突发公共卫生事件应急处理等。

疾病预防与控制工作虽在近几十年中取得了重大进步，但伴随全球化的到来和我国的社会发展，特别是工业化、城镇化进程加快及人口流动量大的原因，我国疾病预防与控制工作面临的挑战不断、形势严峻。主要表现在以下几个方面：

第一，传统传染病得到控制，但有些传染病近年有死灰复燃的趋势，新发传染病威胁持续上升。一些传统的传染病仍时有散发疫情，如鼠疫、霍乱等；肠道传染病在农村的发病水平依然很高；结核病、乙型肝炎仍是我国高疾病负担的主要传染病种，结核病防治面临多耐药结核病、结核病 /AIDS 双重感染、流动人口结核病相对高发且不易防治等重大挑战；性病发病率快速上升，AIDS 在特定人群疫情严重；民众不仅时常面临禽流感、流感大流行的威胁，还存在牛海绵状脑病（疯牛病）、西尼罗病毒和埃博拉等烈性传染病的传入危险。

第二，慢性非传染性疾病流行形势十分严峻。经济发展、社会转型、人口老龄化和生活方式的变化，慢性病已经成为我国居民的最主要死因。我国慢性病的患病率上升迅速、死亡人数数量巨大。据预测，2020 年我国居民慢性病死亡的比例将上升到 85%，肿瘤、心脑血管疾病成为主要病种；慢性病的长期治疗给家庭和国家带来了沉重的疾病经济负担；不仅老年人群慢性病发病率高，18 ～ 59 岁劳动人口的慢性病发病率持续上升导致的早死、伤残和失能使得我国劳动力资本遭到严重消耗。

第三，劳动者的职业健康问题突出，新的职业卫生问题不断出现。我国正处于工业化加速发展阶段，约有 2 亿劳动者接触各种职业病危害因素，每年因职业伤害事故造成的直接经济损失约达 1000 亿元，间接经济损失超过 2000 亿元。其中尘肺病是我国最严重的职业病，病例数占职业病总数的 90%。另外，急性职业中毒率居高不下，主要由于职业工人在生产活动中接触生产性毒物而起的机体功能性或器质性损害，包括急性职业中毒和慢性职业中毒。恶性、群体性职业病事件时有发生，苯中毒、聚集性尘肺病事件、慢性镉中毒事件也于近年屡次出现。这些职业病发生后很多难以治愈，给劳动者及其家庭带来了巨大痛苦和负担，有些职业病尚未纳入法律保护范畴，产生了一系列的社会问题。

第四，一些地方病的病情重、范围广、危害性和防治难度都比较大。地方性氟中毒和地方性砷中毒是我国流行严重的两种地方病，疫情严重的是饮水型地方性氟中毒，病区主要分布在东北、华北和西北等北方地区。地方性砷中毒造成各种恶性肿瘤的高发，自 20 世纪 80 年代发现后，分布地区除山西、吉林两省外，内蒙古、新疆、宁夏、贵州等西部省区都有发现。血吸虫、鼠疫等地方病危害大，大批患者因之致残致死，是影响一些地区人民生活和制约其经济发展的重要因素。有些地方病主要发生在农村、山区和牧区等偏远地带，控制或根治地方病受到自然条件等众多因素的约束，防治难度非常之大。

2．卫生监督　公共卫生监督是国家卫生行政机构或行政性组织依据法律法规对社会公共卫生事务进行监督与管理的一种行政行为，是国家行政权力的重要组成部分。

卫生监督的概念有四层含义：

第一，卫生监督的主体必须是卫生行政部门，或由法律授权的卫生监督机关。卫生行政部门设立卫生监督机构和卫生监督员，行使卫生监督职责。

第二，卫生监督是依据卫生法律、法规和规章的规定，对涉及人民群众健康的各种行为或活动所实施的卫生行政执法行为。

第三，卫生监督的对象是卫生监督的相对人——公民、法人或其他组织。

第四，卫生监督的目的是维护正常的公共卫生和医疗服务秩序，保护人民群众健康及其相关法定权益。

可见，卫生监督具有行政性、专业性、合法性及广泛性等特点，其职责范围表现在四大方面：一是加强市场监管，凡是涉及与人民健康和生命有关的事情都应依法监管，包括食品卫生、市场医疗行为和职业卫生监管等。二是对医疗单位和医疗行为进行监管。三是卫生系统内部执法行为的管理。四是对卫生执法队伍执法行为的监管。卫生监督的手段主要有三个：专业技术手段、法律手段和行政管理手段。

3．妇幼保健服务　妇女儿童的健康是人类持续发展的前提和基础，妇女儿童健康指标不仅是国际上公认的最基础的健康指标，更是衡量社会经济发展和人类发展的重要综合性指标。我国政府一贯高度重视妇女儿童的生存和健康状况，逐步完善妇幼卫生法制与政策，不断健全妇幼卫生服务体系，实施妇幼卫生公共卫生项目，着力提高妇幼卫生服务的公平性和可及性，使妇女儿童健康状况明显改善。我国妇幼卫生工作始终体现以保健为中心、以预防为主的突出特点。2001 年 6 月，中国国务院颁布的第 308 号总理令《母婴保健实施办法》，对贯彻落实《母婴保健法》作出具体规定，要求妇幼卫生工作坚持"以保健为中心，以保障生殖健康为目的，保健与临床结合，面向群体，面向基层和预防为主"的工作方针。

我国当前妇幼卫生工作面临的主要挑战有三大方面：

其一，孕产妇死亡率虽持续降低，但妇女常见病发生情况不容乐观。经过几十年的努力，2010 年中国东部省份孕产妇死亡率已降低到 10/10 万左右，接近发达国家水平，但西部地区仍然停留在 30/10 万的水平，西部农村地区孕产妇的死亡率是东部地区的 3 ～ 5 倍。与此同时，中国妇女常见病的总患病率近 10 年改善不显著，2010 年全国妇女常见病患病率为 28.8%，部分西部省份呈高发、妇科肿瘤患病率呈上升趋势。

其二，婴儿死亡率及 5 岁以下儿童死亡率持续下降，但出生缺陷问题日益凸显。2010 年，婴儿死亡率及 5 岁以下儿童死亡率已降到居世界中等偏上水平。但我国是出生缺陷高发国家，出生缺陷发生率呈上升趋势，由 1996 年的 87.7/ 万，上升到 2010 年的 149.9/ 万，增长速度惊人，15 年间增长了 70.9%。据估计，每年仅先天性听力障碍病例就有 2.6 万例，其他的如先天性甲状腺功能减退、苯丙酮尿症、地中海贫血发生率位于出生缺陷前列，防治形势非常严峻。

其三，城市流动人口和农村留守人口中妇女和儿童的健康状况堪忧、健康意识薄弱、对妇幼卫生服务的利用率低，将成为妇幼卫生工作面临的难点和重点。

妇幼保健的工作内容主要包括妇女保健、儿童保健、婚前保健、生殖健康、健康教育和健康促进五个方面。

（二）公共卫生服务的特点

1．群体健康优先　公共卫生服务的对象主要是群体，群体优先是公共卫生服务的首要特点。因此，在公共卫生服务过程中，群体健康学评价是基础，通过对人群健康状况、健康危险因素、疾病危害程度、健康促进因素和阻碍因素、环境和生态学因素、教育与文化等问题实行科学的测量与评价，再制订人群健康发展的优先策略，最终作出改善人群健康的决策。

2．需要学科综合和学科交叉的人才和手段　在公共卫生服务的过程中，对于工作人员和管理来说，既需要掌握公共卫生各个学科的知识、技能和手段，还需要了解和掌握一定的管理学、经济学、人文和社会学等知识。这些知识通过交叉融合，形成公共卫生服务者所特有的知识体系。

3．体现了公共产品的性质和政府责任　有很多公共卫生服务都有公共产品性质或具有很好的正外部效益，可以说每一项公共卫生服务都具有公益性特质。因此，政府对公共卫生工作的重视程度和落实情况能在相当程度上体现政府的责任。

4．具有法律强制性和政府垄断性　在绝大多数国家，公共卫生服务不会像医院那样，有多种所有制形式和运行机制，它需要在国家特别是政府层面上给予经费支持和进行管理上的顶层设计，需要在法律上规定并强调人人公平享有。显然公共卫生服务工作具有法律强制性，管理上具有政府垄断性质。

三、公共卫生服务的组织结构体系

（一）疾病预防与控制的组织结构

1. 疾病预防控制的行政管理组织机构　新中国成立后至今，为适应不同时代卫生防疫和卫生监督工作的变化，我国疾病预防控制的行政管理组织经过多次调整，历经更名。

目前，国家卫计委下设疾病预防控制局，设有综合处、传染病预防控制管理处、免疫规划管理处、艾滋病预防控制管理处、结核病预防控制管理处、血吸虫病预防控制管理处、地方病预防控制管理处、慢性病预防控制与营养管理处、精神卫生处、口腔卫生处、爱卫办一处和爱卫办二处。另外，国家卫计委还下设了"卫生应急办公室（突发公共卫生事件应急指挥中心）"，内设综合协调处、监测预警处、应急指导处以及应急处理处。这两个司局级机构代表国家行使疾病预防控制行政管理和公共卫生应急工作。

各省、直辖市和自治区卫生厅（局），均设疾病预防控制局或处（省爱国卫生运动委员会办公室、省地方病防治领导小组办公室）、应急办（突发公共卫生事件指挥中心），各地级市、县级卫生局也同时下设相关的科室，在同级政府领导下，承担卫生防病与应急的行政管理工作。

2. 疾病预防控制服务组织机构　中国疾病预防控制中心（简称"中国疾控中心"）是由政府举办的实施国家级疾病预防控制与公共卫生技术管理和服务的公益事业单位，直属国家卫计委管理。其职责是在卫计委的领导下，发挥技术管理及技术服务的指导功能，围绕国家疾病预防控制重点任务，对疾病预防控制策略与措施进行研究，做好各类疾病预防控制工作规划的组织实施；开展食品安全、职业安全、健康相关产品安全、放射卫生、环境卫生和妇女儿童保健等各项公共卫生业务管理工作，同时开展应用性科学研究，对全国疾病预防控制和公共卫生服务的业务指导、培训和质量控制，在防病、应急、公共卫生信息能力的建设等方面代表国家发挥作用。

各省级、地市级、县级区域内也设立了疾病预防控制中心，隶属卫生行政部门管理并负责相应的卫生防病和卫生应急工作。各地还根据区域情况设立了结核病、精神病、慢性病、皮肤病和性病等防治院（所），均属于公共卫生服务的专业机构。同时，城市街道、居委会以及乡镇卫生院、村卫生室也都有公共卫生服务的专职（或兼职）的从业人员。

（二）妇幼卫生工作的组织结构

妇幼保健工作大多属于公共卫生工作范畴。在我国，为更好地落实妇幼保健工作，从国家到地方都成立了相对独立和完善的管理体系和服务体系。国家卫计委是对妇幼卫生工作进行行政管理的最高机构，由基层卫生和妇幼保健司主管，对全妇幼卫生起政策领导和业务指导作用。地方政府各级卫生行政部门是妇幼卫生行政管理的执行机构，负责组织领导本地区的妇幼卫生工作。

妇幼卫生工作的专业服务机构包括妇幼（婴）保健院（所或站）、妇女保健所（院）、儿童保健所、计划生育技术指导所、妇产（婴）医院、儿童医院及妇幼卫生专业研究机构等。这些机构受同级卫生行政部门领导和上一级妇幼卫生机构的业务指导，各级妇幼卫生专业承担着保健、临床、科学研究、教学和健康教育任务。城市社区卫生服务机构和乡镇卫生院设妇幼保健室（防保组），村和城市居委会设有妇幼专干负责妇幼卫生工作，厂矿、企事业单位根据女职业数量设立专业机构或配备专业人员，在业务上接受当地妇幼卫生机构的指导。

（三）卫生监督工作的组织结构

1. 卫生监督的行政管理组织机构　当前，我国从国家卫计委到省、市、县级卫生行政部门都设有卫生监督局（所）、处、科和股等行政科室建置，代表各级政府制定卫生监督政策、督办重大医疗卫生违法案件、指导规范综合监督执法行为，以行使其行政职能。

2. 卫生监督服务的专业组织机构　国家卫技委下设"卫生监督中心",各省、市、县级都设有卫生监督所,接受卫生行政部门领导并承担卫生监督和卫生行政许可等专项业务工作。在城市的社区卫生服务中心、农村的乡镇卫生院都配有卫生监督员协助完成有关的卫生监督工作。

第三节　医疗服务体系

一、医疗服务的概念

医疗服务(medical service)是各级各类医疗机构及其医务人员运用各种卫生资源为社会公众提供医疗、保健和康复等服务的过程。

医疗服务的主体是各级各类医疗机构及其医务人员。医疗服务的客体是广大社会公众,主要是患有各种疾病或健康状况欠佳的人。医疗服务的内容包括医疗、保健和康复等。医疗服务的目的是通过为社会成员提供安全、有效、方便、快捷的医疗卫生服务,最大程度上保障社会成员的健康,恢复或提高劳动者的生产能力,促进社会生产力的发展。医疗服务是一项医学实践,是一种特殊的职业活动。

二、医疗服务产品的特点

医疗服务产品是一种特殊的服务产品,其既具有一般服务产品的特点,如产品的无形性、不可储存性、生产与消费的同时性等,也有自身特有的性质,如无误性、借给者主导性等。下文将就医疗服务产品的主要特性进行介绍。

(一)不确定性

由于医疗服务对象,即患者之间存在个体差异,如患同一种疾病的患者,由于其年龄、性别、健康状况、心理状况、免疫水平及生活环境的不同,在临床上表现的症状、体征和生理变化指标等方面都可能互有不同。这不仅给疾病的诊断和治疗增加了难度,还要求治疗方案应因人而异,因此疾病的治疗效果也就有可能因人而异。换言之,不同的人即使患同一种疾病,其治疗方法不能完全标准化,治疗效果具有不确定性。

(二)高质量性与无误性

医疗服务产品的生产和消费涉及人的健康和生命,因而对产品的质量有非常高的要求,任何低质量或不适宜的服务都会给患者的健康带来不良影响,甚至危及生命,这就要求医疗服务产品的生产需要高质量的保证且准确无误。

(三)专业性和技术性

医疗服务产品的生产者需要有相关的专业知识和技术水平,只有受过专门医学教育和培训并获得执业资格的医生才能提供某一类型的医疗服务。患者的病情越严重,即越是疑难杂症,需要的医疗技术水平就越高,要求医生所具有的专业水平就越高。

(四)供给者主导性

医疗服务产品的供需双方,即医患双方对医学知识的了解具有巨大差异,医生对医学信息的掌握具有绝对优势,这也是医生存在的必要和前提。但也正因为如此,医患之间产生了严重的信息不对称,是否需要医疗服务、需要什么样的医疗服务将由医生说了算,即在多数情况下患者只能被动接受,医生具有主动性。这样一来,患者就会怀疑医生是否提供的是适宜的医疗服务产品,进而影响了医患信任。

三、医疗服务的组织结构体系

所谓医疗服务的组织结构体系，也可简称医疗体系，即是以诊治疾病为其主要功能，由不同层次的医疗机构所组成的整体医疗服务网络。

（一）医疗机构的功能分类

我国的医疗服务机构按其主要功能可分为五大类：

第一类，以诊治疾病为主要职能的医疗机构，如医院、门诊部。

第二类，以疾病防治为主要职能的医疗机构，如妇幼保健院、结核病防治院（所）等。

第三类，以康复疗养为主要职能的医疗机构，如康复中心（医院）、疗养院等。

第四类，以院外急诊为主要职能的医疗机构，如急救中心、急救站等。

第五类，以预防、保健、医疗综合服务为主要职能的基层医疗机构，如城市社区卫生服务中心（站）、乡镇卫生院和厂矿卫生所等。

我国的医疗机构是以综合医院为骨干建设和发展起来的，为了使各级各类医疗机构的职能得到充分发挥，方便患者就近就医，提高城乡医疗机构的整体能力，在计划经济时期，我国按照特定的任务，把一个地区或一定范围内的城乡各级医疗机构分别组织起来，连接成网络，在所属卫生行政部门领导下，开展分级分工医疗服务，从而形成了我国特有的城、乡医疗网，这些医疗机构也开展一定的预防与保健服务。城乡医疗网内的医疗机构一般实行三级分工医疗服务，农村为县、乡、村三医疗机构，城市为市、区、街道三级医疗机构，自上而下建立了逐级指导关系，由下而上逐级接受会诊、转诊医疗，构成为我国城、乡医院体系。自 20 世纪 80 年代以来，随着社会主义市场经济的建立，我国医疗服务的网络架构依然存在，三级医疗网之间的联系却没有之前那么紧密了，2003 年的 SARS 疫情促使国家注意到了问题的严重性，因此近几年的医疗卫生体制改革正在试图逐渐恢复这种紧密的联系。

（二）医疗机构的分级管理

我国从 20 世纪 80 年代后期逐步实行医院分级管理和医院评审。医院分级管理的初衷是促进合理地利用有限的卫生资源、促进区域卫生规划的执行和医院综合水平的提高。这一轮医院等级评审将医院按其综合水平分为三级十等，即一、二级医院分别是甲、乙、丙三等，三级医院分为特、甲、乙、丙四等。不可否认，第一期医院等级评审在一定程度促进了医院的发展，但也带来若干问题，主要是导致医院争购高档设备、存在形式主义的现象，之后卫生部（现称卫计委）停止了第二期医院评审工作。

2011 年 9 月，为深化医药卫生体制改革，加强对医院的监督管理，卫生部（现称卫计委）重新启动了医院等级评审工作。本轮医院评审坚持政府主导、分级负责、社会参与、公平公正的原则和以评促建、以评促改、评建并举、重在内涵的方针，围绕质量、安全、服务、管理、绩效，体现以患者为中心。卫生部（现称卫计委）希望通过本轮医院评审，促进构建目标明确、布局合理、规模适当、结构优化、层次分明、功能完善、富有效率的医疗服务体系，对医院实行科学化、规范化、标准化分级管理。

（三）医疗机构的新型组织形式与发展趋势

随着我国医药卫生体制改革的深入开展，各地医疗机构之间通过不同的重组方式形成了不同的新型医疗机构网络服务模式。大体上可分为三种类型：一是协作经营型。这种重组可以发生在相同规模的医院中，也可以发生在不同级别的医院中，重组各方出于某种共同利益点，以协议或契约的方式建立经营或服务关系，形成所谓的"医疗服务联合体"。二是兼并经营型。这种重组方式又可分为单纯型和混合型，同样可发生在不同规模、不同功能、不同经营方式的医院中。如单纯以资产为纽带进行兼并则为单纯型，如集团中同时有两种以上纽带来维系的则为兼并经营型。三是连锁经营型。这种重组大多发生在专科性质的医疗机构，或在不同规模综合性医疗机构中以共同具有某个专长学科和特色项目为模版，开展单项复制式的经营活动。医疗集团是国内近十年来兴起的新型医疗服务组织形式，其运行机制尚未成熟，市场性重组和非市场性重组模式孰优孰劣都在探索之中。

（黄奕祥）

第十六章 医疗保险

医疗保险制度作为社会保障制度的重要组成部分，已经走过了上百年的历史，是涉及面最广、内容最为复杂、实施难度最大的一项社会保障制度。

第一节 医疗保险概述

一、医疗保险及相关概念

（一）医疗保险

一般认为，医疗保险（medical insurance）是指以社会保险形式建立的，为居民提供因疾病或意外伤害所需医疗费用资助的一种保险制度。具体来说，医疗保险是通过国家立法，强制性由国家、单位、个人集资建立医疗保险基金，当个人因疾病或意外伤害接受必需的医疗服务时，由社会医疗保险机构提供医疗费用补偿的一种社会保险制度。

中国当前实施的医疗保障制度主要包括城镇职工基本医疗保险制度、城镇居民基本医疗保险和新型农村合作医疗制度等形式。从保障的责任来看，这些形式均属于医疗保险的范畴。今后随着保险范围的不断完善和扩大，将发展成为广义的医疗保险，即健康保险。

（二）健康保险

2006年中国保险监督委员会（以下简称保监会）在《健康保险管理办法》中将其定义为：健康保险（health insurance）是指保险公司通过疾病保险、医疗保险、失能收入损失保险和护理保险等方式对因健康原因导致的损失给付保险金的保险。

健康保险不仅对因疾病或意外伤害所致的医疗费用进行补偿，而且对预防、保健、康复、健康教育和生育等服务的费用予以补偿。

（三）医疗保障制度

从医疗卫生事业和社会保障的角度来看，保证公民获得必要的医疗服务或者对医疗费用进行保障的一切计划、制度和安排等，均称为医疗保障制度。

医疗保障制度的形式有多种，医疗保险制度仅为其中的一种形式。

二、医疗保险的分类

（一）基于医疗保险性质分类

根据保险性质的不同，可将医疗保险分为社会医疗保险和商业性医疗保险。社会医疗保险和商业性医疗保险的基本属性是不同的，主要区别如下：

1. 保险性质不同　社会医疗保险是具有福利性的公益事业，是国家实施的一项社会制度；商业医疗保险是一种经济活动，以营利为目的，经营运行主要靠市场机制，自愿投保。

2. 管理体制不同　社会医疗保险一般由国家某一职能部门统一管理，社会医疗保险经办机构一般属于财政预算管理的全民事业单位；商业医疗保险由金融机构领导，由保险公司具体承办，保险公司作为相对独立的经济实体，实行自主经营、自负盈亏。

3. 参保对象不同　社会医疗保险是以劳动者为对象，凡是法定参保人必须一律参加，对参保条件没有什么特殊规定，健康人可以参保，患者也可以参保，一般只接受单位参保；商业医疗保险的参保条件是参保人必须未患有指定范围内的疾病，否则不接受参保，商业医疗保险可以接受个人参保也可以接受单位参保。

4. 保费的负担主体不同　社会医疗保险的保险费一般由国家、用人单位和个人共同负担，个人负担比例较小；商业医疗保险的保险费一般由个人全部负担。

5. 保险范围不同　社会医疗保险的保险范围较广，不仅保"大病"，而且保"小病"；不仅对参保人的住院费用给予一定补偿，而且对门诊费用也给予一定补偿。商业医疗保险的保险范围较小，一般只对指定范围内的几种疾病或某一疾病的住院费用给予一定金额的补偿。

6. 保障水平不同　社会医疗保险着眼于"基本保障"，一般按医疗费用的一定比例给予补偿，保障水平有限；商业医疗保险着眼于"偿还"，缴纳的保险费越高，补偿的金额也就越高，一般保障水平较高。

（二）基于医疗保险层次分类

根据保险层次的不同，可将医疗保险分为基本医疗保险和补充医疗保险。社会基本医疗保险是由社会医疗保险机构提供个人因病获得符合保险范围的必需的医疗服务而进行医疗费用补偿的一种社会医疗保险制度。补充医疗保险则是社会基本医疗保险以外的医疗保险。两者在性质、范围、内容和管理等方面有很大的区别。

（三）基于医疗保险对象分类

根据保险对象的不同，可将医疗保险分为城镇职工医疗保险、城镇居民医疗保险和新型农村合作医疗制度等。这是考虑到我国较长时间内仍然存在城乡二元社会结构，以及公费医疗、劳保医疗的特殊历史作用，采取循序渐进的改革原则而建立的不同医疗保险制度。建立城镇职工医疗保险制度，对保护劳动力、促进国民经济发展具有深远的现实意义，城镇居民医疗保险和新型农村合作医疗制度的建立对于维护社会稳定、促进社会公平等方面具有重要作用。

（四）基于医疗保险范围分类

根据医疗保险范围的不同，可将医疗保险分为综合医疗保险、住院医疗保险和病种医疗保险。综合医疗保险不仅提供门诊医疗费用补偿，而且提供住院医疗费用补偿，即大病、小病均提供医疗保障；住院医疗保险是指当被保险人因疾病或意外伤害需要住院治疗支出医疗费用时给予补偿的一种医疗保险；病种医疗保险通常是指被保险人患有单个费用较高或病种单纯的疾病，如恶性肿瘤、心脑血管疾病、慢性肾衰竭、糖尿病等，所发生的医疗费用由保险人以定额给付方式进行保障的一种医疗保险。

三、医疗保险的性质

不同社会制度的国家其医疗保险的性质是不同的，从根本上来说，这取决于社会生产力发展水平和社会经济制度、政治制度，但同时又与医学技术的发展、卫生服务状况以及卫生事业在国民经济中的地位、作用等因素直接相关。以下介绍我国社会医疗保险的性质。

（一）经济性

医疗保险作为一种疾病和意外损失经济补偿方法，既是一种社会保障制度，又是一种分配制度，必然具有经济性质。具体表现在：一方面，医疗保险通过补偿劳动者医疗费用的方式，对劳动力进行再生产投资；另一方面，医疗保险不仅减少了劳动者个人的经济负担，而且有利于社会生产的正常发展。

（二）公益性

医疗保险制度的实施直接关系到全社会利益，它不仅使患病的劳动者本人因尽快恢复健康而受益，还有助于减少疾病流行，有利于社会生产发展，使整个社会全体成员共同受益。公益性要求医疗保险要充分体现社会和政府的责任，体现社会公平，不以盈利为目的，始终把社会效益放在首位。

（三）强制性

医疗保险是国家通过法律强制实施的法定保险，它要求所有符合条件的单位和个人必须参加，同时要求所有符合条件的单位和个人参加医疗保险时保险机构必须接受，双方均无自由选择的余地。

（四）保障性

医疗保险保障劳动者的基本医疗需求，从根本上维护社会稳定。尽管医疗保险不是全免费医疗，但毕竟能对基本医疗部分提供免费服务，从而有效减轻劳动者的疾病经济负担，使劳动者的健康有了基本保障。

（五）互助共济性

医疗保险费通常由国家、用人单位和个人三方共同负担，体现了不同单位之间以及单位和政府之间的互助共济；医疗保险基金在一定范围内统筹调剂使用，体现了不同劳动者之间的互助共济。

（六）储蓄性

中国医疗保险实行社会统筹与个人账户相结合的运行模式。其中，社会统筹基金主要用于保障被保险人的大病和住院医疗费用，要求基金当年收支平衡，无结余或少量结余；个人账户保障被保险人的门诊医疗费用，因被保险人年轻时医疗服务需求相对较低，个人账户基金多数有结余，历年结余的基金可形成一大笔医疗储蓄金，以弥补年老体弱时的费用缺口。因此，中国现行的医疗保险具有部分积累，即部分储蓄的性质。

四、医疗保险的基本原则

根据我国医疗保险的性质，在实施医疗保险时需要遵循以下基本原则：

（一）社会化原则

医疗保险的社会化要求所有社会成员最终要全部成为医疗保险的保障对象。社会化既符合大数法则（law of large number）的技术要求，也体现出医疗保险的社会公平性和减少逆向选择现象的作用。因此，扩大医疗保险的覆盖面，将所有的社会成员纳入医疗保险的保障范围之中，实现医疗保险的社会化，是发展医疗保险的基本原则。

（二）强制性原则

通过国家立法，强制医疗保险制度的建立和实施，才能让所有符合参保条件的单位和个人都必须依照法律的规定参加，并按规定交纳医疗保险费。

（三）保障基本医疗原则

医疗保险的保障责任范围是有限的，即只能提供基本医疗的保障。基本医疗以外的其他医疗服务，只能由参保人自己承担或由其他补充医疗保险等途径来解决。对基本医疗提供保障是目前中国医疗保险改革的基本目标。

（四）费用分担原则

费用分担包括两方面内容：一是在医疗保险基金来源上，通常由国家、用人单位和个人三方共同负担；二是在医疗费用的支出上，通常也要求参保个人分担一部分费用，从而改变过去那种公费医疗经费完全由财政支出，劳保医疗经费完全由企业支付的状况，有利于增强个人的费用节约意识。

（五）以支定收、量入为出、收支平衡、略有结余原则

以支定收、量入为出、收支平衡、略有结余原则是医疗保险基金运行的基本原则。其中，"以支定收"是医疗保险基金筹集时遵循的基本原则，即根据往年的医疗费用支出确定下一年

度医疗保险基金的筹集标准；"量入为出"是医疗保险基金偿付时遵循的基本原则，即根据当年实际筹集的医疗保险基金确定当年的基金偿付标准；"收支平衡"是医疗保险基金运行的总体要求；"略有结余"是医疗保险基金运行的理想目标，基金不能没有结余，但也不能结余过多，适当结余以备疾病暴发、流行等突发事件。

（六）公平与效率相结合的原则

医疗保险首先讲求的是社会公平性，在保证社会公平的前提下，也需兼顾效率。公平（equality）可以理解为参保人无论年龄、职业、职位、用工形式以及身体状况如何，均按相同的比例缴纳医疗保险保险费，均可获得基本医疗的保障。效率（efficiency）主要体现在医疗保险基金的筹集、使用及卫生服务提供等方面。医疗保险基金能够及时、足额筹集到位，医疗服务机构能够做到因病施治、合理治疗等均是医疗保险运行效率的体现。

（七）属地管理原则

中国医疗保险实行属地化管理，即符合参保条件的所有用人单位及职工，无论其行业或行政隶属关系如何，均统一参加当地的医疗保险。属地化管理可以避免行业统筹的弊端，均衡并减轻用人单位的负担，也有利于政策统一，基金的统一筹集、使用和管理，有利于加强统筹区域内参保职工的就医管理，方便职工就近就医。

五、医疗保险的社会作用

医疗保险制度对于保障劳动者身体健康、安定人们生活、稳定社会秩序等方面发挥着重要作用。

（一）减轻疾病经济负担

在一定程度上减轻患者的疾病经济负担是医疗保险的直接作用，即通过对参保患者提供医疗保险基金的补偿，分担参保患者的医疗费用。

（二）保障居民健康

除了直接减轻人们的疾病经济负担外，医疗保险还可通过对参保人提供健康体检、预防接种、健康教育等多种健康保障活动，最大程度上提高人们的身体素质、保障人们的身体健康。

（三）规范医疗服务供需双方行为

医疗保险以协议的形式要求定点医疗服务机构做到因病施治、合理检查、合理用药和合理治疗；通过费用分担的方法促使医疗服务需方形成费用节约意识。供需双方行为的有力约束，有利于其行为规范和控制医疗费用过快上涨。

（四）提高劳动生产率

医疗保险制度的建立和完善，社会的进步和生产力的发展，两者之间存在双向促进作用。医疗保险解除了劳动者的后顾之忧，使其安心工作，从而提高劳动生产率。因此，在发达国家，医疗保险已成为其经济发展不可或缺的配套措施。在中国，伴随经济改革的深化和社会进步，劳动用工、企业制度等都在逐步完善，各项配套政策和管理措施正在匹配跟上，社会保险制度必须与之相适应。医疗保险作为社会保险的重要组成部分，对于确保社会经济体制改革的顺利进行，同样具有重要作用。

（五）维护社会稳定

医疗保险对患病或意外伤害的劳动者给予经济上的补偿，有助于消除因疾病或意外伤害带来的社会不安定因素。一些发达国家虽然也经常面临经济危机，存在着较高的失业率，但社会仍处于较稳定状态，这其中医疗保险发挥了重要作用。在中国，从改革开放以来的社会发展实践来看，医疗保险制度的实施让国民在一定程度上享受了改革的成果，同时起到了维护社会稳定的作用。

（六）促进社会文明与进步

医疗保险具有社会互助共济的基本性质，这种性质体现在不同收入的劳动者之间以及存在不同疾病风险概率的劳动者之间的风险分担和转移，并且建立在互助合作思想的基础上。在现实生活中，人与人之间应该建立起一种相互关心、相互帮助的关系。医疗保险正是体现了"一方有难、八方支援"的新型人际关系，展示了一种社会互助、同舟共济的良好社会风尚，是社会文明与进步的表现。

第二节　我国医疗保障体系

新中国成立后，我国先后建立了公费医疗制度、劳保医疗制度、农村合作医疗制度。从20世纪90年代初开始，为顺应社会主义市场经济制度的建立，经过20年的改革与发展，我国已建立了基本医疗保障制度，各项制度本身和制度体系都在逐步完善之中。

我国的医疗保障体系是由城镇职工基本医疗保险制度、城镇居民基本医疗保险制度、新型农村合作医疗制度和城乡医疗救助制度等共同组成的，分别面向城镇就业人口、城镇非就业人口、农村人口和城乡困难人群等。

一、中国城镇职工基本医疗保险的建立

（一）城镇职工基本医疗保险制度的建立过程

城镇职工基本医疗保险是为补偿劳动者因疾病风险遭受经济损失而建立的一项社会保险制度。通过用人单位和个人缴费，建立医疗保险基金，参保人员患病就诊发生医疗费用后，医疗保险经办机构给予一定的经济补偿，以避免或减轻劳动者因患病、治疗等所承受的经济风险。

1993年，中国共产党第十四届三中全会通过《关于建立社会主义市场经济体制若干问题的决定》，指出了要在中国建立社会统筹医疗基金和个人医疗账户相结合的社会医疗保险制度。1994年国务院正式确定江苏省镇江市和江西省九江市作为改革的试点城市（俗称"两江"医改试点），并于1994年12月底开始实施试点方案。经过一年多的试点，1996年国务院办公厅转发了四部委的《关于职工医疗保障制度改革扩大试点的意见》，开始在新增的57个城市中推广。在总结广泛试点经验的基础上，1998年12月国务院召开了"全国医疗保险制度改革会议"，颁发了《国务院关于建立城镇职工基本医疗保险制度的决定》，提出了在全国范围内进行城镇职工医疗保险制度改革。截至目前，全国95%以上的城镇职工参加了职工医疗保险制度。

（二）城镇职工基本医疗保险制度的主要内容

1. 覆盖范围　职工基本医疗保险制度要覆盖城镇所有用人单位及其职工，包括国有企业、集体企业、外商投资企业、私营企业和职工，以及机关、事业单位、社会团体、民办非企业单位及其职工；城镇个体经济组织业主及其从业人员也可以参加基本医疗保险。所有参加职工基本医疗保险制度改革的单位都必须有健全的财务制度，有账可查。

2. 缴费比例　基本医疗保险费由用人单位和职工共同缴纳。用人单位缴费率应控制在职工工资总额的6%左右，职工缴费率一般为本人工资收入的2%。随着经济发展，用人单位和职工缴费率可作相应调整。

3. 缴费基金和个人账户　基本医疗保险实行社会统筹和个人账户相结合，基本医疗保险基金由统筹基金和个人账户构成。职工个人缴纳的基本医疗保险费全部计入个人账户。用人单位缴纳的基本医疗保险费分为两部分，一部分用于建立统筹基金，一部分划入个人账户。用人单位缴费按30%左右划入个人账户，具体比例由统筹地区根据个人账户的支付范围和职工年

龄等因素确定。

4. 支付范围　统筹基金和个人账户要划定各自的支付范围，分别核算，不能相互挤占。要确定统筹基金的起付标准和最高支付限额。起付标准原则上控制在当地职工年平均工资的 10% 左右，最高支付限额原则上控制在当地职工年平均工资的 4 倍左右（2010 年提高到 6 倍）。起付标准到最高支付限额以下的医疗费用，主要从统筹基金中支付，个人也要负担一定比例。超过最高支付限额的医疗费用，可以通过商业医疗保险等途径解决。统筹基金的具体起付标准、最高支付限额以及在起付标准以上和高支付限额以下医疗费用的个人负担比例，由统筹地区根据以收定支、收支平衡的原则确定。

二、中国新型农村合作医疗制度的建立

（一）新型农村合作医疗制度的建立过程

新型农村合作医疗制度（the new rural cooperative medical system）是由政府组织、引导、支持，农民自愿参加，个人、集体和政府多方筹资，以大病统筹为主的农民医疗互助共济制度。

2002 年颁布的《中共中央、国务院关于进一步加强农村卫生工作的决定》中指出，要逐步建立新型农村合作医疗制度。2003 年 1 月由卫生部、财政部、农业部联合颁发《关于建立新型农村合作医疗制度的意见》，要求从 2003 年起，各省、自治区、直辖市至少要选择 2 或 3 个县（市）先行试点，取得经验后逐步推开；卫生部办公厅于 2003 年 3 月颁发了《关于做好新型农村合作医疗试点工作的通知》，正式启动了新型农村合作医疗试点工作；截至 2011 年，新型农村合作医疗参保率达 97.5%。

（二）新型农村合作医疗的主要内容

1. 组织管理　①新型农村合作医疗制度一般采取以县（市）为单位进行统筹。条件不具备的地方，在起步阶段也可采取以乡（镇）为单位进行统筹，逐步向县（市）统筹过渡。②按照精简、效能原则，建立新型农村合作医疗制度管理体制。省、地级人民政府成立由卫生、财政、农业、民政、审计、扶贫等部门组成的农村合作医疗协调小组。各级卫生行政部门内部应设立专门的农村合作医疗管理机构，原则上不增加编制。

2. 筹资机制和标准　新型农村合作医疗制度实行个人缴费、集体扶持和政府资助相结合的筹资机制。在这个筹资机制中，个人缴费是基础，集体经济扶持是条件，政府资助是引导多渠道筹资的前提。2012 年政府对新型农村合作医疗的补助标准提高到每人每年 240 元。

3. 基金管理　新型农村合作医疗基金是由农民自愿缴纳、集体扶持、政府资助的民办公助社会性资金，要按照以收定支、收支平衡和公开、公平、公正的原则进行管理，必须专款专用，专户储存，不得挤占挪用。

4. 风险基金　为了进一步加强新型农村合作医疗基金管理，防范合作医疗基金超支风险，保证合作医疗基金安全运行和新型农村合作医疗制度持续稳定发展，需要建立新型农村合作医疗风险基金。风险基金由试点县（市）按 3% 左右每年从筹集的合作医疗基金中提取，基金结余较多的试点县（市），也可以按结余资金的 50% 左右划入风险基金。风险基金的规模应保持在年筹资总额的 10% 左右，风险基金达到规定的规模后不再继续提取。为了保证风险基金的安全完整，统筹地区风险基金原则上实行上交省级财政专户集中管理的办法。试点县（市）上交的风险基金及其利息的所有权不变，按试点县（市）分别进行管理。风险基金必须全部存入财政部门在信誉好的商业银行开设的财政专户，任何单位和个人不得挪用和改变用途，也不得在试点县（市）之间调剂使用。风险基金作为专项储备资金，主要用于弥补合作医疗基金非正常超支的合作医疗基金临时周转困难等。非正常超支，是指当年大患者数异常增多等因素，导致按规定应由合作医疗基金支付的医疗费用大幅度增加，致使合作医疗基金入不敷出。合作医疗正常超支，主要是通过适时调整报销方案、加强医疗费用支出控制管理等措施解决，一般不

得动用风险基金。

5．费用补偿　新型农村合作医疗基金主要补助参加新型农村合作医疗农民的大额医疗费用或住院医疗费用。有条件的地方，可实行大额医疗费用补助与小额医疗费用补助结合的办法，既提高抗风险能力又兼顾农民受益面。农民在县（市）、乡（镇）、村定点医疗机构就诊，可先由定点医疗机构初审并垫付规定费用，然后由定点医疗机构定期到县（市）或乡（镇）新型农村合作医疗经办机构核销。新型农村合作医疗经办机构负责及时审核支付定点医疗机构的垫付资金，以保证定点医疗机构的正常运转。农民经批准到县（市）级以上医疗机构就医，可先自行垫付有关费用，再由本县（市）新型农村合作医疗经办机构按相关规定及时审核报销。

6．基金监督　新型农村合作医疗基金的监管方式如下：农村合作医疗经办机构定期向农村合作医疗管理委员会汇报农村合作医疗基金的收支、使用情况，采取张榜公布等措施，定期向社会公布农村合作医疗基金的具体收支、使用情况，保证参加合作医疗农民的参与、知情和监督的权利。县级人民政府则根据本地实际，成立由相关政府部门和参加合作医疗的农民代表共同组成的农村合作医疗监督委员会，定期检查、监督农村合作医疗基金使用和管理情况。农村合作医疗管理委员会要定期向监督委员会和同级人民代表大会汇报工作。审计部门负责定期对农村合作医疗基金收支和管理情况进行审计。

7．医疗服务管理　加强农村卫生服务网络建设，强化对农村医疗卫生机构的行业管理，才能积极推进农村医疗卫生体制改革，不断提高医疗卫生服务能力和水平，我国各地都在根据实际情况，择优选择农村合作医疗的本地卫生服务机构，同时加强了监管力度，实行动态管理，以保证服务质量和控制医疗费用。

三、中国城镇居民医疗保险制度的建立

（一）城镇居民基本医疗保险制度建立的过程

城镇居民医疗保险制度是由政府组织、引导、支持，居民自愿参加，按照财政补助与个人缴费相结合，以大病统筹为主，重点保障城镇居民住院和特殊病种门诊医疗需求的医疗保障制度。

继城镇职工基本医疗保险制度、新型农村合作医疗制度试点和城乡医疗救助制度建立之后，为实现基本建立覆盖城乡全体居民的医疗保障体系的目标，针对中国没有医疗保障制度安排的城镇非从业居民，2007年国务院决定为其建立一个基本医疗保险制度。当年，有条件的省份选择了2～3个城市启动试点"城镇居民医疗保险制度"，2008年扩大试点，2009年试点城市达到80%以上。2010年在全国全面推开，逐步覆盖全体城镇非从业居民。

（二）城镇居民基本医疗保险制度的主要内容

1．参保范围　参加城镇居民基本医疗保险包括：不属于城镇职工基本医疗保险制度覆盖范围的中小学阶段的学生（包括职业高中、中专、技校学生）、少年儿童和其他非从业城镇居民。2010年提出将在校大学生全部纳入城镇居民医疗保险。

2．筹资方式　城镇居民基本医疗保险以家庭缴费为主，政府给予适当补助。参保居民按规定缴纳基本医疗保险费，享受相应的医疗保险待遇，有条件的用人单位可以对职工家属参保缴费给予补助。国家对个人缴费和单位补助资金制定税收鼓励政策。财政补助的具体方案由财政部门同劳动保障、民政等部门研究确定，补助经费纳入各级政府的财政预算。2012年政府对城镇居民医保的补助标准提高到每人每年240元。

3．费用支付　城镇居民基本医疗保险重点用于参保居民的住院和门诊大病医疗支出，有条件的地区可以逐步试行门诊医疗费用统筹。城镇居民医疗保险基金的使用坚持以收定支、收支平衡、略有结余的原则。国家规定，2010年起，城镇居民医疗保险最高支付限额提高到当地居民可支配收入的6倍左右。

四、中国城乡医疗救助制度的建立

城乡医疗救助是政府通过提供财务、政策和技术上的支持以及社会通过各种慈善行为，对城乡贫困人群中因病而无经济能力进行救治的人群，或者因支付数额庞大的医疗费用而陷入困境的人群，实施专项帮助和经济支持，使他们获得必要的卫生服务，以维持其基本生存能力的一种医疗保障制度。

（一）农村医疗救助制度建设的主要内容

1. 农村医疗救助对象　农村医疗救助对象大致为两类：农村五保户和农村贫困户家庭成员；地方政府规定的其他符合条件的农村贫困农民。救助对象的具体条件由地方民政部门会同财政、卫生部门制订，报同级人民政府批准。

2. 农村医疗救助办法　农村医疗救助办法大致有三种：开展新型农村合作医疗的地区，资助医疗救助对象缴纳个人应负担的全部或部分资金，参加当地合作医疗，享受合作医疗待遇；因患大病经合作医疗补助后个人负担医疗费用过高，影响家庭基本生活的，再给予适当的医疗救助；国家规定的特种传染病救治费用，按有关规定给予补助。

3. 农村医疗救助资金的筹集　农村医疗救助资金的筹集主要通过各级财政拨款和社会各界自愿捐助等多种渠道。主要有以下三个：地方各级财政每年年初根据实际需要和财力情况安排医疗救助资金，列入当年财政预算；中央财政通过专项转移支付对中西部贫困地区农民贫困家庭医疗救助给予适当支持；社会捐赠及其他资金。

4. 农村医疗救助的申请和审批程序　一是医疗救助实行属地化管理原则，申请人（户主）向村民委员会提出书面申请，填写申请表，如实提供医疗诊断书、医疗费用收据、必要的病史材料、已参加合作医疗按规定领取的合作医疗补助凭证、社会互助帮困情况证明等，经村民代表会议评议同意后报乡镇人民政府审核。二是乡镇人民政府对上报的申请表和有关材料进行逐项审核，对符合医疗救助条件的上报县（市、区）民政局审批。乡镇人民政府根据需要，可以采取入户调查、邻里访问以及信函索证等方式对申请人的医疗支出和家庭经济状况等有关材料进行调查核实。三是县级人民政府民政部门对乡镇上报的有关材料进行复审核实，并及时签署审批意见。对符合医疗救助条件的家庭核准其享受医疗救助金额，对不符合享受医疗救助条件的，应当书面通知申请人，并说明理由。四是医疗救助金由乡镇人民政府发放，也可以采取社会化发放或其他发放办法。

（二）城市医疗救助制度的主要内容

1. 城市医疗救助对象　城市医疗救助对象分三类：主要是城市居民最低生活保障对象中，未参加城镇职工基本医疗保险人员，或已参加城镇职工基本医疗保险但个人负担仍然较重的人员，以及其他特殊困难群众。具体条件由地方政府民政部门会同卫生、劳动保障、财政等部门制订并报同级人民政府批准。

2. 城市医疗救助资金来源　中国城市医疗救助资金有三大来源：通过财政预算拨款，地方财政每年安排城市医疗救助资金并列入同级财政预算，中央和省级财政对困难地区给予适当补助；专项彩票公益金，民政部门从留归本部门使用的彩票公益金中按照一定比例或一定数额安排用于城市医疗救助的资金；社会捐助等渠道建立基金。

3. 城市医疗救助内容　中国城市医疗救助有三大内容：对城市低保家庭成员、五保户和其他经济困难家庭成员，资助其参加城镇居民基本医疗保险，并对其难以负担的基本医疗自付费用给予补助；对救助对象在扣除各项医疗保险可支付部分、单位应报销部分及社会互助帮困等后，个人负担超过一定金额的医疗费用或特殊病种医疗费用，给予一定比例或一定数量的补助。

4. 城市医疗救助的申请和审批程序　一是救助对象本人向社区居民委员会提出申请城市

医疗救助的书面材料并提供有关证明材料。二是街道办事处（乡镇人民政府）对上报的申请表和有关证明材料进行审核。三是县级政府民政部门对街道办事处（乡镇人民政府）上报的有关材料进行审批。四是救助金由街道办事处（乡镇人民政府）发放，也可以由县级政府民政部门直接发放，有条件的地方实行社会化发放。

第三节 卫生费用增长趋势及其控制措施

一、我国医疗费用增长现状

扣除物价因素影响，1978 至 2011 年间，我国卫生总费用增长速度超过 11%，高于国内生产总值（GDP）增长速度近 2 个百分点。

就 2012 年的数据来看，《2012 年我国卫生和计划生育事业发展统计公报》的数据显示，医院患者费用继续上涨，基层医院的患者费用小幅回升。在资源总量上，2012 年全国卫生总费用预计达 28914.4 亿元，比上年增加 4568.5 亿元（增长 18.8%）。2012 年公立医院门诊和住院费用分别上涨 4.6% 和 3.3%（可比价格，下同）。其中三级医院门诊费用上涨 1.8%，住院费用下降 0.3%，二级医院门诊和住院费用分别上涨 3.9% 和 1.0%，三级医院控费效果好于二级医院。

2012 年基层医疗卫生机构患者费用在前两年下降后有所反弹，乡镇卫生院门诊和住院费用分别上涨 1.0% 和 5.8%，社区卫生服务中心门诊、住院费用分别上涨 1.2% 和 1.8%。前两年基层实施基本药物制度降低了患者费用，2012 年这一影响因素消失后患者费用小幅回升。

二、医疗费用快速上涨的原因

引起医疗费用增长的因素总的来说可以归纳为两个方面：不可控因素和可控因素。

（一）不可控因素

一般包括人口总量的增长、人均收入的增加、医疗技术的进步以及人口老龄化的加快等，这部分因素是不可避免的，难以从政策层面进行调控。

1. 国民生活水平持续提高，医疗需求和消费能力增强。改革开放以来，人们的收入水平不断提高，消费能力显著增强，健康和保健意识越来越受到人们的重视。人们已经不满足于基本的疾病治疗，而是越来越关注疾病预防、保健、养生等方面。再加上全民医保的逐步普及，保障范围逐步扩大，医保报销比例逐年提高，人们需要为看病所花的钱越来越少，医疗需求被极大地释放出来。

2. 人口老龄化加快，老年人口比例逐渐增大。随着生活水平的提高和医疗技术的进步，人们的寿命普遍增加，人口死亡率逐年降低，另外多年的计划生育政策导致人口出生率不断降低，因此我国人口老龄化形势十分严峻。而老年人身体素质要明显弱于其他人群，需要更多的医疗服务，这就加剧了医疗需求，造成医疗费用的持续上涨。

3. 新病种的出现及慢性病患者增加。近年来自然环境遭到严重破坏，社会竞争日趋激烈，人们的生存压力越来越大，导致了一些新病种的出现。由于人们摄入过多的营养而又缺少锻炼，导致高血压、糖尿病及心脑血管等慢性疾病的发病率逐年增加，这些疾病往往因缺乏有效的治疗手段而只能通过药物维持且易复发，造成了医疗费用的上涨。

（二）可控因素

通常指的是制度性缺陷，由于监管缺位或者机制设计不合理而导致了医疗费用的异常增长，如过度医疗、药品以及医疗器材价格虚高等，这部分因素是可以通过政策手段加以控制的。

1. 过度医疗　过度医疗是指医疗服务主体（主要是医生）利用其信息优势诱导患者接受超出疾病实际需要的诊断及治疗以追求其自身利益最大化的行为。造成这种现象的原因主要是医疗市场上信息不对称和医疗需求缺乏弹性两个方面。首先，医疗行业具有高度的专业性和技术性，医生掌握较多的信息而患者几乎一无所知，患者将治疗的决定权交给医生从而形成委托代理关系。医生可以利用其信息优势改变消费者的需求偏好，使其接受超出正常水平的医疗服务。其次，医疗需求又不同于其他商品需求，多数是缺乏弹性的。医疗服务本身的替代品有限，且它可以减轻患者的痛苦而带来非常大的效用，因此过度医疗行为常常可以成功。过度医疗服务主要表现为诱导患者做不必要的检测、服用不必要的或高价进口药品、进行不必要的手术、延长住院时间等方面。这不仅给人民健康埋下隐患，加重患者的经济负担，而且浪费医疗资源，导致医保基金迅速膨胀。

2. 药价虚高　医疗产品与同类药品虽有相近的功能却不可完全替代，若使用不当很可能出现不良反应甚至威胁生命，这种特殊性决定了医院药房的垄断地位进而造成高药价。以婴幼儿药物为例，若是患者服用了从别的药房购买的中药后出现不良反应，医生可能以所购药物的质量问题来逃避责任。由于使用自购药品会给医生提供一种推脱责任的借口，所以患者为了规避风险只能选择医院药房的医疗产品。正是医院及医生在药品流通领域的垄断地位，导致他们成为药品代理商的主要贿赂对象。据有关专家的调研报告显示，2009 年全国医院药品销售中的隐性交易大约为 1400 亿元，2010 年这一数据高达约 1800 亿元。

造成过度医疗及药价虚高的根本原因是制度上的弊端。我国的医院多数是公立医院，而公立医院又是卫生行政部门的下级单位。近年来，政府为医院提供的资金保持在总经费的 10%左右，在政府投入严重不足的情况下，大型公立医院为维持其生存和追求较高的财务业绩，便会诱导患者接受不必要的治疗和收取回扣。医保部门虽是医疗费用的买单者，但是其与医院只是合同关系，难以有效地监督和审核医院的行为。虽然各医院开设了医保科，但是医院医保科的人员是属于医院的，而不是来自医保部门。即使医保科的一些人员来自医保部门，医院也会避免让他们掌握真实的情况，把他们架空，医保科形同虚设。

三、控制我国医疗费用上涨的对策与建议

控制医疗费用的不合理上涨，需要医疗卫生体制、医疗保险制度以及药品生产流通体制三项改革的共同推进。三项改革能否形成有效的合力，政府加大宏观调控的力度必不可少。

（一）增加政府投入，探索适当的医院补偿机制

如果完全由市场来提供卫生服务，则会降低卫生服务的公平性，降低社会整体的福利水平。改革开放后的一段时期内，政府对于卫生机构的补助严重不足，仅有的一点补助是按项目经费的形式拨款，大型医疗机构拥有更大的话语权，更多获得了政府给予的政策或资金支持，导致医院盲目上档次、上规模，高精尖医疗设备不断引进，造成 80% 的卫生资源都分布在大城市、大医院的不合理现象。因此，在财政投入的方式上，政府需改变过去的做法，根据定点医院服务的人口数量、服务质量等指标来决定资金的补偿量。

（二）完善药品流通和管理体制

为了降低药品费比例，控制药品的过度使用，国家实施了一系列政策，最主要的是医药分家与药品招标 2 项改革。国务院体改办、国家发改委、卫生部发文《关于城镇医药卫生体制改革的指导意见》中提出：解决当前存在的以药养医问题，必须切断医疗机构和药品营销之间的直接经济利益联系。试图逐步规范财政补助方式和调整医疗服务价格的基础上，把医院的门诊药房改为药品零售企业，独立核算、照章纳税。药品集中招标采购是转换公立医疗机构药品采购模式，在公立医疗机构建立符合社会主义市场经济体制要求的新型采购制度，目的在于纠正药品购销中的不正之风，减轻患者的医药费用负担。耗材的使用也存在着同样的问题，尤其是

在骨科等高质耗材大量使用的科室中，现象更为突出，应加大管理力度。然而药品招标和医药分家制度在目前的实施过程中出现很多问题，有些问题与政策制定的初衷完全相悖，急需对政策进行修订，甚至对可行性和合理性进行重新审视。

（三）严格控制大型医疗设备的准入

美国一项研究表明，至少有 20% 的临床检查属于没有必要；另一项对某医院的调查认为，47% 的临床检查可以取消，并且不会影响医疗质量。国际上很多国家都采取一些措施，严格控制大型医疗设备的使用。我国更应控制大型医疗设备的运用，将卫生投入向提供公共卫生和基本医疗服务所需的卫生设备倾斜，探索现有设备的新用途以提高其使用效率，同时也要对医疗机构采购各类昂贵的医用设备实行严格准入制审批。

（四）探索适合我国的医保偿付方式

我国目前医保偿付方式大多实行的是按服务项目付费制。按服务项目付费属于后付制，其优点是：方法简便，易于操作，适用范围较广，患者选择余地较大，服务要求容易得到满足。其缺点是：由于医疗机构不承担财务风险，其收益与提供的服务量呈正比，所以会刺激医院提供过度医疗服务，诱导和刺激医疗消费，导致医疗费用过快增长，也容易造成保险基金的浪费、超支，增加患者的个人负担。为此，全国各地已经陆续开始对医疗服务价格改革进行一些有益的探索。各地医保中心纷纷出台有关部分疾病按病种付费的结算管理办法，即对特定的疾病按预定标准支付，对实际发生的费用超支不补、结余归院，以遏制快速增长的医疗费用。单病种付费属于预付费制度中的一种，可以促使医院减少医疗资源的浪费，提高医疗服务质量。实行"按单病种收费"后，医院只能按照病种费用标准规定的价格收费，从而促进医院建立健全成本核算体系，努力降低经营成本。但预付制也有不足：面对纷繁复杂的各种疾病及不同病情，面对社会经济等各种复杂的影响因素，刚开始医保很难制订出准确、公平的支付标准，需要在实践中不断探索、改进和修正。正因为存在上述问题，国家相关部门正积极探讨对医保偿付方式进行改革，而改革的趋势则是预付制与后付制相结合，实行混合支付制度，根据不同情况采用不同的高效而灵活的支付方式。

（五）建立和完善基层医疗卫生服务体系

目前，我国社会医疗卫生服务滞后，城乡居民无论大小病都往大医院跑，造成了医疗资源的过分集中和相对垄断。基层卫生服务体系具有广泛性、便捷性的特点，它可以把很多常见病、多发病遏制在基层，既能分流大医院的就医压力，也能降低医疗成本，减轻患者负担，从而避免医疗资源的浪费。在完善我国基层医疗卫生服务体系的过程中，首先要明确基层卫生服务和医院的功能和服务范围，科学合理规范各自职能，按照疾病分类制订哪些疾病在社区，哪些疾病分别由一、二、三级不同医院治疗的指导意见，同时制订同种类疾病在不同级别医院治疗的自付比例，形成合理的二级或三级医疗卫生服务体系。

（黄奕祥）

第十七章　卫生政策与卫生资源配置

第一节　全球卫生保健策略

一、人人享有卫生保健的目标

（一）人人享有卫生保健的含义

简单地说，人人享有卫生保健（health for all）是指世界上所有社会成员都能享有基本的卫生保健服务，并且通过消除和控制影响健康的各种有害因素，使人们都能享有在社会和经济生活方面都富有成效的那种健康水平，达到身体、精神和社会适应的完好状态。

人人享有卫生保健是 1977 年第 30 届世界卫生大会作出的决定：各种政府和 WHO 的主要卫生目标应该是"到 2000 年使世界所有人民在社会和经济方面达到生活的有成效的那种健康水平"。1988 年第 41 届世界卫生大会再次声明人人享有卫生保健将作为 2000 年以前及以后年代的一项永久性目标。

在论述"2000 年人人享有卫生保健"目标的含义时，WHO 曾特别强调指出：人人健康不是指到 2000 年医护人员将为世界上每一个人治愈全部已有的疾病，也不是指 2000 年不再有人生病或成为残废。具体包括以下几个方面：①它指的健康是从家庭、学校和工厂开始的，人们必须在其生活和工作的地方保持健康；②人们将运用更好的办法去预防疾病，减轻不可避免的疾病和伤残的痛苦，通过更好的途径进入成年和老年并安然地告别人世；③在居民中公平地分配一切卫生资源；④所有的个人和家庭在能接受和提供的范围内通过充分参与，享受到基本的卫生保健服务；⑤人们将懂得自己有力量摆脱可以避免的疾病桎梏，来创造自己及其家庭的生活，并且明白疾病不是不可避免的。

（二）21 世纪人人享有卫生保健的目标

21 世纪人人享有卫生保健的总目标有三个：一是使全体人民增加期望寿命和提高生活质量。二是在国家之间和国家内部改进健康的公平程度。三是使全体人民利用可持续发展的卫生系统提供的服务。

到 2020 年，全球人人享有卫生保健的具体目标有五个方面：①到 2020 年将实现孕产妇死亡率为 100/10 万以下、5 岁以下儿童死亡率 45‰ 以下、所有国家的出生期望寿命均在 70 岁以上。②到 2020 年全世界疾病负担将极大减轻。将实施扭转目前结核病、AIDS、疟疾、烟草相关疾病和暴力/损伤引起的发病率和残疾上升趋势的疾病控制规划。③到 2020 年麻疹将被根除，淋巴丝虫病和沙眼将被消灭。此外，维生素 A 和碘缺乏症在 2020 年前也将被消灭。④到 2020 年所有国家将通过部门间行动，在提供安全饮用水、适当的环境卫生、数量充足和质量良好的食物及住房方面取得重大进展。⑤到 2020 年所有国家将通过管理、经济、教育、组织和以社区为基础的综合规划，采纳并积极管理和监测能巩固促进健康的生活方式或减少有损健康的生活方式的战略。

二、初级卫生保健及其在我国的实践

（一）初级卫生保健的含义

初级卫生保健（primary health care，PHC）又称基层卫生保健，它是最基本的、人人都能得到的、体现社会平等权利的、人民群众和政府都能负担得起的卫生保健服务。初级卫生保健的核心是人人公平享有，手段是适宜技术和基本药物，筹资是以公共财政为主，受益对象是社会全体成员。

实施初级卫生保健的基本原则有四个：社会公正的原则、社区与群众参与的原则、部门协同的原则，以及成本效果和效率的原则。

初级卫生保健的基本任务有四项，即：

第一，健康教育和健康促进。通过健康教育和各种政策、法规等社会环境支持，促使人们养成并保持良好的行为生活方式，注重自我保健意识和能力的提高。通过合理营养、饮用安全卫生水以及改善卫生设施等促进健康、增强体质、保持良好的身体和心理状态。

第二，预防保健。研究影响健康的因素和疾病发生发展规律，在未发病或发病前期采取有针对性的预防保健措施，预防各种疾病的发生、发展和流行，如开展特定传染病的预防接种、疾病筛查以及慢性病管理等。

第三，合理诊疗。在发病初期即能采取适宜有效的措施，防止疾病恶化或向慢性化发展，力求做到早发现、早诊断、早治疗，促进疾病早日痊愈。

第四，康复防残。对丧失正常生理功能或功能缺陷者，通过医学、教育、职业和社会等综合措施，加强生理、心理和社会的康复治疗，最大限度地恢复其功能，防止残疾和并发症。

根据 1978 年 WHO 通过的《阿拉木图宣言》，初级卫生保健着眼于解决居民的主要卫生问题，包括了八个方面的活动内容：①对当前主要卫生问题及其预防和控制方法的健康教育。②改善食品供应和合理营养。③供应足够的安全卫生水和环境卫生设施。④妇幼保健和计划生育。⑤主要传染病的预防接种。⑥预防和控制地方病。⑦常见病和外伤的合理治疗。⑧提供基本药物。1981 年，在第 34 届世界卫生大会上，又增加了"使用一切可能的方法，通过影响生活方式和控制自然、社会心理环境来预防和控制非传染病、促进精神卫生"这一项内容。

（二）初级卫生保健在我国的实践

我国长期的农村卫生工作为初级卫生保健理论的产生提供了重要的实践依据和经验基础。同时，初级卫生保健理论为我国农村卫生的全面发展提供了重要的理论依据。

为了进一步总结和推广中国农村的卫生工作经验，全面实施初级卫生保健，WHO 与我国卫生部（现称卫计委）合作，先后在山东、上海、广东、内蒙古和新疆的部分地方建立了初级卫生保健合作中心，在黑龙江的绥化市（当初为绥化县）建立了 WHO 初级卫生保健情报信息合作中心，在浙江、辽宁、天津、陕西、四川和广西等省（自治区）建立了农村卫生工作示范县。

合作中心和示范县初级卫生保健工作的经验对全国农村卫生产生了积极的影响，起到了导向示范作用，引导我国在更大范围内将农村卫生工作经验与 WHO 提出的全球战略目标和初级卫生保健概念相结合的探索和实践，使我国农村卫生工作走出了传统的经验型管理模式，向着初级卫生保健管理科学模式发展，从而创造了举世瞩目的农村卫生工作成就。

从行业管理的角度看，三级医疗预防保健网的建设与管理、基本医疗服务、传染病和地方病控制、计划免疫、妇幼保健、安全用药和食品卫生监督等这些农村卫生工作的主要内容全部包含在初级卫生保健工作之中。

1990 年 3 月，中国卫生部等 5 个部委联合下发《关于我国农村实现"2000 年人人享有卫生保健"的规划目标》。2002 年 5 月，我国卫生部等 7 部委又联合下发了《2001—2010 年中国农村初级卫生保健发展刚要》。可见，初级卫生保健成了中国农村卫生工作的龙头，使得我国农村卫生事业走上了科学管理的轨道。

三、全球卫生面对的挑战与应对策略

（一）全球卫生的内涵

在新的历史时期，全球卫生不仅涉及传统公共卫生领域（主要为疾病的预防与控制），同时也延伸至其他多个方面，较为突出的是全球卫生与外交的融合。

1. 全球卫生与健康　全球卫生是跨越国家边界的、非一国之力所能解决的公共卫生问题，是公共卫生向全球范围的扩大和延伸。因而，在全球卫生所需应对和解决的问题中，很大一部分属于传统公共卫生领域，即"预防疾病、延长寿命"。而在这一领域，传染性疾病是全球卫生所关注的重点问题。

2. 全球卫生与外交　近年来，随着全球化的不断深入，公共卫生被更多地赋予了"全球"的特性，人们也逐渐意识到公共卫生与外交政策中较高层次（如经济发展和国家安全等）的交互关系，卫生在外交中的作用日益凸显；而卫生问题的解决，尤其是涉及各国的全球卫生问题，也需要外交中谈判、协商等手段的介入。

（二）全球卫生面临的主要挑战

目前，全球卫生主要面临五大挑战，分别是：①慢性非传染性疾病负担加重。无论是发达国家还是发展中国家，慢性非传染性疾病的发病率和死亡率大多处于上升趋势，造成疾病负担不断增加。②传染性疾病的流行。传染性疾病的发生和流行对人民健康水平和社会经济有巨大影响。③伤害增加。目前，道路交通事故每年导致 120 万人死亡，高达 520 万人在各种交通事故中受伤。④人口、环境压力。目前世界人口为 60 亿，估计到 2050 年可达到 90 亿，老年人口将增加 300%。老年人口比例的上升将造成严重的社会负担，加之目前不断恶化的环境条件、营养不足以及不健康行为，将会导致更多的慢性病的发生。⑤卫生人力危机。2006 年世界卫生报告指出，当前世界卫生人力存在严重危机，表现在总量不足、分布不均衡以及技术结构不合理。

（三）全球卫生治理面临的挑战

全球卫生治理（global health governance，GHG）的概念自 20 世纪 90 年代被提出以来，受到了 WHO 及其成员国的高度关注和普遍重视。进入新世纪之后，全球卫生治理历经了 AIDS、SARS、禽流感、猪流感和甲型流感等国际卫生危机的考验，取得了一定的经验和成绩。在 AIDS 的全球治理之中，非政府组织发挥了重大作用，也取得了可喜的成绩。在 2003 年的 SARS 危机中，在 WHO 的领导下，全球卫生合作的成绩全球有目共睹。但是，初具雏形的全球卫生治理还面临诸多问题与挑战。主要表现为几个方面：

1. 全球卫生治理主体众多，目标不一，领导权威难以确立。全球卫生治理强调治理主体的多元化。与传统的国家治理过分强调国家是治理的唯一主体不同，全球卫生治理要求集合全球的各种力量，共同治理全球卫生问题。目前，全球卫生治理结构比较复杂，既有政府间国际组织的治理和国家治理，同时也包括了非政府组织和跨国公司的治理，还包括了社区、家庭及个人的社会治理。尽管 WHO 以领导与协调国际卫生工作为己任，但随着全球卫生治理主体的日益多元化，其领导权威越来越受到挑战。

2. 以国家为中心的国际体制难以达成跨国集体行动。目前的国际体制是以国家为中心的。国家是全球治理的最重要主体。由于主权平等，国际社会出于一种无政府状态，在基本的国家单元之上，不存在任何凌驾于国家之上的权威。国家的主权特性必然排斥任何形式的"国际政府"。

以国家为中心的国际体制的一个关键限制，就是它无法将非国家行为者纳入到全球治理的法律框架内。然而，非国家行为者，包括非政府组织和公私合营组织，在全球卫生治理中却发挥着越来越重要的作用。

另外，以国家为中心的治理模式在合作的达成上有一定的前提和局限性。首先，这种治理的有效领域往往是一些直接关系到人类生存共同利益的领域，其中以环保领域为典型代表，而在安全等所谓的高级政治领域，合作的达成就很困难；其次，由于主权国家以实现其国家利益为首要目标，所以利益冲突往往导致谈判过程漫长而艰难，甚至无果而终；再次，主权国家间的合作往往由官方出面进行，一些官僚体制的弊端也随之带入合作的进程，如效率低下、相互推诿责任、腐败难以杜绝等。这些问题都是制约国家中心治理模式有效性的关键因素。

3. 各国对公共卫生事项设置的优先顺序存在分歧。第一，同一国家对不同的卫生问题，其关注程度是不一样的。国家更关注跨境传播的高危传染病并直接采取行动，而对慢性非传染性疾病、烟草消费、肥胖等不直接威胁国家安全的卫生问题，以及对那些需要更复杂的、更昂贵的开放性解决方案的卫生问题的关注程度相对要低一些。第二，发达国家与发展中国家对不同卫生议题优先顺序的设定完全不同步。发达国家更有能力对抗疾病、更关心且愿意改善国内的卫生状况，而不是尽力控制疾病的跨国传播，更加不愿意花费大量财力、人力投入到他国卫生状况的改善，除非是为了巩固或扩展自身的国家利益。

4. 最贫穷人口的基本生存需求和发展中国家卫生体系能力建设被忽视。由于受到政治格局、经济发展水平及公共卫生能力等条件的限制，全球卫生投入相对不足。虽然逐年增加的全球卫生发展援助资金显示了公共卫生越来越受到重视。但总的来说，全球卫生投入远远不能满足日益增长的卫生需求。

5. 全球卫生治理基本框架尚未完全形成。目前，全球卫生治理的结构还比较松散，尚未形成一体化的全球卫生治理基本框架，全球卫生治理碎片化与重叠化并存，严重缺乏国际协调。多个组织目标不同，有时甚至相互冲突，部分职能相互重叠，但缺乏沟通，导致全球卫生治理的无计划性和略显混乱的局面。为了迎接挑战，更敏捷、更迅速地对各种危机进行反应，全球卫生治理结构必须形成更一体化与更网络化的"全球卫生治理基本框架"。

（四）加强全球卫生治理的应对策略

1. 深化机构改革，提高全球卫生治理能力与效率。WHO 在全球经济紧缩与全球卫生环境恶化的双重压力之下，必须改变 WHO 现有的僵化和反应迟钝的管理体制，并实施精简，使 WHO 更加高效、快速地应对全球面临的各种卫生挑战。

2. 重构卫生法律与政策，重点关注卫生公平。目前有些国家的卫生法律与卫生政策的导向似乎出现了错误的偏差，它们的重心不是放在促进卫生公平方面，而是更多地放在提高经济竞争力上。这些国家必须审思与重构自身的卫生法律与政策，积极开展医疗卫生体制改革，通过改革努力提高"基本医疗卫生服务"的覆盖率、加强国家卫生能力建设、促进不同人群的健康公平。

3. 增加全球卫生投入，促进资源公平分配，提高资金使用效率。全球正在以千年发展目标为契机，增加全球卫生投入，促进全球卫生资源的分配公平，以提高全球卫生资金的使用效率。一方面，广大发展中国家应努力筹集更多的国内经济资源用于卫生投入，投资重点用于促进国内卫生公平的改善和提高医疗保障的覆盖率；另一方面，要实现"人人享有健康"的基本人权，各国政府必须学会在卫生投入一定的前提下，尽可能地促进卫生资源的分配公平。

4. 发展中国家必须重点关注民生、保障民权，重视非卫生领域政策与卫生政策的协调。各国政府必须把解决民生问题放在更加优先的位置，减少贫困、保护弱势群体。各国政府必须加强对基础设施、环境管理、保健服务和教育培训的投资，把穷人的基本需求放在政府预算的优先地位。这些措施可以直接或间接改善最贫穷人群的健康状况，从而促进"人人享有健康"的实现。

5．增强全球卫生治理的透明度，建立新型问责制，增强 WHO 的权威性。为了增强 WHO 在全球卫生治理中的权威地位，必须增强其工作的透明度、构建以绩效监测与考核为核心的新型问责制。当然，增强工作透明度和建立注重绩效监测与考核的新型问责制，并不仅仅针对 WHO 和参与全球卫生治理的联合国系统内的其他国际机构，也适用于非政府组织和跨国公司及公私合营机构。最好是通过构建一个全球卫生治理主体相互沟通信息的平台，使所有参与全球卫生治理的主体相互之间对各自的援助项目及其实施情况有所了解，增加工作的透明度，避免重复投资，减少卫生资金的低效使用与浪费。

6．构建全球卫生治理基本框架，增强全球卫生治理的有序性。为了改变全球卫生治理缺乏计划性与多个卫生机构重复投资的混乱局面，增强全球卫生治理的有序性，必须改变目前多个卫生组织职能重叠的现状，在全球层面构建卫生治理基本框架。

第二节　我国卫生资源配置的现状

一、卫生资源的基本概念

卫生资源属于经济资源。如何合理分配与有效利用稀缺的卫生资源是当今世界各国共同关心的战略问题。新中国建立以来，我国卫生事业取得了举世瞩目的成就，但是卫生资源量与卫生事业的发展，与广大人民群众日益增长的卫生保健需求之间的矛盾仍然非常突出。因此，了解我国卫生资源配置现状，对于优化卫生资源配置非常必要。

（一）卫生资源的定义

从广义上讲，卫生资源（health resource）是人类开展卫生保健活动所使用的社会资源。狭义上讲，它是社会在提供卫生服务的过程中占用或消耗的各种生产要素的总称。后者是通常意义上所称的卫生资源，主要包括卫生人力资源、卫生物力资源、卫生财力资源、卫生技术资源和卫生信息资源等。

一个国家或地区拥有的卫生机构数、床位数、卫生技术人员数、医疗仪器设备数、人均卫生费用以及卫生总费用占国内生产总值的比值等，是衡量一个国家或地区在一定时期内卫生资源水平的重要指标。卫生资源量与服务人群数的相对比值用来表示卫生资源的可获得性，如每千人口的医生数、每千人口医院床位数、每千人口卫生技术人员数等。

（二）卫生资源的配置与配置方式

卫生资源的配置是指一个国家或政府如何将筹集到的卫生资源公平且有效率地分配到不同的领域、地区、部门、项目和人群中去。讨论卫生资源的配置时，需要重要关注三个方面的内容：一是卫生资源的配置总量是否满足人民群众的卫生服务需要。二是卫生资源的配置结构是否合理。三是卫生资源的效率、公平与质量分析。

卫生资源的配置方式有三种：

1．计划经济体制下的资源配置方式。这是由政府指令性计划和行政手段决定资源的分配与组合，它以传统的计划经济为基础，卫生资源的配置是通过贯彻卫生行政指令得以实施的。卫生资源的计划性，有利于从全局和整体利益出发来规划卫生事业发展的规模和配置卫生资源，较多地体现卫生事业的整体性和公平性，但容易造成卫生机构形成等、靠、要的思维和工作作风，缺乏竞争意识和行为。

2．市场经济体制下的资源配置方式。指卫生服务市场与劳务市场为主体的机制对卫生资源的分配和组合起调节作用。它以市场经济的发展为基础，自觉地运用经济杠杆和价值规律，通过竞争、价格、供求等市场要素来实现卫生资源在不同部门、不同卫生机构的分配，它能较好地体现效率原则，但它无法解决卫生服务分配中的不公平问题。

3．计划与市场相结合的资源配置方式。由于计划配置与市场配置方式各有其优、缺点，充分发挥两种资源配置方式的长处，相互取长补短，将会提高资源配置的效率。

二、我国卫生资源配置的现状和问题

我国卫生资源配置的现状可以用三句话进行概括，即总量增加、效率不高、结构不合理。

（一）卫生资源的总量增加

随着经济和社会的不断发展，我国卫生资源总量，特别是城市卫生资源的拥有量在持续增加。主要表现在卫生机构数、医院病床数、卫生技术人员总数、医疗仪器数量、卫生总费用和人均卫生总费用都在逐年增长。

（二）卫生资源配置呈"倒三角"现象

从统计数据上看，我国卫生机构的数量呈"正三角"分布，即大部分机构数位于农村、分布在基层。然而，医院床位、卫生技术人员、医疗设备这些代表卫生资源"质"的指标过多地集中于城市中，城市中都集中在了大的卫生机构中，如三级医疗机构和省、市级卫生机构中。

（三）卫生资源配置在区域间不平衡

卫生资源的总量不仅 80% 左右配置在城市中，且大多数分布在经济发达地区，部分城市某些高精尖的仪器设备配置的总体规模已经接近甚至超过了一些发达国家的水平，部分地区还出现了供大于求的局面；而经济欠发达地区，特别是其农村地区卫生资源匮乏、质量不高的现象非常普遍，主要表现在房屋破旧、设备简陋和卫生技术人员水平低下。

可见，我国卫生资源虽然总量增加较快，但分布不平衡、配置结构非常不合理，这必然导致资源利用时人们过多依赖于发达地区的城市大医院。我国卫生资源利用效率不高，这也是造成"看病难"和"看病贵"的重要原因。

第三节　卫生改革与发展方向

改革是永恒的主题，无论是发达国家还是发展中国家，世界各国都在进行着卫生改革。各国卫生改革都是根据本国卫生发展的需要而拟定的。由于各国经济与社会管理体制的不同，特别是各国面临的政治权衡、经济利益博弈和伦理争取不同，所以其卫生改革的侧重点和所采取的方法、路径也不相同，但各国卫生改革和发展的目标都是为了应对居民的需求变化、控制卫生费用、提高公平性和效率。

一、全球卫生改革的基本趋势

（一）全球卫生改革与发展的三个时期

WHO 在 2000 年的《世界卫生报告》中，把 20 世纪的全球卫生改革与发展划分为三个时期。

1．时期一：1940 至 1950 年代。在这个时期的卫生改革中，一些国家重点建立了自己的国家卫生保健体系，一些中等收入国家也建立了社会保险系统，各国卫生服务提供能力，包括卫生服务的数量和质量都在显著增长。在各国卫生得到巨大发展的同时，也出现了两个突出的问题：卫生服务费用上涨过快和卫生服务更多为富人所享用了。在现实中的表现就是城市医院耗费了政府的大部分预算却只为少数人服务。

2．时期二：1960 至 1970 年代。这个时期的卫生发展，重点发生在人们思想观念的巨大变化上。观念变化的基础是 40 年代疾病控制和包括中国在内的一些国家在卫生领域所取得的成功。1975 年，WHO 总干事玛勒博士（Dr.Halfdan Mahler）提出了"2000 年人人享有卫生保健"的概念。1978年，《阿拉木图宣言》提出初级卫生保健的概念、原则和服务内容之后，初级卫生保健在许多国家作为基本的卫生保健策略得以贯彻。

3．时期三：1980年代晚期及之后。部分国家从计划经济向市场经济转轨、政府的作用重新定位、提倡更多内部和外部竞争、强调个体选择以及全球化发展进程，医疗卫生的发展更多地同政治、经济和意识形态变化相联系起来。其特征是卫生改革开始更多地关注人的需求，力图使"资金跟着患者走"，扩大健康保险的覆盖面，强调通过有选择的卫生干预获得"低成本健康"，以及关注弱势群体的健康保健等。

（二）部分国家卫生改革的做法

1．建立内部市场　在过去20年的卫生改革与发展中，英国和新西兰一直致力于建立内部市场，其核心措施是把地方各级卫生行政部门提供卫生服务和购买卫生服务的职能分开。改革前，地方卫生当局既代表民众向医院和社区卫生机构购买卫生服务，又同时负责管理这些医院。改革后，由政府指定卫生服务的购买者负责与卫生服务机构（公立或私立）谈判，通过签订合同为居民购买服务，但其本身不能直接提供服务。公立医院的管理权由政府委托给公司（类似私人公司）进行管理。

2．管理式竞争　1993年，美国克林顿政府提出了管理竞争的改革方案。方案试图使其健康保险系统覆盖所有居民，并控制卫生服务成本。方案遭到保险机构、企业等利益集团反对，虽最终未通过，但其思想和原则已在美国部分地区采用至今。

在管理式竞争的体系中，各保险机构为了吸引尽可能多的居民投保，在竞相降低投保金标准的同时，也竭力提高卫生服务质量、降低服务成本。所有居民都可以从该体系中获得基本的卫生服务。基本服务的内容根据人群的需求来确定，而不是根据个人的支付能力来定的。

3．权力下放　智利从20世纪70年代后期开始，对政府卫生系统实行分权管理，将经营初级卫生保健服务的责任分散到国内325个城市，并鼓励建立私营卫生保险基金会。俄罗斯政府则对前苏联的卫生制度进行了根本性改革，将卫生筹资责任和管理权下放到88个地区，并根据卫生保险法，在各地区建立社会保险基金，国家基金则用来平衡各地区之间的资金差异。权力下放可以使决策从中央政府转移到地方，更加接近社区，有利于社区参与；决策过程也更接近基层卫生服务提供者，让其提供更适宜的服务，也同时有利于多部门间的合作。需要注意的是，权力下放使其卫生服务筹资责任完全由地方承担，如果缺乏有效的中央财政调控，则容易导致地区之间的不公平。

4．发挥私营部门的作用　许多国家允许在公立部门主导的前提下，鼓励私营部门发展，包括私人医师开业、创办私立医院、提供私营健康保险等，以作为对公立部门的一种补充。总体来看，有人认为私营部门比公立部门更有效率，能够更迅速地对客户需求作出反应，也有利于与公立部门展开竞争而让其改善服务质量并压缩庞大的公立部门的规模。但是，私营部门的具体作用还缺乏充足的证据和研究，特别是控制私营部门的卫生服务价格、质量保证和保障卫生服务的公平性等都是政府需要重点研究并作出决策的任务。

国际经验证明，没有一个普遍适用的卫生改革和发展的"最好模式"。各国卫生体系和未来改革方向，归根结底取决于国家的历史和社会文化、疾病模式和人们对健康的认识、经济状况、福利制度以及政治制度，完全照搬他国的改革模式是行不通的。

二、我国卫生改革与发展面临的问题与挑战

新中国成立以来，尤其是改革开放30年以来，我国卫生事业取得了巨大成就，居民健康水平显著提高；反映我国人群健康的主要指标居发展中国家前列，如人均期望寿命、婴儿死亡率和孕产妇死亡率等。与此同时，我国卫生发展也出现和面临着许多问题与挑战。

（一）经济快速发展、社会转型带来一系列健康问题

我国30多年经济的快速发展、社会转型和制度变迁，加上计划生育政策等原因，带来了人口快速老龄化和居民生活方式的重大改变，慢性非传染性疾病患病率不断上升，防治难度加大。快速工业化、城镇化以及竞争加剧，导致社会问题、心理问题频繁出现；工业化同时带来环境生态的破坏加剧，健康风险增加。同时我国传染病和地方病防治任务依然艰巨，AIDS、SARS、禽流感等新发传染病的出现，形成了新的健康威胁。可见，传染性疾病和慢性非传染性疾病对经济社会发展构成了双重疾病负担。

（二）卫生领域在发展中体制、机制问题突出

主要表现在四个方面：一是卫生资源配置不合理，详见本章第二节。二是医疗保障制度不完善。我国医疗保障制度经济近20年的发展，各项制度都建立起来，覆盖面不断扩大，很多地方已经实现了全民覆盖。但医疗保险的保障力度还不够强，各项医疗保险制度之间的筹资水平和保障水平差距较大，不公平现象严重；区域之间医疗保险制度衔接不畅，制约了劳动力的正常流动；医疗救助制度尚不完善，医疗责任保险制度急需建立，群众"因病致贫、因病返贫"现象和医院"见死不救"现象仍有出现。三是公立卫生机构公益性质淡化。很多公共卫生机构仍是通过"有偿服务"和"以医养防"维持运行，医疗机构趋利行为仍然严重。其原因是国家大包大揽太多，实际上投入严重不足、管理严重不到位。四是药品生产和流通秩序不规范。生产环节的药品政策扶持缺乏有效的力度，导致常用药、基本药物生产难以为继；流通环节中药品招标等制度在执行中严重"变形"，急需改革或完善。

三、我国卫生改革与发展的目标和制度框架设计

（一）"新医改"方案的总体目标

2009年，中国《中共中央国务院关于深化医改意见》（简称"新医改"方案）出台。"新医改"方案的总体目标：建立健全覆盖城乡居民的基本医疗卫生制度，为群众提供安全、有效、方便、价廉的医疗卫生服务。新医改的阶段性目标有两个：一是2009—2011年，即自医改方案发布之日起的3年重点任务。即到2011年，基本医疗保障制度全面覆盖城乡居民，基本药物制度初步建立，城乡基层医疗卫生服务体系进一步健全，基本公共卫生服务得到普及，公立医院改革试点取得突破，明显提高基本医疗卫生服务可及性，有效减轻居民就医费用负担，切实缓解"看病难、看病贵"问题。二是与"健康中国2020战略目标"相匹配的。即到2020年，覆盖城乡居民的基本医疗卫生制度基本建立。普遍建立比较完善的公共卫生服务体系和医疗服务体系、比较健全的医疗保障体系、比较规范的药品供应保障体系、比较科学的医疗卫生机构管理体制和运行机制，形成多元办医格局，人人享有基本医疗卫生服务，基本适应人民群众多层次的医疗卫生需求，人民群众健康水平进一步提高。

（二）"新医改"方案的总体框架

"新医改"的总体框架是建立基本医疗卫生制度，常被形象地概括为"四梁八柱"。具体来说，即建立覆盖城乡居民的公共卫生服务体系、医疗服务体系、医疗保障体系和药品供应保障体系。四大体系四位一体，相辅相成、配套建设、协调发展。基本医疗卫生制度还要创造一系列支持保障条件，包括创新和完善医药卫生的管理、运行、投入、价格、监管体制和机制，加强科技与人才、信息、法制建设等，八个方面的体制机制和条件保障四大体系有效运转，最终实现为群众提供安全、有效、方便、价廉的医疗卫生服务目标。

（黄奕祥）

实习指导

实习一　大气中二氧化硫的测定

（甲醛溶液吸收 - 盐酸副玫瑰苯胺分光光度法）

二氧化硫（SO_2）是大气中主要的有害污染物质，主要来源于固体燃料的燃烧和发电厂、化工厂排放的废气。

【实验目的与要求】

1. 掌握大气中二氧化硫的分析测定原理和方法。

2. 熟悉大气中有害气体样品采集方法和大气采样器的操作使用方法。

【实验原理】 大气中二氧化硫被甲醛 - 邻苯二甲酸氢钾缓冲溶液吸收后，生成稳定的羟甲基磺酸（PN）加成化合物，在碱性条件（加氢氧化钠后）下加成化合物分解，重新释放出的二氧化硫与盐酸副玫瑰苯胺（简称 PRA）作用，生成玫瑰紫红色络合物，依据色泽深浅，分光光度计于波长 570 ～ 577nm 处比色定量测定。

盐酸副玫瑰苯胺/品红

玫瑰紫红色络合物

* 本方法的检出下限：0.3μg/10 ml（按与吸光度 0.01 相对应的浓度计）；若采样体积为 20 L 时，则最低检出浓度为 0.015mg/m³。

* 测定范围：10ml 样品溶液中含二氧化硫 0.3 ～ 20μg。

【实验样品】 室外大气。

【实验仪器】 小流量气体采样器（流量范围 0.1 ～ 1.0L/min）；10ml 大泡吸收管 /U 形多孔玻板吸收管；25ml 具塞比色管；721/722 分光光度计；恒温水浴（0 ～ 40℃，精度 ±1℃）；

温度计和空盒气压计、可调定量加液器、刻度吸管等。

【实验试剂】

本方法所有试剂（除特别标注外）均为分析纯；实验用水为重蒸馏水或去离子水，也可用同等纯度的水。

1. 吸收贮备液（甲醛 - 邻苯二甲酸氢钾缓冲液）　称量 2.04g 邻苯二甲酸氢钾和 0.364g 乙二胺四乙酸二钠（简称 EDTA-2Na）溶于水中，移入 1L 容量瓶中，再加入 37% 甲醛溶液 5.30ml，用水稀释至刻度。贮于冰箱，可保存 1 年。

2. 吸收应用溶液　临用时，将上述吸收贮备液用水稀释 10 倍。

3. 氢氧化钠溶液（2mol/L）　称取 8.0g 氢氧化钠溶于 100ml 水中。

4. 氨磺酸钠溶液（0.3% 3g/L）　称取 0.3g 氨磺酸，加入 2mol/L 氢氧化钠溶液 3.0ml，以水稀释定容至 100ml。

5. 盐酸溶液（1mol/L）　量取浓盐酸（优级纯，$\rho_{20} = 1.19g/ml$）86ml，以水稀释至 1000ml。

6. 磷酸溶液（4.5mol/L）　量取浓磷酸（优级纯，$\rho_{20} = 1.69g/ml$）307ml，以水稀释至 1L。

7. 盐酸副玫瑰苯胺贮备液（0.25% 2.5g/L PRA）　称取 0.125g PRA，用 1mol/L 盐酸溶液稀释定容至 50ml。

8. PRA 工作液（0.025% 0.25g/L）　吸取 PRA 贮备液 25ml，以 4.5mol/L 磷酸溶液定容至 250ml。放置 24h 后使用。此溶液避光密封可保存使用 9 个月。

9. 二氧化硫标准贮备溶液（25μg/ml）　称取 0.2g 亚硫酸钠（Na_2SO_3）及 0.01g 乙二胺四乙酸二钠盐（EDTA-2Na）溶于 200ml 新煮沸并冷却的水中。放置 2 ~ 3h 后标定其准确浓度（此时溶液含二氧化硫 320 ~ 400μg/ml）。继之按标定的结果计算，立即以吸收应用溶液稀释成 25μg/ml 的二氧化硫标准贮备溶液。2 ~ 8℃ 冰箱可保存使用 3 个月（标定方法见附注 1）。

10. 二氧化硫标准工作液（5μg/ml）　取 25μg/ml 二氧化硫标准贮备溶液 10ml，以吸收应用溶液定容至 50ml。2 ~ 8℃ 冰箱可保存 1 个月，25℃ 保存使用 3 天。

【实验操作步骤】

1. 采样　根据空气中有害物质的含量多少，空气样品采集有浓缩法和集气法。有害物质的含量较低时，为了达到分析方法的灵敏度的要求，通常可采用吸收液 / 滤膜浓缩和分离测定。

用一支内装 8.0ml 吸收应用液的大泡多孔玻板吸收管，以 0.5L/min 的流量采气 30min（采样体积约为 15L），同步记录采样点气温和气压。采样点应距建筑物外墙 1.5m 以上，采样高度 1 ~ 1.5m。因吸收液的最佳采样温度范围在 23 ~ 29℃，在采样、样品运输及存放过程中应避免日光直接照射。如果样品不能当天分析，需将样品放在 5℃ 的冰箱中保存，但存放时间不得超过 7 天。

2. 标准系列的制备和标准曲线绘制

（1）制备标准系列：用 6 支 25ml 具塞比色管，按实习表 1-1 制备标准系列。

实习表1-1　二氧化硫标准系列

管号	0	1	2	3	4	5
吸收液（ml）	10.0	9.8	9.0	8.0	7.0	6.0
二氧化硫标准工作液（ml）	0	0.20	1.00	2.00	3.00	4.00
二氧化硫的绝对含量（μg）	0	1	5	10	15	20

（2）二氧化硫呈色反应：0 ~ 5 号各管中分别依次加入 0.3% 氨磺酸钠溶液 1.0ml，2.0 mol/L 氢氧化钠溶液 0.5ml 和重蒸馏水 1ml，充分混匀；再用可调定量加液器将 0.025% PRA 溶液 2.5ml 快速射入混合液中，立即盖塞颠倒混匀（如无可调定量加液器也可采用倒加 PRA

溶液：将加入氨磺酸钠溶液、氢氧化钠溶液和水的混合溶液混匀后，再倒入事先装有 2.5 ml 0.025% PRA 溶液的另一组比色管中，立即盖塞颠倒混匀）；放入恒温水浴中显色（显色温度和时间可根据不同季节室温的变化，按实习表 1-2 中选择最接近室温的显色温度和时间）。

实习表1-2　恒温水浴显色温度与时间

显色温度（℃）	10	15	20	25	30
显色时间（min）	40	20	15	10	5
稳定时间（min）	50	40	30	20	10

然后在显色稳定时间内，用 10mm 比色皿，于波长 570nm 处，以水为参比，测定并记录吸光度。

（3）绘制标准曲线：以自变量二氧化硫含量（μg）为横坐标 X，以应变量吸光度值为纵坐标 Y，绘制标准曲线，并计算回归直线的斜率 b，以斜率倒数作为样品测定的计算因子 Bs（μg/ 吸光度）。还可计算标准曲线的回归方程，Y=bX+a。

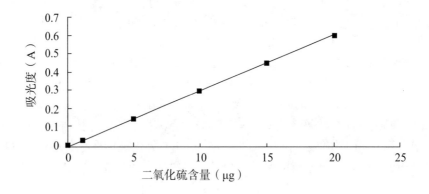

在给定条件下，校准曲线的斜率为 $0.044 \pm 0.002 A/\mu g \cdot SO_2/12ml$。

b——回归方程的斜率（由斜率倒数求得校正因子：B = l/b）；

a——回归方程的截距（一般要求小于 0.005）。

本标准曲线的校准曲线斜率为 0.044 ± 0.002，试剂空白吸光度 /A。在显色规定条件下波动范围不超过 ±15%。

3. 大气 SO_2 样品测定　将吸收管中样品溶液全部移入 25ml 比色管中，以 2ml 吸收应用液分两次洗涤吸收管，洗液并入比色管中，再以吸收应用液将总体积补足至 10ml。放置 20min，使臭氧完全分解，然后，按标准系列操作步骤的呈色反应起始，加入各项试剂，测定样品的吸光度，在标准曲线上查出样品中二氧化硫的含量（μg）。

【实验结果计算】

1. 标准状况下的采样体积的换算：

$$V_0 = V_t \times \frac{P}{P_0} \times \frac{T_0}{t + 273}$$

V_0——标准状况下的采样体积，L；

V_t——采样体积（采气流量 × 采样时间），L；

T_0——标准状况的绝对温度，273K；

p_0——标准状况的大气压力，101.3 kPa/760mmHg；

p——采样时的大气压力，kPa/mmHg；

t ——采样时的空气温度，℃。

2．大气中的二氧化硫浓度计算：

$$C = \frac{(A-A_0)B}{V_0} \times D$$

C ——二氧化硫的浓度，mg/m³；

A ——样品的吸光度；

A₀ ——试剂空白吸光度；

B ——计算因子，μg/（m³ 吸光度）

D ——稀释倍数（30 ~ 60 min 样品为 1，24h 样品为 5）。

【干扰因素及消除】

本方法主要干扰物为氮氧化物、臭氧及某些重金属元素。

1．采样后放置 20min，使臭氧自行分解消除干扰。

2．实验中需先加入氨基磺酸钠是为了消除大气中的 NO_X 对测定产生的干扰。

3．空气中一般浓度水平的某些重金属、臭氧、氮氧化物不干扰本法测定。在 10ml 样品中存在 50μg 钙、镁、铁、镍、镉、铜等离子及 5μg 二价锰离子时，不干扰测定。当 10ml 样品溶液中含有 1μg Mn^{2+} 或 0.3μg 以上 Cr^{6+} 时，对本方法测定有负干扰。加入环己二胺四乙酸二钠（简称 CDTA）可消除 2μg/10ml 浓度的 Mn^{2+} 的干扰；增大本方法中的加碱量（如加 2.0 mol/L 氢氧化钠溶液 1.5ml）可消除 1μg/10ml 浓度的 Cr^{6+} 的干扰。若 Fe^{3+} 含量为 30 ~ 60μg 时，可加入二乙胺四乙酸二钠盐 EDTA-2Na 掩蔽铁及某些金属离子的干扰。用磷酸代替盐酸配制副玫瑰苯胺溶液，也可掩蔽金属离子的干扰。

4．为减少 Cr^{6+} 的干扰，本方法所用的所有玻璃器皿不得用铬酸洗液处理，而应采用 10% 的盐酸溶液浸泡处理后洗涤晾干使用。

【注意事项】

1．实验操作中注意试剂的交叉污染，避免操作误差。

2．本方法适宜的显色温度范围较宽（15 ~ 25℃），可根据室温加以选择。但样品应与标准曲线在同一温度、时间条件下显色测定。注意呈色反应的保持时间。保证实验的可比性和重现性。

3．PRA 中杂质较多，应提纯；若有市售的 0.25% 的 PRA 贮备液可直接稀释使用。

【思考题】

1．二氧化硫在空气中浓度的变化取决于哪些环境因素？

2．本实验如果实验结果不理想，甚至失败，原因何在？

说明：

1．本标准适用于居住区大气中二氧化硫浓度的测定，也适用于室内和公共场所空气中二氧化硫浓度的测定。

2．甲醛 - 邻苯二甲酸氢钾（$HCHO-KHC_8H_4O_4$）缓冲溶液属于弱酸及其对应的盐，维持弱酸性环境。

3．居民区环境空气质量国家标准（GB3095-2012）中的二氧化硫一级浓度限值：年平均值 20μg/m³、24h 平均值 50μg/m³、1h 平均值 150μg/m³；二级浓度限值：年平均值 60μg/m³、24h 平均值 150μg/m³、1h 平均值 500μg/m³。

室内空气质量标准（GB/T 18883-2002）中的二氧化硫：1h 均值为 0.50mg/m³，日平均最高容许浓度值为 0.15 mg/m³。

附注：

1. 二氧化硫标准贮备溶液准确浓度的标定方法

（1）试剂

1）碘溶液 [$c=（1/2\ I_2）=0.05mol/L$]：准确称取 6.400g 碘（I_2）于烧杯中，加入 20g 碘化钾和少量水，搅拌至完全溶解，在棕色容量瓶以水稀释定容至 1000ml，阴凉避光保存。

2）淀粉溶液（5g/L）：称取 0.5g 可溶性淀粉，用少量水调成糊状，慢慢倒入 100ml 沸水中，继续煮沸至溶液澄清，冷却后贮存于试剂瓶中。临用现配。

3）0.1mol/L 硫代硫酸钠标准滴定溶液：称量 26g 硫代硫酸钠（$Na_2S_2O_3 \cdot 5H_2O$），溶于 1000ml 新煮沸并已放冷的水中，此溶液浓度约为 0.1mol/L。加入 0.2g 无水碳酸钠（Na_2CO_3），贮存于棕色瓶内，放置 1 周后，再标定其准确浓度（标定方法见附注 2）。

（2）标定：精取 20.00ml 二氧化硫标准贮备液，置于 250ml 碘量瓶中，加入 50ml 新煮沸但已冷却的水，0.05mol/L 碘溶液 20.00ml 及冰乙酸 1ml，盖塞，摇匀。于暗处放置 5min 后，用 0.1mol/L 硫代硫酸钠标准滴定溶液滴定至浅黄色，加 5g/L 淀粉溶液 2ml，继续滴定至溶液蓝色刚好褪去为终点。记录滴定硫代硫酸钠标准溶液的体积，平行 3 次。另吸取 3 份 0.5g/L EDTA-2Na 溶液各 20ml，用同法进行空白试验。记录滴定硫代硫酸钠标准溶液体积。平行样滴定所耗硫代硫酸钠标准溶液体积之差应 ≤ 0.04ml。取平均值。

二氧化硫标准溶液浓度计算：

$$C = \frac{(V_0-V)\,C_1 \times 32.02}{20.00} \times 1000$$

C —— 二氧化硫标准溶液的浓度，$\mu g/ml$；

V_0 —— 空白滴定所耗硫代硫酸钠标准溶液的体积，ml；

V —— 二氧化硫标准溶液滴定所耗硫代硫酸钠标准溶液的体积，ml；

C_1 —— 硫代硫酸钠标准滴定溶液浓度的准确数值，mol/L；

32.02 —— 二氧化硫（$1/2\ SO_2$）的摩尔质量。

2. 硫代硫酸钠溶液准确浓度的标定方法

（1）试剂

1）碘酸钾标准溶液 [$C（1/6\ KIO_3）= 0.1000mol/L$]：准确称量 3.5667g 经 105℃烘干 2h 的碘酸钾（优级纯），溶解于水，移入 1L 容量瓶中，再用水定溶至 1000ml。

2）盐酸溶液（0.1mol/L）：量取 82 ml 浓盐酸加水稀释至 1000ml。

（2）标定：精取 25.00ml 碘酸钾标准溶液（0.1000mol/L）于 250ml 碘量瓶中，加入 75ml 新煮沸后冷却的水，加 3g 碘化钾及 10 ml 盐酸溶液（0.1mol/L）摇匀后放入暗处静置 3min。用硫代硫酸钠标准溶液滴定析出碘，至淡黄色，加入 1ml 淀粉溶液（5g/L）呈蓝色。再继续滴定至刚刚褪去，即为终点，记录所用硫代硫酸钠溶液体积，其准确浓度用下式计算：

$$C = \frac{0.1000 \times 25.00}{V}$$

C —— 硫代硫酸钠标准溶液浓度，mol/L；

V —— 所用硫代硫酸钠溶液体积，ml。

平行滴定两次，所用硫代硫酸钠溶液相差不能超过 0.05ml，否则应重做平行测定。

3. 副玫瑰苯胺提纯及质量检验方法

（1）试剂提纯方法：取正丁醇和 1mol/l 盐酸溶液各 500ml 放入 1000ml 分液漏斗中，盖塞振摇 3min 使其互溶达到平衡，静置 15min，待完全分层后，将下层水相（盐酸溶液）和上层有机相（正丁醇）分别转入试剂瓶中备用。称取 0.100g 副玫瑰苯胺放入小烧杯中，加平衡过的 1mol/L 盐酸溶液 40ml，用玻璃棒搅拌至完全溶解转入 250ml 分液漏斗中，再用平衡过的正丁醇 80ml 分数次洗涤小烧杯，洗液并入分漏斗中。盖塞振摇 3min，静置 15min，待完全分层后，将下层水相转入另一 250ml 分液漏斗中，再取 80ml 平衡过的正丁醇，按上述操作萃取。按此操作每次用 40ml 平衡过的正丁醇重复萃取 9 ~ 10 次后，将下层水相滤入 50ml 容量瓶中，并用 1mol/l 盐酸溶液稀释至标线，混匀。此 PRA 贮备液浓度约为 0.20%，呈橘黄色。

（2）试剂质量检验方法

1）贮备液的检验：吸取 1.00ml 副玫瑰苯胺贮备液于 100ml 容量瓶中，加水稀释至刻度，摇匀。取此稀释液 5.00ml 于 50ml 容量瓶中，加 5.00ml 1.0mol/L 乙酸 - 乙酸钠溶液 [称取 13.6g 乙酸钠（CH$_3$COONa·3H$_2$O）溶于水，移入 100ml 容量瓶中，加 5.7ml 冰乙酸，用水稀释至刻度，摇匀。此溶液 pH 为 4.7]，用水稀释至标线，摇匀，1h 后测量光谱吸收曲线，在波长 540nm 处有最大吸收峰。

2）使用液的检验：用 0.20g/100mlPRA 贮备液配制的 0.05g/100mlPRA 溶液，按本标准绘制校准曲线时，在波长 577nm 处，用 1cm 比色皿，测量试剂空白溶液的吸光度应不超过以下数据：10℃ 0.03A；20℃ 0.04A；25℃ 0.05A；30℃ 0.06A。

（戴　红）

实习二　室内空气中甲醛含量的测定

甲醛作为室内空气主要污染物之一，对其过量暴露可导致人体多方面的损害。由于居室装修、家具更新等均可造成甲醛对室内空气的污染，因此，需要进行室内空气甲醛含量的检测。室内空气中甲醛含量的测定方法较多，下面介绍酚试剂分光光度法和气相色谱法。

方法 1　酚试剂分光光度法

【实验目的与要求】

1．掌握室内空气中甲醛的分析测定原理和方法。

2．熟悉室内空气中有害气体样品采集方法和大气采样器的使用方法。

【实验原理】空气中的甲醛与酚试剂反应生成嗪，嗪在酸性溶液中被高铁离子氧化形成蓝绿色化合物。根据颜色深浅，比色定量。

【实验样品】选择待测居室，进行室内空气采集。

【实验仪器】

1．大型气泡吸收管　出气口内径为 1mm，出气口至管底距离 ≤ 5mm。

2．恒流采样器　流量范围 0 ~ 1L/min。流量稳定可调，恒流误差小于 2%，采样前和采样后应用皂膜流量计校准采样系列流量，误差小于 5%。

3．具塞比色管　10ml。

4．分光光度计　在 630nm 测定吸光度。

【实验试剂】本法中所用水均为重蒸馏水或去离子交换水，所用的试剂纯度一般为分析纯。

1．吸收液原液　称量 0.10g 酚试剂 [C$_6$H$_4$SN（CH$_3$）C：NNH$_2$·HCl，简称 MBTH]，加水溶解，倾于 100ml 具塞量筒中，加水至刻度。放冰箱中保存，可稳定 3 天。

2．吸收液　量取吸收原液 5ml，加 95ml 水，即为吸收液。采样时，临用现配。

3．1% 硫酸铁铵溶液　称量 1.0g 硫酸铁铵 [NH$_4$Fe（SO$_4$）$_2$·12H$_2$O] 用 0.1mol/L 盐酸溶解，并稀释至 100ml。

4．碘溶液 $[C\left(\frac{1}{2}I_2\right)=0.1000\text{mol/L}]$　　称量 40g 碘化钾，溶于 25ml 水中，加入 12.7g 碘。待碘完全溶解后，用水定容至 1000ml。移入棕色瓶中，暗处贮存。

5．1mol/L 氢氧化钠溶液　　称量 40g 氢氧化钠，溶于水中，并稀释至 1000ml。

6．0.5mol/L 硫酸溶液　　取 28ml 浓硫酸缓慢加入水中，冷却后，稀释至 1000ml。

7．硫代硫酸钠标准溶液 $[c\left(Na_2S_2O_3\right)=0.1000\text{mol/L}]$　　可用从试剂商店购买的当量试剂，也可按附注制备。

8．0.5% 淀粉溶液　　将 0.5g 可溶性淀粉用少量水调成糊状后，再加入 100ml 沸水，并煮沸 2～3min 至溶液透明。冷却后，加入 0.1g 水杨酸或 0.4g 氯化锌保存。

9．甲醛标准贮备溶液　　取 2.8ml 含量为 36%～38% 甲醛溶液，放入 1L 容量瓶中，加水稀释至刻度。此溶液 1ml 约相当于 1mg 甲醛。其准确浓度用下述碘量法标定。

甲醛标准贮备溶液的标定：精确量取 20.00ml 待标定的甲醛标准贮备溶液，置于 250ml 碘量瓶中。加入 20.00ml 0.1N 碘溶液 $[C\left(\frac{1}{2}I_2\right)=0.1000\text{mol/L}]$ 和 15ml 1mol/L 氢氧化钠溶液，放置 15min。加入 20ml 0.5mol/L 硫酸溶液，再放置 15min，用 $[c\left(Na_2S_2O_3\right)=0.1000\text{mol/L}]$ 硫代硫酸钠溶液滴定，至溶液呈现淡黄色时，加入 1ml 0.5% 淀粉溶液继续滴定至恰使蓝色褪去为止，记录所用硫代硫酸钠溶液体积（V_2），ml。同时用水作试剂空白滴定，记录空白滴定所用硫代硫酸钠标准溶液的体积（V_1），ml。甲醛溶液的浓度用公式（1）计算：

$$\text{甲醛溶液浓度（mg/ml）}=\frac{(V_1-V_2)\times C_1\times 15}{20} \tag{1}$$

式中：V_1 —— 试剂空白消耗 $[c\left(Na_2S_2O_3\right)=0.1000\text{mol/L}]$ 硫代硫酸钠溶液的体积，ml；

V_2 —— 甲醛标准贮备液消耗 $[c\left(Na_2S_2O_3\right)=0.1000\text{mol/L}]$ 硫代硫酸钠溶液的体积，ml；

C_1 —— 硫代硫酸钠溶液的准确物质的量浓度；

15 —— 甲醛的当量；

20 —— 所取甲醛标准贮备溶液的体积，ml。

二次平行滴定，误差应小于 0.05ml，否则重新标定。

10．甲醛标准溶液　　临用时，将甲醛标准贮备溶液用水稀释成 1.00ml 含 10μg 甲醛，立即再取此溶液 10.00ml，加入 100ml 容量瓶中，加入 5ml 吸收原液，用水定容至 100ml，此液 1.00ml 含 1.00μg 甲醛，放置 30min 后，用于配制标准色列管。此标准溶液可稳定 24h。

【实验操作步骤】

1．采样

（1）采样点：居室面积小于 $10m^2$ 的设一个采样点，10～$25m^2$ 设 2 个采样点，25～$50m^2$ 设 3～4 个采样点。2 点之间相距 5m 左右，采样点离墙不应小于 1m。采样点应均有分布，与门窗要有一定距离。采样高度为 1.5m，同时应在室外设对照点。

（2）样品采集：用一个内装 5ml 吸收液的大型气泡吸收管，以 0.5L/min 流量，采气 10L。并记录采样点的温度和大气压力。采样后样品在室温下应在 24h 内分析。

2．标准曲线的绘制取　　10ml 具塞比色管，用甲醛标准溶液按实习表 2-1 制备标准系列。

各管中，加入 0.4ml 1% 硫酸铁铵溶液，摇匀。放置 15min。用 1cm 比色皿，在波长 630nm 下，以水作参比，测定各管溶液的吸光度。以甲醛含量为横坐标，吸光度为纵坐标，绘制曲线，并计算回归线斜率，以斜率倒数作为样品测定的计算因子 Bg（μg/ 吸光度）。

3．样品测定　　采样后，将样品溶液全部转入比色管中，用少量吸收液洗吸收管，合并使总体积为 5ml。用 5ml 未采样的吸收液作试剂空白，测定试剂空白的吸光度（A_0）。

实习表2-1　甲醛标准系列

管号	0	1	2	3	4	5	6	7	8
标准溶液（ml）	0	0.10	0.20	0.40	0.60	0.80	1.00	1.50	2.00
吸收液（ml）	5.0	4.9	4.8	4.6	4.4	4.2	4.0	3.5	3.0
甲醛含量（μg）	0	0.1	0.2	0.4	0.6	0.8	1.0	1.5	2.0

【实验结果计算】

1. 将采样体积按式（2）换算成标准状态下采样体积：

$$V_0 = V_t \frac{T_0}{273 + t} \cdot \frac{P}{P_0} \tag{2}$$

式中：V_0——标准状态下的采样体积，L；

V_t——采样体积，为采样流量与采样时间乘积；

t——采样点的气温，℃；

T_0——标准状态下的绝对温度，273K；

P——采样点的大气压，kPa；

P_0——标准状态下的大气压，101kPa。

2. 空气中甲醛浓度按式（3）计算：

$$c = \frac{(A - A_0) \times B_g}{V_0} \tag{3}$$

式中：c——空气中甲醛浓度，mg/m³；

A——样品溶液的吸光度；

A_0——空白溶液的吸光度；

B_g——由操作步骤 2 项得到的计算因子，μg/ 吸光度；

V_0——换算成标准状态下的采样体积，L。

【测量范围、干扰和排除】

1. 测量范围　用 5ml 样品溶液，本法测定范围为 0.1～1.5μg；采样体积为 10L 时，可测浓度范围为 0.01～0.15mg/m³。

2. 灵敏度　本法灵敏度为 2.8μg/ 吸光度。

3. 检出下限　本法检出 0.056μg 甲醛。

4. 干扰及排除　20μg 酚、2μg 醛以及二氯化氮对本法无干扰。二氧化硫共存时，使测定结果偏低。因此对二氧化硫干扰不可忽视，可将气样先通过硫酸锰滤纸过滤器，予以排除。

5. 再现性　当甲醛含量为 0.1μg/5ml，0.6μg/5ml，1.5μg/5ml 时，重复测定的变异系数为 5%、5%、3%。

6. 回收率　当甲醛含量为 0.4～1.0μg/5ml 时，样品加标准的回收率为 93%～101%。

方法 2　气相色谱法

【实验原理】空气中甲醛在酸性条件下吸附在涂有 2,4- 二硝基苯肼（2,4-DNPH）6201 担体上，生成稳定的甲醛腙。用二硫化碳洗脱后，经 0V—色谱柱分离，用氢焰离子化检测器测定，以保留时间定性，峰高定量。检出下限为 0.2μg/ml（进样品洗脱液 5μl）。

【试剂和材料】本法所用试剂纯度为分析纯；水为二次蒸馏水。

1．二硫化碳　需重新蒸馏进行纯化。

2．2,4-DNPH 溶液　称取 0.5mg 2,4-DNPH 于 250ml 容量瓶中，用二氯甲烷稀释到刻度。

3．2mol/L 盐酸溶液。

4．吸附剂　10g 6201 担体（60 ～ 80 目），用 40ml 2,4-DNPH 二氯甲烷饱和溶液分两次涂敷，减压，干燥，备用。

5．甲醛标准溶液　配制和标定方法见"方法 1 酚试剂分光光度法"。

【仪器及设备】

1．采样管　内径 5mm、长 100mm 玻璃管，内装 150mg 吸附剂，两端用玻璃棉堵塞，用胶帽密封，备用。

2．空气采样器　流量范围为 0.2 ～ 10L/min，流量稳定。采样前和采样后用皂膜流量计校准采样系统的流量，误差小于 5%。

3．具塞比色管　5ml。

4．微量注射器　10μl，体积刻度应校正。

5．气相色谱仪　带氢火焰离子化检测器。

6．色谱柱　长 2m、内径 3mm 的玻璃柱，内装固定相（OV-1）：和色谱担体 Shimatew（80 ～ 100 目）。

【实验操作步骤】

1．采样　采样点的布设见"方法 1"。

样品采集：取一支采样管，用前取下胶帽，拿掉一端的玻璃棉，加一滴（约 50μl）2mol/L 盐酸溶液后，再用玻璃棉堵好。将加入盐酸溶液的一端垂直朝下，另一端与采样进气口相连，以 0.5L/min 的速度抽气 50L。采样后，用胶帽套好，并记录采样点的温度和大气压。

2．气相色谱测试条件　分析时，应根据气相色谱仪的型号和性能，制订能分析甲醛的最佳测试条件。下面所列举的测试条件是一个实例。

色谱柱：柱长 2m、内径 3mm 的玻璃管，内装 0V-1+Shimalitew 担体。

柱温：230℃。

检测室温度：260℃。

汽化室温度：260℃。

载气（N_2）流量：70ml/min。

氢气流量：40ml/min。

空气流量：450ml/min。

3．绘制标准曲线和测定校正因子　在作样品测定的同时，绘制标准曲线或测定校正因子。

（1）标准曲线的绘制：取 5 支采样管，各管取下一端玻璃棉，直接向吸附剂表面滴加一滴（约 50μl）2mol/L 盐酸溶液。然后，用微量注射器分别准确加入甲醛标准溶液（1.00ml 含 1mg 甲醛），制成在采样管中的吸附剂上甲醛含量在 0 ～ 20μg 范围内有 5 个浓度点标准管，再填上玻璃棉，反应 10min。再将各标准管内吸附剂分别移入 5 个 5ml 具塞比色管中，各加入 1.0ml 二硫化碳，稍加振摇，浸泡 30min，即为甲醛洗脱溶液标准系列管。然后，取 5.0μl 各个浓度点的标准洗脱液，进色谱柱，得色谱峰和保留时间。每个浓度点重复做 3 次，测量峰高的平均值。以甲醛的浓度 μg/ml）为横坐标，平均峰高（mm）为纵坐标，绘制标准曲线，并计算回归线的斜率。以斜率的数作为样品测定的计算因子 Bs[μg/（ml·mm）]。

（2）测定校正因子：在测定范围内，可用单点校正法求校正因子。在样品测定同时，分别取试剂空白溶液与样品浓度相接近的标准管洗脱溶液，按气相色谱最佳测试条件进行测定，重复做 3 次，得峰高的平均值和保留时间。按式（4）计算校正因子：

$$f = \frac{C_0}{h-h_0} \tag{4}$$

式中：f——校正因子，$\mu g/(ml \cdot mm)$；

C_0——标准溶液浓度，$\mu g/ml$；

h——标准溶液平均峰高，mm；

h_0——试剂空白溶液平均峰高，mm。

4．样品测定　采样后，将采样管内吸附剂全部移入 5ml 具塞比色管中，加入 1.0ml 二硫化碳，稍加振摇，浸泡 30min。取 5.0μl 脱液，按绘制标准曲线或测定校正因子的操作步骤进样测定。每个样品重复做 3 次，用保留时间确认甲醛的色谱峰，测量其峰高，得峰高的平均值（mm）。

在每批样品测定的同时，取未采样的采样管，按相同操作步骤作试剂空白的测定。

【实验结果计算】

1．用标准曲线法按式（5）计算空气中甲醛的浓度：

$$c = \frac{(h-h_0) \cdot B_S}{V_0 \cdot E_S} \cdot V_1 \tag{5}$$

式中：c——空气中甲醛浓度，mg/m^3；

h——样品溶液峰高的平均值，mm；

h_0——试剂空白溶液峰高的平均值，mm；

B_1——用标准溶液制备标准曲线得到的计算因子，$\mu g/(ml \cdot mm)$；

V_1——样品洗脱溶液总体积，ml；

E_s——由实验确定的平均洗脱效率；

V_0——换算成标准状况下的采样体积，L。

2．用单点校正法按式（6）计算空气中甲醛的浓度：

$$c = \frac{(h-h_0) \cdot f}{V_0 \cdot E_S} \cdot V_1 \tag{6}$$

式中：c——空气中甲醛浓度，mg/m^3；

h——样品溶液峰高的平均值，mm；

h_0——试剂空白溶液峰高的平均值，mm；

f——用单点校正法得到的计算因子，$\mu g/(ml \cdot mm)$；

V_1——样品洗脱溶液总体积，ml；

E_s——由实验确定的平均洗脱效率；

V_0——换算成标准状况下的采样体积，L。

附注：硫代硫酸钠标准溶液的制备及标定方法

1．试剂

（1）0.1000N 碘酸钾标准溶液：准确称量 3.5667g 经 105℃烘干 2h 的碘酸钾（优级纯），溶解于水，移入 1L 容量瓶中，再用水定容至 1000ml。

（2）0.1mol/L 盐酸溶液：量取 82ml 浓盐酸加水稀释至 1000ml。

（3）0.1000N 硫代硫酸钠标准溶液 $[c(Na_2S_2O_3) = 0.1000mol/L]$：称量 25g 硫代硫酸钠（$Na_2S_2O_3 \cdot 5H_2O$），溶于 1000ml 煮沸并已放冷的水中。加入 0.2g 无水碳酸钠，贮存于棕色瓶

内，放置 1 周后，再标定其准确浓度。

2．硫代硫酸钠溶液的标定方法　精确量取 25.00ml 碘酸钾标准溶液，于 250ml 碘量瓶中加入 75ml 新煮沸后冷却的水，加 3g 碘化钾及 10ml 1mol/L 盐酸溶液，摇匀后放于暗处静置 3min。用硫代硫酸钠标准溶液滴定析出的碘，至淡黄色，加入 1ml 0.5% 淀粉溶液呈蓝色。再继续滴定至蓝色刚刚褪去，即为终点，记录所用硫代硫酸钠溶液体积，其准确浓度用式（附 1）算：

$$c = \frac{0.1000 \times 25.00}{V} \tag{附 1}$$

式中：c——硫代硫酸钠标准溶液的浓度；

V——所用硫代硫酸钠溶液体积。

平行滴定两次，所用硫代硫酸钠溶液相差不能超过 0.05ml，否则应重新做平行测定。

（吕　严　孙增荣）

实习三　化学中毒事件的案例分析

【目的和要求】

1．掌握化学物急、慢性中毒的诊断要点和处理原则。

2．了解如何确定中毒病例的发病原因（化学物）以及化学物暴露现场的调查和分析。

3．查阅一定的文献资料并结合理论课内容对各案例的有关问题进行分析和讨论。

案例一　1997 年山西省太原市某市级普通医院职业病科成功救治急性铊中毒 1 例

1．主要病史　患者，男，20 岁，主诉恶心、呕吐、腹痛、四肢麻木、疼痛进行性加重 3 日。自疑 3 天前遭人投毒铊盐。患者既往体健，无慢性病史。

2．体格检查　体温、脉搏、呼吸、血压等生命体征平稳，神志清醒，心肺体征正常，腹软，腹中部压痛明显，无反跳痛，有肠鸣音，四肢肌张力正常，双侧脚底触痛明显。

3．实验室检查　血、尿铊含量分别为 626μg/L、68μg/L（正常值分别为 2μg/L 和 5μg/L 以下）；血、尿、粪常规均正常，肾功能正常，谷丙转氨酶（ALT）78U/L（正常值 0 ~ 40 U/L）。

4．特殊检查　心电图正常，心脏彩超未见异常；肌电图检查显示双侧腓肠肌神经感觉下降。

5．职业史　患者为饭店勤杂工，无金属毒物接触机会，也未在工作或生活中自主接触过铊盐。

6．诊断　根据血、尿铊含量远高于正常值上限，以及感觉麻木、肌肉痛、强烈的胃肠道症状，铊中毒诊断在入院后很快成立。后经司法人员证实，确有人为投毒；投毒人交代于患者发病前 18 天开始向受害人食物中投放硫酸亚铊，每隔 5 天投放一次，共投放 3 次，剂量经估算分别为大约 200mg、200mg、300mg。

7．治疗

（1）大量饮水、输液、利尿促排泄；

（2）普鲁士蓝 250 mg/kg 溶于 20% 甘露醇中，每日分 4 次口服；

（3）肌内注射二巯基丙磺酸钠 0.125g，每日 2 次，共 3 天；

（4）静脉滴注还原型谷胱甘肽和葡醛内酯（肝泰乐），肌内注射维生素 B_1、维生素 B_{12}，口服胱氨酸及行血液灌流，每天 1 次。

8．疗效及后续症状

（1）入院后第 5 天腹部症状消失，尿铊 20μg/L；

（2）第 8 天头发开始脱落，血铊 20.8μg/L，谷丙转氨酶 42U/L；

（3）第 10 天（5 次血液灌流后），血、尿中铊均低于检出限值；

（4）第 11 天，胡须、腋毛逐渐脱落；

（5）第 17 天新生毛发长出；

（6）28 天后出现视物模糊，测视力下降，视神经诱发电位未见明显异常，1 周后视力逐渐好转。

（7）1 个月后指甲可见 Mess 纹；

（8）3 个月后出院，仅遗留双手尺侧轻微麻木。

【思考题】

1．该病例成功救治的主要原因是什么？

2．铊盐为何作为投毒之用不易被受害人察觉（本例患者有一定的被投毒信息是一特例）？

3．铊盐引起中毒的机制和靶器官是什么？

4．铊中毒的诊断和治疗的主要原则是什么？

5．这一病例可以给予一般临床医生什么启示？

案例二　2010 年一疑似职业性慢性铅中毒病例的确诊和治疗

2010 年 11 月 14 日 9 时，江苏省某市职业病防治联合办公室接到该市第一人民医院的报告，称该院消化内科收治的一病人有贫血、腹绞痛等症状，怀疑与其工作环境有关。接报后，联合办公室立即组织市疾病预防控制中心、卫生监督所人员去该医院进一步调查核实，同时对患者尿样进行快速检测。

1．患者就职企业基本情况　该企业为一民营企业，位于本市某乡镇，于 2007 年 6 月工商注册，主要经营蓄电池的销售和维护等。企业于 2010 年 4 月开始铅酸蓄电池的生产，其工艺流程为废蓄电池回收—检测—确定损坏缺陷—焊接断格极板—检测—充电—成品，主要生产原料为铅锭、硫酸钠、硫酸亚锡等，主要职业危害因素为铅烟、铅尘、硫酸等，现有作业工人 6 人。

2．现场调查情况　该公司厂房为 2 幢村用公房，建筑面积 400m² 左右，房高约 4m，无任何通风设施。根据企业负责人描述的作业方式可初步判断：工人利用氧乙炔进行焊接断格极板时可产生大量铅尘、铅烟。

3．病人情况及事发经过　该病人于 2010 年 4 月进入该公司工作，此前无任何工作经历，进厂时未进行职业健康检查。主要从事焊接断格极板作业。在生产过程中接触到铅烟、铅尘等职业病危害因素，公司配发口罩，经常不戴。由于身体原因于 2010 年 9 月底主动申请辞职。

据该病人反映，曾有胃病史。于 2011 年 9 月因腹痛、便血至上海一家医院就诊，对症治疗后出院。于 10 月中旬再次因腹痛、便血在当地一私人诊所就医，11 月 12 日转入本院就诊。入院时脸色苍白，主诉腹痛、腹胀、恶心、呕吐，伴黑便，血红蛋白含量 87mg/L，肝功能谷丙转氨酶略高，胃镜、肝、脾、肾 B 超未见明显异常，检验结果显示贫血、血红蛋白下降，因对症治疗不理想，怀疑可能与作业环境有关，并报告市职业病防治联合办公室。市疾病预防控制中心于 11 月 14 日采集尿样进行尿铅检测，结果显示尿铅含量为 2.39μmol/L（正常参考值 ＜ 0.34μmol/L），高度怀疑铅中毒可能。经行依地酸二钠排铅治疗后，病人症状明显减轻，排铅 24h 后检测尿铅含量分别为 3.82μmol/L、5.26μmol/L、5.55μmol/L。

4．处理措施　①积极配合市一院对病人的诊断和治疗，将病人病情进展及时与有关部门沟通，并做好家属安抚工作。②立即组织其余员工开展职业健康检查，对体检结果异常的职工及时安排复查，尿铅偏高的职工应调离铅岗位，进一步诊治。③按规定对作业场所职业病危害因素进行检测与评价，并在公告栏内公布有关检测结果。④建立健全职业卫生管理制度，设置职业卫生管理机构，配备专兼职卫生工作人员，建立职业卫生工作台账，为员工配备有效的劳动防护用品，并指导其正确使用。⑤新搬厂房应做好职业卫生"三同时"验收工作，同时对生产设备和防护设备进行全面检查，发现安全隐患及时排除，预防职业中毒发生。

【思考题】

1. 对这一患者和其雇佣企业，市第一医院和市职业病防治联合办公室的处置是否妥当？
2. 慢性铅中毒的靶器官和临床特征是什么？
3. 慢性铅中毒的诊断原则是什么？它与其他原因贫血症的诊断标准有何不同？
4. 这一病例的前因后果反映了当前的何种社会问题？应该如何杜绝更多的职业中毒发生？

（刘云岗）

实习四　中国传统食物烹调方式与健康讨论

一、背景提示

1. 根据最近 30 年国内外有关研究发现，油炸、高温煎炒食品会产生烹调油烟（室内空气污染）和食物高温裂解产物。这种食物烹调方式是我国饭馆与家庭厨房的主流。

2. 研究发现，烹调油烟凝聚物含有多种多环芳烃化合物以及杂环氨类化合物等，其中许多是已被确认的人类致癌物和动物致癌物。

3. 食用油的沸点为 270 多摄氏度，与油炸和爆炒相关的食物高温裂解产物包括丙烯酰胺、呋喃、5-羟甲基糠醛等多种动物致癌物。

4. 上述化合物已为体外试验（利用基因重组表达特异代谢酶的细胞）证实为间接致突变物。

5. 流行病学调查显示，长期从事油炸食物制作的厨师肺癌和胰腺癌等恶性肿瘤发病增高，长期进食油炸食物及高温煎炒食物的人群食管癌、胃癌等消化道恶性肿瘤发病较高。相反，西方人（包括欧洲和北美洲、澳洲等地）食管癌、胃癌、肝癌等发病率都较低。

6. 饮食习惯受人们健康知识的影响，也受传统习惯的制约，后者对我国大多数人具有决定性影响。因此饮食习惯、食品加工方式也是一种文化，具有历史沿袭性和垂直传播稳定性。即使对于文化程度较高的人群进行健康教育，也有许多人存在迟疑甚至抵触的态度。

二、讨论

针对以上信息，并查阅相关具体文献报道，然后进行讨论；围绕自己以及家人是否需要和愿意作出饮食习惯调整展开。甲组回答是需要且愿意为减少自身患癌机会而进行烹调和饮食习惯调整（正方），乙组为保持中国传统的烹调和饮食习惯。两组同学请各自列出理由，可参照以下提纲进行辩论。同学的讨论和争辩不限于以上论点，可自由思考和讨论。

甲组论点	乙组论点
油炸方式产生室内空气污染及食品中致癌物质，与多种恶性肿瘤发生有关。	中国素有"民以食为天"之说，饮食之一大功能就是可口，油炸、煎炒食品的香味不忍放弃。
改变食物加工方式为"生、煮、蒸"（保持食物本味），可能减少肿瘤，增加平均寿命。	改变我们的烹调方式就是"食无味"，进食无乐趣，人生也就没有了奋斗的动力。
对于个人，保持良好的烹调/饮食习惯，就可能改善未来生活质量、减少治病花费。	那只是可能而已，吃传统中国餐的人有终身不患癌者，而吃西餐者个别也患胃癌。
许多食品热裂解产物经生物转化酶作用，不是解毒反而产生致癌性。	吃了油炸食物，我也可通过饭后进食水果或复合维生素来增加抗癌物质以消除其不良影响。

三、思考题

1．你的最终选择是什么?

2．你的选择与本次讨论之前的观点有无变化?

3．若有，变化是什么?

（刘云岗）

实习五　职业性中毒案例分析

【目的和要求】

1．掌握引起常见职业病的原因、临床表现、诊断及治疗处理原则;

2．掌握职业性中毒案例的分析方法;

3．熟悉职业性有害因素的调查与评价方法。

【案例一】某金属加工厂黄XX，男，40岁，入厂工作5年来，出现头痛、失眠、记忆力减退、全身乏力，近来症状加重，并出现腹部绞痛、纳差、手足麻木等不适感，遂入院就诊。体检结果：神志清楚，一般情况尚可，体温37℃，脉搏75次/分，呼吸19次/分，血压110/80mmHg，痛苦面容，自主体位，皮肤黏膜正常，无脸色苍白，浅表淋巴结未及异常肿大，口唇无发绀，腹平软，脐周偏左下有轻度压痛，无反跳痛、肌紧张，麦氏点压痛（-），肝脾肋下未及，移动性浊音（-），肝肾区叩痛（-），肠鸣音无亢进，脊柱、四肢正常，生理反射存在，病理反射（-），血、尿常规正常，肝功能和心电图正常，胸部X线未见异常。

【思考题1】

1．如果确定该患者的病因，还需要补充什么相关资料?

2．腹绞痛的病因有哪些?引起腹绞痛的职业性毒物有哪些?

进一步问询患者的职业史，该患者所在的工厂以废蓄电池为原料，用土炼方法提炼铅锭，生产过程大量铅蒸气逸出，每天工作8h，没有防护服、防护手套。

【思考题2】

1．除了上述职业外，还有哪种工种的工人可以接触到铅?

2．根据上述资料可以对该患者作出诊断吗?诊断的依据是什么?还需要补充什么资料?

根据患者的职业史和临床表现，遂转入职业病防治院进行诊治，入院检查的结果是血铅4.42μmol/L、尿铅9.4μmol/L、尿δ-ALA 62.3μmol/L、尿粪卟啉（++++）、游离红细胞原卟啉μmol/L。

职业病防治院对该厂进行调查，发现该厂厂房简易，有拆件、溶解和成品（铅锭）3个车间，生产设施落后，通风除尘设施简陋，属开放式生产工序，大部分作业人员没有佩戴个人防护用品，经检测生产环境铅浓度达0.7mg/m³。

【思考题3】

1．应对患者采取什么治疗?其中常用的解毒剂是什么?如何用药?出院后应注意什么?

2．如何改进生产环境?结合本例讨论铅中毒应如何实施三级预防措施?

【案例二】某塑胶制品厂李XX，女性，19岁，上班两年来，感觉到身体不适，经常头晕乏力，且皮肤变得越来越苍白，经医院检查为贫血，再次上班不到1周时间，上述症状加重，患者不时地两眼发黑、全身乏力，有时站不稳。1周后，再次入院，体检结果：神志清楚，一般情况尚可，体温36.8℃，脉搏78次/分，呼吸22次/分，血压115/75mmHg，贫血面容，自主体位，皮肤黏膜正常，腹平软，肝脾肋下未及，肝功能和心电图正常。血象检查：白细胞

$3 \times 10^9/L$，中性粒细胞 $1.5 \times 10^9/L$，血小板 $52 \times 10^9/L$，红细胞 $3 \times 10^{12}/L$，血红蛋白 70g/L，骨髓检查确诊为再生障碍性贫血。

【思考题1】

1．如果确定该患者为职业性中毒，还需要补充什么相关资料？

2．再生障碍性贫血的病因有哪些？引起再生障碍性贫血的职业性毒物有哪些？

患者既往身体健康，主要从事印染、丝印工作，将各种文字、图标通过化学方法，印染到各种电器产品上。平均每天工作时间超过 8h，接触油漆、白电油、开油水、天那水等含苯及苯化学物等有机溶剂。工作时无任何防护措施，也无定期体格检查，无职业卫生宣传教育，就业前未进行体格检查。患者转入职业病研究所的诊断结果是职业性慢性重度苯中毒。

【思考题2】

1．本案例的患者为何被诊断为职业性慢性重度苯中毒？其诊断标准是什么？

2．慢性苯中毒和急性苯中毒的临床表现各有什么特点？应该如何处理？

住院后用升白细胞药、多种维生素、核苷酸类药物及泼尼松，辅以中药治疗，病情略有好转，遂准备骨髓移植。

【思考题3】

1．如何治疗慢性苯中毒？有无特效解毒药？

2．如何防止此类事件的发生？

【案例三】某船舶工程公司工人吴某在一家拆船厂拆解一艘 1.2 万吨散装废货轮时，在毫无防护措施的情况下沿着直径约 70cm 的竖井到 16m 深的船舱内清理废油，当即昏倒在舱底。甲板上的李、许、王某 3 人见吴久而不返，即在舱口探察，见其倒在舱底，便只身下舱实施救援，3 人在 3 分钟内先后昏倒。

【思考题1】

1．发生"电击样死亡"的毒物有哪些？本案例中工人昏倒的原因可能是什么？

2．如何采取紧急措施防止工作人员继续伤亡？

在场的袁某见状后便立即呼救，1 个多小时后 4 人被陆续救出，送至医院抢救。其中吴某和李某在刚送到医院时就停止了心跳、呼吸而死亡，许、王二人病情危重，经全力抢救 12h 后苏醒。他们二人自述进入船舱后感到有难闻的气味、眼刺痛、咽部灼热、流泪、头痛、头晕、恶心、全身发麻，随后晕倒。

【思考题2】

1．急性硫化氢中毒的临床表现是什么？应如何救治？

2．本案例可以诊断为职业性急性硫化氢中毒吗？其诊断标准是什么？

事故发生后，调查发现作业环境空间狭小，通风条件差，且能闻到刺鼻的气味。调查人员下井采集作业面空气标本，无苯系物检出，经采用快速检气管显示为硫化氢，并排除苯类、氮氧化物中毒的可能。经实验室检测，两个采集点硫化氢浓度分别为 $1288mg/m^3$ 和 $2013mg/m^3$，均远远超出国家职业卫生标准提出的作业场所接触硫化氢浓度限值（$\leq 10mg/m^3$）一二百倍。根据现场调查和检测结果确认为急性硫化氢中毒。

【思考题3】

1．发生急性硫化氢中毒，应采取哪些急救措施？

2．此次事故发生的主要原因是什么？如何防止此类事件的发生？

（孟晓静）

实习六　尘肺案例讨论和尘肺 X 线阅片

【实验目的】

1．通过病例讨论进一步掌握矽肺发生的原因、临床表现及并发症，矽肺的诊断及处理原则，预防措施。

2．通过尘肺 X 线阅片的学习，进一步掌握尘肺 X 线表现的特点、尘肺 X 线分期及其诊断标准。

【实验内容】

1．矽肺案例讨论。

2．尘肺 X 线诊断阅片。

【案例】患者 xx，男，55 岁。职业史：矿工，曾从事过掘进、采煤工作，有粉尘接触史 30 余年。主诉咳嗽、气喘近 10 年。患者 1964 年经检查诊断为 I 期尘肺，1965 年上半年经 X 线胸透发现有浸润性肺结核，无咯血史。1971 年 3 月 6 日因咳嗽加剧，吐泡沫痰，且不易咳出，喘气严重，不能自行缓解而住院治疗，经 X 线检查为"自发性气胸"。

【思考题 1】

1．该患者的主要问题是什么？为什么？

2．要明确诊断需要哪方面的资料？

体检：脉搏 72 次／分，呼吸 20 次／分，血压 136/85mmHg（18.1/11.3kPa）。

一般情况尚好，活动自如，检查合作，五官端正，唇周轻度发绀，巩膜无黄染，轻度杵状指，左腋下触及蚕豆大淋巴结一粒，右侧蚕豆、豌豆大小各一粒，均无粘连。胸呈桶状，肋间隙稍增宽。双肺叩诊为鼓音，肝肺浊音界及心界均不易叩出，双下肺野可闻及小水泡音，移动体位靠上侧稍减弱，下侧小水泡音仍明显，双肺呼吸音减弱。心尖搏动于剑突下，心音遥远，似钟摆音，无杂音。

实验室检查：白细胞 14.2×10^9/L，中性粒细胞百分比 79%，淋巴细胞百分比 21%；查痰：抗酸杆菌阳性。

X 线诊断：①I 期尘肺；②右上六型肺结核；③肺气肿。

临床诊断：①I 期尘肺并发六型肺结核；②肺气肿；③高血压；④慢性肺源性心脏病代偿期。

治疗经过：患者入院后，接受了以下治疗；①胸腔穿刺抽气；②抗感染；③静脉滴注氢化可的松；④平喘治疗，两三天后症状缓解，改用泼尼松 10mg 肌内注射，抗生素曾用过青霉素、链霉素、四环素、土霉素、氯霉素、红霉素、卡那霉素。平喘用过氨茶碱及二羟丙茶碱。近两三个月来患者出现血压增高：150 ～ 160/100 ～ 110mmHg（20.0 ～ 21.3/13.3 ～ 14.7kPa），后来加用益寿宁、地巴唑，现血压降至 136/95 mmHg（18.1/12.7kPa），较稳定，但天凉时患者仍咳嗽加剧。异烟肼 100mg 每日 3 次一直服用。

【思考题 2】

请制订一个预防尘肺的方案。

一、尘肺诊断标准

尘肺的诊断应按照国家《尘肺病诊断标准》（GBZ70-2009）进行，此诊断标准适用于国家现行职业病名单中规定的各种尘肺的诊断。

1．诊断原则　根据可靠的生产性粉尘接触史，以技术质量合格的 X 线后前位胸片表现为主要依据，结合现场职业卫生学、尘肺流行病学调查资料和健康监护资料，参考临床表现和实验室检查，排除其他肺部类似疾病后，对照尘肺诊断标准片小阴影总体密集度至少达到1级，分布范围至少达到2个肺区，方可作出诊断。

2．观察对象　粉尘作业人员健康检查发现X线胸片有不能确定的尘肺样影像学改变，其性质和程度需要在定期内进行动态观察者。

3．X线胸片表现分期

（1）Ⅰ期尘肺：总体密集度1级的小阴影，分布范围至少达到2个肺区。

（2）Ⅱ期尘肺：有总体密集度2级的小阴影，分布范围超过4个肺区；或有总体密集度3级的小阴影，分布范围达到4个肺区。

（3）Ⅲ期尘肺：有下列表现之一者：①有大阴影出现，其长径不小于20mm，短径不小于10mm；②有总体密级度3级的小阴影，分布范围超过4个肺区并有小阴影聚集；③有总体密级度3级的小阴影，分布范围超过4个肺区并有大阴影。

二、尘肺X线胸片阅读

1．读片方法　读片时应取座位，观片灯箱的位置要适当，一般置于读片者眼前25～50cm处；读片时应以胸片拍摄时间先后顺序，观察比较影像的动态变化，仅有一张胸片一般不宜作出诊断；读片时必须参照标准片，一般应将需诊断的胸片放在灯箱的中央，标准片放置两旁；读片灯至少为3联灯箱，最好为5联；读片时，应避免其他光线直射到观片灯上。

2．胸片质量

（1）基本要求：《尘肺病诊断标准》规定，用于尘肺诊断的X线胸片须采用高仟伏摄影技术；胸片必须包括两侧肺尖和肋膈角，胸锁关节基本对称，肩胛骨阴影不与肺野重叠；片号、日期及其他标志应置于两肩上方，排列整齐，清晰可见，不与肺野重叠；X线胸片无伪影、漏光、划痕、水渍、污染及体外物影像。

（2）解剖标志显示：两肺纹理清晰、边缘锐利并延伸到肺野外带；心缘及横膈面成像锐利；两侧侧胸壁从肺尖至肋膈角显示良好；气管、隆突及两侧主支气管轮廓可见，并可显示出胸椎轮廓；心后区肺纹理可以显示；右侧膈顶一般位于第10后肋水平。

（3）光密度：上中肺野最高密度应在1.45～1.75；膈下光密度小于0.28；直接曝光区大于2.50。

3．胸片质量分级

（1）一级片（优片）：完全符合胸片质量要求。

（2）二级片（良片）：不完全符合胸片质量要求，但尚未降到三级片。

（3）三级片（差片）：有下列情况之一者为三级片，不能用于尘肺病的初诊。

1）不完全符合胸片基本要求，其缺陷影响诊断区域面积之和在半个肺区至1个肺区之间；

2）两侧肺纹理不够清晰锐利，或局部肺纹理模糊，其影响诊断区域面积之和在半个肺区至1个肺区之间；

3）两侧肺尖至肋膈角的侧胸壁显示不佳，气管轮廓模糊，心后区肺纹理难以辨认；

4）吸气不足，右侧膈顶位于第8后肋水平；

5）照片偏黑，上中肺区最高光密度在1.85～1.90；或照片偏白，上中肺区最高光密度在I.30～1.40；或灰雾度偏高，膈下光密度在0.40～0.50；或直接曝光区光密度在2.20～2.30；

（4）四级片（废片）：胸片质量达不到三级片者为四级片，不能用于尘肺诊断。

4．尘肺X线胸片分级

（1）肺区划分方法：将肺尖至膈顶的垂直距离等分为三，用等分点的水平线把每侧肺野各分为上、小、下三个肺区。

（2）小阴影：指肺野内直径或宽度不超过10mm的阴影。

1）形态和大小：小阴影的形态可分为圆形和不规则形两类，按其大小各分三种，小阴影的形态及大小以标准片所示为准。

① 圆形小阴影以字母 p、q、r 表示：

P：直径最大不超过 1.5 mm；

q：直径大于 1.5 mm，不超过 3 mm；

r：直径大于 3mm，不超过 10mm。

② 不规则形小阴影以字母 s、t、u 表示：

s：宽度最大不超过 1.5 mm；

t：宽度大于 1.5 mm，不超过 3 mm；

u：宽度大于 3mm，不超过 10mm。

③ 记录方法：阅读胸片时应记录小阴影的形态和大小。胸片上的小阴影几乎全部为同一形态和大小时，将其字母符号分别写在斜线的上面和下面，例如：p/p、s/s 等；胸片上出现两种以上形态和大小的小阴影时，将主要的小阴影的字母符号写在斜线上面，次要的且有相当数量的另一种写在斜线下面，例如：p/q、s/p、p/t 等。

2）密集度：指一定范围内小阴影的数量。小阴影密集度的判定应以标准片为准。读片时应首先判定各肺区的密集度，然后确定全肺的总体密集度。

① 四大级分级：密集度可简单地划分为四级，即 0、1、2、3 级。

0 级：无小阴影或甚少，不足 1 级的下限；

1 级：有一定量的小阴影；

2 级：有多量的小阴影；

3 级：有很多量的小阴影。

② 十二小级分级：小阴影密集度是一个连续的由少到多的渐变过程，为客观地反映这种改变，在四大级的基础上再把每级划分为三小级，即 0/-、0/0、0/1、1/0、1/1、1/2、2/1、2/2、2/3、3/2、3/3、3/+。读片及记录方法如下：将胸片与标准片比较，先按规定的四大级判定分级，若其小阴影密集度与标准片基本相同，则记录为 1/1、2/2、3/3。若其小阴影密集度与标准片比较，认为较高一级或较低一级也应认真考虑，则同时记录下来，例如：2/1 或 2/3，前者含义是密集度属 2 级，但 1 级也要认真考虑；后者含义是密集度属 2 级，但 3 级也要认真考虑。

③ 分布范围及总体密集度判定方法：a．判定肺区密集度要求小阴影分布至少占该区面积的三分之二；b．小阴影分布范围是指出现有 1 级密集度（含 1 级）以上的小阴影的肺区数。c．总体密集度是指全肺内密集度最高的肺区的密集度。

（3）大阴影：指肺野内直径或宽度大于 10 mm 以上的阴影。

（4）小阴影聚集：指局部小阴影明显增多聚集，但尚未形成大阴影。

（5）胸膜斑：胸膜斑系指除肺尖部和肋膈角区以外的厚度大于 5mm 的局限性胸膜增厚，或局限性钙化胸膜斑块。

接触石棉粉尘，胸片表现有总体密集度 1 级的小阴影，分布范围达到 1 个肺区或小阴影密集度达到 0/1，分布范围至少达到 2 个肺区，如出现胸膜斑，可诊断为石棉肺 I 期；胸片表现有总体密集度 1 级的小阴影，分布范围超过 4 个肺区，或有总体密集度 2 级的小阴影，分布范围达到 4 个肺区者，如胸膜斑已累及部分心缘或膈面，可诊断为石棉肺 II 期；胸片表现有总体密集度 3 级的小阴影，分布范围超过 4 个肺区者，如单个或两侧多个胸膜斑长度之和超过单侧胸壁长度的二分之一，或累及心缘使其部分显示蓬乱，可诊断为石棉肺 III 期。

（6）附加符号

1）bu：肺大疱

2）ca：肺癌和胸膜间皮瘤

3）cn：小阴影钙化

4）cp：肺源性心脏病

5）cv：空洞

6）ef：胸腔积液

7）em：肺气肿

8）es：淋巴结蛋壳样钙化

9）ho：蜂窝肺

10）pc：胸膜钙化

11）pt：胸膜增厚

12）px：气胸

13）rp：类风湿性尘肺

14）tb：活动性肺结核

胸片读片记录表

单位_____　　　　　　　　姓名_____　　　　　　　　　　男　女

读片日期					
累计工龄					
摄片日期					
片号					
胸片质量					
小阴影	形态大小				
	总体密集度				
	范围				
小阴影聚集					
大阴影	小于右上肺区				
	大于右上肺区				
胸膜病变	局部增厚				
	弥漫增厚				
	胸膜钙化				
	心缘蓬乱				
附加符号					
诊断					
读片人签字					

（周晓蓉）

实习七　食物中毒案例讨论

【目的要求】

1．掌握食物中毒概念，特点。

2．熟悉食物中毒类型、临床表现、诊断及治疗处理原则。

3．了解食物中毒的调查与处理的方法和案例分析方法。

【案例及讨论】

案例　某年 6 月 20 日上午 10 时，某市大学城 A 大学相继出现多名学生因发烧、腹痛、腹泻、恶心、呕吐等症状到临近大学城医院就诊。患者临床症状非常相似，体温 39℃左右，腹部有压痛，大便为水样便，带有黏液。接诊医生考虑可能存在食物中毒发生的可能性，在救治病人的同时，向该区卫生行政部门进行了报告。此后，A 大学周围的也有部分居民因同样的症状体征入院就诊。

【问题讨论一】

1．临床医生当接到来自同一地方多例类似症状体征的病人时，应如何考虑？依据是什么？

2．如果考虑是食物中毒，最有可能是哪一种类型的食物中毒？依据是什么？

3．针对该种类型的食物中毒，其主要的治疗措施是什么？

接到食物中毒报告后，该区卫生行政部门指派了 2 名食品卫生专业人员赶赴现场调查，人群流行病学调查发现：

（1）临床症状：病人主要症状为发烧、腹泻、头疼、头晕、腹痛、恶心、呕吐；个别患者休克昏迷。患者发烧最低 37.5℃，最高 42℃；76% 的患者体温为 38℃~39.5℃；大便多为水样便，带有黏液，腹部有压痛。

（2）发病情况：截至 6 月 22 日中午，共有 30 人发病。病人均有 6 月 19 日中午和晚上在 A 大学旁美食街某卤肉店购买和食用卤牛肉的饮食史。

（3）潜伏期：30 例中毒患者中，潜伏期最短的为 3h，最长的为 84h，71% 的患者在 12h~30h 内发病。

【问题讨论二】

4．该起中毒的食品是什么？在初步明确了中毒食品的基础上，下一步应该采取什么措施？

根据流行病学的印象诊断，卫生监督所的调查人员重点对该卤肉店进行了调查，发现该卤肉店店面狭小，卫生状况较差；除经营卤肉外，还经营肉食小炒；3 名工作人员只有 1 名办有健康证；店内只有一块砧板，工作人员生熟分开的观念淡漠。

【问题讨论三】

5．如果还存留可疑食品，应该采取哪些措施？

6．该起细菌性食物中毒的可能致病菌是什么？为了明确诊断，应该进一步开展哪些工作？如何预防此类食物中毒的发生？

7．实验室检测结果在食物中毒诊断中有什么作用？在没有可靠的实验室结果时，如何诊断该起食物中毒事件？

8．由该案例可以看出食物中毒事件调查处理的基本流程是什么？此次食物中毒的调查处理存在什么不足？如何改进？

（练雪梅）

实习八 营养状况分析与评价

【实验目的】

1. 熟悉膳食调查的步骤和计算方法；
2. 掌握营养状况的评价方法和意义；
3. 熟悉特殊人群营养状况的评价。

【实验内容】

王某，男性，中等体力劳动者，46 岁，身高 175cm，体重 85kg，患有原发性高血压 2 年，但未发现并发症。

1. 营养状况评价

（1）请计算该患者的 BMI，并判断其体重是否标准？是否属于肥胖？其标准体重应该是多少？

（2）计算每日需要总能量及三大营养素适宜摄入总量。三餐如何分配？

实习表8-1 不同体格状况体力劳动所需热量［千卡/（公斤体重·日）］

体重	卧床休息	轻体力劳动	中等体力劳动	重体力劳动
体重不足	20~25	35	40	45~50
正常体重	15~20	30	35	40
超体重	15	20~25	30	35

注：年龄超过 50 岁者，每增加 10 岁，比规定值酌减 10% 左右。

收集了该调查对象一日的食谱，如实习表 8-2 所示。

实习表8-2 某成年男性一日食谱

食物	早餐		午餐		晚餐	
主食	粥 馒头	大米50g 面粉50g	米饭	大米150g	馒头	面粉150g
食谱	食谱	食物重量	食谱	食物重量	食谱	食物重量
副食	蛇果 腌菜 盐	蛇果200g 白菜50g 盐1g	炸带鱼 炖冬瓜 大白菜	带鱼100g 冬瓜100g 白菜100g 酱油10g 油10g 盐12g	酱蛋 青菜 豆浆	鸡蛋100g 青菜100g 豆浆100g 酱油10g 油10g 盐10g

根据上述食谱，评价该成年男性此日各种营养素的摄入在质和量上能否符合生理需要？

2. 膳食调查与计算

（1）查阅食物成分表，计算一日中各种食物中的各类营养素摄入的量，见实习表 8-3。

（2）计算相对比：一日中各种营养素摄入量与参考摄入量比较，见实习表 8-4。

说明：

1）计算视黄醇当量时胡萝卜素及 VitA 均折合成视黄醇当量（μgRE）。

1 国际单位维生素 A=0.3 微克视黄醇当量；

1 微克胡萝卜素 =0.167 微克视黄醇当量；

实习表8-3　一日中各种食物中的各类营养素摄入计算表

食物名称	粗重(g)	食部%	食入量(g)	蛋白质(g)	脂肪(g)	碳水化合物(g)	热能(kcal)	钙(mg)	磷(mg)	铁(mg)	胡萝卜素(mg)	维生素A(IU)	硫胺素(mg)	核黄素(mg)	尼克酸(mg)	抗坏血酸(mg)
大米																
面粉																
大白菜																
青菜																
豆浆																
冬瓜																
鸡蛋																
大豆油																
带鱼																
蛇果																
酱油																
盐																
油																
总计																

实习表8-4　一日营养素摄入量与参考摄入量比较

指标	热能(kcal)	蛋白质(g)	脂肪(g)	碳水化合物(g)	钙(mg)	磷(mg)	铁(mg)	维生素A(μgRE)	硫胺素(mg)	核黄素(mg)	尼克酸(mg)	抗坏血酸(mg)
摄入量												
参考摄入量												
相对比(%)												

2）相对比（%）

相对比 = 摄入量 / 参考摄入量 ×100%

如果小于 90% 为偏低，< 80% 为供给不足，< 60% 为严重缺乏

（3）计算一日所摄入的三大营养素占热能百分比，并填入实习表 8-5。

实习表8-5 一日所得三大产热营养素占热能百分比

营养素	摄入量（g）	占总热能的百分比（%）	建议要求（%）
蛋白质			10～15
脂肪			20～30
碳水化合物			55～65
总计			100

（4）计算蛋白质来源百分比，并填入实习表 8-6。

实习表8-6 蛋白质来源百分比

类别	重量（克）	占蛋白质总量的百分比（%）	建议要求（%）
动物类			40～50
豆类			
谷类			50～60
果蔬类			
总计			100

注：动物性食品与豆制品蛋白质的比例建议为 2∶1

（5）计算一日三餐热能百分比，并填入实习表 8-7。

实习表8-7 一日三餐热能分配比

餐次	热卡	占总热能百分比	建议要求（%）
早餐			30
午餐			40
晚餐			30
总计			100

（6）膳食结构分析，并填入实习表 8-8。

实习表8-8 一日摄入食物的种类

食物种类	摄入量（g）	建议要求（g）
粮谷类薯类及杂豆		250～400
蔬菜类		300～500
水果类		200～400
畜禽肉类		50～75
鱼虾类		50～100

食物种类	摄入量（g）	建议要求（g）
蛋类		25~50
奶类及奶制品		300
大豆类及坚果		30~50
油		25~30
盐		<6

3．措施与建议：请根据体格检查、膳食调查的结果以及营养状况，提出膳食改进建议。

（王文军）

参考文献

1. 杨克敌. 环境卫生学. 7 版. 北京：人民卫生出版社，2012.
2. 凌文华. 预防医学. 3 版. 北京：人民卫生出版社，2012.
3. 王建华，王子元，袁聚祥. 预防医学. 2 版. 北京：北京大学医学出版社，2009.
4. 仲来福. 卫生学. 7 版. 北京：人民卫生出版社，2008.
5. 傅华. 预防医学. 5 版. 北京：人民卫生出版社，2008.
6. 陈学敏，杨克敌. 现代环境卫生学. 2 版. 北京：人民卫生出版社，2008.
7. Howard Frumkin. Environmental Health-from global to local. USA：Josscy-Bass，2006.
8. Robert H. Friis. Essential of environmental health. USA：Jones and Barrlett Publishers，2007.
9. 施榕. 预防医学. 北京：高等教育出版社，2004.
10. 川合真一郎，山本義和. 明日の環境と人間 - 地球をまもる科学の知恵. 東京：化学同人，1998.
11. 世良力. 環境科学要論 - 現状そして未来を考える. 東京：化学同人，1999.
12. Casarett，Doull. Essentials of Toxicology. Second Edition. USA：McGraw-Hill Companies，2010.
13. 郝卫东. 食品毒理学. 北京：北京大学医学出版社，2006.
14. 姜岳明. 毒理学基础. 北京：人民卫生出版社，2012.
15. Landesiedel R，Fabian E，Tralau T，et al. Chemical toxicity testing in vitro using cytochrome P450-expressing cell lines, such as human CYP1B1. Nature Protocols，2011，6：677-688.
16. Glatt H，MeinlW. Pharmacogenetics of soluble sulfotransferases (SULTs). Naunyn-Schmiedeberg's Arch Pharmacol，2004，369：55-68.
17. 顾祖维. 现代毒理学概论. 北京：化学工业出版社，2010.
18. 王陇德. 健康管理师：基础知识分册. 北京：人民卫生出版社，2013.
19. 王培玉. 健康管理学. 北京：北京大学医学出版社，2012.
20. 孙贵范. 预防医学. 2 版. 北京：人民卫生出版社，2010.
21. 金泰廙. 职业卫生与职业病学. 6 版. 北京：人民卫生出版社，2010.
22. 常春. 健康教育与健康促进. 2 版. 北京：北京大学医学出版社，2010.
23. 王建华. 流行病学. 7 版. 北京：人民卫生出版社，2012.
24. 范春. 公共卫生学. 厦门：厦门大学出版社，2009.
25. 孙贵范，预防医学. 2 版，北京：人民卫生出版社，2010.
26. 王陇德. 卫生应急工作手册. 北京：人民卫生出版社，2005.
27. 梁万年. 卫生事业管理学. 3 版. 北京：人民卫生出版社，2012.
28. 曹荣桂. 医院管理学——概论分册. 2 版. 北京：人民卫生出版社，2011.
29. 周绿林，李绍华. 医疗保险学. 北京：科学出版社，2013.
30. 张振忠. 中国卫生总费用核算研究报告. 北京：人民卫生出版社，2009.

31．王萍，李丽军．医疗费用增长与控制政策研究．宏观经济研究，2013，(4)：14-19．

32．郭岩，刘培龙，许静．全球卫生及其国家策略研究．北京大学学报（医学版），2010，42(3)：247-251．

33．张彩霞．全球卫生治理面临的挑战及其应对策略．中国卫生政策研究，2012，5(7)：60-68．

中英文专业词汇索引